Claudia Fliß, Riki Prins, Sylvia Schramm

Befreiung des Selbst

Claudia Fliß, Riki Prins, Sylvia Schramm

Befreiung des Selbst

Therapiekonzepte zum Ausstieg aus organisierter Ritueller Gewalt

Asanger Verlag • Kröning

Umschlaggestaltung: Angelika Krikava, liveo grafikdesign, www.liveo.de
Layout: Wolfgang Wohlers, einsatz.berlin
Druck: PBtisk, a.s., Czech Republic

Bibliographische Informationen der Deutschen Nationalbibliothek:
Die Deutsche Nationalbibliothek verzeichnet diese Publikation in der Deutschen Nationalbibliographie; detaillierte bibliographische Daten sind im Internet über http://dnb.d-nb.de abrufbar.

ISBN 978-3-89334-625-7

Einleitung (Fliß, Schramm, Prins)

Claudia Fliß

Um eine Selbstbefreiung von Menschen aus der organisierten Rituellen Gewalt – darum geht es im vorliegenden Buch. Menschen leben mitten in unserer Gesellschaft und leben als „Besitz" eines „Besitzers". Kinder werden von Geburt an gefoltert und nach den neuesten Erkenntnissen der Mind Control konditioniert. Moderne Sklaverei könnte man es auch nennen, die Vorgehensweise ist aber allenfalls in den „Feinheiten" modern. Nach Berichten Betroffener existieren die agierenden Tätergruppen seit Jahrhunderten und verändern ihre Vorgehensweisen nach den Ergebnissen ihrer Menschenversuche. Da die Wissenschaft über die Jahrhunderte hinweg fortgeschritten ist, haben sich die Methoden der Täter weiter entwickelt.

Der Gedanke zu diesem Buch und das Bedürfnis, es zu schreiben, beschäftigen mich schon länger. Als ich das Buch „Jenseits des Vorstellbaren" von Alison Miller (2013) las, war ich beeindruckt und fühlte mich in vielerlei Hinsicht bereichert – nicht so sehr durch die inhaltlichen Details, sondern in meinem emotionalen Erleben. Es bewegte mich tief, dass eine Kollegin am anderen Ende der Welt genauso lange wie ich psychotherapeutisch mit Betroffenen organisierter Ritueller Gewalt arbeitet, dabei zu sehr ähnlichen Erkenntnissen von Zusammenhängen gekommen ist und ähnliche therapeutische Vorgehensweisen entwickelt hat. Millers therapeutische Methoden ähneln den meinen in Vielem. Besonders in ihrer respektvollen Haltung den betroffenen Menschen gegenüber und in ihrer spirituellen Herangehensweise fühlte ich mich ihr sofort verbunden, ohne sie zu kennen.

Leser_innen mag es mit diesem Buch möglicherweise ähnlich gehen, wie es mir beim Lesen von Millers Buch ging: Da denkt noch ein Mensch ähnlich und kommt zu vielen vergleichbaren Erkenntnissen und Arbeitsweisen. Das Ergebnis eines weiteren Buches zur psychotherapeutischen Arbeit mit betroffenen Menschen könnte eine Haltung entstehen lassen: Es kann wirklich Sinn machen, mit diesen Menschen zu arbeiten, und es ist möglich, sie auf einem Weg zu begleiten und zu unterstützen, den sie aus der Hölle der Täterwelt hinaus in ein freies und selbstbestimmtes Leben gehen wollen. Dieser Weg ist nach meiner bisherigen Erfahrung lang und steinig, aber gemeinsam bei ausreichend guten Voraussetzungen und Bedingungen zu bewältigen. Betroffene benötigen mehrere Begleiter_innen, verschiedene Schultern tragen die schwere Last leichter.

Ein weiteres Buch kann eine vergleichbare Erfahrung vermitteln, wie ich sie gemacht habe: Es gibt inzwischen eine ganze Reihe von Therapeut_innen, die mit betroffenen Menschen aus dem Hintergrund organisierter Ritueller Gewalt arbeiten und unabhängig voneinander ähnliche Erkenntnisse und Vorgehensweisen entwickelt haben. Aus der Arbeit von verschiedenen Therapeut_innen – und dazu gehören auch die beiden Mitautorinnen Riki Prins und Sylvia Schramm – ähnliche und unabhängig voneinander entstandene Erkenntnisse lassen einen pragmatisch begründeten Wahrheitswert entstehen, der im Weiteren durch gute und solide Forschung auch wissenschaftlich fundiert untermauert werden sollte.

Und es macht aus meiner Sicht Sinn, mehrere Bücher und möglichst viele weitere Texte zu therapeutischen Möglichkeiten bei einer solchen Begleitung lesen und für sich selbst herausfinden zu können, wie man arbeiten möchte, welche Methoden man übernehmen, welche man nicht verwenden und durch welche andere eigene Methoden man sie ersetzen oder ergänzen möchte. Ich würde mir einen kreativen Prozess wünschen, in dessen Verlauf die Literatur zu diesem Thema zunimmt. Die dadurch entstehenden Diskussionen über verschiedene therapeutische Ansätze könnten zu vielen Möglichkeiten führen, Menschen auf ihrem Weg aus der Täterwelt je nach ihren Bedürfnissen und Notwendigkeiten gut zu begleiten.

Die Betroffenen sind bei ähnlichen traumatischen Lebensgeschichten immer sie selbst, sie sind eigenständige Menschen und Individuen, die verschiedene therapeutische Angebote brauchen können. Das wäre für mich eine Vision: Menschen mit diesem Hintergrund haben eines Tages die Möglichkeit, zwischen verschiedenen therapeutischen Methoden und vielen verschiedenen Menschen (Therapeut_innen, Mitarbeiter_innen des Betreuten Wohnens, Ärzt_innen, ambulanten Betreuer_innen, Kliniken und viele andere mehr) auswählen zu können, um für sich selbst auf ihrem individuellen Weg die für sie richtige Begleitung und Unterstützung auszuwählen. Eine weitere Vision, für die aber Polizei und Justiz zuständig sind, wäre: Irgendwann entsteht bei der Justiz das Bewusstsein, dass Menschen mit Berichten zu Rituellem Missbrauch nicht lügen und sehr wohl über reale Erinnerungen verfügen, auch wenn sie eine Dissoziative Identitätsstörung entwickeln mussten. Wenn ihre Berichte ernst genommen würden, müssten sorgsame Ermittlungen durchgeführt werden mit dem Ergebnis, dass die organisierte Rituelle Gewalt mit dem organisierten Verbrechen, mit Drogen-, Waffen- Menschenhandel zu tun haben kann und über Kinderpornografie, Kinderprostitution und erzwungene Pornografie und erzwungene Prostitution Erwachsener bis hin zu Life Morden und Snuff-Videos viel Geld verdient und Macht und Einfluss in unserer Gesellschaft hat – mitten unter uns in einer von uns kaum bis gar nicht wahrgenommenen Parallelwelt, die nicht in einem anderen Land, in einer anderen Stadt, sondern nebenan stattfinden kann.

Meine therapeutische Arbeit hat sich aus meinen jahrelangen Lernerfahrungen mit Betroffenen allmählich entwickelt. Jede Betroffene vertraute mir Inhalte und Zusammenhänge an, aus denen eine Art Puzzle entstand, das sich aus vielen verschiedenen Fragmenten zusammensetzte. Dieser Lernprozess passt aus meiner Sicht zum Innenleben und zu den Erlebnissen Betroffener. Aus den allmählich zugänglich werdenden Inhalten des Traumagedächtnisses setzt sich für die Betroffenen über das Kennenlernen der Persönlichkeiten mit ihren Berichten über ihre jeweiligen Erlebnisse die eigene Autobiografie zusammen.

Alle Informationen dieses Buches sind als relativ anzusehen; sie stellen die Erfahrungen der jeweiligen Therapeutinnen dar, die wiederum auf verschiedenen Erfahrungen Betroffener basieren. Diese Betroffenen haben auch vor dem Hintergrund ihrer eigenen persönlichen Erfahrungen berichtet und informiert. Es kann sich bei unseren therapeutischen Ideen also nur um Modelle handeln sowie um Versuche, Schlussfolgerungen abzuleiten und sie sprachlich darzustellen. Systeme anderer Betroffener können wieder völlig anders aufgebaut sein, andere Betroffene können noch ganz andere Rückmeldungen zu ihren Erfahrungen geben.

Wir als drei Kolleginnen haben bereits verschiedene Schwerpunkte in unseren therapeutischen Ansätzen erarbeitet, die auf Berichten Betroffener aus verschiedensten Tätergruppierungen basieren. Neben satanistischen Kulten als Ausformungen organisierter Ritueller Gewalt sind uns Betroffene aus Stasi-Zusammenhängen, Kirchenkontexten, christlich-fundamentalistischen Kreisen und neofaschistischen Gruppierungen sowie Rocker-Zusammenhängen bekannt. Wieder andere Kolleg_innen berichten von weiteren Gruppierungen und Kreisen.

Die Inhalte dieses Buches sind also nicht die Ergebnisse wissenschaftlicher Studien oder repräsentativ für alle Betroffenen, sondern sind aus der praktischen therapeutischen Arbeit mit Betroffenen heraus entstanden und stellen sicherlich ohnehin nur einen Ausschnitt aus ihren Erfahrungen dar. Dies gilt für sämtliche Inhalte des Buches, seien sie jeweils noch einmal direkt mit diesem Hinweis versehen oder seien sie im Indikativ geschrieben. Daher wird diese Ergänzung gelegentlich zur Erinnerung an diese einleitenden Worte zu finden, aber um der Lesbarkeit willen nicht ständig eingefügt sein. Dieser Hinweis auf die Subjektivität der eigenen fachlichen Erkenntnisse mag wichtig sein, um das Erscheinen dieses Buches ohne Verhinderungsversuche von Täterseite zu sichern.

Es ist sehr zu hoffen, dass sich in den nächsten Jahren mehr Möglichkeiten entwickeln, gezielte Forschung zu diesem Thema auch gesamtgesellschaftlich finanziert und nicht wie bisher ehrenamtlich durch engagierte Menschen zu betreiben, um die Erkenntnisse aus praktischer therapeutischer und auch anderweitig professionell begründeter Arbeit mit Betroffenen so zu untermauern, dass die Gesellschaft und – als unsere gewählten Vertreter_innen – die Politiker_innen das Ausmaß der Grausamkeit organisierter Ritueller Gewalt und deren Auswirkungen auf davon betroffene Menschen endlich ausreichend zur Kenntnis nehmen müssen. Die betroffenen Menschen, die aus solchen durch die Täter erzwungenen Lebenszusammenhängen aussteigen wollen, benötigen intensive Unterstützung und Begleitung, die grundlegend andere und gesamtgesellschaftlich finanzierte Konzepte voraussetzen als sie bisher vorhanden sind. Die vorhandenen Angebote aus dem Gesundheitssystem und dem Sozialsystem reichen zurzeit in keiner Weise aus. Um betroffene Menschen ausreichend zu unterstützen, müssen Unterstützer_innen bisher meistens bis durchgängig unbezahlte persönliche Ressourcen einsetzen, um einem Ausstiegsbemühen eines betroffenen Menschen eine Chance zu ermöglichen.

Die Erkenntnisse aus der praktischen Arbeit mit Betroffenen machen immer wieder auch deutlich, wie hoch die gesamtgesellschaftlich zu tragenden Kosten sind, die durch die von Tätern organisierter Ritueller Gewalt gezielt und absichtlich verursachten Schäden an betroffenen Menschen entstehen. Diese dysfunktional gemachten Menschen werden teilweise im Rahmen des Gesundheitssystems behandelt und in betreuten Wohnformen und/oder in einer Art Drehtüreffekt wiederkehrend in der Psychiatrie betreut, ohne dass dies in vielen Fällen mit den Ursachen in Verbindung gebracht wird. Die Betroffenen haben Angst und schweigen lange Zeit oder durchgehend und sind oft lange amnestisch für die erlebten Grausamkeiten. Die Amnesie betrifft viele Menschen mit diesem Hintergrund, Opfer und Täter gleichermaßen, abhängig von den ausgeprägten Spaltungen der Persönlichkeit, mit denen die meisten Betroffenen von frühem Alter an aufwachsen.

Die Kriminellen im Hintergrund der organisierten Rituellen Gewalt sind nach Aussagen Betroffener daran interessiert, dass dieser gesellschaftliche und politische Erkenntnis- und Veränderungsprozess zu diesen geschilderten Realitäten nicht zustande kommt – handelt es sich doch um strafrechtlich relevante Taten, die solchen Gruppierungen in einer Art Parallelgesellschaft mitten unter uns viel Macht, Einfluss und Geld sichern. Vergleichbar mit der Bewegung „Missbrauch mit dem Missbrauch“ in den 90er Jahren zum Thema Sexueller Gewalt werden nach meinen und auch den Erfahrungen anderer engagierter professioneller Helfer_innen im Rahmen der False Memory Bewegung den Betroffenen sowie ihren Unterstützer_innen Lügen, Phantasien und suggestive Einflüsse unterstellt. Interessant finde ich bei solchen Initiativen immer wieder die Frage nach deren Beweggründen. Ich frage mich, warum es beim Thema Sexueller und organisierter Ritueller Gewalt immer wieder gesondert betont werden muss, dass es auch Zweifel am Wahrheitsgehalt von Aussagen von Menschen geben darf. Entstandene Störungen bei Menschen können immer Fehlwahrnehmungen, Fehlbewertungen, Lücken und Fehler in Erinnerungen oder auch gezielte Lügen mit persönlichen Absichten mit beinhalten. Das kann aber auch ohne ein Vorhandensein von Störungen allein menschlich gesehen immer geschehen.

Diese Schwierigkeit sollte eigentlich selbstverständlich immer möglich sein und in jeder Therapie ohnehin Thema sein dürfen. Solcherart Zweifel sollten aber nicht zu einem Generalverdacht schwer belasteten Menschen (und ihren Behandler_innen) gegenüber entwickelt werden und auch nicht dazu führen, dass Aussagen von Menschen über Erfahrungen in der organisierten Rituellen Gewalt zuerst in Zweifel gezogen werden, bevor sie überhaupt geprüft werden. Der Abschlussbericht der Unabhängigen Beauftragten zur Aufarbeitung des sexuellen Kindesmissbrauchs, Dr. Christine Bergmann, enthält im Übrigen einen Absatz zur Existenz (organisierter) Ritueller Gewalt: „Die Empfehlungen benennen darüber hinaus Bereiche mit besonderen Problematiken, die verstärkt in den Blick genommen werden sollten. Dies betrifft die Themen sexuelle Übergriffe unter Kindern und Jugendlichen, sexueller Missbrauch von Kindern und Jugendlichen mit Behinderung, sexueller Missbrauch von Kindern und Jugendlichen mit Migrationshintergrund, rituelle Gewalt, Kinderpornografie und die Aufarbeitung der Thematik sexuellen Missbrauchs und Misshandlung in DDR-Heimen." (S. 140) Hier wurde an politisch maßgeblicher Stelle dokumentiert, dass „rituelle Gewalt" für Schädigungen von Menschen in unserer Gesellschaft verantwortlich ist und dass es dazu einen entsprechenden Hilfebedarf gibt.

Bevor man Bewertungen der False Memory Bewegung folgen mag, um sich persönlich möglicherweise vor erschreckenden Erkenntnissen zu schützen, möge man zuvor doch eher Informationen einholen, sich mit anderen professionellen Helfer_innen austauschen oder sich zumindest nicht völlig unreflektiert auf die Aussagen solcher Initiativen beziehen. Aus meiner Sicht ist es legitim, sich mit derartigen Grausamkeiten nicht befassen zu wollen. Ich gönne es Menschen von Herzen, weniger belastet durch das eigene Leben zu gehen, wenn sie das Glück haben, dies tun zu können. Das muss aber nicht gleichbedeutend damit sein, Realitäten zu negieren und zu verleugnen, von denen betroffene Menschen berichten, denen dieses Glück – meistens von Kindheit an – nicht vergönnt war. Ich halte es immer für eine persönliche Entscheidung – ob professionell begründet oder nicht –, ob man aufmerksam und interessiert und mit dem Risiko eigener Belastung extrem belasteten Menschen zuhört und nachfragt oder ob man sich gegen eine solche Haltung und Aktivität entscheidet. Das mag jedem/jeder persönlich überlassen sein und fällt aus meiner Sicht in den Bereich der „freien Entscheidung". Die „Freiheit der Entscheidung" muss für Betroffene aus der organisierten Rituellen Gewalt erst hart erarbeitet werden und bleibt ihnen durch die Vorgehensweisen der Täter lebenslang oder mindestens bis hin zu einem gelungenen Ausstieg vorenthalten.

Ich halte es für sinnvoll, das Buch in der vorliegenden Reihenfolge der Kapitel zu lesen, da sie aufeinander aufbauen. Die gewählte Reihenfolge stellt einen Versuch dar, die hoch komplexen Inhalte, die ineinander greifen und miteinander verzahnt sind, verständlich darzustellen. Dabei habe ich das Bild vieler Wollknäuel vor Augen, die sich miteinander zu einem großen verstrickten Knäuel verwoben haben. Die einzelnen Knäuel daraus zu lösen und alle Knäuel deutlich erkennbar und voneinander getrennt nebeneinander zu legen, scheint mir nicht vollständig zu gelingen. Ich hoffe aber, dass die Entwirrung soweit gelingen konnte, dass die Komplexität des Themas ausreichend greifbar werden kann.

Formal haben wir die aktuellste Form für die Bezeichnung der Geschlechter mit dem Unterstrich gewählt. Diese Form ist als die umfassendste Variante für alle möglichen Gender definiert (Wolf & Meyer 2017) und ermöglicht aus unserer Sicht am ehesten die Möglichkeit verschiedener Selbstkonzepte der männlichen, weiblichen und der verschiedensten sexuellen Identität der vielfachen Persönlichkeiten einer dissoziativen Identitätsstruktur eines betroffenen Menschen und natürlich auch ihrer Unterstützer_innen. Die männliche Form haben wir weitgehend für die Täterwelt gewählt, um zu verdeutlichen, dass die Macht in der Täterwelt fundamental bei den Männern liegt, auch wenn alle Kinder gleichermaßen den brutalen Vorgehensweisen der Täter ausgesetzt sind. Frauen sind in Täterkreise organisierter Ritueller Gewalt auch als Täterinnen ebenso involviert wie Männer, sind ihnen aber grundsätzlich untergeordnet. Nach den praktischen Erfahrungen mit Menschen, die sich um Hilfe an uns wenden und einen Ausstieg wagen, können wir bisher eher von weiblichen Betroffenen sprechen. Daher wird für die Betroffenen die weibliche Form gewählt.

Im Weiteren wird von einem Menschen mit einem solchen Hintergrund der organisierten Rituellen Gewalt außerdem teilweise als „System“ gesprochen werden. Betroffene bezeichnen sich selbst so, weil sie sich von klein auf nie als einzelnen Menschen wahrgenommen haben, sondern immer als Gruppe von Persönlichkeiten. Diese Gruppe ist durch eine tätergemachte Struktur und die damit verbundene systematische Vorgehensweise der Täter gekennzeichnet. Der Begriff System erfasst über den Gruppenbegriff hinaus diese systematische Entstehungsweise der einzelnen Persönlichkeiten.

Um die teilweise schwer verkraftbaren Inhalte einigermaßen lesbar und verdaulich zu übermitteln, habe ich versucht, die Leser_innen allmählich in das Thema einzuführen, manche Inhalte zunächst eher anzureißen und in einem späteren Kapitel wieder aufzugreifen und detaillierter fortzuführen. Ich habe mich auch bemüht, möglichst wenige brutale Detailschilderungen einzubringen. An manchen Stellen schien es mir für das Verständnis der so brutal wirksamen Methodik der Täter notwendig, Beispiele einzufügen, die in ihrer Brutalität genau das widerspiegeln, was die Täter an Gewalt täglich an ihren Kindern und auch als Erwachsene miteinander und aneinander ausüben. Sie können jederzeit innehalten, das Buch beiseitelegen und zu einem späteren Zeitpunkt weiterlesen, wenn die Inhalte für Sie zu heftig werden.

Eine sekundäre Traumatisierung soll mit dem Buch nicht verursacht werden. Dazu achten Sie bitte sorgsam auf sich selbst und wie es Ihnen beim Lesen geht. In meiner therapeutischen Arbeit mit Betroffenen habe ich selbst auch Zeit gebraucht, um mich an das Zuhören und an das indirekte Miterleben der Berichte der Betroffenen zu gewöhnen. Gewöhnung bedeutet für mich nicht, dass es mir nichts mehr ausmacht, sondern ich habe langsam gelernt, meine innere Distanz zu dem zu regulieren, was Betroffene mir berichten. Ich bleibe ihnen emotional so nah, wie ich es selbst gut verkraften kann, und begebe mich innerlich auf Distanz, wenn es zu belastend für mich wird, emotional nah mitzugehen. Vielleicht kann dies eine Anregung für Sie sein, ähnlich sorgsam und vorsichtig mit sich selbst beim Lesen dieses Buches umzugehen?

So wie es in der konkreten professionellen Arbeit mit Betroffenen entlastend und erleichternd wirkt, die Last dieser Menschen auch mit weiteren professionellen Helfer_innen zu teilen, erlebe ich es als Glück und Geschenk, dies auch im Rahmen dieses Buches tun zu können. So haben sich engagierte und liebenswerte Kolleginnen, Riki Prins und Sylvia Schramm, bereit erklärt, eigene Beiträge aus ihrer Arbeit mit Betroffenen zur Verfügung zu stellen und damit das inhaltliche Spektrum dieses Buch zu erweitern und zu bereichern. Riki Prins und Sylvia Schramm sei Dank für diese Bereitschaft und für ihre damit verbundene Arbeit und Mühe.

Sylvia Schramm

Als mich Claudia Fliß angefragt hat, ob ich mit Riki Prins und ihr an diesem Buch schreiben möchte, habe ich mich über die Einladung gefreut und brauchte doch Bedenkzeit. Ich schätze beide Kolleginnen sowohl fachlich als auch menschlich. Und ich genieße den achtsamen und respektvollen Austausch mit beiden. Aber ich war zu Beginn auch skeptisch: Wollte ich mich noch einmal intensiv auf eine Auseinandersetzung mit der Welt der organisierten Rituellen Gewalt einlassen?

Mittlerweile bin ich in einem neuen Arbeitsfeld tätig. Ich wollte weitergehen und neue Bereiche kennenlernen, um mich weiterzuentwickeln. Den psychotraumatologischen Blickwinkel beziehe ich weiter mit ein, aber er steht nicht mehr im Fokus meiner Arbeit. Den letzten langen Ausstiegsprozess habe ich bis 2015 begleitet. Ich schreibe meine Erfahrungen aus der 15-jährigen Praxistätigkeit also im Rückblick auf eine intensive und prägende Phase meines beruflichen Weges auf. Dadurch schaue ich heute mit etwas Abstand auf die komplexe Thematik von organisierter Ritueller Gewalt und der von ihr betroffenen Menschen. Ich hoffe, dass dieser Abstand der Klarheit in meinen Texten zuträglich ist.

Dieses Buch sehe ich als Meisterstück von Claudia Fliß in der letzten Phase ihres beruflichen Wirkens, in dem sie ihr komplexes und differenziertes, erfahrungsgeleitetes Wissen zu einem Konzept der Traumabehandlung von Aussteiger_innen aus organisierter Ritueller Gewalt entwickelt und darlegt. Meine Rolle im vorliegenden Buch verstehe ich als Ergänzung zum Hauptkonzept, dem ich inhaltlich zustimmen kann. Eine breitere Palette an deutschsprachiger Literatur zum Thema hätte ich mir Ende der 90er gewünscht, als ich auf der Suche nach relevanten fundierten Informationen war. Umso froher bin ich, dass mittlerweile ein vielfältigeres Angebot zu finden ist. Dieses Buch wird seinen Beitrag zur Vielfalt leisten und hoffentlich gerade auch jungen Kolleg_innen Mut machen, sich an diese Arbeit heranzuwagen.

Ich selbst habe über die Jahre kein stringentes oder systematisches Behandlungskonzept entwickelt, denn meine Herangehensweise hatte einen anderen Fokus. Die Therapien sind sehr unterschiedlich verlaufen, da ich die Klient_innen mit meiner fachlichen und menschlichen Unterstützung ihren eigenen Weg habe entwickeln lassen, um ihn parallel psychotherapeutisch zu begleiten. Im Rückblick schaue ich auf die Unterschiedlichkeit der Menschen, der Innensysteme, der Ausstiegswege und der Traumatherapieprozesse. Die Einzigartigkeit jedes Menschen zu wahren und wertzuschätzen, wurde für mich das zentrale Anliegen, als mir immer bewusster wurde, wie sehr die Tätergruppen Individualität ablehnen, wie sehr sie durch Aufspaltungen und Abrichtung gleichgeschaltete Menschen zu erzeugen versuchen. Eigenständigkeit ist aus Tätersicht so gar nicht erwünscht, denn eigenständige Individuen werden sich ihrer vielfältigen Talente und Ressourcen bewusst, beginnen sich abzugrenzen und vorgegebene Normen und Regeln in Frage zu stellen. Individualität fördert Autonomie und reduziert Abhängigkeit. Daher habe ich auch die Verantwortung für den Teil des Lebensweges, den ich begleitet habe, in möglichst hohem Maß bei den Betroffenen gelassen. Mein Motto ist über diese berufliche Phase „Kein Weg taugt für alle!“ geworden.

Die Psychotherapie mit DIS-Betroffenen nach organisierter Ritueller Gewalt und die daraus resultierenden notwendigen Ausstiegsbegleitungen hatten sich zu einem der Schwerpunkte in meiner Praxistätigkeit entwickelt. In den letzten Jahren waren die Fallsupervision von psychotherapeutischen Kolleg_innen, die fachliche Begleitung von privaten Ausstiegsbegleiter_innen und die Fortbildungsarbeit zu DIS in Folge organisierter Ritueller Gewalt hinzugekommen. Parallel waren für mich der konstante kollegiale Austausch im vertrauten Rahmen von kollegialer Intervision und meine Einzelsupervision zentral, um über Zweifel und Sorgen zu sprechen, um mitgehalten zu werden in Krisen und um ein wohlwollendes und klares Korrektiv zu erhalten, wo nötig.

Ich fand diese Arbeit emotional und kognitiv herausfordernd, phasenweise sehr anstrengend, dabei sehr lehrreich, sinnhaft und erfüllend. Sie forderte von mir eine Bereitschaft, mein vormaliges Menschen- und Weltbild in Frage zu stellen und stark zu erweitern. Keinesfalls hätte ich als junge Psychotherapeutin dieses Ausmaß von systematischer Kinderquälerei in Deutschland für möglich gehalten. Und doch waren die Berichte so glaubhaft, dass ich mir eine weitere Verleugnung nicht mehr gestatten konnte. Keinesfalls hätte ich gedacht, dass meine Berufsgruppe genau wie diese Gesellschaft, in der ich gerne lebe, über so lange Zeit diese verdeckte Parallelwelt organisierter Ritueller Gewalt komplett leugnet und damit ihr Weiterbestehen sichert. Viele altersberentete Betroffene sind dadurch über Jahrzehnte allein in ihrem Leid geblieben und hatten kaum eine Chance, sich aus den Unterwerfungsstrukturen mit Hilfe heraus zu bewegen. Das kognitive und emotionale Wahrnehmen der dunkelsten Keller und der tiefsten Untiefen menschlichen Handelns war für mich ein schmerzlicher, sinnhafter Reifungsprozess als Mensch und als Psychotherapeutin.

In der ersten Phase meiner Konfrontation mit der Thematik war ich vor allem fassungslos: Konnte das wirklich sein? Ende der 90er saß ich an meinem damaligen Arbeitsplatz in einer psychosomatischen Klinik der ersten Patientin mit der Diagnose DIS gegenüber. Die ganze Palette der dissoziativen Symptome war vorhanden, Kinderbilder mit gruseligen Zeichnungen hingen morgens an meiner Bürotür, Flashbacks liefen immer wieder ab, das Tagebuch zeigte diverse Schriften und die Amnesien waren augenfällig. Vor allem aber konnte ich das Grauen hinter den Symptomen deutlich wahrnehmen. Ihr ambulanter Behandler informierte mich telefonisch über die von ihm vermuteten Hintergründe. Ich war geschockt, denn ich hatte nie von transgenerationalem Satanismus in Koppelung mit Zwangsprostitution gehört. Und in meiner Erinnerung waren meine neuronalen Netzwerke damals hoch aktiv: Um was geht es hier? Wer kennt sich damit aus? Wieso habe ich davon noch nie gehört? Lasse ich mich in eine paranoide Welt ziehen? Bin ich nur fasziniert von exotischen Störungsbildern? Ich erinnere mein Schwanken zwischen meiner angstvollen Ablehnung, weil es mir zu verwirrend und zu bedrohlich schien, und meiner ruhigen Intuition, die mir signalisierte, hinzuhören, hinzuschauen und mich dem Thema zu stellen. Meine Intuition gewann und ich begann damals, mich zu informieren und so gut es damals ging fortzubilden. Die Phase der Ahnungslosigkeit ging über in die Phase der Lernwilligkeit und des Verstehenwollen.

Danach kam die Phase der Wut, gepaart mit dem dringenden Bedürfnis, dieses Leiden zu beenden, indem die Tätergruppen zur Rechenschaft gezogen werden. „Man muss doch etwas dagegen unternehmen! So kann das doch nicht immer weitergehen!“ Meine

Rettungs- und Racheimpulse waren aktiviert. Ähnliche Sätze habe ich auch von Kolleg_innen häufiger gehört. Es kommen starke Impulse in einem hoch, für Gerechtigkeit zu sorgen und gegen die Tätergruppen anzukämpfen, potentielle oder vergangene Straftaten bei der Polizei anzuzeigen und eine handlungsfähige Justiz einzuschalten in unserem Rechtsstaat.

Nun ist die Beweislage aber schwierig und wir bringen Betroffene durch solch ein unbedachtes Vorgehen leicht in Lebensgefahr. Abgesehen davon ist es entwicklungsbehindernd, durch eigene Rettungsimpulse erwachsenen Menschen die Verantwortung für ihre Lebensentscheidungen abzunehmen. Die Kostenseite für angehende Aussteiger_innen ist hoch: Sie müssen sich der Realität stellen, dass sie sehr viel Vertrautes aufgeben müssen, um eine Chance auf ein freies, selbstbestimmtes Leben zu erlangen, und dass selbst dann der Erfolg nicht sicher ist. Zudem dient diese kämpferische Phase bei meiner Berufsgruppe gern der Abwehr der eigenen spürbaren und schwer mit auszuhaltenden Hilflosigkeits- und Ohnmachtsgefühle. Ich erinnere mich noch gut an diese Dynamik. Die Hilflosigkeits- und Ohnmachtsgefühle mitzuspüren und vorübergehend auch mitzutragen, ist im Sinne des Containments in der psychotherapeutischen Arbeit wertvoll, wenn es uns gelingt, das Unaussprechbare in Worte zu fassen und ihm dadurch Struktur und Grenzen zu geben.

Es folgte die Phase der dämmernden Erkenntnis, dass die Aufklärung dieser kollektiven Verbrechen nicht meine originäre Aufgabe ist – ganz abgesehen davon, dass ich es nicht kann. Psychotherapie definiert sich durch die Reduktion von Leiden über die Behandlung der vorliegenden psychischen Störungen und nicht durch die Verbrecherjagd. Diesen Blickwinkel habe ich in der Phase immer wieder bewusst einzunehmen versucht, um nicht den aktiven Tätern mehr Aufmerksamkeit zu schenken als den ausstiegswilligen Betroffenen. Und hier gab es genug zu tun. Dazu brauchte ich die Rückbesinnung auf die Klärung der Frage, was Betroffene brauchen, um sich aus diesen meist transgenerationalen Gewaltstrukturen zu lösen. Am hilfreichsten war es für mich, die ausstiegswilligen, die ablehnenden und die ambivalenten Innenpersönlichkeiten immer wieder direkt zu fragen: Was brauchen Sie, was braucht man innen, was brauchen alle gemeinsam für den nächsten Schritt des Weges? Und mich dann zurückzulehnen, um auf hilfreiche Ideen aus dem riesigen Fundus des Expert-Innen-Wissens zu vertrauen.

Diese Phasen habe ich bei vielen Kolleg_innen erlebt, die zum ersten Mal mit Betroffenen organisierter Ritueller Gewalt zu tun hatten. Es erscheint mir sinnvoll und notwendig, solche Phasen zur Auseinandersetzung möglichst bewusst zu durchlaufen, vor allem, wenn man in der eigenen Kindheit und Jugend kaum Gewalt erlebt hat. Ich staune heute, wie unbedarft ich in den psychotherapeutischen Beruf eingestiegen bin. Günstig war im Rückblick, dass ich offen und bereit war, vieles von meinen früheren

Patient_innen zu lernen, um sie besser zu verstehen. Die Kolleg_innen, die eine eigene traumabelastete Biografie zu verarbeiten hatten, bevor sie in die psychotherapeutische Arbeit gegangen sind, haben nach meiner Erfahrung im Austausch an dieser Stelle den Vorteil, dass sie sich in die komplexen Gewaltdynamiken leichter einfühlen können. Allerdings haben sie wiederum das höhere Risiko mangelnder Abgrenzung zur eigenen Geschichte und der Überschätzung von Ähnlichkeiten zu Betroffenen. Die persönlichen Voraussetzungen als solche machen nicht den Unterschied in punkto Behandlungsqualität, sondern der Umgang mit den persönlichen Voraussetzungen. Ich greife diesen Aspekt auf, weil ich die polarisierende Debatte in Fachkreisen dazu wenig nutzbringend fand.

Mein Phasenmodell erinnert an die Trauerphasen nach Verena Kast (1982). Dort folgt der Phase des Nicht-wahrhaben-Wollens die Phase der aufbrechenden Emotionen, dann die Phase des Suchens und sich Trennens bis zur Phase des neuen Selbst- und Weltbezuges. Die emotionale und kognitive Annäherung an organisierte Rituelle Gewaltstrukturen und die darauf folgende notwendige Auseinandersetzung mit den grausamsten und bösartigsten Möglichkeiten im Menschen bedarf der Entwicklung eines neuen, umfassenderen Selbst- und Weltbezuges.

Heute schaue ich mit einem gewissen Abstand auf die Thematik der organisierten Rituellen Gewalt. Solange wir als Psychotherapeut_innen aktiv und direkt Ausstiege begleiten, können wir uns einen solchen Abstand kaum gestatten. Wir sind in hohem Maße involviert. Durch das Elend und Leiden der Betroffenen geht uns die extreme Gewalt und die massive destruktive Energie der Tätergruppen nah und wir spüren die Wirkung von ideologischer Indoktrinierung und paranoiden Verwirrungssystemen. Ist alles sinnlos? Bin ich zu schwach? Sind alle rundherum in Täterkreise verstrickt? Werde ich ständig verfolgt und beobachtet? Meiner Ansicht nach lässt sich diese Wirkung nicht vermeiden und es wäre zudem auch nicht hilfreich, sie zu vermeiden. Emotionales Mitschwingen der Psychotherapeut_innen führt auch in der Behandlung von Betroffenen organisierter Ritueller Gewalt zu einem hilfreichen, dabei weiterhin begrenzten Verständnis, das im Rahmen der psychotherapeutischen Beziehung eine haltgebende Qualität ermöglicht. Diese Patient_innen sind verständlicherweise ausgesprochen misstrauische Menschen geworden und spüren haargenau, ob wir uns wirklich und authentisch auf den Kontakt einlassen oder nicht.

Die Behandlungen scheinen mir im Nachhinein betrachtet als eine Art Echtheitscheck: Sage ich, was ich denke? Denke ich, was ich fühle? Bin ich ehrlich mit mir selbst? Und mit den Betroffenen? Es reicht völlig aus, wenn uns das als psychosoziale Unterstützer_innen mittelmäßig gut gelingt. Solche Behandlungen können nicht perfekt verlaufen, denn die Fallstricke sind vielfältig. Perfekt und fehlerfrei sein zu wollen, ist einer davon. Und Perfektion ist ein ungünstiges Modell für Betroffene, denn das ewige Elitedenken begleitet die Kindheitsjahre der Quälereien. Die haben sie unter Bedrohung und Schmerzen zu oft anstreben müssen und konnten letztlich doch nur scheitern.

Zu mir sind Frauen in völlig unterschiedlichen Phasen der Selbsterkenntnis und Selbstbewusstheit gekommen: mit viel oder ganz ohne Therapieerfahrung, um die Diagnose wissend oder mit ahnungsloser Alltagspersönlichkeit. Einzelne schon zur Hälfte ausgestiegen und nicht ahnend, dass noch Schritte fehlen. Und andere ohne irgendeine Idee im Alltagsteam, dass die Herkunftsfamilie hinter sich zu lassen erst ein notwendiger erster Schritt auf einem langen Weg ist. Diese Frauen stammten aus unterschiedlichen Regionen Deutschlands und dadurch auch aus unterschiedlichen organisierten Täterzusammenhängen bzw. transgenerationalen Kulten – manche mit zentralen Erfahrungen aus dem militärischen bzw. geheimdienstlichen Kontext und manche aus dem Bereich der Menschenexperimente, alle zusätzlich mit satanistischem oder faschistischem Hintergrund, einzelne auch mit christlichem Hintergrund. Vom Jahrgang her war die Älteste in den 40er Jahren geboren und die Jüngste nach der Jahrtausendwende. Sie kamen – und hier übernehme ich die Begriffe der Betroffenen – aus den sogenannten „Herrscherfamilien" sowie aus dem sogenanntem „Fußvolk". Es gab in Einzelfällen begrenzte Anliegen wie das Löschen des finalen Suizidprogramms. Häufiger ging es aber um die mehrjährige Begleitung des Weges in Richtung Freiheit oder um einen Teil des Weges bis zum Untertauchen.

Eine junge Frau prüfte bei mir sehr ernsthaft, ob es einen Ausstieg für sie geben könnte, und ging dann aus Angst um verletzliche Angehörige zurück. Das zu akzeptieren fand ich sehr schmerzlich, aber auch lehrreich: Das Scheitern von Ausstiegen gehört mit zu dieser Tätigkeit. Als Psychotherapeut_innen können wir es nicht verhindern und sollten das auch nicht versuchen. Diese Patientin hatte mich gefragt, ob ich selbst einen Ausstieg wagen würde, hätte ich eine solche Kindheit erleben müssen und wäre ich in eine solche Familie hineingeboren. Und ich habe ihr ehrlich geantwortet, dass ich es nicht weiß.

Ich bin im Verlauf dieser Arbeit bescheidener und auch demütiger geworden. Solch eine grundlegend lebensverändernde Entscheidung fordert sehr viel Mut, Entschlossenheit und Ausdauer sowie die Bereitschaft, sich dem tiefsten Schmerz zu stellen, seine vertraute Umgebung komplett aufzugeben und sein angelerntes Weltbild über den Haufen zu werfen. Dafür haben alle Aussteiger_innen, die es versuchen, meinen ehrlichen Respekt. Ich freue mich nach wie vor für all diejenigen, die es geschafft haben und heute ihr eigenständiges Leben führen. Und ich wünsche denjenigen, die zukünftig einen Ausstieg versuchen, Vertrauen in ihr Expert-Innen-Wissen und einzelne geerdete Menschen zur Begleitung dieses Weges an ihrer Seite.

Riki Prins

Als ich in den 90er Jahren des letzten Jahrhunderts in meiner Arbeit in den Niederlanden mehrere Male in Kontakt mit Betroffenen aus der organisierten Rituellen Gewalt kam, schlossen sich gerade die Türen für eine Offenheit diesem Thema gegenüber, während sie davor einige Jahre einen Spalt offen gestanden hatten. Psychotherapeut_innen von Namen verfielen in Schweigen, weil ihre Reputation bedroht wurde. Angst nahm Überhand und mir wurde von erfahrenen Kolleg_innen geraten, vor allem auf Signale organisierter Ritueller Gewalt bei Klient_innen nicht einzugehen, weil dies eine undurchführbare Arbeit sei.

Undurchführbar in mehrerer Hinsicht: Gegen das System, in dem diese Menschen gefangen waren, konnte man doch nicht angehen, und innerhalb des Gesundheitssystems konnte man besser selbst schweigen, um die eigene Berufsausübung sicher zu stellen. Die angeratene Politik bestand darin, in solchen Fällen einen niedrigschwelligen Kontakt zu halten mit dem Hauptziel, einigermaßen Stabilität im täglichen Leben zu erreichen.

Van der Hart, Boon und Heijtmajer Jansen schrieben in ihrem Beitrag im Buch „The Dilemma of Ritual Abuse" (1997) zur Situation in den Niederlanden: „Aversive Reaktionen von Nichtglaubenden haben einige Therapeuten in den Niederlanden nicht beeindruckt, die glauben, dass ihre Patienten tatsächlich kindliche oder erwachsene SCRs (Satanic Cult Survivors, satanische Kult Überlebende) sind. Dennoch behandeln diese Therapeut_innen Patienten nicht in einem Umfeld, in dem SRA (Satanic Ritual Abuse, Satanischer Ritueller Missbrauch) anerkannt und als kriminelles und ernstes Phänomen akzeptiert ist, dem man sich zuwenden muss. Kliniker und die allgemeine Öffentlichkeit erkennen Inzest zwar als schädliches Phänomen an, aber Attacken durch die Massenmedien zur Validität von Inzestbeschwerden und eine Anzahl kontroverser Inzestfälle in holländischen Gerichten haben die Chance schwer beeinträchtigt, dass schwer missbrauchte Kinder eine adäquate Behandlung wegen SRA und Schutz vor ihren Vergewaltigern erhalten. In diesem Kontext ist eine adäquate Hilfe für Kinder mit SRA zunehmend schwieriger geworden." (S. 157).

Dies stimmt insgesamt mit meinen Erfahrungen überein. Noch vor ein paar Jahren wurde ich in einem Bericht durch das Jugendamt der Tatsache bezichtigt, dass ich, als ein 11-jähriger Junge mir von einem Missbrauch im Haus seiner Mutter berichtete, mit ihm darüber ins Gespräch gegangen war. Ich soll damit eine objektive Untersuchung unmöglich gemacht haben. Dies ist kennzeichnend für die Atmosphäre, die bis vor Kurzem in den Niederlanden herrschte, nicht nur, wenn es um organisierte Rituelle Gewalt ging, sondern um Missbrauch und Misshandlung im Allgemeinen.

Bezogen auf das Thema organisierter Ritueller Gewalt war das Folgende bis vor Kurzem bestimmend für die Atmosphäre: „Therapeuten, die sich mit diesem Unfug befassen, sollte die Arbeitserlaubnis entzogen werden", so der Rechtspsychologe Peter van Koppen. Im Auftrag des ehemaligen Justizministers Sorgdrager schrieb Van Koppen eine Empfehlung, wie die Polizei mit Angaben zu Rituellem Missbrauch umgehen sollte. „Wir haben ausführlich geforscht", sagte er. „Dazu ist nie eine Spur eines Beweises gefunden worden." Dies ist ein Zitat aus einem Artikel in der Zeitschrift Psy (Psy Juni 2009).

Ich bin meinen eigenen Weg gegangen, genau wie die anderen, die der Realität nicht aus dem Weg gegangen sind. Ich fand Kolleg_innen in der Arbeitsgruppe „Stichting Alternatief Beraad", zu der ich einige Jahre gehörte, die ebenso wie ich nach Wegen suchten, um Betroffenen aus der organisierten Rituellen Gewalt die Hilfe anzubieten, die sie brauchten. Außerdem fand ich englischsprachige Literatur, die mir Wissen verschaffte und die meine eigenen Befunde bestätigte.

Mein Kontakt mit Claudia Fliß, Sylvia Schramm und noch einer Anzahl weiterer Kolleg_innen aus Deutschland im Jahre 2012 ließ mich aufatmen. Den Realitätssinn, bezogen auf das Phänomen organisierter Ritueller Gewalt, und das enorme Wissen und die Erfahrung auf diesem Gebiet der Psychotherapie mit Betroffenen fand ich eindrucksvoll. Ich hatte nie zuvor Kolleg_innen auf eine derart offene und klare Weise über dieses Thema sprechen hören.

Auch der 5-tägige Workshop von Alison Miller, an dem ich teilnahm (Stuttgart, Oktober 2014), war, wie bizarr es auch klingen mag bei einem solchen Thema, ein „Fest des Wiedererkennens". Es ist das Gefühl von Gemeinschaft mit gleichgesinnten Kolleg_innen, das Kraft gibt. In den Niederlanden hat sich in der Welt der Psychotherapie in den letzten Jahren eine Entwicklung gezeigt, in der dieses Thema besprechbar geworden ist. Die Zeitschrift für Psychotherapie platzierte in der Novemberausgabe im Jahre 2013 Artikel zu diesem Thema.

Wenn ich mich auch allmählich aus der aktiven Arbeit zurückziehe und keine Klient_innen mehr annehme, die am Anfang eines langen und intensiven psychotherapeutischen Prozesses stehen, bleibt mein Bezug zur Thematik der organisierten Rituellen Gewalt bestehen und damit meine Motivation, einen Beitrag zur adäquaten Hilfe für Betroffene zu liefern. Als Claudia Fliß mich fragte, ob ich an diesem Buch, das sie schreiben wollte, mitarbeiten wollte, brauchte ich über die Antwort nicht lange nachzudenken. Ich bin sehr froh über diese Gelegenheit, mit ihr und mit Sylvia Schramm zusammen zu arbeiten.

In den Jahren, in denen ich in der Praxis mit dieser Thematik konfrontiert wurde, sowohl Erwachsene als auch Kinder betreffend, habe ich mich oft in einer Parallelwelt lebend gefühlt.

Nicht selbstverständlich Erfahrungen auf kollegialem Gebiet teilen zu können, gezwungen zu sein, nach Möglichkeiten zu suchen, meine Befunde so zu formulieren, dass das betreffende Kind in Sicherheit kommen konnte, ohne zu benennen, was in Wirklichkeit vor sich ging, wirkte befremdlich auf mich.

Dies in Kombination mit der Intensität des Leids, mit dem ich konfrontiert wurde, und die begrenzte Möglichkeit, den Kindern, die davon betroffen waren, die Sicherheit garantieren zu können, auf die sie ein Recht hatten, haben eine lange Zeitspanne sehr schwer sein lassen. Aus dieser Erfahrung heraus ist auch das Bewusstsein gewachsen, wie wesentlich eine gute Selbstfürsorge bei dieser Arbeit ist.

Wir haben beschlossen, das Kapitel dazu an den Anfang dieses Buches zu setzen und das Thema in verschiedenen Kapiteln regelmäßig wieder aufzugreifen. Die Übungen, die einige Male angeboten werden, können selbstverständlich nach eigenem Belieben angepasst und verwendet werden, wie es für die Leser_innen am besten passt.

Ich habe den Wunsch, dass dieses Buch einen weiteren Schritt für Kolleg_innen und Betroffene auf dem Weg nach Offenheit und Freiheit bedeutet.

2. Berufsrisiken und Selbstfürsorge (Prins)

2. Berufsrisiken und Selbstfürsorge (Prins)

Wenn wir in unserer Arbeit mit Klient_innen aus der Welt der organisierten Rituellen Gewalt konfrontiert werden, hat eine gute Sorge für uns selbst eine hohe Bedeutung. Es zeigen sich essentielle Unterschiede zur Arbeit mit Menschen, die in einem anderen Zusammenhang traumatisiert wurden. Wir werden mit einer Welt von unvorstellbarem Leid konfrontiert.

Die Welt der organisierten Rituellen Gewalt und Mind Control ist die grauenvollste, die existiert. Es ist eine Welt, in der alles auf Herrschaft und Gewalt ausgerichtet ist. Es ist eine Welt der Umkehrung von Werten. Was in einer Welt, in der Menschlichkeit als Ausgangspunkt gilt, als gut bewertet wird, ist in jener Welt schlecht. Gut ist in jener Welt: systematisch und zielgerichtet Schaden verursachen.

Wenn wir Zeugenberichte von Menschen lesen, die im Zweiten Weltkrieg in deutschen oder japanischen Konzentrationslagern gefangen waren, können wir erfahren, dass es auch in diesem Kontext zwar höchst selten, aber doch noch Wachleute gab, die ihre Menschlichkeit nicht verloren hatten und nach Wegen suchten, das Leid der Gefangenen zu erleichtern. Im Kontext Ritueller Gewalt ist alles auf Unmenschlichkeit ausgerichtet.

Auch Momente von Versorgung, Spiel und Entspannung werden bewusst eingesetzt, um die Autonomie von Betroffenen zunichte zu machen und die Unterwerfung unter das System zu vervollständigen. Wenn entdeckt wird, dass Jemand doch einen Anflug von Menschlichkeit zeigt, wird dies grausam bestraft. So kann es passieren, dass eine Frau versucht, einem Kind zu helfen, das gefoltert wird, und dass diese Frau in der Folge davon auf grauenvolle Weise ermordet und das betreffende Kind gezwungen wird, sich daran zu beteiligen. Das System ist komplett auf Unmenschlichkeit und Gewalttätigkeit ausgerichtet, mit einer Verteilung von absoluter Macht und Beherrschung und Ohnmacht und Abhängigkeit.

Ein anderer Unterschied in der Arbeit mit Menschen aus der organisierten Rituellen Gewalt liegt darin, dass wir es mit großer Wahrscheinlichkeit mit einem Menschen zu tun haben, der auch aktuell noch in diesem grauenvollen Kontext gefangen ist. Normalerweise sind bei traumatisierten Menschen die Vergewisserung, dass es vorbei ist, und der Kontakt mit der Realität des Hier und Heute vor allem zu Beginn der Behandlung hilfreich, um eine Erfahrung von Sicherheit zu ermöglichen.

Wenn es bei früh und langanhaltend traumatisierten Menschen Kindanteile gibt, die sich in einem Zustand eines Wiedererlebens befinden, unterstützen wir zuallererst, dass diese Kindanteile eine andere und sichere Erfahrung des Hier und Jetzt machen können. Bei Betroffenen von organisierter Ritueller Gewalt ist diese Beruhigung keine Realität. Sicherheit existiert für sie nicht.

Es ist kein Fehler von Ihnen, wenn der erste Impuls in einem solchen Fall ist, dem anderen zu helfen, aus dieser Welt herauszukommen – im Gegenteil. Es funktioniert leider nicht so einfach. Die Begleitung von Menschen aus der Welt der organisierten Rituellen Gewalt in ein Leben in Freiheit hinein erfordert Geduld, strategisches Denken und Handeln in Verbindung mit Mitmenschlichkeit und der Bereitschaft, der Realität dieser grauenvollen Welt in vollem Umfang ins Auge zu sehen.

Dabei ist es gut, sich bewusst zu machen, dass die Klient_in eine Skala von Persönlichkeiten hat, die auf verschiedene Weise an der Therapie teilnehmen oder nicht teilnehmen. Es ist nicht vorhersehbar, mit wem Sie zu einem bestimmten Moment das (Miss)Vergnügen haben.

Bekannte Berufsrisiken liegen auf der Lauer. Davon möchte ich einige benennen.

2.1 Berufsrisiken

2.1.1 Gegenübertragung

Gegenübertragung beinhaltet das Projizieren eigener unverarbeiteter Problematiken auf die Klient_in als Reaktion auf deren Äußerungen. Zum Beispiel: Das intensive Leid, insbesondere wenn es sich bei Kindanteilen zeigt, appelliert derart stark an unser eigenes unverarbeitetes Leid, dass wir uns in die Retterrolle stürzen. Oder: Subtil oder weniger subtil geäußerte Kritik, die immer unerwartet auftaucht (nachdem man gerade denkt, dass die Sitzung gut gelungen war), rührt an tieferliegende Unsicherheitsgefühle, und man findet sich in alten Mustern wieder, wie beispielsweise sich klein zu machen oder wütend zu werden.

2.1.2. Sekundäre Traumatisierung

Sekundäre Traumatisierung beinhaltet, dass die Symptome und der Inhalt der Erlebnisse der Klient_in derart überwältigend sind, dass man als Therapeut_in keinen Abstand mehr davon halten kann und die Symptome einer Traumafolgestörung entwickelt, in der sich dieselben Ängste wie die der Klient_in ausdrücken. Kolleg_innen reagieren oft aus einer Haltung von Abwehr und mit wohlmeinenden Bemerkungen, die Ihnen nicht weiter helfen: „Sie sind überidentifiziert“, „Sie müssen mehr Abstand wahren“ oder „Hören Sie lieber mit dieser Behandlung auf“. Sie geraten genau wie Ihren Klient_in und zusammen mit Ihren Klient_in in eine Isolation.

Weil sich Betroffene aus der organisierten Rituellen Gewalt oft noch in diesen traumatisierenden Zusammenhängen befinden, ist das Risiko, auf diese Weise von ihrer Angst und ihrem Leid überwältigt zu werden, sehr präsent. Außerdem gibt es oft Innenpersönlichkeiten, die ernsthaft Angst haben, dass Ihnen etwas zustoßen könnte und die ihre Angst immer wieder aufs Neue äußern, so dass es schwieriger für Sie wird, die innere Ruhe zu bewahren.

Die Täterwelt kann Ihnen auch direkt und gezielt Angst einflößen, indem sie Sie beschatten lässt und indem Sie seltsame, bedrohlich klingende Telefonanrufe erhalten, usw.

2.1.3 Parallelprozesse

So wie wir persönlich in die Problematik unserer Klient_in verstrickt werden können, kann ein ähnlicher Prozess auch im Hilfesystem deutlich werden. Innerhalb des Psychiatrischen Gesundheitssystems sind solche Prozesse als Phänomen bekannt. So kann beispielsweise die destruktive Dynamik eines Familiensystems, das in Behandlung ist, sehr ausgeprägt sein und in unbewusster Form an (unverarbeitete) Problematiken von Teammitgliedern anknüpfen. Die Folge davon kann sein, dass sich diese Dynamik innerhalb des Teams wiederholt und sich lähmend auf die betreffende Behandlung als auch auf das Team insgesamt auswirkt.

Das Erkennen dieser Dynamik ist eine erste Voraussetzung für eine Veränderung. Dementsprechend ist es notwendig, dass die Teammitglieder bereit sind, auf ihr eigenes Funktionieren und dessen Bedeutung für den Prozess zu schauen. Dann können eine Öffnung und eine Bewegung in eine konstruktive Richtung entstehen.

Bei der Thematik von Betroffenen aus der organisierten Rituellen Gewalt werden wir per definitionem mit einer extrem starken destruktiven Dynamik konfrontiert. Dies gilt nicht nur für die Innenwelt der Betroffenen, sondern vor allem für das System der Tätergruppe, aus der sie kommt.

Das Risiko, dass sich diese Dynamik in einem Parallelprozess spiegelt, gilt nicht nur für die Situation, in der man als Behandler_in in einem Team arbeitet. Sie kann sich auch in anderen Formen einer Zusammenarbeit zeigen wie im Hilfesystem um die Betroffene herum, in Arbeitsgruppen, die sich mit der Thematik beschäftigen, oder in Intervisionsgruppen. Ich selbst habe diese Dynamik in diesem Zusammenhang einige Male wahrgenommen. Es folgt nun ein Beispiel von einem Parallelprozess.

Gerade weil die Thematik der Welt der organisierten Rituellen Gewalt so extrem destruktiv ist, ist das Bedürfnis nach einer internen Harmonie innerhalb des Hilfesystems sehr groß. Diskrepanzen und Meinungsverschiedenheiten untereinander werden nicht offen ausgesprochen. In dem Moment, in dem ein Mitglied ein Problem untereinander benennt, wird dieses Mitglied als Störer_in der Harmonie erlebt. Das Problem selbst wird ignoriert und wird auf den/diejenige/n projiziert, der/die das Problem benennt. Die umgekehrte Dynamik der Täterwelt wird gespiegelt: Das System muss aufrechterhalten werden und wer sich nicht hineinfügt, muss das bezahlen.

Wechselseitiger Respekt in Kombination mit Klarheit und Offenheit über Unterschiede in der Herangehensweise haben in der Zusammenarbeit eine große Bedeutung. Unterschiede müssen nicht hinderlich wirken, sie können auch bereichernd sein. Es ist wohl wichtig, dabei die Grenzen im Auge zu behalten und die Konsequenzen im Blick zu haben, wenn die Unterschiede grundlegend wirken und auf Kosten einer konstruktiven Zusammenarbeit gehen. Wenn wir dies immer im Bewusstsein haben, können wir destruktiven Prozessen besser vorbeugen.

2.1.4 Projektive Identifikation

Projektive Identifikation bedeutet, dass Klient_innen mit Vernachlässigungs- und Misshandlungserfahrungen in ihrer Vergangenheit eine derart negative Erwartungshaltung anderen Menschen gegenüber haben, dass sie dies durch ihr Verhalten beim anderen herauszufordern versuchen. Sie tragen einen ständigen Konflikt in sich, eine sichere Bindung eingehen zu wollen und gleichzeitig Angst davor zu haben. Wenn diese Angst zu groß wird, kann Abweisung erneut als das Sicherste erlebt werden. Das „vertraute“ Bild der Welt bestätigt sich wieder. Wenn man dies als Therapeut_in nicht erkennt, besteht das Risiko, dass man wirklich wütend und abweisend reagiert und sich das eigenes Verhalten als Reaktion auf die unmögliche Klient_in erklärt.

Bei Betroffenen aus der organisierten Rituellen Gewalt finden sich immer Innenpersönlichkeiten mit einem solchen Verhalten. Außerdem müssen Sie davon ausgehen, dass es Innenpersönlichkeiten gibt, die darauf programmiert sind, die Therapie zu untergraben.

Gerade in Momenten, in denen Sie denken, auf einem guten Weg zu sein, kann eine vollständige Wende eintreten, bei der es so scheint, als ob das Gegenteil von dem, was man vor Augen hatte, erreicht wurde. Dies kann einen Teil der Strategien darstellen, um die Therapie zu untergraben.

2.1.5 Burnout

Durch alle Anspannungen und dadurch, dass man damit allein ist, gerät man in eine derartige körperliche, emotionale und mentale Erschöpfung, dass man buchstäblich nichts mehr kann. Dies ist eine Art „Endstation", an der eine Fortführung der Behandlung nicht mehr möglich ist.

Harald Requardt (2015) hat beschrieben, wie die Täterwelt mit mehr oder weniger subtilen Mitteln Anschläge auf das Gelingen einer Therapie verübt. Und darunter fällt allerlei, um die Therapeut_in zu erschöpfen und zu entmutigen. Er schreibt: „Wenn Täter ihre Interessen bedroht sehen, wird nur wenig unversucht gelassen, um die therapeutische Bindung zu zerstören." (S. 102) Er beschreibt in diesem Zusammenhang eine ganze Skala von Methoden, die über Beschattung, Stalking, Klageverfahren über Kontrollorgane (Ärzte- und Psychotherapeutenkammern oder Sozialgerichte) bis zum Missbrauch von Email-Accounts, um der Klient_in in Ihren Namen verletzende Texte zu schicken, reichen. Sogar der bewusste Einsatz von Schauspieler_innen aus der Täterwelt kommt vor, die so tun, als seien sie Sie, und die eine Klient_in gewalttätig behandeln. Alison Miller hat dafür verschiedene Beispiele bei einem Workshop in Stuttgart im Jahre 2014 benannt.

Requardt beschreibt den Unterschied zwischen Organisationen wie der Mafia und der Welt der organisierten Rituellen Gewalt. Über die Mafia schreibt er: „Wenn wir in Italien Menschen helfen wollten, der Mafia zu entkommen, müssten wir damit rechnen, öffentlich und ganz demonstrativ umgebracht zu werden, als abschreckendes Beispiel für alle anderen. Diese Organisation möchte für alle sichtbar die Botschaft vermitteln: Wir haben das Sagen! Wir haben die Macht! Wir sind das Gesetz!" (S. 97)

Über die Welt der organisierten Rituellen Gewalt schreibt er: „Seilschaften, die bemüht sind zu vermitteln: Uns gibt es gar nicht! Das ist das Gegenteil dessen, was die Mafia vermitteln möchte. Organisationen, die Rituelle Gewalt oder Mind-Control ausüben, funktionieren also nach anderen Regeln. Solche Organisationen werden sich hüten, Ausstiegsbegleiter_innen oder Therapeut_innen offen anzugreifen. Wer körperlich wirklich angegriffen wird und real in Lebensgefahr ist, sind die Klientinnen, eventuell deren Kinder oder Freunde." (S. 97 f.)

2.2 Aspekte von Selbstfürsorge

Was können wir unter solchen Arbeitsumständen tun, um so für uns selbst zu sorgen, dass genug Raum für unser persönliches Leben bleibt, in Bezug auf uns selbst, unsere Lieben und im professionellen Bereich bezogen auf unsere Klient_innen? Selbstfürsorge ist als eine ethische Verantwortung zu begreifen: Verantwortung im Hinblick auf sich selbst, auf unsere persönliche Umgebung, auf unsere Lieben und auf das Arbeitsfeld, insbesondere auf unsere Klient_innen.

Selbstfürsorge reicht weiter, als nur für ausreichend freie Zeit und Entspannung zu sorgen und adäquat Grenzen zu setzen. Die Basis einer guten Selbstfürsorge besteht darin, dass wir in Verbindung mit unserem Gefühl von Selbstwert stehen, dass wir uns innerlich bewusst sind, dass wir es wert sind, gut für uns selbst zu sorgen. Dies formt unsere persönliche Integrität.

Wenn ich mich selbst als wertvoll erlebe und gleichzeitig meine Verletzbarkeiten erkenne und akzeptiere, kann ich meine eigenen Bedürfnisse erkennen, respektieren und danach handeln. Wir stellen damit gleichzeitig ein klares Vorbild für die Klient_innen dar, um die es hier geht. Sie haben gelernt, dass es schlecht und gefährlich ist, ein gutes Gefühl zu sich selbst zu haben, geschweige denn dies zu zeigen. Ihre persönliche Integrität wird bis zum Äußersten bedroht und verletzt.

Wenn eine Bindung mit Jemandem entstehen kann, der trotz der extremen Gewalt und dem Leid, mit dem er/sie konfrontiert wird, in einem Kontakt mit sich selbst bleiben kann, können auch Fünkchen von Authentizität, die in unseren Klient_innen bewahrt geblieben sind, berührt werden, sich miteinander verbinden und sich zu einer inneren positiven Kraft entwickeln.

Die Wahrnehmung und das Hinhören auf eigene Bedürfnisse sind der Schlüssel zur Selbstfürsorge. Wenn wir beispielsweise von einer Situation mit einer Klient_in sehr berührt worden sind, können wir uns Fragen stellen wie: Was ist es, was mich so berührt? Welche Gedanken und Gefühle löst es bei mir aus? Was brauche ich, um dem einen ausreichenden Raum zu geben, damit es mich nicht belastet? Was wäre jetzt gut, für mich selbst zu tun?

Verlangen Sie nicht von sich selbst, dass Sie niemals Arbeit „mit nach Hause nehmen". Das ist eine unerfüllbare Forderung. Natürlich werden Sie von Zeit zu Zeit mit Ihren Gedanken bei einer Situation aus der Arbeit sein. Wenn Sie dadurch ständig in Anspruch genommen sind und Ihre Aufmerksamkeit ständig von Ihrer häuslichen Situation weggezogen wird, ist es an der Zeit, zu schauen, was Sie brauchen, um wieder einen völlig freien Raum für sich selbst und für Ihr eigenes Leben zu schaffen.

Möglicherweise brauchen Sie dabei Hilfe. Es ist ohnehin essentiell wichtig, mit dieser Arbeit nicht allein zu bleiben, sondern Menschen um sich herum zu haben, die wissen, womit Sie beschäftigt sind, und die Ihnen darin unterstützen. Fachliche und persönlich gestaltete Supervision hat einen großen Wert. Daneben ist die Bildung einer professionellen Intervisionsgruppe unter Berücksichtigung der Schweigepflicht sehr wertvoll.

Es ist zu empfehlen, die Anzahl der Mitglieder dieser Gruppe zu begrenzen. Es ist gut, eine Balance zu finden zwischen der Leistungsfähigkeit und einer Übersichtlichkeit von Raum und Zeit und Aufmerksamkeit für alle Teilnehmer_innen. In dieser Gruppe schenken wir einander wechselseitig Respekt, Sicherheit, Vertrauen zueinander und inhaltliche Kompetenz – als Basis.

Es sollte neben dem Erkennen von Kompetenz und eigener Kraft Raum sein für: eigene Ängste, Unsicherheiten, Fehler machen dürfen. Auch die eigene Geschichte und die aktuelle persönliche Situation müssen Raum bekommen. Es ist gut, jederzeit aufmerksam für entstehende Parallelprozesse in den Vereinbarungen miteinander zu sein und dem einen ausreichenden Raum zu geben.

Claudia Fliß und Sylvia Schramm beschreiben in Kapitel 15, was uns in der Arbeit mit Betroffenen begegnen kann. Sie geben eigene Erfahrungen wieder und bieten sinnvolle Anregungen an, wie man mit solchen Erfahrungen einen Umgang finden kann.

2.2.1 Selbstfürsorge und deine persönlichen Lebensumstände

Für die Arbeit mit Betroffenen und auch bei der Wahl, ein Therapieprojekt mit einer Betroffenen anzugehen oder nicht, ist es wichtig, unsere persönlichen Lebensumstände gut im Auge zu behalten. Ist die Lebenssituation ausreichend stabil, um einen derart schweren Weg mit Jemandem zu gehen?

Wenn Sie eine Partnerschaft haben: Können Sie, Sie und Ihre Partner_in, das Spannungsfeld, mit dem Sie konfrontiert werden und was das bei Ihnen verursacht, gemeinsam handhaben? Kann Ihre Partner_in Ihre Wahl an dieser Stelle respektieren? Ist die Basis zwischen Ihnen beiden ausreichend stabil, um Raum und Aufmerksamkeit für Ihre Beziehung zu schaffen?

Wenn Sie Kinder haben: Können Sie die Grenzen zwischen Ihrer Arbeit und dem, was sie bei Ihnen auslöst, vollständig setzen, so dass Ihre Kinder nicht durch die Schwere der Problematik belastet werden? Können Sie Ihren Kindern ausreichend das Gefühl geben, dass sie in Ihrem Leben an erster Stelle stehen und nicht mit Ihren Klient_innen rivalisieren müssen?

Wenn diese Fragen Zweifel bei Ihnen auslösen oder ein „nein" als Antwort kommt, ist es empfehlenswert, an dieser Stelle stehen zu bleiben. Nehmen Sie sich wirklich die Zeit und suchen sich eventuell Hilfe dabei, um dem nachzuspüren, was verantwortungsbewusst ist – sowohl für Ihr persönliches Leben als auch in Bezug auf Ihre Klient_innen.

Die Freiheit der Wahl und das Bewusstsein dazu ist in jeder Hinsicht essentiell, wenn man es mit Betroffenen aus der organisierten Rituellen Gewalt zu tun hat. Dies gilt für Momente während der Behandlung, aber auch für die Wahl, ob wir eine Behandlung mit einer Betroffenen zu einem bestimmten Moment unseres Lebens beginnen oder nicht.

Wie Claudia Fliß auch beschreibt (Kapitel 5.1., Kapitel 10.1), sind sich Klient_innen oft nicht der Tatsache bewusst, dass sie Betroffene aus der organisierten Rituellen Gewalt sind. Dieses Thema ist dann auch nicht in der anfänglichen Anfrage enthalten. Erfahrungen aus der rituellen Welt benennen zu können, ist oft erst möglich, wenn das Vertrauen in die Therapeut_in gewachsen ist. Dies stellt einen essentiellen Moment dar, um selbst dem nachzugehen, ob die Fortsetzung der Behandlung in unser eigenes Leben hinein passt.

Wie schwierig es auch sein mag, gerade in einem solchen Moment einer Klient_in zu vermitteln, dass man die Behandlung nicht fortsetzen kann, es ist gut, dies auf eine sorgsame und reflektierte Weise zu tun, wenn wir merken, dass eine Fortsetzung eine zu hohe Belastung für uns selbst bedeuten würde. Nehmen Sie sich Zeit für derartige Entscheidungen. Gestehen Sie sich selbst zu, alles zu denken und zu fühlen, was in Ihnen hochkommt, ohne es zu beurteilen. Sie können entspannt dabei sitzen, einen Spaziergang machen, Musik hören. Schreiben kann auch hilfreich sein: einfach alles schreiben, was in Ihnen hoch kommt; sammeln, was dafür ist und was dagegen ist; Ihre Ängste aufschreiben, usw. Tun Sie die Dinge, die für Sie hilfreich dabei sind, eine bedeutsame Entscheidung zu treffen. Das ist für jede_n anders. Wenn Sie dabei Ihrer eigenen Art und Weise folgen, werden Sie merken, dass die Antwort sich Ihnen mit einer inneren Sicherheit zeigt. Das bedeutet nicht, dass Sie niemals mehr zweifeln werden, aber auf einer tieferen inneren Ebene wissen Sie, dass es stimmig ist.

Der Schweizer Psychiater und Philosoph Carl Jaspers (in: Persoonlijkheid in wording, Kohnstamm, 1963) hat im vergangenen Jahrhundert eine derartige Entscheidung eine „Gewissensentscheidung" genannt. Sie wird von der Person als Ganzes getroffen, ist absolut persönlich, geht über das rationale Denken hinaus und wird als etwas erlebt, das uns geschenkt wird.

2.2.2 Selbstfürsorge während der Therapiesitzungen

Betroffene berichten über ihre Erfahrungen nicht immer in einer strukturierten Weise. Innenpersönlichkeiten können manchmal die traumatischen Erfahrungen in vollem Umfang ihrer Schmerzen und Emotionen zum Ausdruck bringen, vor allem auch während des Verarbeitungsprozesses.

Wie können Sie parallel dazu, dass Sie mit der Betroffenen arbeiten, zuhören und nahe bei der Klient_in sein, ohne sich selbst dabei zu verlieren? Wenn ich dem bei mir selbst nachspüre, passiert Folgendes: in solchen Momenten bin ich nicht damit beschäftigt, darüber nachzudenken, wie grauenvoll es ist, was die Täter tun. Ich bin in einem Zustand, in dem ich diese Person und das, was sie mit mir teilt, völlig urteilsfrei annehme. Ich kann sie in allen ihren Erlebnissen und mit ihren Emotionen und Körperreaktionen wahrnehmen. Wir arbeiten auf einen Moment hin, in dem sie (jeweils die betreffende Innenpersönlichkeit) in einen Zustand von Ruhe und Entspannung kommen kann.

Nach einer solchen Sitzung (die in der Regel wesentlich länger dauert als sonst üblich) fühle ich mich nicht erschöpft oder ausgesogen. Oft erlebe ich ein Gefühl von Dankbarkeit und Frieden. Ich habe in der Autobiografie von Maarten Houtman (2006) eine eindrucksvolle Beschreibung dazu gefunden, was in solchen Momenten meiner Meinung nach geschieht. Maarten Houtman war Zen-Lehrer. Er wuchs in der ehemaligen Niederländischen Kolonie Indonesien auf. Als junger Mann war er während des Zweiten Weltkriegs in japanischer Gefangenschaft. Einmal wurde ein Gefangener auf grausame Weise bestraft und die Mitgefangenen wurden gezwungen, dabei zuzusehen. Maarten fühlte einen Energiestrom hinter sich, der sich auf den grenzenlos gequälten Gefangenen zu bewegte. Einen Augenblick danach entspannte der Mann sich. Ihm wurden die Fesseln abgenommen und er wurde abgeführt. Der Mann ist friedlich und ohne Schmerzen an den darauf folgenden Tagen gestorben.

Es scheint so gewesen zu sein, dass ein anderer Gefangener, ein weiser alter Mann, mit seiner Aufmerksamkeit diesen Energiestrom auf den Gefangenen gerichtet hatte. Der alte Mann hat Maarten Folgendes erklärt (S. 213): „Das ist nur möglich, wenn du dich dem Grauenvollen vollständig näherst und nicht versuchst, selbst etwas zu verändern, sondern sagst „So ist es". In dem Moment fragst du dich selbst, was du tun kannst. Nur in der totalen Nähe und Annahme wird die Energie freigesetzt, die dich in einen Zustand versetzt, helfen zu können."

Wenn wir in der Lage sind, in einer solchen Weise unseren Klient_innen nahe zu sein, sind wir im Kontakt mit einer Kraft, die weiter reicht als unsere persönliche Kraft. Ich erlebe dies als spirituelle Verbundenheit. Eine Art von spiritueller Verbindung, in welcher Form auch, stellt nach meinem Empfinden eine Voraussetzung dar, um diese Arbeit tun zu können.

2.2.3 Selbstfürsorge beim Lesen dieses Buches

Der Inhalt dieses Buches ist keine einfache Materie. Es enthält viele Informationen über eine Welt, die unvorstellbar grausam ist. Auch beim Lesen ist die Selbstfürsorge ein Thema, das Aufmerksamkeit finden sollte. Ich empfehle Ihnen, sich bewusst Raum zu schaffen, wenn Sie dieses Buch lesen. Wählen Sie einen Platz dafür aus, der angenehm für Sie ist und an dem Sie nicht gestört werden. Wählen Sie keinen Ort aus, der speziell für Entspannung gedacht ist, wie im Bett oder im gemütlichen Gartenstuhl.

Bemühen Sie sich darum, dass Sie rechtzeitig mit dem Lesen aufhören, damit eine Möglichkeit besteht, gut in die nächste Aktivität umzuschalten.

Vor einigen Kapiteln werden Sie eine kurze Einleitung vorfinden, die Ihnen eine Möglichkeit zur Selbstfürsorge während des Lesens anbietet. Vielleicht spricht Sie diese Idee an oder hilft Ihnen vielleicht dabei, sich bewusst zu machen, was alternativ dazu für Sie selbst passend ist.

3. Welche Besonderheiten beinhaltet eine ambulante Psychotherapie mit Betroffenen organisierter Ritueller Gewalt? (Fliß)

3.1 Übliche Grundlagen

Eine ambulante Psychotherapie beinhaltet bei dieser Klientel zunächst einmal dieselben Elemente wie jede andere Therapie. Es geht um sorgsame Arbeit, um eine gute therapeutische Passigkeit, um eine ausreichende Vertrauensbeziehung und um die gemeinsame Erarbeitung von Therapiezielen und Therapieinhalten und deren allmähliche Umsetzung. Ziele und Arbeitsthemen können sich im Verlauf der Therapie verändern und werden bei fortlaufender Therapie in der Regel ergänzt und erweitert, weil die anfangs meistens vorhandenen Dissoziationen erst im Verlauf der Therapie allmählich überwunden und damit weitere konkrete oder auch veränderte Arbeitsinhalte erst in der Folge deutlich werden und benannt werden können.

Die Probatorischen Sitzungen beinhalten das Sammeln von Problemen, Symptomen und ersten Informationen zu den Störungen und Belastungen der Klient_in. Parallel zum Sammeln der Anfangsinformationen und im weiteren Verlauf der Therapie ist der Aufbau einer ausreichend vertrauensgeprägten therapeutischen Beziehung nach meiner Erfahrung der wichtigste Grundstein. Mit einer ausreichenden Vertrauensbeziehung ist der Aufbau eines guten therapeutischen Kontakts, einer adäquaten Kommunikation und einer guten Kooperation verbunden. Wenn dies in der anfänglichen Therapiephase allmählich entstehen kann, kann aus meiner Sicht eine zumindest ausreichend gute Prognose gestellt werden.

3.2 Mit welchen Menschen haben wir zu tun?

Menschen, die aus der organisierten Rituellen Gewalt aussteigen und dafür Unterstützung suchen, berichten meistens von lebenslangen, extremen traumatischen Erfahrungen. Oft wurden sie bereits als Babys und Kleinkinder gezielt sexuell missbraucht, körperlich misshandelt und gefoltert. Spaltungen der Persönlichkeit wurden durch die Täter gezielt verursacht, auch durch die Familienmitglieder im Alltagsleben. Die einzelnen Innenpersönlichkeiten wurden fast alle über die gesamte Kindheit und Jugend hinweg weiter sexuell missbraucht, körperlich und emotional misshandelt und auf vielfältige Weise gequält. Sichere Bindungen zu den wichtigen Bezugspersonen konnten nicht aufgebaut werden. Eltern, die sich ihnen in einem Moment freundlich zuwandten, quälten sie unverhofft im nächsten Moment und verrieten sie in anderen Momenten an andere Täter.

Es gab wenige bis gar keine alternativen positiven menschlichen Erfahrungen in der Gesellschaft. Die Kinder und Jugendlichen mussten früh lernen, sich von alternativen sozialen Kontakten fernzuhalten und dass sie ansonsten dafür bestraft wurden, wenn sie sich nicht an dieses Verbot hielten. Wenn sie selbst für irgendeine Form von „Fehlverhalten" nicht bestraft wurden, wurden andere Menschen an ihrer Stelle bestraft. Betroffene Menschen lernten brutal, dass die Täter die absolute Kontrolle über sie hatten und dass nur blinder Gehorsam eine Chance beinhaltete, nicht bestraft zu werden. Aber auch dies war nie völlig berechenbar, weil die Täter immer wieder vermittelten, dass nur sie das entschieden, wie Handlungen oder Nichthandlungen bewertet wurden. Betroffene Menschen lernten, dass es keine Hilfe für sie gab, dass es keinen Grund gab, einem anderen Menschen zu vertrauen, und dass ständig unerwartet eine gefährliche Situation über sie hereinbrechen konnte.

Die Täter beeinflussten weiterhin von klein an das gesamte Denken und Bewerten der Kinder und Jugendlichen von Situationen und Erfahrungen aller Art. Betroffene Menschen unterlagen meistens lebenslang einer gezielten Gehirnwäsche mit allen damit verbundenen Folterformen. Sie wurden neben den Folterungen für die verschiedensten brutalen Bedürfnisse der Täter benutzt, an andere Menschen verkauft, die sie benutzen und quälen durften. Betroffene Menschen wurden beschämt, erniedrigt, verhöhnt, zu eigenen brutalen Handlungen gezwungen und als Täter und der Täterwelt zugehörig definiert. Sie wurden dazu gebracht, sich der eigenen Handlungen zu schämen und sich schuldig zu fühlen.

Mit dieser gezielten Prägung durch die Täter im Hintergrund wagen es betroffene Menschen dennoch, sich außerhalb der Täterwelt Hilfe zu suchen. Sie bringen trotz alledem die Hoffnung mit, dass es doch Menschen gibt, die ihnen glauben und denen sie vertrauen lernen könnten.

3.3 Besonderheiten im therapeutischen Kontakt und in der Arbeitsweise mit „Vielen“

Die folgenden Besonderheiten werden in diesem Abschnitt nur kurz umrissen und im Verlauf des Buches genauer dargestellt.

Die meisten Menschen, die aus der organisierten Rituellen Gewalt kommen, sind durch schwere und komplexe traumatische Erfahrungen belastet, oft lebenslang. Entsprechend haben sie komplexe Störungen davongetragen, in der Regel dissoziative Störungen bis hin zu Dissoziativen Identitätsstörungen als Folge einer notwendigen fragmentierten Bewältigung, um extreme Belastungen zu überleben. Eine dissoziative Bewältigung lässt meistens komplexe dissoziative Persönlichkeitsstrukturen entstehen, die sich als Dissoziative Identitätsstörungen zeigen.

Betroffene und teilweise auch professionelle Helfer_innen verwenden dafür oft auch den Begriff „Viele Sein“. Dieser Begriff verdeutlicht, dass wir im therapeutischen Kontakt zwar mit einem einzelnen menschlichen Gegenüber nach außen hin zu tun haben, dass in einem menschlichen Körper aber mehrere bis hin zu einer Vielzahl von voneinander unabhängig handlungsfähigen Persönlichkeiten beherbergt sind. Diese Persönlichkeiten unterscheiden sich sowohl in Alter und Entwicklungsstand als auch in ihrer Art. Wir sitzen einem einzelnen Menschen mit einer inneren großen und facettenreichen Gruppe gegenüber.

Das bedeutet, dass wir uns im therapeutischen Kontakt auf die verschiedensten Persönlichkeiten einstellen und unser Kontaktangebot auf ihre jeweilige Art und auf ihre Ausformung sowie ihre Wünsche und Anfragen an Therapie einstellen müssen. Je deutlicher sich die einzelnen Persönlichkeiten im Kontakt mit uns zeigen, desto besser gelingt uns diese Anpassung des therapeutischen Kontakts. Manchmal ist es relativ gut möglich, durch eine veränderte Physiognomie unseres Gegenübers, durch andersartige Mimik und Gestik, veränderte Sprache und Sprachform sowie andere Bewegungsabläufe einzelne Persönlichkeiten erkennen und unterscheiden zu lernen. Manchmal verhalten sich Betroffene aber auch gehorsam nach dem lebenslang erlernten Verbot, verschiedene Persönlichkeiten für die Außenwelt nicht erkennbar werden zu lassen. Dann ist die Unterscheidung verschiedener Persönlichkeiten im Kontakt erschwert.

Manchmal kann dieses Verbot im Rahmen einer vertrauensgeprägten therapeutischen Beziehung allmählich seine absolute Wirksamkeit verlieren, und mit der Zeit werden verschiedene Persönlichkeiten erkennbar, die entweder selbst mit der Therapeut_in sprechen oder sich gemeinsam mit einer Persönlichkeit zeigen, die bereits im therapeutischen Kontakt aktiv ist. Dieses gemeinsame Zeigen kann man sich in etwa so vorstellen, dass wir in der Therapeut_innenrolle zwar noch mit der uns bereits bekannten Persönlichkeit sprechen, aber dass wir in der Mimik und vor allem im Augenausdruck eine Veränderung wahrnehmen können, die wir der parallel ebenfalls indirekt mit anwesenden Persönlichkeit zuordnen können.

Dieser Kontakt mit einer Gruppe von Persönlichkeiten, die sich manchmal in wesentlichen Dingen grundlegend voneinander unterscheiden, ist nicht nur durch die Unkenntnis und das Unwissen der Therapeut_in über die einzelnen Persönlichkeiten erschwert, sondern auch dadurch, dass sich viele Persönlichkeiten einer solchen inneren Gruppe untereinander kaum bis gar nicht kennen. Die Therapeut_in kann in Kontakt mit verschiedenen Persönlichkeiten kommen, die voneinander nicht wissen, dass ihr therapeutisches Gegenüber bereits andere Persönlichkeiten kennt und mit ihnen gesprochen hat.

Eine traumatherapeutische Bearbeitung und Verarbeitung der extremen lebensgeschichtlichen Erfahrungen als wesentliches Therapieziel beinhaltet ein Überwinden der dissoziativen Spalte zwischen den einzelnen Persönlichkeiten. Je größer eine innere Gruppe von Persönlichkeiten (Innensystem von Persönlichkeiten) ist, desto umfassender gestaltet sich ein solcher traumatherapeutischer Prozess. Das Ziel einer Traumatherapie besteht vorwiegend darin, die Inhalte des Traumagedächtnisses ins Bewusstsein zu holen, zu verarbeiten und ins autobiografische Gedächtnis zu integrieren (Boos 2005). Diese erforderliche Bearbeitung betrifft bei einer Dissoziativen Identitätsstörung jede einzelne Persönlichkeit, die in der Regel mindestens eine traumatische Erfahrung bei ihrer Entstehung und damit bei ihrer Abspaltung von einer anderen Persönlichkeit gemacht hat, meistens aber darüber hinaus von weiteren schweren und komplexen Traumatisierungen betroffen ist. Das bedeutet zahlreiche Traumakonfrontationen mit verschiedenen Persönlichkeiten.

Eine komplexe Abspaltung vieler Persönlichkeiten beinhaltet meistens parallel zu den einzelnen Trauma Erfahrungen einzelner Persönlichkeiten, dass mehrere Persönlichkeiten an besonders extremen Erfahrungen beteiligt waren. Eine Persönlichkeit fand sich in einer traumatischen Situation vor, ertrug sie, solange sie konnte, und dann entstand eine weitere Persönlichkeit, oder eine bereits zuvor entstandene Persönlichkeit wechselte die anfängliche Persönlichkeit ab und ertrug die Situation weiter. Manche Extremerfahrungen wurden von vielen Persönlichkeiten nacheinander bewältigt, die somit allesamt zu verschiedenen Zeitpunkten eines traumatischen Erlebnisses präsent waren. Wenn alle diese beteiligten Persönlichkeiten ihr jeweiliges Teilwissen allmählich und Stück für Stück über das Extremerlebnis zusammentragen, kann es gemeinsam verarbeitet und gemeinsam ins autobiografische Gedächtnis integriert werden.

Somit beinhaltet eine Traumatherapie bildlich gesehen Traumabearbeitungen mit zahlreichen einzelnen Persönlichkeiten sowie eine Traumabearbeitung einer Gruppe von Persönlichkeiten, die allesamt an verschiedenen traumatischen Erlebnissen beteiligt waren. Somit muss nicht nur der dissoziative Spalt einzelner Persönlichkeiten zwischen dem Traumagedächtnis und dem Bewusstsein bearbeitet werden, wie dies bei einer Posttraumatischen Belastungsstörung der Fall wäre, sondern alle dissoziativen Spalte zwischen den beteiligten Persönlichkeiten müssen überbrückt und überwunden werden können, um eine ganzheitliche Verarbeitung verschiedener Extremerlebnisse sowie deren Integration ins autobiografische Gedächtnis zu ermöglichen. Dass dies einen lange andauernden und anstrengenden sowie emotional, kognitiv und auch körperlich belastenden Prozess beinhaltet, lässt sich anhand dieser Schilderung vielleicht schon jetzt ansatzweise nachvollziehen.

Eine gelingende Traumatherapie mit einem Menschen mit einer dissoziativen Innenstruktur von Persönlichkeiten bedeutet im Wesentlichen, dass Kontakt, Kommunikation und Kooperation zwischen den Persönlichkeiten durch eine zunehmende Traumabearbeitung der trennenden Momente (der dissoziativen Spalte) erarbeitet werden. Dies beinhaltet in der Regel, dass beide Persönlichkeiten, die an einem derart belastenden Moment beteiligt waren, die traumatische Situation bearbeiten müssen: sowohl die Persönlichkeit, die die Situation nicht mehr aushalten konnte, als auch die Persönlichkeit, die in der Not neu entstand oder bereits existierte und die Situation besser ertragen konnte.

Kontakt, Kommunikation und Kooperation sind aus meiner Sicht ebenso wie im Innensystem der Persönlichkeiten auch im therapeutischen Kontakt von großer und grundlegender Bedeutung. Über den ausreichend vertrauensvollen Kontakt eines Menschen mitsamt seinen vielen Persönlichkeiten mit einer aufmerksamen und emotional mittragenden Therapeut_in, über eine für die verschiedenen Persönlichkeiten angemessene Kommunikationsform im therapeutischen Kontakt und eine gute Kooperation zwischen der Therapeut_in und den jeweiligen Persönlichkeiten werden diese wesentlichen Aspekte Kontakt, Kommunikation und Kooperation auch für das gesamte Innensystem der Persönlichkeiten gefördert.

Ich erlebe mich in der Rolle der Therapeut_in oft als eine Art Kontaktperson für die voneinander getrennten Persönlichkeiten, die um Verstehen und Verständnis der Persönlichkeiten untereinander im Innensystem wirbt, indem sie die Erfahrungen von Persönlichkeiten und ihre emotionalen und körperlichen Reaktionen sowie die entstanden Denkmuster und Bewertungen anderen Persönlichkeiten nahe zu bringen versucht. Häufig reagieren Persönlichkeiten untereinander mit Unverständnis und Ablehnung. Eine bleibende Ablehnung würde längerfristig in der Konsequenz bedeuten, dass Persönlichkeiten voneinander abgewandt bleiben und damit die dissoziativen Spalte nicht oder nicht ausreichend überbrückt werden könnten. Die Therapeut_in kann ein Verstehen und Verständnis der Persönlichkeiten untereinander für die gesamte Belastung in der Lebensgeschichte unterstützen und fördern. In der Rolle der Therapeut_in erlebe ich mich oft als eine Art Coach, der Ideen vorschlagen und bei einer Umsetzung von Veränderungsprozessen mithelfen kann, die aber letztlich von den Persönlichkeiten selbst geleistet werden müssen. Therapeut_innen sind Begleiter_innen, Mittragende, Mitfühlende, Mitdenkende und bei Bedarf Unterstützer_innen. Letztlich muss sich eine Therapeut_in in jedem einzelnen Fall auf das jeweilige Innensystem der Persönlichkeiten einstellen, gut zuhören und immer wieder schauen, was in welcher Situation sinnvoll und hilfreich sein kann.

3.4 Das Setting in der Praxis

Grundsätzlich reagieren unsere Klient_innen nach meiner Erfahrung recht unterschiedlich auf unsere Praxen und auf die jeweilige Einrichtung. Mein Therapieraum bietet mehrere Sitzmöglichkeiten an und enthält vieles an anregendem Material, so auch Kuscheltiere und Spielzeug. Ein Boxsack lädt zum Abreagieren von Wut ein und Matten an der Wand können ebenfalls zur Spannungs- und Wutabfuhr genutzt werden. Matten können als Unterlage für Entspannung und für einen Menschen mit einem Innensystem von Persönlichkeiten auch zum Sitzen oder Liegen für Persönlichkeiten verwendet werden, die vom Entwicklungsstand die sonstigen Einrichtungsmöbel noch nicht benutzen können. Die von Klient_innen gemalten Bilder an den Wänden vermitteln einen individuellen Eindruck der Praxis.

Diese Art der Einrichtung hat sich für mich erst im Nachhinein in verschiedener Hinsicht für Menschen mit Erfahrungen aus der organisierten Rituellen Gewalt als hilfreich herausgestellt. Verschiedene Möbel, ein kleines Sofa, ein größeres Sofa und ein Sessel bieten verschiedene Sitzplätze an. Ein großer, aber niedriger Tisch trennt die Sitzplätze deutlich voneinander und kann für Aktivitäten kindlicher Persönlichkeiten Raum bieten. Manche Betroffene möchten auf ein helles Fenster schauen, andere wollen die Tür im Blick behalten oder direkt im eigenen Fluchtweg zur Tür sitzen. Manche brauchen Raum um sich auf dem Sitzplatz, andere setzen sich gezielt auf den Sessel, damit sich niemand neben sie setzen kann. Ein vielseitig gestalteter Therapieraum kann außerdem zu Nachfragen zum therapeutischen Angebot anregen.

Für alle Betroffenen finden sich irgendwelche Gegenstände im Therapieraum, die belastende Erinnerungen auslösen können. Dies scheint sich nicht grundlegend verhindern zu lassen. Mir erscheint es daher wichtig, Stressreaktionen von Betroffenen auf Elemente der Praxis wahrzunehmen, anzusprechen und gemeinsam zu schauen, ob Gegenstände grundsätzlich oder nur vorübergehend aus dem Raum entfernt werden sollten. Eine Entfernung ist nicht immer umsetzbar, und alternativ dazu können die Stressreaktionen auf Gegenstände über eine gezielte Traumabearbeitung der ausgelösten Belastungserfahrung reduziert werden.

Es scheint für viele Betroffene hilfreich zu sein, wenn ein Therapieraum nicht standardmäßig, sondern eher individuell ausgestattet ist. Die gegen Hilfsangebote installierten inneren „Programme" (mehr dazu in Kapitel 9) mit Abwehr- und Fluchtverhalten scheinen weniger oder langsamer anzuspringen als in einem verbreiteten räumlichen Psychotherapiesetting, das aus zwei Stühlen und allenfalls noch einem kleinen Tisch besteht.

Hilfreich hat sich das zusätzliche Angebot eines zusätzlichen freien Raums in der therapeutischen Praxis erwiesen, in dem Betroffene sich nach anstrengenden Therapiesitzungen eine Weile ausruhen und stabilisieren können, bevor sie den Heimweg antreten. Wesentlich erscheint mir, dass eine Betroffene aus der organisierten Rituellen Gewalt sich in der Therapiepraxis grundsätzlich sicher fühlen kann. Hilfreich sind Ruhe und Zeit. Unruhe außerhalb des Therapieraums löst in der Regel auch Unruhe bei der Betroffenen aus. Der Raum sollte während der Therapiesitzung geschlossen sein, Störungen von außen sollten möglichst ganz ausgeschlossen werden. Die Dauer von Traumabearbeitungen kann den Zeitrahmen einer einzelnen Therapiesitzung überschreiten. Damit der Rahmen einer ambulanten Psychotherapie erhalten bleiben kann, bieten sich bei Bedarf Doppelsitzungen an.

Stressreaktionen werden nach meiner Erfahrung oft auch durch die Kleidung der Therapeut_in oder durch Assessoires wie ein christliches Kreuz (Trigger) ausgelöst. Auch hier muss im Einzelfall überlegt werden, wie damit umgegangen werden kann. Selbst das freundliche Angebot von Tee oder Wasser kann eine Betroffene an traumatische Erlebnisse erinnern. Heller Tee lässt manche Betroffene an Urin denken, Wasser kann die Befürchtung auslösen, dass das Wasser vergiftet sein könnte.

Manchmal ist es sinnvoll, die Bedeutung von Elementen im Therapieraum und an der Therapeut_in für die Betroffene und für die Therapeut_in nebeneinander zu stellen, sie zu vergleichen und abzuwägen, wie damit umgegangen werden soll. So möchte ich in der Rolle der Therapeut_in nicht auf alles verzichten, was für mich bei der Arbeit wichtig und wertvoll ist. Es geht darum, aufmerksam für die Wirkung von Triggern zu sein, sie ernst zu nehmen und gleichzeitig die Angst im Hier und Jetzt nicht zu bestätigen. Damit verhalte ich mich auch als Vorbild dafür, dass eigene Werte von Bedeutung sind und klar formuliert werden können. Oft zeigt es sich bereits hilfreich, solche Aspekte zu besprechen und der Betroffenen damit das eigene Bewusstsein um diese Schwierigkeiten deutlich zu machen. Die meisten Betroffenen möchten nicht, dass sich ein anderer Mensch unwohl fühlen muss. Wieweit diese Art der Rücksichtnahme im Einzelfall für die jeweilige Betroffene gut und sinnvoll ist, muss ebenfalls nach meiner Erfahrung gut überlegt und besprochen werden. Das Ergebnis einer Entscheidung, wie mit Triggern für Trauma Erinnerungen umgegangen werden soll, kann unterschiedlich ausfallen.

3.5 Unterschiedliche Ausgangssituationen

Grundsätzlich wenden sich Menschen nur an eine psychotherapeutische Praxis, wenn sie selbst oder eine andere professionelle Unterstützer_in den Eindruck gewonnen haben, dass die Menschen mit den vorliegenden Problemen und Symptomen allein nicht zurechtkommen. Menschen leiden unter ihren Problemen und Symptomen und möchten über eine Psychotherapie eine Verbesserung und am liebsten eine völlige Beseitigung aller Probleme und Symptome erreichen. Dass dies in der Regel viel eigene Arbeit und ausgeprägte aktive Veränderungsprozesse bedeutet, wissen nur manche Menschen, die eine Psychotherapie aufsuchen. Andere Menschen müssen sich erst mit dieser Notwendigkeit einer starken eigenen Mitarbeit auseinandersetzen. Dieses typische anfängliche Konfliktfeld begegnet auch den Menschen, die mit Problemen und Symptomen kommen, die auf dem Hintergrund ihrer Erfahrungen in der organisierten Rituellen Gewalt entstanden sind.

Hinzu kommt, dass nach meiner Erfahrung eher wenige der Betroffenen bereits wissen, dass sie mit einem solchen Hintergrund zu tun hatten oder immer noch zu tun haben. Auch wenn wir einige Symptome bemerken, die den Verdacht auf einen Hintergrund organisierter Ritueller Gewalt deutlich machen könnten, bedeutet dies nicht, dass wir diesen Verdacht mit den Betroffenen sofort besprechen könnten oder sollten. Sollte dieser Verdacht sich im Verlauf Therapie bestätigen, indem die Menschen selbst davon zu berichten beginnen, kann genauer miteinander geschaut werden, ob und inwieweit das therapeutische Vorgehen im Weiteren darauf abgestimmt werden sollte. Menschen haben ihr eigenes Tempo und ihre eigene Zeit, sich mit einem solchen drastischen Hintergrund auseinandersetzen zu wollen und zu können. Sie müssen die Konsequenzen dieser Erkenntnis selbst tragen, insbesondere, wenn weiterhin aktueller Täterkontakt besteht. Wir dürfen uns in diesen Erkenntnis- und Entscheidungsprozess aus meiner Sicht nicht einmischen. Wir können Fragen stellen und damit aufgreifen, was Menschen uns mitteilen. Die Fragen sollten aber immer nur von dem ausgehen, was die Menschen selbst bereits berichten.

Manche Menschen setzen sich bis zum Ende einer Therapie nicht mit einem solchen Hintergrund auseinander. Es bleibt dann letztendlich ungeklärt, ob die von der

Therapeut_in wahrgenommenen Hinweise und Verdachtsmomente sich bestätigen oder nicht. Solange ein gemeinsamer Therapieauftrag formuliert und dieser auch gemeinsam sinnvoll und hilfreich abgearbeitet werden konnte, macht aus meiner Sicht eine Therapie Sinn, auch wenn ein Mensch sich nie mit einem solchen Hintergrund auseinandersetzt.

3.6 Die Auswirkungen von konditionierten Reaktionsmustern und Programmen

Die meisten Menschen mit einem Hintergrund organisierter Ritueller Gewalt sind von Kindheit an Gewalt und Folter ausgesetzt worden. Täter haben gezielt konditionierte Reaktionen erzeugt, indem sie die Kinder traumatischen Situationen ausgesetzt haben. Dadurch entstandene Spaltungen in der Persönlichkeit der Kinder sind Absicht der Täter. Sie setzen parallel zum traumatischen Erleben der Kinder Signalreize und kombinieren zusätzlich Handlungsaufforderungen damit. In der Folge wird über den konditionierten Signalreiz, der als Auslösereiz wirkt und das Kind mit einem Flashback sofort an die traumatische Situation erinnert, die damit kombinierte Handlung erfolgen. Nur über diesen Gehorsam, auf den Auslösereiz die Handlung spontan im Flashback auszuführen, konnte das Kind die Belastungen der traumatischen Situation beenden. Die Täter „belohnten" das Kind für die gewünschte und konditionierte Handlung in der Regel damit, dass sie die Gewalt und Folter beendeten.

Indem die Täter die Kinder vielfachen solcher Situationen ausgesetzt haben, sind zahlreiche konditionierte Reaktionen entstanden und in Verbindung damit auch zahlreiche Persönlichkeiten im Kind. Grundsätzlich hat das Kind andere Menschen – die Täter als seine Bezugspersonen – als bedrohlich und gefährlich erlebt und überträgt diese Erfahrungen in jeden zwischenmenschlichen Kontakt. Konditionierte Reaktionen können durch Zufall über äußere Auslösereize oder auch durch innere Auslösereize des Menschen im therapeutischen Kontakt auftreten und sowohl die therapeutische Beziehung als auch die Bearbeitung von Problemen erschweren und behindern (mehr dazu in Kapitel 7, 8 und 9).

Darüber hinaus haben die Täter konditionierte Reaktionen aneinandergesetzt und damit automatisierte Abläufe („Programme", mehr dazu in Kapitel 9) im Inneren des Kindes installiert, die durch einen Auslösereiz aktiviert werden können und für den betroffenen Menschen selbst kaum bis gar nicht mehr kontrollierbar sind. Im therapeutischen Kontakt können diese sogenannten „Programme" große Schwierigkeiten bereiten.

Abläufe konditionierter Reaktionen und Handlungen sowie Programme beinhalten einen hohen Trauma Stress und in der Regel Flashbacks, die wiederum an bestimmte Persönlichkeiten geknüpft sind, die in diesen Flashbacks im therapeutischen Kontakt auftreten. Der betroffene Mensch ist kaum bis nicht mehr in der realen Situation orientiert und benötigt zunächst eine Reorientierung in der aktuellen Situation. Eine solche Programmaktivierung kann plötzlich eine oder gleich mehrere Traumabearbeitungen nacheinander erfordern.

3.7 Probleme bei fortbestehendem Täterkontakt

Wenn ein Mensch versucht, aus der organisierten Rituellen Welt auszusteigen, ist das nicht im Interesse der Täter. Täter haben viel Arbeit und Geld in die Konditionierung und Programmierung der in ihre Welt hinein geborenen Kinder investiert und wollen aus den Betroffenen möglichst viel Profit ziehen. Das beinhaltet das lebenslange Ausnutzen aller konditionierten Reaktionsmuster für die Geld- und Machtinteressen der Täter. Dazu gehört in der Regel der Verkauf der betroffenen Menschen in der Prostitution. Außerdem kann es den Einsatz Betroffener im Drogen- und Waffenhandel, für die Akquise interessanter Neumitglieder, für Organisationsaufgaben der Tätergruppe, für die Vertretung der Täterinteressen in interessanten und wichtigen gesellschaftlichen Funktionen oder auch für Auftragsmorde beinhalten. Grundlegend wichtig scheint es den Tätern zu sein, dass ihre Mitglieder das grundlegende Bewusstsein in sich tragen, dass man aus dieser Welt allenfalls durch den Tod entkommen kann, nicht aber über eigene Entscheidungsprozesse.

Diese Gründe führen dazu, dass die Täter einen ausstiegswilligen Menschen mit allen vorhandenen Möglichkeiten an einem Ausstieg hindern. Dies beinhaltet Bestrafungen für eine Unzuverlässigkeit bei erteilten Aufträgen und schon bereits dafür, zu einem vereinbarten Termin nicht zu erscheinen. Auch die Entscheidung für eine Psychotherapie ist nicht im Interesse der Täter, wenn sie zu einem Ausstieg führen könnte. Die betroffenen Menschen sind entsprechend nicht nur durch die bereits beschriebenen therapeutische Interventionen belastet, sondern auch durch alle Aktionen der Täter gegen ihre Ausstiegsbemühungen. Über lange Phasen muss sich eine Therapie manchmal eher danach ausrichten, zu bearbeiten, was Täter dem betroffenen Menschen als Strafen antun.

Strafen der Täter können körperliche Verletzungen beinhalten, die allein schon die Wege zur Therapie erschweren bis unmöglich machen können. Weiterhin werden meistens schädliche Programme durch die Täter aktiviert, die die Alltagsfunktionalität des betroffenen Menschen reduzieren bis völlig zerstören können. Dazu kommen Programme, die sich gegen eine Hilfe von außen richten, sowie von den Tätern ausgelöste Konditionierungen verschiedenster Art, die einen geplanten Therapieprozess erschweren bis unmöglich machen können. Allerdings bieten sich über von den Tätern ausgelöste konditionierte Reaktionen und Programme in der Therapie durchaus auch Möglichkeiten, aktivierte Traumareaktionen traumatherapeutisch zu bearbeiten, Programmabläufe zu unterbrechen, „Lücken" in den Programmen zu erarbeiten und damit auch konstruktive Veränderungen zu erreichen.

Fortbestehender Täterkontakt ist nach meinen bisherigen Erfahrungen eher die Regel als die Ausnahme, wenn sich betroffene Menschen mit dem Wunsch nach einer Psychotherapie anmelden. Wenn der betroffene Mensch darüber nicht im Alltagsbewusstsein informiert ist, heißt dies nicht, dass es keine Täterkontakte mehr gibt. Täterkontakte erfolgen in den verschiedensten Formen: durch Kontakte mit der Familie, mit Freunden und Bekannten und einem sonstigen sozialen Umfeld, das sich aus weiteren Mitgliedern der Täterwelt zusammensetzt, und/oder durch abendliche und nächtliche Treffen mit Täter, die im Alltagsbewusstsein nicht wahrgenommen werden können und von ganz anderen Persönlichkeiten des Innensystems aktiv umgesetzt werden.

An dieser Stelle soll eine Definition zu fortbestehendem Täterkontakt eingefügt werden: „Ein fortgesetzter Kontakt eines Menschen zu dem/den die Störungen (mit)verursachenden Schädiger/n mit einer zusätzlich schädigenden und/oder einer retraumatisierenden Wirkung mit dem Effekt, dass die Störungen aufrechterhalten werden und eine (trauma)therapeutische Arbeit kaum oder keinen nachhaltigen Erfolg haben kann." (Fliß 2013, 373 f.) Fortgesetzter Täterkontakt kann nach meiner Erfahrung nur sehr allmählich reduziert und beendet werden. Die Ablösung beginnt mit dem Abbruch aller Kontakte zu anderen Mitgliedern der Tätergruppe im Alltag, auch zur Familie und zu Freund_innen. In weiteren Schritten müssen sich immer mehr Persönlichkeiten des Innensystems von ihren jeweiligen Kontakten zur Täterwelt distanzieren.

Das Ende des Täterkontakts mag hier bereits an dieser frühen Stelle des Buches definiert werden, um das Ausmaß dieses mühsamen Ablösungsprozesses zumindest ansatzweise erfassen zu können: „Täterkontakt ist beendet, wenn alle Persönlichkeiten eines Innensystems bekannt sind und sich im Kontakt mit einer oder mehreren weiteren Persönlichkeiten befinden und darüber sicher gestellt werden kann, dass jede einzelne Persönlichkeit keinen direkten oder indirekten Kontakt mehr zu den Tätern aufnimmt, indirekte oder direkte Zugriffe der Täter müssen unmöglich geworden sein." (Fliß 2016, 38)

Wenn man diesen manchmal über Jahre andauernden Ablösungsprozess aus der Täterwelt betrachtet und bedenkt, wie viele dissoziative Spalte im Innensystem dazu überbrückt werden müssen, entsteht möglicherweise eine ungefähre Vorstellung zu den damit verbundenen Auswirkungen auf die Traumatherapie. Es wird vielleicht auch deutlich, dass parallel zu einer langandauernden Psychotherapie noch sehr lange Täterkontakt stattfinden kann.

Weiteres zum fortbestehenden Täterkontakt und seinen Auswirkungen auf einen Therapie- und Ausstiegsprozess findet sich in Kapitel 10.2.

4. Die Lebensgeschichte Betroffener von Geburt an (Fliß)

Einleitung (Prins)

In diesem Kapitel wird beschrieben, wie von früher Kindheit an Kinder systematisch extremer Gewalt ausgesetzt werden mit dem Ziel einer absoluten Unterwerfung und Loyalität der Tätergruppe gegenüber. Unsicherheit ist das Fundament der Existenz, die in jeder Lebensphase aufrechterhalten wird und ein Leben lang andauert.

Nehmen Sie beim Lesen dieses Kapitels Ihre Atmung als Leitfaden dafür, im Kontakt mit sich selbst zu bleiben. Machen Sie sich ihre Atmung bewusst und achten Sie auf eine Regelmäßigkeit mit einer kleinen Pause zwischen dem Ausatmen und dem wieder Einatmen.

Machen Sie ab und zu eine Pause, um zu spüren, wie Sie atmen. Es kann sein, dass Sie unbemerkt flüchtig und schnell atmen oder dass die Atmung stockt. Nehmen Sie sich Zeit, wieder in Ruhe zu atmen.

Spüren Sie dann, welche Reaktion das Gelesene in Ihnen auslöst, was Ihr tiefstes Inneres berührt. Geben Sie Ihren Gefühlen, die in Ihnen ausgelöst werden, den Raum, da sein zu dürfen. Lassen Sie die Anspannung, die diese Gefühle mit sich bringen, gleichzeitig mit dem Ausatmen wieder los.

Richten Sie nun, bevor Sie weiterlesen, zuerst Ihre Aufmerksamkeit auf diesen Moment Ihres eigenen Lebens. Es kann hilfreich sein, im wahrsten Sinne des Wortes Abstand zu nehmen, indem Sie aufstehen, sich bewegen oder für kurze Zeit eben etwas anderes tun.

Mir helfen oft ganz praktische Dinge wie, eben die Wäsche in die Waschmaschine zu werfen, die Blumen zu gießen, um den Kontakt mit meinem eigenen Leben im Hier und Jetzt wieder zu finden.

Im Laufe von mehr als 25 Jahren habe ich Grundlegendes sowie zahlreiche Details zu einem prototypischen Verlauf eines Lebens von vielen Betroffenen gehört. Daraus hat sich mit der Zeit ein ungefähres Bild zusammengefügt. Die Lebensgeschichten haben einige Elemente offenbar gemeinsam, unabhängig davon, zu welchem Zeitpunkt und in welche Tätergruppe ein Mensch hinein geboren wurde und wie seine Position in der Tätergruppe definiert ist. In anderer Hinsicht können sich Lebensgeschichten betroffener Menschen wiederum wesentlich unterscheiden. Diese Ähnlichkeiten beziehungsweise Unterschiede können eine grundlegende Rolle bei einem Ausstiegsversuch aus einer solchen Gruppierung spielen und sich günstig oder ungünstig auswirken.

Betroffene können sich entsprechend den Gedächtnisleistungen nicht an die ersten Traumata im vorsprachlichen Bereich erinnern, haben aber in der Regel im Verlauf ihres Lebens immer wieder miterlebt, ab welchem Alter andere Kinder massiv traumatisiert und gezielt gespalten wurden. Manche Betroffene berichten von gezielten Traumatisierungen bereits im Fötus-Alter, andere beginnend direkt nach der Geburt. Möglicherweise unterscheiden sich die Erfahrungen diesbezüglich nach Gruppierungen oder auch nach spezifischen Vorgehensweisen professioneller Programmierer_innen.

Betroffene berichten, dass professionelle Programmierer_innen von Gruppierungen dafür bezahlt werden, Strukturen von Innensystemen und Persönlichkeiten zu entwickeln, die möglichst funktional und ertragreich für die Tätergruppe und gleichzeitig maximal manipulierbar und kontrollierbar sind. Dies könnte aus meiner Sicht die Unterschiede bezüglich des Beginns der gezielten Traumatisierungen und Abspaltungen erklären. Weiterhin könnte es auch vom Lebensalter der Betroffenen und damit vom jeweiligen Forschungsstand der Täter zu Menschenversuchen in der jeweiligen Zeit abhängig sein.

4.1 Der Beginn des Lebens

Letzten Endes scheint der Beginn übereinstimmend aus Berichten Betroffener sehr früh zu liegen, so dass ein Kind das Ankommen in der Welt von Anfang an mit Todesgefahr und Schutzlosigkeit verbinden muss. Diese beiden bedrohlichen Lebensgefühle bleiben lebenslange Wegbegleiter sowohl für die Menschen, die niemals mit diesem tätergemachten und täterbestimmten Leben einverstanden sind, als auch für die, die sich von Macht, Geld, Gewalt und Blutrausch zur Loyalität der Tätergruppe gegenüber beeinflussen lassen und dieses Leben überzeugt weiterführen. Niemand ist je sicher; die Loyalität muss immer wieder bewiesen werden, die eigene Rolle und der Status in der Hierarchie können leicht in Gefahr geraten. Misstrauen und Rivalitäten bestimmen das Leben untereinander und miteinander, sowohl bei den Menschen als auch innerhalb der Innensysteme der Persönlichkeiten. Anspannung und Stress sind lebenslange Folgen und ständige Wegbegleiter.

Zu Beginn des Lebens werden in schneller Folge zahlreiche Abspaltungen von Persönlichkeiten verursacht, darunter männliche und weibliche, unabhängig vom körperlichen Geschlecht des Kindes. Das betroffene Kind lernt mit allen Sinnen und allen gerade vorhandenen Möglichkeiten der Selbstwahrnehmung, dass immer mehr Persönlichkeiten hinzukommen. Eine Selbstwahrnehmung, eine ganzheitliche Persönlichkeit, ein einzelner Mensch zu sein, ist nicht möglich.

Mit Beginn der bewussten Wahrnehmung ist es für das Kind bereits selbstverständlich und in keiner Weise anders vorstellbar, als dass es in einer Gruppenform existiert. Es erlebt und bewertet es als normal, dass eine Gruppe vieler Persönlichkeiten in einem Körper existiert. Dieses Selbstverständnis findet sich oft noch bei erwachsenen Betroffenen, die erstaunt und erschrocken auf die Information reagieren, dass dies keine einheitliche menschliche Existenzform ist. Täter im Rahmen eines Kultes oder einer anderen ideologisch geprägten Gruppe scheinen diese Vielfachexistenz als höherwertig und wertvoller zu bezeichnen als das Leben als einheitliche Persönlichkeit. Die vielen Persönlichkeiten eines Menschen mit einer dissoziativen Identitätsstruktur werden durch die Täter weiter entwickelt und „trainiert" und damit letztlich mit besonderen Kompetenzen ausgestattet.

Betroffene berichten, dass ein größerer Teil des menschlichen Gehirns darüber ausgeformt und nutzbar gemacht wird, als dies in einem „normalen" Leben der Fall ist. Es ist definitiv abzulehnen, wie Täter dies bewirken und dass sie diese über Gewalt zu hohen Leistungen entwickelte Ausprägung des Menschseins als höherwertig definieren. Die Nachteile dieser Existenzform als Viele sind nicht von der Hand zu weisen: enorme körperliche und psychische Belastung, Stress, Schmerzen, innere Konflikte, Zerrissenheit, Alpträume, Essprobleme, Schlafprobleme, Ängste, ein lebenslanges Sklavendasein und vieles andere mehr.

4.2 Die frühen Lebensjahre

Über die frühen zahlreichen Abspaltungen entsteht schon früh im Leben eines Kindes eine immer größer werdende Gruppe kindlicher Persönlichkeiten, die die verschiedenen Fähigkeiten, Kompetenzen und Charakterzüge des Menschseins nicht als Einheit, sondern als Gruppe gemeinsam verkörpern. Die Täter beobachten die einzelnen Persönlichkeiten und fördern die besonderen Kompetenzen und Eigenarten jeder einzelnen Persönlichkeit gezielt weiter. Kindliche Persönlichkeiten lernen nur durch den Kontakt mit den Tätern, wer und wie sie sind, was sie denken und fühlen und wie sie handeln sollen. Die Selbstwahrnehmung wird wie in jedem Kinderleben durch die Rückmeldungen der Umwelt geprägt, die bei diesen Kindern fast ausschließlich über Menschen erfolgt, die selbst in den Täterkreis involviert sind.

Kinder reagieren zunächst mit Angst, Wehrhaftigkeit und Fluchtversuchen. Diese werden von den Täter hart bestraft, so dass Kinder früh lernen, immer zu gehorchen, wenn sie Schlimmes vermeiden oder verhindern wollen. Kinder neigen zunächst nicht zu massiven Grausamkeiten Tieren und anderen Menschen gegenüber. Die Täter zwingen sie früh zu brutalen Handlungen, an die die Kinder sich gewöhnen müssen. Sie erleben sich von klein an als brutal und gefährlich für andere Menschen. Erst viele Jahre später – Betroffene berichten von solchen Bewusstwerdungsprozessen erst ab dem Alter von etwa 10 Jahren – begreifen Kinder, dass nicht alle Kinder dieser Welt so aufwachsen müssen. Bis dahin ist ihr Selbstbild und ihre Lebensform in der Täterwelt aber schon so stark geformt, dass solche Bewusstwerdungsprozesse mit Scham- und Schuldgefühlen und dem Denken verbunden werden, selbst nie zur Gesellschaft dazugehören zu können.

Kindliche Persönlichkeiten eines Innensystems wenden sich einander zu. Da in der Regel immer nur eine Persönlichkeit direkt im aktiven Körpererleben präsent ist, halten sich die anderen kindlichen Persönlichkeiten (Innenkinder) in der Innenwelt auf. Diese Innenwelt wurde ebenfalls von Beginn der Existenz an durch die Täter geprägt. In der Innenwelt finden sich schöne Orte und Räume, in denen kindliche Persönlichkeiten spielen und sich von Belastungen erholen können. Diese Erholungsphasen sind durchaus von den Tätern gewollt, da kindliche Persönlichkeiten ansonsten nicht mehr funktional für die Absichten der Täter sein könnten. Betroffene Kinder erleben es als normal, dass es eine Außen- und eine Innenwelt gibt, die sich teilweise voneinander unterscheiden. Die dunklen und belastenden Räume der Innenwelt sind in traumatischen Situationen entstanden. In diese Räume werden kindliche Persönlichkeiten von den Tätern zur Strafe verbannt, wenn sie nicht gehorsam waren, oder wenn ihre Dysfunktionalität von den Tätern gerade aus anderen Gründen gewünscht ist.

Kindliche Persönlichkeiten kennen sich anfangs noch untereinander. Je mehr Persönlichkeiten abgespalten werden, desto weniger Kontakt ist von einzelnen Persönlichkeiten zu allen weiteren möglich. Eine Persönlichkeit kennt aber immer diejenige, von der sie abgespalten wurde, und die, die von ihr weiter abgespalten wurde. Täter erlauben kindlichen Persönlichkeiten begrenzte Kontakte in der Innenwelt und auch den Aufbau von Bindungen, da sie ohne dies nicht existieren und nicht „funktionieren" könnten.

Diese inneren Bindungen werden in der Regel etwas später in der Kindheit durch die Täter gezielt zerstört und Persönlichkeiten werden gegeneinander aufgehetzt. Bei zu viel Bindung und Kontakt untereinander könnten Persönlichkeiten stabile Kontakte miteinander aufbauen und sich gemeinsam gegen die Täter wenden. Um das zu verhindern, werden einige Persönlichkeiten gezielt zu inneren Wächtern ausgebildet, die das Verhalten der anderen Persönlichkeiten beobachten und den Tätern jegliche Dysfunktionalität und jeden Ungehorsam rückmelden sollen. Innere Systemsteuer_innen müssen darauf achten, dass die inneren Abläufe so erfolgen, wie die Täter es festgelegt haben. Alle Persönlichkeiten lernen also im Laufe der Kindheit und Jugend, dass Beziehung, Vertrauen und Sicherheit im Inneren untereinander nicht möglich sind.

Derselbe Lernprozess zu Misstrauen und Unsicherheit vollzieht sich auch im Kontakt mit anderen Menschen, vor allem mit den Eltern, Geschwistern, weiteren Familienmitgliedern und anderen Bezugspersonen. Die meisten dieser möglichen Bezugspersonen sind ebenso aufgewachsen wie das Kind und bestehen selbst auch aus einer Vielzahl von Persönlichkeiten.

Ich stelle mir einen Menschen mit einem Innensystem von Persönlichkeiten gern wie eine Kugel mit vielen farbigen Facetten vor. Diese Kugel dreht sich nach Bedarf und wendet verschiedene Persönlichkeiten mit ihren Facetten in den Kontakt nach außen. Wenn nun zwei Menschen mit einem solchen Innensystem im äußeren Kontakt miteinander sind, befinden sich nur zwei Facetten des ganzen Menschen in dieser Begegnung. Der Lernprozess des Kindes beinhaltet die wiederkehrende Erfahrung, dass ein Gegenüber jederzeit eine andere Facette zeigen kann. Jeder Kontakt ist ohne Ankündigung veränderbar und damit unberechenbar. Eine freundliche Persönlichkeit der Mutter kann sich einem Innenkind des Kindes zuwenden und es trösten, direkt danach kann eine aggressive Persönlichkeit der Mutter aktiv werden und dasselbe Innenkind des Kindes massiv verletzen. Jeder Kontakt zu jeder Bezugsperson ist von Unberechenbarkeit und Unsicherheit geprägt. Es kann keine sichere Bindung des Kindes an einen anderen Menschen entstehen.

Auch im Außenkontakt benötigt ein Kind ein ausreichendes Maß an Bindung und Beziehung, um zu überleben und für die Täter funktional zu sein. In der Regel hat ein Kind eine Bindungsperson in der Familie. Eine kindliche Persönlichkeit mit Bindungspotenzial ist in Beziehung mit der Mutter oder dem Vater, mit einem Großelternteil, einem älteren Geschwisterkind oder anderen Verwandten. Wesentlich dabei ist, dass dieser Kontakt in ausreichendem Maße im Alltag gewährleistet ist. Parallel dazu führt die gleichzeitig wiederkehrende Unberechenbarkeit der Bindungsperson zu einer unsicheren Bindung des Kindes. Auch wenn ein Innenkind fast nur Positives im Kontakt mit seiner Bindungs- und Bezugsperson erfährt, erlebt es meistens nicht bewusst mit, dass die geliebte Bindungsperson anderen Persönlichkeiten des eigenen Selbst in anderen Momenten gegenüber gefährlich und massiv schädlich ist. Dieses Unwissen kindlicher Persönlichkeiten untereinander wird von den Tätern genutzt, um Misstrauen unter die Persönlichkeiten des Kindes zu säen, sie voneinander zu trennen und sie gegeneinander aufzuhetzen. Die verschiedenen Persönlichkeiten als Facetten des Kindes treten auch mit anderen Kindern, Geschwistern, Schulkamerad_innen und Freund_innen mit deren verschiedenen Facetten in Interaktion. Auch in diesen Kontakten herrschen neben freundlicher Zuwendung Unberechenbarkeit, Bedrohungen und Verletzungen. Vertrauen kann nicht entstehen. Kinder können sich nicht zusammenschließen, um der Täterwelt zu entkommen.

Das Leben eines Kindes stellt sich also extrem gefährlich und komplex in jeglichen Kontakten mit anderen Menschen dar. Es muss lernen, sich ausreichend in diesem komplizierten Beziehungsgeflecht zu orientieren. Es wird regelmäßig und nahezu ständig im Alltag weiter traumatisiert und Persönlichkeiten werden zu Täteraufgaben und zu Rollen im Innensystem gezielt weiter „trainiert". Wochenenden und Ferienzeiten dienen den Tätern für komplexe Trauma Situationen, in denen Lernprozesse der Persönlichkeiten massiv vorangetrieben und Täteraufgaben brutal geübt werden. Erholung zwischendurch in schulfreien Zeiten dient nur einer ausreichenden Stabilität des Kindes, die zum Überleben noch gewährleistet bleiben muss. Komplexe Traumatisierungen werden oft mit vielen Kindern gemeinsam, gleichzeitig und parallel umgesetzt und Programme werden installiert.

4.3 Kindergarten und Schulzeit

In der Regel sorgen die Täter dafür, dass ihre Kinder in von ihnen selbst dominierte Kindergärten und Schulen gehen, in denen die Belastungen teilweise fortgesetzt werden. Mindestens dienen diese Umfelder, die zum gesellschaftlichen Leben gehören, der Überprüfung der Kinder, wieweit sie sich unauffällig in der Außenwelt bewegen können. Fällt ein kleines Kind beispielsweise dadurch auf, dass es im Kindergarten nicht seinen „Körpernamen" aus seinem Ausweis benutzt, sondern den Namen einer Innenpersönlichkeit, wird es hart bestraft. Es erlebt, dass sexueller Missbrauch, körperliche Gewalt und Unberechenbarkeit auch in diesen Umfeldern weitergehen. Diese Lernerfahrung überträgt das Kind später in alle gesellschaftlichen Zusammenhänge und kann sich nicht vorstellen, dass es andere Erfahrungen machen könnte. Es misstraut anderen Menschen grundlegend und verhält sich komplett nach den brutal gelernten Erwartungen der Täter: Es erfüllt die von den Tätern befohlenen Aufgaben und fällt ansonsten möglichst nicht auf.

Der Alltag des Kindes ist neben den brutalen Lernprozessen in der Regel durch ständige sexuelle Gewalt geprägt. Es scheint so, als würden alle Persönlichkeiten sexuell traumatisiert und auf bestimmte sexuelle Reaktionen und Handlungen konditioniert. Es gibt unter anderem offenbar in jedem Innensystem pädophil geprägte Persönlichkeiten. Pädophile Persönlichkeiten der Eltern und weiterer Bezugspersonen scheinen sich der zu Opfern konditionierten kleinen Persönlichkeiten ihrer Kinder regelmäßig zu „bedienen". Sexuelle Gewalt und Inzest in den Familien scheint zum Alltag zu gehören.

Derartige Berichte finden sich gelegentlich in den Akten von Jugendämtern und in

Klinikberichten. Dies zu berichten, scheint manchen Kindern aus der organisierten Gewalt manchmal noch zu gelingen. Auch über körperliche Gewalt in den Familien berichten Kinder manchmal nach außen. In der Regel nutzen die Täter ihren Einfluss dann auf alle Bereiche der Gesellschaft und intervenieren gezielt, wenn etwas nach außen dringt und ein Kind auffällt, so dass diese Berichte entweder für unglaubhaft erklärt werden oder Kinder einfach keine Hilfe bekommen. Dies verstärkt die Lernprozesse von betroffenen Kindern, dass man ihnen selbst bei solchen Wagnissen in der Außenwelt nicht glaubt, ihnen nicht hilft und dass die Täter letztlich immer Einfluss nehmen können.

Parallel zum Alltag werden Kinder mit ihren sexuell konditionierten Persönlichkeiten so früh wie möglich an Kunden aus der Kinderprostitution verkauft. Persönlichkeiten von Kindern haben bis dahin gelernt, auf Auslösereize, die den Käufern mitgeteilt und von diesen gezielt eingesetzt werden, im Körper aktiv und präsent zu sein. Sie müssen die Alltagspersönlichkeiten auf den entsprechenden Auslösereiz hin beiseite drängen und ihre tätergemachte Aufgabe für die Kunden erfüllen. Seiten der Kinderpornografie sind voller Fotos solcher Kinder, manche Betroffene finden sich auf solchen Seiten wieder.

Wie anders als über extrem konditionierte Reaktionsmuster lässt es sich erklären, dass Kinder lächeln, während sie sexuell missbraucht und dabei gefoltert werden? Wie anders kann es möglich sein, dass Kinder entgegen ihrem eigenen sexuellen Entwicklungsstand sexuelle Reaktionen während einer Gewaltsituation zeigen, wenn diese nicht vorweg gezielt konditioniert wurden? Wie anders lässt es sich nachvollziehen, dass ein Kind lächelnd und provokativ darum bittet, sexuell benutzt und gequält zu werden? Ist das für ein normal aufwachsendes Kind vorstellbar? Wohl kaum.

Wenn zur organisierten Gewalt auch Rituelle Gewalt gehört, lernen Kinder früh, dabei zuzusehen und sich daran zu beteiligen, wenn Menschen qualvoll zu Tode gefoltert werden. Die Rituale des Satanismus sind unvorstellbar grausam und dienen nicht in allen Gruppierungen einer Art „Glauben an Satan“, sondern in den meisten Gruppierungen unabhängig von religiösen Anteilen dem Ausleben eines unvorstellbaren Sadismus Menschen gegenüber. Life Morde werden gefilmt und für hohe Preise verkauft. Kinder sollen sich nach den Erwartungen der Täter daran gewöhnen und in der nachfolgenden Generation diese Rollen weiterführen. Dazu gehören auch rituelle Morde an Kindern verschiedenen Alters, auch an Neugeborenen. Betroffene berichten von Menschenjagden zum „Vergnügen“ reicher Leute. Es scheint so, als ließen Täterkreise keine Grausamkeit aus, zu der Menschen leider zu allen Zeiten schon fähig waren. All dies erleben Kinder in diesen Kreisen wiederkehrend.

Täter der organisierten Rituellen Gewalt in alten und überdauernden Kulten scheinen diese Handlungen über die Jahrhunderte hinweg extrem ausgefeilt zu haben und jegliche menschliche Reaktion für die Konditionierung und Programmierung ihrer Kinder und für die grausamen Taten gegen Menschen zu nutzen, alle vorhandenen wissenschaftlichen Erkenntnisse einzusetzen und scheinbar über das offizielle Wissen hinaus über weiteres Wissen zu verfügen. Betroffene berichten über die Anwendung von Ergebnissen der Menschenversuche von Mengele (Requardt 2014) und von Versuchen an Heimkindern nach dem Krieg. Inzwischen sollen Täterkreise über ihre eigenen Versuchsmenschen durch illegitime Geburten von involvierten Mädchen und Frauen verfügen. So soll es eine Parallelwelt in Lagern in Osteuropa geben, in der parallel zu den Familien in unserer Gesellschaft ein anderer Zweig der Familie in einer Art Konzentrationslagern lebt. Dort sollen auch Programmierungen von Kindern in großem Rahmen in längeren Ferienzeiten erfolgen.

Im Rituellen Bereich der organisierten Gewalt haben Kinder über Erblinien und Hierarchien in Kulten von Geburt an festgelegte Rollen und Funktionen, zu denen sie herangezogen und „trainiert" werden. Je höher die Hierarchie in einem Kult, desto massiver sind die Anforderungen an die in diese Position hinein geborenen Kinder. Ist eine Familie eher von niedrigem Rang, werden die Innensysteme der Kinder nicht derart stark ausgeformt und konditioniert.

Die beschriebenen Grundlagen der Erfahrungen in Kindheit und Jugend sind aber bei allen Betroffenen gleich, unabhängig von ihrem ererbten Rang. Wiederkehrende Belastungen liegen für die Kinder und Jugendlichen in den verschiedenen „Weihen" im Rahmen solcher Kulte. Sie sind geprägt von Folter und brutaler sexueller Gewalt. In diesen „Weihen" scheinen Rollen, Funktionen und Positionen in der Täterwelt mit ihren Hierarchien festgelegt zu werden.

Familien sind durch eine Art „Sippenhaft" unwiederbringlich aneinander gebunden. Erfüllt ein Familienmitglied nicht die Erwartungen der Täter, „versagt" es, ist ungehorsam oder versucht, aus den Kreisen auszusteigen, werden alle Familienmitglieder dafür mitverantwortlich gemacht und mit bestraft. Auf diese Weise sorgen die Täter dafür, dass Familienmitglieder sich gegenseitig kontrollieren und zu Gehorsam und Loyalität anhalten.

Wenn Kinder etwa 7 Jahre alt sind, haben sie sich schon an ein innerlich einsames Leben unter der Herrschaft und Kontrolle der Täter gewöhnt. Sie haben verstanden, dass sie niemandem vertrauen können und dass sie sich nicht an andere Menschen binden sollten. Versuche dieser Art sind in den bisherigen Jahren immer brutal bestraft worden – an ihnen selbst und auch an den Menschen, an die sie sich gewandt haben. Umso verwunderter reagieren Kinder, wenn plötzlich ein unbekanntes Kind in die Familie aufgenommen wird. Das Kind darf sich entgegen seinen bisherigen Erfahrungen mit diesem fremden Kind anfreunden und erlebt erstmals in seinem Leben eine Freundschaft, Nähe und Vertrautheit. Dieses fremde Kind bleibt nicht lange. Das Kind der Familie genießt positive Erlebnisse mit dem fremden Kind und eines Tages werden beide schön gekleidet und auf ein besonderes Ereignis vorbereitet. Beide Kinder sind erwartungsvoll und geprägt von den schönen gemeinsamen Erfahrungen, so dass die auf sie zukommende harte Realität umso schockierender und traumatischer wirkt. Das Kind der Familie muss an dieser kleinen Freundin nun beweisen, dass es konditionierte und programmierte Abläufe eines Foltermordes gelernt hat. Es muss diese Freundin langsam zu Tode foltern und töten und alle Abläufe der bekannten Rituale ausführen. Dabei ist der „Meister" des Kindes der Familie anwesend, den es in allen bisherigen Jahren als „Lehrmeister" für seine Aufgaben und Rollen kennengelernt hat.

Dieses traumatische Erlebnis lehrt das Kind nun spätestens, dass es sich an keinen anderen Menschen binden sollte und dass es längst zur Täterwelt gehört. Es hat die gestellten brutalen Aufgaben zwar nicht freiwillig oder eigeninitiativ umgesetzt, aber es hat unter dem Druck der Situation und des anwesenden „Meisters" eben doch selbst gehandelt. Die gelernten Abläufe dieses Rituals mussten von verschiedenen kindlichen Persönlichkeiten in einer festgelegten Reihenfolge ausgeführt werden. Nicht alle Persönlichkeiten wussten dabei, welche kindliche Persönlichkeit die Teilhandlung zuvor ausgeführt hatte oder was im Verlauf der gesamten Situation weiter passierte. Alle daran zwangsweise beteiligten Persönlichkeiten des Kindes wurden erneut massiv traumatisiert und versuchen, das brutale Erlebnis zu vergessen. Dazu wenden sie sich umso mehr voneinander ab. Dies verfestigt die von den Tätern gewünschten inneren Trennungen zwischen den kindlichen Persönlichkeiten noch weiter.

In etwa demselben Alter haben die Täter inzwischen über die jahrelange Ausbildung der verschiedenen inneren Funktionen und Rollen jegliches Verhalten der kindlichen Persönlichkeiten beobachtet. Nun entscheiden sie, welche der alltagstauglichen und ausreichend bindungsfähigen und gesellschaftsfähigen Innenkinder den Alltag regelmäßig übernehmen und gestalten sollen. In älteren Generationen scheint dies in der Regel eine einzelne Persönlichkeit gewesen zu sein. Bei jüngeren Frauen handelt es sich um ein Alltagsteam aus mehreren Persönlichkeiten. Die Alltagspersönlichkeit, die vorwiegend im Alltag agieren soll, wird über Drogen und weitere Methoden amnestisch für die bisherigen Lebenserfahrungen im Alltag und in der gesamten Täterwelt und für das multiple Innensystem gemacht. Diese Persönlichkeit hält sich selbst für den ganzen Menschen und würde jederzeit verneinen, dass sie traumatisiert oder gar zu einem Innensystem von Persönlichkeiten aufgespalten wurde. Nach meiner Erfahrung wirkt diese Persönlichkeit eher unauffällig und kann sich nicht erklären, warum sie Depressionen, Ängste, Essprobleme, Schlafprobleme und körperliche Anspannungen und Schmerzen hat. Sie hat gelernt, all dem keine Aufmerksamkeit zu schenken und sich eher für eine Simulantin zu halten, als die belastenden Symptome zu hinterfragen.

Dass diese Alltagspersönlichkeit sich konstant wie von den Tätern erwartet verhält, gewährleisten eine oder mehrere Persönlichkeiten, die im Inneren hinter ihr stehen, sie beobachten und kontrollieren, den Tätern bei Bedarf Bericht erstatten, in Notsituationen die Körperkontrolle übernehmen und selbst handeln. Amnesien werden von der Alltagspersönlichkeit in der Regel nicht wahrgenommen und unerklärliche Erinnerungslücken werden durch Vermutungen gefüllt. Sie wertet sich eher selbst ab und meint, sich mehr anstrengen zu müssen, um das Leben hinzubekommen, als dass sie Auffälligkeiten gezielt hinterfragen würde.

Zu den von Anfang an erlebten Konditionierungen gehört für die Kinder auch die durchgehende Erfahrung, dass die Täter ihre sämtlichen Grundbedürfnisse absolut kontrollieren. Essen und Trinken werden rationiert, verweigert, aufgezwungen und natürliche Hunger- und Sättigungsgefühle sind den Kindern unbekannt. Dasselbe gilt für das Bedürfnis nach Schlaf. Täter bestimmen, wann und wieviel ein Kind schlafen darf. Schlaf wird entzogen, Kinder werden aus dem Schlaf geschreckt oder sie werden über Drogen, Alkohol und Medikamente zum Schlafen gezwungen. Körperliche Bedürfnisse nach Reinigung werden ebenfalls von den Tätern kontrolliert. Das Kind lernt von klein auf, sich besonders reinlich zu verhalten. Kleidung muss immer sauber sein, Reinigungen müssen meist mehrmals täglich erfolgen. Darüber wird in der Täterwelt gewährleistet, dass Kinder keine Spuren von Sperma, Blut oder Exkrementen aufweisen. Und in der Prostitution erwarten Kunden saubere Kinder.

4.4 Die Jugend

Um die Pubertät früh einzuleiten, werden Kinder zu vielem Essen gezwungen. Ein Übergewicht in der Kindheit beschleunigt den körperlichen Reifungsprozess und Mädchen bekommen bereits mit 9 oder 10 Jahren ihre erste Periode. Damit ist die Voraussetzung für frühe Schwangerschaften gegeben. Mädchen müssen nach Vergewaltigungen oft jährlich Kinder gebären, die in Ritualen getötet oder zu Menschenversuchen benutzt werden oder mit denen sie im weiteren Leben unter Druck gesetzt werden.

Zu regelmäßigen Erfahrungen von Mädchen gehört auch, ein eigenes Kind kurz nach der Geburt töten zu müssen. Auch in dieser Situation werden vom anwesenden Täter die konditionierten Abläufe der kindlichen Persönlichkeiten abgerufen. Ein eigenes Kind töten zu müssen, erzeugt wohl die massivsten Schuldgefühle beim Kind und stärkt sein Denken noch weiter, selbst ein Täter und schlecht zu sein. Die durchaus erkennbare fehlende Selbstkontrolle über diese Situation ändert für das Kind nichts daran. Es hat sich selbst erneut als handelnd erlebt. Darüber hinaus lernt ein Mädchen schon früh, dass seine Kinder nicht seine Kinder sein dürfen. Auch darüber bestimmen die Täter. So lernt es bald, möglichst keine Bindung an die eigenen Kinder aufzubauen, um ertragen zu können, dass die Täter über Leben und Tod der Kinder verfügen.

Von Mädchen geborene Kinder werden getötet, in die Lager gebracht oder fremd adoptiert. Eine übergewichtige Frau einer anderen Familie verhält sich, als wäre sie schwanger, und erhält das Neugeborene des Mädchens. Eine Betroffene kann also durchaus erleben, dass eigene Kinder in der Gesellschaft in einer anderen Täterfamilie aufwachsen. Sie selbst hat kein Recht auf dieses Kind und kann rechtlich nicht einmal beweisen, dass es sich um ein eigenes Kind handelt. Dieses kleine Kind wird wie die Betroffene von klein an denselben Konditionierungs- und Programmierungsprozessen ausgesetzt und besteht ebenfalls aus vielen Persönlichkeiten. Das kleine Kind wird gegen die leibliche Mutter aufgehetzt, belogen und getäuscht. Junge Mutter und Kind haben keine Chance, zueinander zu kommen. Die junge Mutter, selbst noch ein Kind oder eine Jugendliche, muss miterleben, wie auch das eigene Kind bestraft wird, wenn sie sich selbst nicht den Forderungen der Täter beugt. Sie wendet sich vom eigenen Kind ab, mindestens, um es vor weiteren Strafen zu schützen.

Eine junge Betroffene kann bis zum Eintritt ins Erwachsenenalter bis zu 7 oder 8 Kinder geboren haben, die den Tätern zur Verfügung stehen. Eine Betroffene, die nicht mit dem Leben in der Täterwelt einverstanden ist, wird immer versuchen, die eigenen Kinder zu schützen. Ihre Sehnsucht nach ihren Kindern wird ebenfalls von den Tätern ausgenutzt, indem sie ihr versprechen, ein Kind sehen zu dürfen, wenn sie freiwillig gewisse Aufgaben durchführt. Solche Versprechen halten die Täter in der Regel nicht ein. Manche Betroffene warten jahrelang darauf, endlich ein Kind wiederzusehen. Manchmal lebt dieses Kind schon lange nicht mehr.

Indem verschiedene kindliche und jugendliche Persönlichkeiten eines Innensystems zur Geburt von Kindern im Körper präsent sein und gebären müssen, gibt es mehrere innere Mütter. Jedem geborenen Kind wird von den Tätern auch eine innere männliche Persönlichkeit der jungen Frau als Vater zugeordnet. Manche Persönlichkeiten wissen nichts von diesen eigenen Kindern, vor allem nicht die Alltagspersönlichkeiten, die im gesellschaftlichen Leben aktiv sind. Innere Mütter und Väter wenden sich in ihrem Schmerz um ein verlorenes Kind voneinander ab. Auch dies wird von den Tätern zur Trennung innerer Persönlichkeiten genutzt.

Betroffene berichten, dass im Jugendalter die Programmierungen abgeschlossen werden. Damit ist eine endgültige Festlegung der inneren Rollen und Funktionen der Persönlichkeiten verbunden. Innere Systemsteuer_innen/Programmierer_innen organisieren das Innensystem der Persönlichkeiten und kontrollieren sich gegenseitig. In der Jugendzeit, in der Jugendliche sich von den Bezugspersonen ablösen, sind bei Betroffenen aus der organisierten Rituellen Gewalt bereits derart ausgefeilte innere Strukturen vorhanden, dass die Täter auch diesen in der Gesellschaft üblichen Ablösungsprozess gezielt beeinflussen können. Zieht ein Mädchen aus dem Elternhaus aus, so hat sie längst eine gute Freundin, die ebenfalls zum Täterkreis gehört. Beide Alltagspersönlichkeiten der jungen Frauen sind sich dessen meist nicht bewusst. Alternativ oder zusätzlich besteht bereits eine Partnerschaft zu einem Jungen aus dem Täterkreis. Da die Betroffene von klein auf gelernt hat, sich durchgehend ausreichend konsequent im eigenen Täterkreis zu bewegen, wird dies in der Regel automatisch eingehalten.

Wenn eine Betroffene sich abzuwenden droht, wird jemand aus dem Täterkreis im Alltag in einen Kontakt mit ihr gehen, ihr eine gute Arbeit oder eine Freundschaft oder auch einen helfenden professionellen Kontakt anbieten. Damit hat der Täterkreis weiterhin die Kontrolle über die Betroffene. Über die eigenen Kinder, die nicht bei ihnen leben, sind Betroffene ohnehin erpressbar und über die Sippenhaft der ganzen Familie in einem Ausstiegsbemühen schwer beeinträchtigt. Betroffene, die das Leben in der Täterwelt konsequent beenden möchten, sind nach meiner Erfahrung eher freundliche Menschen und möchten nicht, dass andere Menschen unter ihrem Befreiungsversuch leiden müssen.

Entsprechend dem Platz in der Täterhierarchie und den persönlichen Eigenschaften und Begabungen eines Kindes und seinem Nutzen für die Täter in beruflichen und gesellschaftlichen Positionen wird seine schulische und berufliche Laufbahn durch die Täter bestimmt. Über Konditionierungen gegen Lern- und Leistungsfähigkeit kann das Lernverhalten blockiert und ein Kind in der schulischen und beruflichen Weiterentwicklung behindert und gestoppt werden. Über diese Lernblockaden können die Täter ihre Pläne für das Kind nach Belieben verändern oder eine Betroffene bei Ungehorsam bestrafen. Verschiedene kindliche Persönlichkeiten wurden bis dahin bereits in spezifischen Begabungen gefördert und gefordert. Die Täter haben nun verschiedene Möglichkeiten für die Zukunftsplanung des Kindes zur Verfügung. Bei manchen Betroffenen fallen die verschiedenen ausgeprägten Fähigkeiten in den verschiedensten Bereichen auf. Manche Betroffene können gut malen und zeichnen, musizieren, können mit Computerprogrammen umgehen, sprechen verschiedene Sprachen usw. Wenn eine Betroffene dem Täterkreis gegenüber loyal und wenn sie gut ausgebildet und begabt ist, kann sie eine gute Karriere machen und eine wichtige gesellschaftliche Position erlangen.

4.5 Das Leben als Erwachsene

Wenn Betroffene in einer Partnerschaft leben und ausreichend loyal dem Täterkreis gegenüber sind, werden eigene Kinder offiziell und legitim geboren. Nun beginnt der Kreislauf des Lebens in der Täterwelt von vorn. Die Betroffene muss nun wie ihre eigenen Eltern in ihrer Kindheit ihre offiziell geborenen Kinder im Alltag konditionieren und sie genau so groß ziehen, wie sie es selbst erlebt hat. Auch wenn einige ihrer Persönlichkeiten versuchen mögen, das eigene Kind zu schützen und vor Schaden zu bewahren, so kann ihr dies nicht durchgehend gelingen. Eigene innere Wächter_innen melden dies den Tätern zurück und sie selbst sowie ihr Kind werden brutal bestraft. Außerdem haben die inneren Wächter_innen und Systemsteuer_innen die Aufgabe, darauf zu achten, dass die Interessen des Täterkreises zuverlässig umgesetzt werden. Sie können jederzeit selbst die Kontrolle über den Körper der Betroffenen übernehmen und Handlungen zum Schutz des eigenen Kindes abbrechen.

4.6 Das Alter und der Tod

Wenn Menschen älter werden, sind sie durch die harte Lebensweise in der Täterwelt oft eher krank als andere Menschen. Und Menschen, die nicht mit dem Leben in der Täterwelt einverstanden sind, werden mehr zu Opfern gemacht als loyale Mitglieder. Frauen werden grundsätzlich mehr zu Opfern als Männer. Zur hierarchischen Struktur gehört das Patriarchat, das in diesen Kreisen seit Jahrhunderten keine Veränderung erfahren hat. Dies gilt für das äußere Geschlecht des Menschen, aber auch für das subjektiv empfundene Geschlecht der inneren Persönlichkeiten, das von Anfang an durch die Täter festgelegt wurde. Männer im Täterkreis sind höherrangig als Frauen, männliche Persönlichkeiten höherrangig als weibliche.

Ältere Menschen, besonders Frauen, verlieren zunehmend ihren Wert für die Täterwelt. Sie können keine Kinder mehr gebären und in der Prostitution nicht mehr oder nur noch an wenige Kunden verkauft werden. Wenn sie bis dahin nicht andere wichtige Funktionen in der Gesellschaft ausüben und sich damit vor massiven Übergriffen schützen können, werden ältere Frauen besonders missachtet und gequält. Oft bemühen sie sich krampfhaft, ihr Äußeres jünger erscheinen zu lassen. Doch die Spuren eines derart belasteten Lebens sind nicht zu übertünchen. Die Möglichkeiten, das Innensystem hoch funktional zu regulieren, lassen mit zunehmendem Alter ebenfalls nach. Die Persönlichkeiten fluktuieren manchmal eher als bei jüngeren Menschen, Wechsel der Persönlichkeiten sind leichter erkennbar. Ältere Menschen fallen eher durch inkonsistentes Verhalten und wechselnden Gesichtsausdruck nach außen auf.

Der Tod hat in satanistischen Kulten eine besondere Bedeutung. Der Mensch in Satanskulten soll lebenslang Satan dienen und im Tode zu Satan gehen. Ein Foltertod soll die Würdigkeit dessen bekräftigen. So werden viele Menschen langsam zu Tode gequält – so wie sie lebenslang andere Menschen zu Tode foltern mussten und dies bei einer Identifikation mit dieser Lebensweise gern an anderen umgesetzt haben. Der Tod enthält dementsprechend etwas sehr Bedrohliches für Betroffene. Menschen versuchen manchmal, sich den Foltertod zu ersparen, indem sie sich suizidieren.

Dies ist aber keineswegs einfach umzusetzen, da innere Programme einen Suizid verhindern sollen. Für einen erfolgreichen Suizid erfordert es die Zustimmung und Unterstützung aller inneren Persönlichkeiten. Dass dies schwer umsetzbar ist, lässt sich über die Erfahrungen in der Lebensgeschichte und über den Blick auf die inneren Strukturen der Persönlichkeiten nachvollziehen. Manche Menschen verschweigen eine schwere Krankheit in der Hoffnung, auf natürlichem Wege sterben zu können. Dies stellt aber auch nicht unbedingt einen ausreichenden Schutz vor dem Foltertod dar. Oft werden die Menschen vor ihrem natürlichen Tod doch noch zu Tode gequält und ihr Tod wird als natürlich dargestellt. In die Täterkreise involvierte Ärzte und Leichenbestatter gewährleisten ein solches Vorgehen. Manches Mal wird ein leerer Sarg in die Erde gelassen. Der Mensch wurde in einem Todesritual nahezu völlig zerstört und Überreste wurden oft eher anders entsorgt.

4.7 Ein ewiger Kreislauf?

So geht es Generation um Generation weiter. Über Jahrhunderte hinweg scheint es immer schon schwer gewesen zu sein, überhaupt einen Weg aus dem Täterkreis hinaus zu finden. Betroffene berichten, dass es dennoch immer mal wieder besondere Umstände gegeben haben soll, die dies begünstigt haben. So scheint es auch heute noch zu sein. Allerdings steigt inzwischen die Glaubhaftigkeit der Berichte Betroffener in der Öffentlichkeit. Mindestens in verschiedensten professionellen Zusammenhängen finden sich heute Menschen, die darum wissen und bereit sind, Betroffene beim Ausstieg zu unterstützen. Das verbessert die Voraussetzungen der Betroffenen in unserer Zeit doch um einiges.

4.8 Akquise weiterer Menschen

Die bisherige Darstellung beinhaltet eine Lebensgeschichte eines Menschen, der komplett in Täterkreisen aufwachsen muss. Es gibt auch andere Lebensweisen von Menschen, die nicht ganz so massiv involviert waren und sind. Manchmal sind Familien nicht komplett in die Täterkreise eingebunden, sondern nur am Rande. Dann ist der Einfluss der Täterwelt entsprechend geringer, ebenso der Nutzen der Menschen für die Täter. Konditionierungen wirken nicht so nachhaltig, insbesondere, wenn keine Programme daraus entwickelt wurden.

Auch einflussreiche Täter können unerwartet sterben und ihr Tod kann mindestens vorübergehend einen weitreichenden Einfluss auf die Funktionalität der Täterwelt haben. Solche Umstände können einen Ausstieg Betroffener erleichtern. Oder eine Familie erfüllt an einem anderen Wohnort nicht mehr vollständig die Erwartungen und Wünsche der Täterwelt. Äußere Einflüsse und Veränderungen können dazu führen, dass diese Familie sich zunehmend ablöst und Ausstiege einfacher werden.

Täter akquirieren aber auch Menschen, die nicht in ihre Familien hinein geboren sind. Wichtige Persönlichkeiten der Gesellschaft sind als Neuzugänge erwünscht. Männer mit pädophilen Neigungen oder sadistischen Tendenzen können über das Angebot von Kindern und weiteren Opfern für diese Neigungen für die Interessen der Täterwelt gewonnen werden. Nimmt ein Mann erstmal eine solche Möglichkeit in Anspruch und begeht eine Straftat, kann er von den Tätern jederzeit damit erpresst und zu Handlungen im Interesse des Täterkreises gezwungen werden.

Täter erkennen generell Kinder, Jugendliche und Erwachsene mit Traumatisierungen. In manchen sehr dysfunktionalen Familien wachsen Kinder heran, die ständig körperlicher und sexueller Gewalt, Inzest und Vernachlässigung ausgesetzt sind. Darüber entstehen ebenso wie in der Täterwelt innere Systeme mit Persönlichkeiten. Diese Innensysteme sind allerdings nicht derart strukturiert, nicht gezielt konditioniert oder gar programmiert. Täter können vor dem Hintergrund ihres Wissens Menschen aus solchen lebensgeschichtlichen Hintergründen erkennen. Sie können auch solche andersartigen Innensysteme leicht identifizieren und die Persönlichkeiten in ihren Rollen und Funktionen zum Überleben in der Lebensgeschichte wahrnehmen. Wenn Täter einen solchen Menschen über interessante Angebote – das können auch interessante Volkshochschulkurse zu beliebigen Themen sein – anlocken und mit ihnen einen Kontakt aufbauen können, können sie auch gezielten Einfluss auf die Persönlichkeiten dieses Menschen nehmen und einen eigenen Nutzen daraus ziehen.

Die Welt der organisierten Rituellen Gewalt ist bewegt und vielseitig. Viele Tätergruppierungen arbeiten im gegenseitigen Interesse zusammen, rivalisieren aber auch.

Menschen, die in diesen Kreisen aufwachsen müssen, sind dieser brutalen und auf Macht und Geld ausgerichteten Welt ständig ausgesetzt. Wenn sie nicht versuchen, aus dieser Welt auszubrechen und zu entkommen, bleiben sie lebenslang abhängig von diesen Strukturen. Sie können niemals frei über ihr eigenes Leben bestimmen, soweit dies in unserer Gesellschaft überhaupt noch für Menschen wirklich möglich ist. Dennoch unterscheidet sich die – wenn auch begrenzte – Freiheit eines Menschen in einer Demokratie sehr grundlegend und wesentlich vom Leben eines Menschen, der in die organisierte Rituelle Gewalt hineingeboren wird und sein gesamtes Leben in dieser Welt verbringen muss.

5. Woran erkennt man den Hintergrund organisierter Ritueller Gewalt? (Fliß)

Einleitung (Prins)

“In most subjects you can feel pride when you improve and learn more. In the therapy field, learning more means being aware that you failed previous patients“ (Sinason & Van der Merwe 2016, S. XXV).

In diesem Kapitel wird eine Vielfalt an besonderen Symptomen/Ausdrucksformen beschrieben, die darauf hinweisen können, dass wir es bei einer bestimmten Klient_in mit einer Betroffenen aus dem Hintergrund organisierter Ritueller Gewalt zu tun haben.

Für jemanden, der schon längere Zeit Erfahrung mit Hilfeleistungen hat, ist die Chance groß, dass beim Lesen eine oder mehrere frühere Klient_innen vor unserem inneren Auge „auftauchen“ und uns bewusst wird, dass wir es hier wahrscheinlich mit einer Betroffenen aus dem Hintergrund organisierter Ritueller Gewalt zu tun gehabt haben. Puzzlestücke auch dazu, warum wir in dieser Behandlung nicht weiter gekommen sind, fallen auf ihren Platz. Gefühle von Bedauern und Scham können hochkommen, wie sie von Sinason und Van der Merwe beschrieben werden. Es ist wichtig, dass wir uns bewusst machen, dass wir seinerzeit nach unserem besten Wissen gearbeitet haben und dass wir mit unserer jetzigen Erkenntnis unserer ehemaligen Klient_in auch Respekt zollen.

In diesem Kapitel finden sich sehr viele Informationen.

Nehmen Sie sich immer eben die Zeit, um wahrzunehmen: Was erkenne ich und wie kann ich es interpretieren? Geben Sie auch Ihrem Gehirn regelmäßig eine Atempause. Ein sehr einfaches Hilfsmittel dabei kann das folgende sein: Drücken Sie leicht mit Zeige-, Mittel- und Ringfinger beider Hände leicht oberhalb der Augenbrauen, beginnend an der Seite der Nase, gegen die Stirn (es muss sich angenehm anfühlen). Drücken Sie auf dieselbe Weise mit den Spitzen der beiden Daumen unterhalb des Jochbeins gegen die Wangen. Schließen Sie dabei die Augen und atmen Sie ruhig ein und aus. Tun Sie dies so lange, wie es sich angenehm anfühlt.

Bewegen Sie danach langsam den Kopf mit dem Gesicht ganz nach links und dann nach rechts. Beugen Sie ebenso langsam den Kopf mit dem Ohr in Richtung Schulter nach links und dann nach rechts. Lockern Sie danach Ihre Schultern mit drehenden Bewegungen.

5.1 Diagnostische Möglichkeiten mit Fragebögen und Interviews

Bei Betrachtung der lebensgeschichtlichen Erfahrungen Betroffener sind die meistens vorliegenden Traumafolgestörungen als logische Folgen nachvollziehbar. Die Traumafolgestörungen lassen sich in der Regel mit den vorhandenen diagnostischen Instrumenten messen. Eine Ausnahme besteht darin, wenn ein Mensch aus dem Hintergrund organisierter Ritueller Gewalt hoch funktional für die Tätergruppe lebt und agiert. Körperliche und emotionale Belastungen als Folgen eines derart belasteten Lebens bleiben aber auch dann nicht aus. Funktionale Menschen haben aber gelernt, diese Belastungen zu ignorieren, sie zu überspielen, gesellschaftlich übliche Erklärungsmuster dafür zu finden und sich möglichst nicht damit zu befassen. Nach Phasen gehäufter Kultrituale im Jahresverlauf kann man bei guter Beobachtung aber auch bei derart funktionalen Menschen ein leicht ungewöhnliches Verhalten feststellen. Sie verhalten sich ruhiger als sonst, wirken körperlich schwerfälliger, ziehen sich eher zurück und haben offenbar Erlebnisse zu verarbeiten, zu denen sie sich nie äußern würden und für die auch viele von diesen funktionalen Kultmitgliedern im Alltagserleben ohnehin amnestisch sind.

Menschen aus diesem Hintergrund, die Hilfe im Rahmen einer Therapie suchen, haben in der Regel deutlich spürbare Belastungen und Symptome, deren Ursache sie nicht unbedingt schon bewusst realisiert haben müssen. Es finden sich in der Regel die Symptome einer Posttraumatischen Belastungsstörung, depressive Symptome, diffuse und/oder soziale Ängste, Schmerzzustände ohne organischen Befund, Essstörungen, selbstverletzendes Verhalten, manchmal Substanz- und/oder Medikamentenabhängigkeiten, sonstiges Suchtverhalten, Schlafstörungen und Alpträume mit brutalen Inhalten sowie manchmal bereits deutlich erkennbar auch dissoziative Symptome.

Zur diagnostischen Abklärung der vorliegenden Symptome können alle vorhandenen bekannten testdiagnostischen Verfahren eingesetzt werden. Die testpsychologischen Instrumente für die Abklärung der komorbiden Störungen (Depressionen, Angststörungen, Essstörungen, Psychosomatische Beschwerden usw.) werden an dieser Stelle nicht gesondert benannt.

Als Interviews zur Überprüfung der Symptomatik einer Posttraumatischen Belastungsstörung stehen beispielsweise der SKID-PTBS (Structured Clinical Interview for DSM), die CAPS (Clinical Administered PTBS Scale), das DIPS (Diagnostisches Interview bei psychischen Störungen) oder das DIA-X-Interview zur Verfügung.

Selbstbeurteilungsverfahren für eine eigene Einschätzung einer Klient_in sind beispielsweise die IES (Impact of Event Scale) und die IES-R, die PDS (Posttraumatic Diagnostic Scale), der PSS-SR (PTBS Symptom Scale Self Report), die PTSS-10

(Posttraumatic Stress Scale-10), der AFT (Aachener Fragebogen zur Traumaverarbeitung) und die DESNOS (Disorder of Extreme Stress Not Other Specified).

Als Fragebögen zur Feststellung dissoziativer Störungen stehen der SKID-D (Structured Clinical Interview for DSM-IV Dissociative Disorders), das DDIS (Dissociative Disorder Interview Schedule) sowie der FDS (Fragebogen für Dissoziative Störungen) zur Verfügung.

Im FDS finden sich aus meiner Sicht Fragen, die bei einer positiven Beantwortung den Verdacht auf einen Hintergrund organisierter Ritueller Gewalt für die Entstehung einer Dissoziativen Störung nahelegen. Näheres dazu findet sich unter 5.12.

5.2 Traumafolgestörungen

Nach meiner Erfahrung lassen sich bei den meisten Betroffenen weitere Auffälligkeiten beobachten. Diese Auffälligkeiten, die in diesem Kapitel näher ausgeführt werden, kann man nicht als spezifisch bezeichnen. Es gibt bisher generell kaum Forschung zum Thema der organisierten Rituellen Gewalt. Symptome finden sich in der bisherigen Literatur allenfalls in beschreibender Form (eine Liste findet sich bei Miller 2014, 73 f.). Eine grundlegende Forschung, auch zu typischen Auffälligkeiten und Symptomen nach einer derart belastenden Lebensgeschichte, ist aus meiner Sicht mehr als überfällig und wird hoffentlich in den kommenden Jahren endlich erfolgen. Bis dahin mag ein Blick auf Symptome sinnvoll und hilfreich sein, die in der praktischen Arbeit immer wieder beobachtet werden können.

Bei Auffälligkeiten sollte ein Mensch – mit oder ohne Traumafolgestörungen – meiner Meinung nach zu einem adäquaten Zeitpunkt gefragt werden, wie er sich seine Auffälligkeiten selbst erklärt. Wenn uns die Erklärung nicht einleuchtet, können wir dies zurückmelden und weiter fragen. Es kann durchaus sein, dass es noch andere Erklärungen für Auffälligkeiten gibt als die, die wir bereits kennen. Dies gilt für die therapeutische Arbeit mit Menschen aus der organisierten Rituellen Gewalt genauso wie für andere Problembereiche in unserem Arbeitsfeld. Parallel dazu erlebe ich es als hilfreich, beim Auftreten mehrerer Auffälligkeiten aus diesem Kapitel eine Hypothese zu einem möglichen Hintergrund organisierter Ritueller Gewalt zu entwickeln. Hypothesen helfen uns grundsätzlich in der therapeutischen Arbeit, das Verhalten und die Probleme unserer Klient_innen zuordnen zu können, gezielte Nachfragen zu stellen und mit der Zeit gemeinsam mit ihnen einen passenden Therapieansatz zu finden.

In der Regel liegen bei Menschen aus der organisierten Rituellen Gewalt wie weiter oben beschrieben *eine oder mehrere Traumafolgestörungen* vor. Der Hintergrund dafür muss eine traumatische Lebensgeschichte sein, wenn diese Störungen chronisch sind und wenn bereits eine ausgeprägte dissoziative Störung in Form einer Dissoziativen Identitätsstörung entstanden ist. Dies ist zunächst nicht spezifisch für einen Hintergrund organisierter Ritueller Gewalt, sondern chronische Traumafolgestörungen können auch nach anderen belastenden Lebensgeschichten entstehen. Umgekehrt scheint es aber selten zu sein, dass ein Mensch, der in organisierte Rituelle Gewalt involviert ist, keine Traumafolgestörungen vorweist. Dazu wären nach Berichten Betroffenen Täter zu nennen, die selbst nicht traumatisiert aufgewachsen sind, aber aus Geld- und Machtgründen oder aufgrund einer Erpressbarkeit daran beteiligt sind.

Es gibt nach Berichten Betroffener auch gelegentlich Situationen, in denen Kinder nicht von Geburt an gespalten und konditioniert werden können, z. B. wenn sie körperlich krank sind und lange Phasen der Säuglings- und Kleinkindzeit in Krankenhäusern verbringen mussten. Geistig behinderte Kinder können scheinbar nur teilweise oder auch gar nicht im Interesse der Täter aufgespalten werden. Diese Kinder sind den Tätern aber durchaus oft lebenslang ebenso wie gesunde Kinder ausgesetzt und werden für deren Interessen benutzt, beispielsweise in der Prostitution. Diese nicht dissoziativen und/oder nicht programmierten Kinder schweigen aus Angst vor eigenen Strafen und um ihre Familien vor Strafen zu schützen. Kinder, die derart aufwachsen müssen, zeigen aber recht sicher ausgeprägte Probleme und Verhaltensauffälligkeiten – aber eben nicht unbedingt ausgeprägte und klar diagnostizierbare Traumafolgestörungen.

5.3 Wechseln der Persönlichkeiten

Eine Dissoziative Identitätsstörung ist durch folgende Kriterien in den ICD-10 definiert:

a) Zwei oder mehr unterschiedliche Persönlichkeiten innerhalb eines Individuums, von denen zu einem bestimmten Zeitpunkt jeweils nur eine in Erscheinung tritt.
b) Jede Persönlichkeit hat ihr eigenes Gedächtnis, ihre eigenen Vorlieben und Verhaltensweisen und übernimmt zu einer bestimmten Zeit, auch wiederholt, die volle Kontrolle über das Verhalten der Betroffenen.
c) Unfähigkeit, sich an wichtige persönliche Informationen zu erinnern, was für eine einfache Vergesslichkeit zu ausgeprägt ist.
d) Nicht bedingt durch eine organische psychische Störung (z. B. F0.6, F0.8) (z. B. eine Epilepsie) oder durch psychotrope Substanzen (F1) (z. B. Intoxikation oder Entzugssyndrom).

Die beschriebene Symptomatik kann sowohl bei einer unabsichtlich als auch einer absichtlich entstandenen Dissoziativen Identitätsstörung festgestellt werden. In beiden Fällen sind ausgeprägte Persönlichkeiten entstanden, die sich in ihren Fähigkeiten und Kompetenzen wesentlich unterscheiden können.

Wenn die Persönlichkeiten bei einer Dissoziativen Identitätsstörung *kaum merklich „wechseln"* können – das heißt: Eine zweite Persönlichkeit übernimmt die Kontrolle über den Körper und drängt die Alltagspersönlichkeit beiseite –, muss man sich fragen, wie diese Fähigkeit entstanden sein könnte. Bei einer Dissoziativen Identitätsstörung, die in einer sehr dysfunktionalen Familie unabsichtlich entstanden ist, sehe ich keine Notwendigkeit für Persönlichkeiten, gezielte Wechsel zu lernen. Persönlichkeiten, die sich in solchen Familien chronisch abgespalten haben, haben immer wieder Momente oder Phasen in bestimmten traumatischen Situationen aushalten und eine weniger belastbare Persönlichkeit ablösen müssen. Ihre gelernte Aufgabe besteht darin, in einer weiteren genau so oder ähnlich verlaufenden traumatischen Situation diese Belastung erneut auszuhalten. Wechsel von Persönlichkeiten verlaufen nach dem Trauma und damit in einer Reihenfolge, die der ehemaligen Belastung entspricht. Wenn im Alltagsleben solcher Familien kein ausgeprägtes massives Trauma erfolgt, kann die Alltagspersönlichkeit das alltägliche Leben ausreichend gut bewältigen. Entsprechend haben wir in solchen Fällen im therapeutischen Kontakt mit einer Alltagspersönlichkeit zu tun, die oft vom Trauma und dem Vorhandensein weiterer Persönlichkeiten nichts weiß. In den traumatischen Situationen ist sie nicht bewusst beteiligt gewesen, wurde währenddessen nach innen katapultiert und kam wieder ins Bewusstsein und in den Körper, wenn die traumatische Situation vorbei war.

Gezielte Wechsel müssen von Betroffenen aus der organisierten Rituellen Gewalt schon früh gelernt werden. Die Persönlichkeiten werden von den Tätern darin trainiert, Wege aus dem Inneren nach außen in den Alltagskontakt hinaus zu gehen, unabhängig von den traumatischen Situationen, in denen sie entstanden sind und in denen sie oft auch weiterhin bestimmte Aufgaben und Funktionen für die Täter übernehmen sollen. Persönlichkeiten werden von den Tätern für viele Aufgaben gleichzeitig trainiert. Je begabter sie sich für Verschiedenes gezeigt haben, desto mehr mussten sie lernen, desto leichter müssen sie für die Täter jederzeit abrufbar sein und neben den ansonsten festgelegten Aufgaben auch eine Wächter- und/oder Kontrollfunktion für eine gute Alltagsfunktionalität übernehmen. Entsprechend müssen solche Persönlichkeiten jederzeit und unauffällig in den aktuellen Kontakt und damit auch in den Körper hinein wechseln können. So kann anfangs eine Alltagspersönlichkeit mit ihren Beschwerden und Symptomen in den therapeutischen Kontakt kommen. Sobald etwas auffallen könnte, womit die Täter nicht einverstanden wären, wechselt unauffällig eine Wächterpersönlichkeit in den therapeutischen Kontakt hinein und übernimmt das Gespräch.

5.4 Kontaktverhalten, Blickkontakt und Augenausdruck

Da ich mit vielen Betroffenen therapeutisch gearbeitet habe, kann ich manchmal solche eher unauffälligen Wechsel doch beobachten und bemerken. Sie zeigen sich in einer leichten bis stärkeren Veränderung im Augenausdruck, einer leicht veränderten Mimik und Körperhaltung. Auch der Körperausdruck kann leicht variieren. Die Augen verändern ihre Form, die Pupillengröße variiert, manchmal verändert sich die Augenfarbe. Augen können farblich besonders intensiv wirken und aus der Tiefe heraus strahlend sein. Es spiegelt sich darin nach meinem Empfinden oft die besondere Tiefe der Seele, die durch die extremen Erfahrungen entstanden ist.

Damit Außenstehende diese leichten Veränderungen schwer bis gar nicht realisieren können, müssen Kinder nach Aussagen Betroffener schon früh lernen, ihrem Gegenüber *nicht ins Gesicht und nicht in die Augen zu schauen.* So erleben wir die Betroffenen in der Regel eher seitlich zu uns sitzend und zur Seite blickend. Dies wiederum ist nicht derart auffällig, dass wir es direkt bemerken und als unhöflich bewerten könnten. Im therapeutischen Kontakt haben Betroffene es oft schwer, dies zu verändern. Um die Wechsel sehen zu können und in einen Kontakt auch mit weiteren Persönlichkeiten außer der Alltagspersönlichkeit zu kommen, finde ich es wichtig, das Gesicht und die Augen von Klient_innen sehen zu können und zu dürfen. Meistens muss diese Möglichkeit erst erarbeitet werden, weil sie mit inneren Verboten als Fortsetzung der Verbote der Täter belegt ist. Innere Wächterpersönlichkeiten bemerken jegliche „ungehorsame" Handlung im Außenkontakt und Körperschmerzen können beispielsweise die Folge sein. Bei einem großen Ausstiegswunsch scheint es für Betroffene aber meistens möglich zu sein, allmählich auch Handlungen umzusetzen, die von den Tätern nicht erwünscht sind, so auch zum Kontaktverhalten in der Therapie.

Ein besonders *angepasstes und wenig ausdrucksstarkes Verhalten* einer Klient_in könnte einen Hinweis auf eine wenig farbenfrohe und wenig emotionale Alltagspersönlichkeit darstellen, die gelernt hat, nicht zu sehr in einen Kontakt mit Menschen zu gehen, nicht aufzufallen und gut zu funktionieren. Sie zeigt kaum bis keine emotionalen Reaktionen, spricht wenig emotional gefärbt und schildert distanziert die Beschwerden und Symptome. Diese Auffälligkeit sehe ich persönlich als eher wenig spezifisch an, da dieses Verhalten auch andere Hintergründe haben kann wie beispielsweise einen fehlenden oder unzureichenden Lernprozess für die Wahrnehmung und den Ausdruck von Emotionen oder das Vorliegen einer Autismusspektrumsstörung.

Den *Augenausdruck* erlebe ich meistens als ungewöhnlich. Meistens sind die Augen von Betroffenen besonders ausdrucksstark. Sie wirken sehr tief und unergründlich. Diese Augen haben im Leben mehr gesehen, als gut für sie war und als wir uns vorstellen können. Wir wollen es uns auch nicht gern vorstellen. Die Augen wirken farbiger, kräftiger, eindringlicher, strahlender und manchmal verändern sie die Farbe. Manchmal wird der Ausdruck spontan sehr wachsam, scharf oder auch wütend. Ich meine dann, eine andere Persönlichkeit zusätzlich zur gerade aktiv im Kontakt befindlichen Persönlichkeit mit einem anderen emotionalen Ausdruck in den Augen zu sehen. Die Alltagspersönlichkeit kann parallel dazu durchaus weiterhin im therapeutischen Kontakt sein und die parallele Anwesenheit einer anderen Persönlichkeit nicht bemerken. Auf eine Nachfrage hin sagt die Alltagspersönlichkeit meistens, dass sie eine Veränderung des Augenausdrucks nicht bemerkt.

Wenn der Hintergrund organisierter Ritueller Gewalt bereits Thema ist, kann die Alltagspersönlichkeit über die Rückmeldung der Therapeut_in die gleichzeitige Anwesenheit einer anderen Persönlichkeit selbst erkennen lernen. Wenn das Thema noch nicht besprochen werden konnte, erhält die Alltagspersönlichkeit über die Rückmeldung der Therapeut_in über ihre Eindrücke zumindest einen Denkanstoß. Manchmal berichtet eine Alltagspersönlichkeit daraufhin, dass andere Menschen ihr das auch schon zurückgemeldet haben und dass sie sich das nicht erklären könne. Sie fühle selbst weder Wut noch Wachsamkeit, sondern fühle sich wie immer.

Manchmal kann diese langsam entstehende Selbstwahrnehmung der Alltagspersönlichkeit für die Existenz weiterer Persönlichkeiten ein Anfang für ein wachsendes Bewusstsein der Betroffenen und für einen Einstieg in eine Psychoedukation zu dissoziativen Störungen sein. Manchmal verengen sich die Augen einer Betroffenen und wirken nahezu schlitzartig. Dies habe ich immer wieder als einen Hinweis auf eine aus dem Hintergrund heraus beobachtende Kultpersönlichkeit erlebt, die im Innensystem der Persönlichkeiten einen hohen Rang hat und damit von großer Bedeutung für einen Ausstieg sein kann.

Diese Beobachtung und mögliche Zuordnung zu einer Kultpersönlichkeit melde ich anfangs nicht zurück. Bevor eine Betroffene genügend weitere Persönlichkeiten kennt, erträgt sie nach meiner Erfahrung das Wissen um Kultpersönlichkeiten noch nicht. Zu einem späteren Zeitpunkt kann eine spätere Rückmeldung dieser frühen Beobachtung aber hilfreich sein, indem eine Betroffene darüber realisieren kann, dass eine Kultpersönlichkeit bereits vorher im therapeutischen Kontakt präsent war.

Ob eine Kultpersönlichkeit nur kontrollierend auftauchte, um weitere Schritte im Therapieprozess zu verhindern, zeigt sich in der Regel recht bald. In diesem Falle findet eine Betroffene bald einen für sie logischen und vertretbaren Grund, die Therapie zu beenden. Auch dies bewerte ich als hilfreich, denn wenn nicht genügend Persönlichkeiten des Innensystems den Ausstieg zunehmend unterstützen, sehe ich keine Chance auf ein Gelingen. Ein halbherziger Ausstiegsversuch führt in der Regel zu Degradierung und mehr Opferdasein in der Täterwelt und kann daher aus meiner therapeutischen Sicht nicht als sinnvoll angesehen werden. Die von einer Betroffenen vorgebrachten Gründe für eine Beendigung der Therapie sollten nach meiner Erfahrung in einem solchen Fall nicht unnötig hinterfragt und stattdessen akzeptiert werden.

Auffällig erlebe ich auch immer wieder Probleme der Betroffenen beim *Händedruck.* Manche Betroffene versuchen, eine Begrüßung per Hand zu umgehen, manche bitten um einen Verzicht darauf und andere reichen die Hand hin wie einen Fremdkörper. Die Hand wirkt beim Händedruck schlaff, manchmal ist sie angespannt und gestreckt und wirkt wie getrennt vom Rest der Körpers. Betroffene versuchen scheinbar, den mit einem Händedruck verbundenen menschlichen Kontakt zu vermeiden. Ein Kontakt über die Hände scheint auch einen Zugang der Täter zu verschiedenen Persönlichkeiten darzustellen.

5.5 Kleidung und christliche Symbolik

Die *Kleidung* wirkt oft besonders unauffällig. Betroffene wählen schwache und unauffällige Farben wie beispielsweise braun, beige, leichtes Grün oder leichtes Blau. Rot, insbesondere bordeauxrot oder helleres kräftiges Rot wirken als *Triggerfarben* und können auch in der Kleidung der Therapeut_in belastend wirken. Einige Rottöne werden nach Berichten Betroffener bei der Kleidung in satanistischen Ritualen verwendet, ebenso wie schwarz. Auch violett und lila gehören zu den Farben, die triggernd wirken und an Belastungen aus Ritualen erinnern können.

Als Trigger und damit Auslöser für belastende Erinnerungen wirken bei Betroffenen aus der organisierten Rituellen Gewalt alle *christlichen Symbole* wie Kreuze, Madonnen- und Heiligenbilder, Kirchen, christliche Lieder und christliche Musik jeglicher Art usw. Auch *Glockenklänge,* die an Kirchenglocken erinnern, wirken triggernd. Schreckreaktionen und ein Vermeiden dieser Trigger scheinen mir nicht anders erklärbar als durch eine konditionierte Angst- und Abwehrreaktion bei einer Konfrontation mit diesen ansonsten keineswegs bedrohlichen Dingen.

5.6 Unerklärliche Leistungen und Fehlkognitionen

Auffällig finde ich auch, *wenn eine Alltagspersönlichkeit sich selbst nicht erklären kann, wie sie manche Handlungen im Alltag gut leisten konnte.* Sie stellt bei Nachfragen Vermutungen darüber an und verfügt nicht über eigene abrufbare Erinnerungen zur Umsetzung dieser Handlungen. Diese gute Leistung bei einer Handlung im Alltag muss also von einer Persönlichkeit erbracht worden sein, die sich ebenso wie die Alltagspersönlichkeit im Alltag gut auskennt und über die entsprechenden Kompetenzen für diese Handlung verfügt. Wenn die Alltagspersönlichkeit die konkrete Handlung nicht erinnern kann, war sie in dieser Zeit amnestisch und in der Situation nicht bewusst anwesend. Handlungskompetenzen im Alltag scheinen mir in sehr dysfunktionalen Familien nicht von anderen als der Alltagspersönlichkeit erlernt worden zu sein. Diese Art der Amnesie schildern Menschen, die ohne einen Hintergrund organisierter Ritueller Gewalt komplex traumatisiert wurden, nach meiner Erfahrung jedenfalls nicht.

Manchmal bieten uns Betroffene merkwürdig erscheinende Erklärungen für Situationen oder eigenes Handeln an, die wir nicht ohne weiteres nachvollziehen können. *Seltsame Fehlkognitionen* werden benannt, die von uns hinterfragt werden können. Betroffene müssen dann selbst nachdenken, welchen Sinn und Hintergrund diese Gedanken haben könnten. Die seltsamsten Denkmuster und die merkwürdigsten Erklärungen können aus gelernten Gedanken und Erklärungen aus der Täterwelt bestehen und auf diesem Hintergrund eine nachvollziehbare Logik haben.

5.7 Verletzungen

Manchmal werden *Verletzungen* erkennbar wie Fesselungsspuren an den Hand- oder Fußgelenken oder am Hals. In der Regel kleiden sich Betroffene entsprechend den Erwartungen der Täter so, dass der größte Teil des Körpers bedeckt ist. Sie tragen langärmlige Kleidung, lange Hosen, Socken und Halstücher, so dass mögliche Verletzungen bedeckt sind. Im Sommer fällt eine solche Kleidung durchaus auf und kann hinterfragt werden. Betroffene mussten von klein auf lernen, Schmerzen zu ertragen und sich nichts anmerken zu lassen.

Manchmal kommen Betroffene mit einem klaren Ausstiegswunsch mit Knochenbrüchen in die Therapie oder klagen über Gelenkschmerzen. Dies können Folgen von Bestrafungen durch die Täter sein. Besonders Verletzungen an den Beinen erschweren die Wege zur Therapie, was von den Tätern gezielt eingesetzt wird, wenn das Ausstiegsbestreben ernsthaft erscheint.

5.8 Vermeiden bestimmter Berufsgruppen

Betroffene werden von den Tätern *gegen das Aufsuchen von Ärzt_innen und von der Polizei* konditioniert und reagieren abwehrend und mit Angst auf solche Kontakte. Allein das Benennen dieser Berufsgruppen kann beängstigend auf Betroffene wirken. Beide Berufsgruppen können den Tätern besonders gefährlich werden, wenn Betroffene dort auf professionelle Helfer_innen treffen, die nicht in den Täterkreis involviert sind. Ärzt_innen können Verletzungen sehen und dokumentieren. Manchmal können Ärzt_innen erkennen, ob Verletzungen selbst oder fremd zugefügt sind. Ärztliche Untersuchungen können Narben und auch alte Verletzungen zu Tage fördern, die manche Erinnerungen der Betroffenen auch körperlich nachweislich machen. Da sich nicht alle Arztbesuche vermeiden lassen, werden Betroffene vom Täterkreis möglichst zu Ärzt_innen geschickt, die selbst am Täterkreis beteiligt sind und mit den Betroffenen so geschickt umgehen können, dass diese nicht getriggert sind und durch eine notwendige Untersuchung oder Behandlung nicht zu sehr belastet werden. Die notwendigen medizinischen Maßnahmen werden durch dieses Vorgehen gewährleistet und das Risiko ist für die Tätergruppen gering, dass Betroffene von sich aus zu Ärzt_innen gehen, die nicht involviert sind. Dort würden Untersuchungen und Behandlungen recht wahrscheinlich triggernd wirken, da unbeteiligte Ärzt_innen nicht einmal wissen können, dass es Trigger gibt, die sorgsam zu handhaben oder für eine notwendige medizinische Behandlung zunächst zu vermeiden wären.

Die Polizei ist für Ermittlungen bei strafrechtlich relevanten Handlungen in unserer Gesellschaft zuständig und könnte den Täterkreisen gefährlich werden, wenn Betroffene von Straftaten berichten. Konditionierungen und Programme werden bei den Kindern von klein auf in die Innensysteme der Persönlichkeiten installiert, so dass sie von allein jeglichen Kontakt zu diesen Berufsgruppen meiden. Auch Therapeut_innen werden von den Betroffenen in der Regel nicht gern aufgesucht. Gegen viele Professionelle in helfenden Funktionen gibt es konditionierte Angstreaktionen, so auch gegen Sozialpädagog_innen oder Erzieher_innen in Betreuungsfunktionen, gegen Lehrer_innen, Mitarbeiter_innen der Jugendämter usw.

5.9 Namen der Persönlichkeiten

Als besonders auffällig sehe ich es an, wenn die Persönlichkeiten des Innensystems bei einer Dissoziativen Identitätsstörung *andere Namen haben als den Vornamen der Klient_in.* Natürlich kann es sein, dass die Klient_in ihren Persönlichkeiten selbst andere Namen gegeben hat, um sie in einem allmählichen Kennen Lernprozess unterscheiden zu können. Bei einer entsprechenden Frage kann eine solche Klient_in genau definieren, wie die Namen zustande gekommen sind.

Wenn sie aber nicht weiß, woher die Namen kommen, kann sie sich selbst fragen, wie es zu den verschiedenen Namen der Persönlichkeiten gekommen sein könnte. Persönlichkeiten von Betroffenen berichten, dass sie in einer traumatischen Situation plötzlich zu existieren begannen, von den Tätern zu einer Handlung gezwungen wurden und bei ihrer Entstehung mit einem Namen angesprochen wurden. In einer sehr dysfunktionalen Familie erscheint es mir eher unwahrscheinlich, dass ein Vater während einer brutalen Vergewaltigung den daran verschiedenen beteiligten Persönlichkeiten Namen gibt. Mir eröffnet sich keine Sinnhaftigkeit für einen Täter, der diese Persönlichkeiten seines Kindes nicht gezielt ansprechen und einsetzen, sondern ausschließlich seinen gewalttätigen Impulsen ohne Rücksicht auf das Kind nachgehen will.

Bei verschiedenen Betroffenen aus derselben Tätergruppe finden sich teilweise dieselben Namen für dieselben Funktionen im Innensystem der Persönlichkeiten. Dies scheint mit ähnlichen bis gleichen Systemstrukturen zusammenzuhängen, die von professionellen Programmierer_innen im Auftrag einer Tätergruppe geplant und aufgebaut werden. Das Wissen um solche Ähnlichkeiten kann im Prozess der Kontaktaufnahme der Alltagspersönlichkeit mit immer mehr Persönlichkeiten aus dem Innensystem hilfreich sein. Darauf wird bei der Beschreibung von Systemstrukturen (Kapitel 8) sowie bei der späteren Darstellung des konkreten Therapieprozesses (Kapitel 10) näher eingegangen werden.

5.10 Abwesenheiten

Auffällig ist auch die *Abwesenheit Betroffener besonders nachts und an Kalendertagen,* die als satanische Feiertage (s. Miller 2014, 417–424) gelten. Abends und nachts liegen außerdem die wesentlichen Zeiten für die Prostitution aller Art, zu der nach meinen bisherigen Erfahrungen fast alle Betroffenen ständig gezwungen werden. Und zu Ritualen müssen alle Mitglieder von Kulten zuverlässig bei den Tätern erscheinen. Wenn Betroffenen diese erzwungenen und festgelegten Wege zu den Täterkontakten durch äußere Sicherungsmaßnahmen im Ausstiegsprozess erschwert werden, wird eine massive Belastung bei ihnen in Form innerer und körperlicher Unruhe erkennbar.

Betroffene suchen infolgedessen oft nach Möglichkeiten, der hindernden Situation zu entgehen oder zu entkommen. In solchen Situationen werden meistens täterloyale Persönlichkeiten aus dem Innensystem aktiv und übernehmen selbst die Körperkontrolle und den Kontakt zu Außenstehenden, um das Verlassen der hinderlichen Situation doch zu gewährleisten und durchzusetzen.

5.11 Struktur des Innensystems

Manchmal wird im Verlauf einer Therapie eine Struktur im inneren Kontakt von Persönlichkeiten und in ihren Wechseln erkennbar, die sich nicht ohne weiteres durch einen Ablauf in traumatischen Situationen in einer sehr dysfunktionalen Familie erklären lässt. Ein strukturiertes Innensystem kann aus meiner Sicht nicht anders als durch gezielte Lern- und Konditionierungsprozesse in der Täterwelt erklärt werden. Ein brutaler und sadistischer Vater in einer sehr dysfunktionalen Familie scheint mir nicht über das Wissen um diese Lern- und Konditionierungsprozesse zu verfügen, das nur in der Täterwelt bekannt ist und dort sorgsam gehütet wird.

Für seine sadistischen Bedürfnisse benötigt ein solcher Vater keine strukturierten Abläufe der Persönlichkeiten. Er braucht nur ein Kind, das alles erträgt, ohne sich zu wehren oder zu flüchten. Der durch regelmäßig wiederkehrendes Trauma geprägte Ablauf der Persönlichkeiten zum Aushalten seiner Quälereien scheint mir für ihn ausreichend funktional zu sein. Auf die Struktur von Innensystemen von Persönlichkeiten wird in Kapitel 8 näher eingegangen.

5.12 Besonderheiten im FDS

Im Fragebogen zu Dissoziativen Symptomen (FDS) finden sich zahlreiche Items in Bezug auf die Skalen Amnesie, Absorption, Derealisation und Konversion. Über eine Selbsteinschätzung soll das Ausmaß erfasst werden, in dem diese dissoziativen Symptome vorliegen. Dieser Fragebogen lässt eine Antworttendenz nicht einschätzbar werden – wie dies allerdings generell für zahllose Fragebögen zutrifft. Das bedeutet, dass die subjektive Einschätzung übermäßig hoch oder unangemessen niedrig erfolgen kann, je nachdem, wie sehr ein Mensch das eigene Leiden bewertet. Manche Menschen leiden sehr unter Symptomen und bewerten entsprechend hoch, wie sehr ein Symptom für sie selbst zutrifft. Andere bemühen sich, möglichst stark zu sein und mit den vorliegenden Symptomen zurechtzukommen, unabhängig davon, wie stark ausgeprägt die Symptome tatsächlich sein mögen. Daraus folgt aus meiner Sicht, dass auch der Cut Off Wert von 10 für die jeweiligen Skalen nicht objektiv sein kann.

Dazu kommt bezogen auf die Skala Amnesie, dass Amnesien zuerst einmal wahrgenommen werden müssen, bevor sie als vorhanden eingeschätzt werden können. Manche Betroffene realisieren ihre Amnesien über lange Zeiten hinweg nicht als solche, sondern suchen nach Erklärungen, was sie in Zeiten getan haben könnten, die sie nicht bewusst nachvollziehen können. Sobald ein Item für Amnesien angekreuzt wird, lohnt es sich aus meiner Sicht, zumindest in Erwägung zu ziehen, dass es weitere Amnesien geben könnte, die nicht oder noch nicht registriert werden können. Entsprechend muss auch hier der Cut Off Wert meiner Meinung nach mit Vorsicht gehandhabt werden.

Im FDS wird wie allen weiteren traumaspezifischen Tests und Fragebögen nicht differenziert, wieweit bei einer Dissoziativen Identitätsstörung ein Innensystem von Persönlichkeiten unabsichtlich oder durch gezielte Traumatisierungen von Tätern entstanden ist. Dementsprechend wird im FDS nicht erkennbar, welche Ursache die Auffälligkeiten haben können, die die Items beinhalten.

Es finden sich mehrere Items, deren Bejahung darauf hinweisen kann, dass es sich bei einer Dissoziativen Identitätsstörung um ein strukturiertes Innensystems von Persönlichkeiten nach gezielten Traumatisierungen handelt. Bei diesen Items lohnt sich nach meiner Erfahrung die Überlegung, wieweit die jeweilige Symptomatik tatsächlich bei einer unbeabsichtigten Traumatisierung entstehen kann. Darunter fallen die Items 9, 12, 15, 19, 24, 30 und 31.

Item 9 beinhaltet die Frage, ob ein Mensch manchmal glaubt, von einem Geist oder einer magischen Kraft beherrscht zu werden. Dies würde bei einem Innensystem von Persönlichkeiten das Vorhandensein einer Innenpersönlichkeit beinhalten, die als Geist oder magische Kraft wahrgenommen wird. Hier ist zu fragen, im Rahmen welcher chronischer traumatischer Situationen eine solche Innenpersönlichkeit entstanden sein könnte. Dieses Item weist aus meiner Sicht mindestens auf eine religiöse oder pseudoreligiöse Komponente hin, die Teil der Traumatisierungen gewesen sein muss. Dazu kann man sicherlich auch die verschiedensten Glaubensrichtungen assoziieren, die im Rahmen von Traumatisierungen Kinder sexuell missbrauchen. Betroffene berichten von rituell missbrauchenden inneren Kreisen, präsent in verschiedenen Landeskirchen oder Freikirchen.

Im Satanismus gibt es nach Berichten Betroffener oft neben dem Glauben oder Pseudoglauben an Satan und Dämonen auch eine parallele Zugehörigkeit zu verschiedenen christlichen Religionen. In Innensystemen von Menschen, die in satanistischen Täterkreisen aufwachsen mussten, finden sich oft sowohl Persönlichkeiten, die sämtliche Satansfiguren und Dämonen oder auch Hexen verkörpern müssen, als auch solche, die von sich denken, sie seien biblische Figuren. Unter diesen biblischen Figuren finden sich Persönlichkeiten mit Namen aus dem Alten sowie dem Neuen Testament, teilweise mit dem Denken, jüdischer Identität zu sein. Da der Satanismus die Umkehrung des Christentums beinhaltet und viele der Riten die vorwiegend katholischen Riten umkehren, lässt sich nachvollziehen, dass beiderlei Persönlichkeiten in einem gezielt gemachten Innensystem vorhanden sein können. In einem satanischen Ritual kann eine Satanspersönlichkeit des einen Menschen eine jüdische Persönlichkeit eines anderen Menschen symbolisch dazu benutzen, Gott zu beweisen, dass Satan über ihn siege. Die satanischen Persönlichkeiten sind in einem Innensystem eines solcherart abgerichteten Menschen nach bisherigen Eindrücken nahe an den christlichen Persönlichkeiten.

Das Gefühl, von einem Geist oder einer magischen Kraft beherrscht zu werden, kann also auf das Vorhandensein von Persönlichkeiten hinweisen, die in ihrer Selbstwahrnehmung derartig geprägt wurden. Die Form der Prägung muss im Einzelfall vom Menschen selbst wahrgenommen und identifiziert werden.

Item 12 fragt danach, ob im Inneren eine Person wahrgenommen wird, für die es einen Namen gibt. Hier stellt sich die Frage, wie eine Persönlichkeit zu einem eigenen Namen gekommen sein kann (siehe auch 5.9.) Es scheint bei Betroffenen aus der organisierten Rituellen Gewalt auch so zu sein, dass gewisse Rollen und Aufgaben von Persönlichkeiten mit bestimmten Namen verbunden werden. Mit diesen Namen sollen die Persönlichkeiten sich mit ihren Rollen und Aufgaben identifizieren lernen. Blickt man auf das oben beschriebene Beispiel von Satanspersönlichkeiten zurück, bedeutet ein Satansname die Identifikation mit einer Rolle in satanischen Ritualen. Es lohnt sich nach meiner Erfahrung, zu einem gegebenen Zeitpunkt in der Therapie nach dem Ursprung von Namen von Persönlichkeiten zu fragen. Dies sollte aber erst dann erfolgen, wenn ein Mensch bereit und in der Lage scheint, sich mit einer möglichen Zugehörigkeit zu Täterkreisen auseinanderzusetzen.

Item 15 beinhaltet die Frage danach, ob ein Mensch gelegentlich feststellt, dass sich seine Handschrift plötzlich verändert. Eine eigene Handschrift entsteht beim Erlernen des Schreibens und entwickelt sich mit der Zeit zu einer individuellen Ausprägung. Eine Veränderung der eigenen Handschrift kann natürlich bewusst und gezielt geschehen, man kann jederzeit mit der eigenen Handschrift experimentieren, wenn man das möchte. Fraglich finde ich hier die Motivation, warum dies passiert und warum es plötzlich auftritt. Das Phänomen einer plötzlich veränderten Handschrift kann einen Wechsel einer Persönlichkeit mit einer bestimmten Handschrift zu einer anderen Persönlichkeit anzeigen, deren Handschrift anders aussieht. Im Rahmen chronischer, aber nicht beabsichtigter Traumatisierungen scheint es mir fraglich, in welcher Weise und warum die Bewältigung wiederkehrender Traumata mit dem Erlernen des Schreibens bis hin zur Entwicklung einer individuellen Handschrift durch mehrere Persönlichkeiten verbunden gewesen sein soll.

Eine Alltagspersönlichkeit einer Betroffenen aus der organisierten Rituellen Gewalt ist vorwiegend im Alltag präsent, geht in die Schule, erlernt das Schreiben ebenso wie weitere schulische Kompetenzen und entwickelt eine eigene Handschrift. Wenn es mehrere Persönlichkeiten gibt, die eine jeweils eigene Handschrift ausgeformt haben, stellt sich die Frage, wie dies erfolgt ist. Es bedeutet nach meiner Erfahrung, dass entweder mehrere Persönlichkeiten wechselweise in der Schule präsent waren und das Schreiben gelernt haben oder in anderen Zusammenhängen das Schreiben lernen sollten. Für ein System von Persönlichkeiten, die durch Täter gezielt abgespalten, weiter trainiert, weiter entwickelt und allmählich für verschiedene Aufgaben eingesetzt werden, scheint mir dies eher eine logische und für die Täter sinnvolle Vorgehensweise zu sein, dass mehrere Persönlichkeiten eine schulische Bildung erhalten, sei dies im Rahmen der Schule im Alltag oder in anderen Situationen außerhalb des Alltags. Bleibt man beim Beispiel satanischer Persönlichkeiten, so müssen diese für die Rituale sowohl das Lateinische beherrschen als auch das sogenannte Henoch, die Umkehrung des Lateinischen. Satanische Persönlichkeiten müssen beide Sprachen sprechen, lesen und schreiben können. Parallel dazu sind diese Persönlichkeiten in der Hierarchie des Innensystems in der Regel sehr hochrangig und zumindest einige von ihnen müssen sich ebenfalls so weit im Alltagsleben auskennen, dass sie darin bei Bedarf agieren können.

Hier stellt sich vergleichbar zum Vorhandensein verschiedener Namen im Innensystem der Persönlichkeiten die Frage, wie und zu welchem Zweck verschiedene Handschriften entstanden sind.

Item 19 fragt danach, ob ein Mensch manchmal Schriftstücke, Zeichnungen oder Notizen unter den persönlichen Gegenständen findet, an deren Anfertigung er sich nicht erinnern kann. Bei ausreichend ausgeprägt vorliegenden Amnesien kann ein Mensch sich möglicherweise auch nicht daran erinnern, wann ein anderer Mensch ihm solche Schriftstücke oder Ähnliches gegeben haben könnte. Hier stellt sich allerdings die Frage, welche andere als die Alltagspersönlichkeit ohne deren Kenntnis mit einem anderen Menschen Kontakt hatte, in dessen Rahmen das Schriftstück zu ihr gelangte. In einem unabsichtlich entstandenen Innensystem lässt sich dies meiner Meinung nach nur nachvollziehen, wenn durch einen zufälligen Trigger in diesem Kontakt die Traumastruktur mit den entsprechenden Wechseln von Persönlichkeiten abgerufen worden wäre. Ein solcher Zusammenhang müsste sich über ein allmähliches Erinnern der zeitlichen Abläufe dieser Situation in seiner Sinnhaftigkeit erarbeiten lassen. Wahrscheinlicher scheint mir, dass solche unbekannten Schriftstücke, Zeichnungen oder Notizen von anderen Persönlichkeiten des eigenen Innensystems eines Menschen erstellt worden sind. Dies beinhaltet wiederum das Vorhandensein einer erlernten Schreib- oder Zeichenfertigkeit einer anderen Persönlichkeit, die der Alltagspersönlichkeit bisher nicht bekannt ist.

Über das *Item 24* wird ein Mensch gefragt, wieweit es ihm gelegentlich passiert, dass er für Stunden oder Tage die gewohnte Umgebung verlässt, ohne den Grund oder Anlass dafür zu wissen und ohne sich daran erinnern zu können. Bei einem unabsichtlich entstandenen Innensystem von Persönlichkeiten entsteht die Frage, welchen Grund Persönlichkeiten für solche Wege haben sollten, denn diese Wege müssten Bestandteil der wiederkehrend erlittenen Traumata sein. Auslöser in Situationen müssten Persönlichkeiten den Eindruck vermitteln, sich mitten im Trauma zu befinden, das diesen Weg notwendig mache. Dafür fällt mir persönlich kein Beispiel ein. Auch wenn es dafür noch andere Gründe geben mag, macht es nach meiner Erfahrung in jedem Falle Sinn, die Klient_in danach zu fragen, welchen Sinn sie selbst hinter solchen Wegen erkennen kann.

Wahrscheinlicher erscheint es mir, dass es sich bei solchen Wegen um Wege von Innenpersönlichkeiten handelt, die im Interesse und Auftrag der Täter erfolgen sollen. Betroffene berichten dazu verschiedene erlebte Situationen. Manche fanden sich morgens in der Dämmerung auf dem Feld oder im Wald wieder, ohne zu wissen, wie sie dorthin gelangt waren und was in der Nacht passiert war. Hintere Persönlichkeiten von Betroffenen erklären solche Abläufe so, dass es im Inneren Persönlichkeiten gibt, die dafür ausgebildet wurden, sich zurechtzufinden, auch wenn sie sich an einem Ort nicht auskennen. Sie hätten gelernt, in eine Richtung zu laufen, bis sie auf eine Straße treffen. Dieser Straße sollten sie dann bis zum nächsten Straßenschild folgen, das weiteren Persönlichkeiten eine Orientierung gibt, die die Karte des Landes bis ins kleinste Detail auswendig gelernt haben. Dies ermöglicht Täterkreisen, Menschen beliebig auszusetzen und sicher zu sein, dass sie unproblematisch wieder nach Hause finden. Manche Betroffene finden sich an Bahnhöfen wieder, ohne zu wissen, wie sie dorthin gelangt sind. Andere Innenpersönlichkeiten desselben Menschen konnten dazu berichten, dass es Treffen mit Tätern gegeben hatte, unter anderem zu Ritualen, aber auch zum Verkauf in der Zwangsprostitution.

Für Betroffene aus der organisierten Rituellen Gewalt gibt es verschiedenste Gründe dafür, dass Innenpersönlichkeiten sich unabhängig von der Alltagspersönlichkeit auf Wege zu Tätern und/oder Täteraufträgen machen.

Item 30 beinhaltet die Frage, wieweit es einem Menschen gelegentlich passiert, dass sich neue Dinge in seinem Besitz befinden, an deren Kauf er sich nicht erinnern kann. Bei einem unabsichtlich entstandenen Innensystem von Persönlichkeiten müssten sich Gründe für eine Bewältigung wiederkehrender Traumata finden, die das Kaufen neuer Dinge sinnvoll erscheinen lassen. Auch zu diesem Item fallen mir keine Beispiele ein.

Anders verhält es sich, wenn ein Hintergrund organisierter Ritueller Gewalt vorliegt. Innenpersönlichkeiten benötigen für ihre Lebensweise und für ihre Aufgaben andere Dinge als die Alltagspersönlichkeit oder das Alltagsteam. Innenkinder können ebenso selbständig handeln und beispielsweise einkaufen wie ältere Persönlichkeiten. Sie finden Geld vor und gehen Dinge einkaufen, die sie für die Täter kaufen sollten oder die sie sich selbst wünschen. Betroffene berichten, dass sie an der Kasse des Supermarkts manchmal andere Dinge vorfinden als die, die auf dem Einkaufszettel für den Alltag stehen. Dies bedeutet, dass andere Persönlichkeiten während des Einkaufs aktiv im Körper anwesend waren und diese Dinge in den Einkaufswagen gelegt haben. Ein Beispiel für einen Einkauf für Täteraufgaben berichtete eine Klient_in: Sie habe sich plötzlich an der Kasse eines Erotikshops vorgefunden. Sie habe nicht mitbekommen, dass sie in diesen Shop hinein gegangen sei. Sie habe sich über den Inhalt des Einkaufswagens in Form von Reizwäsche und Sexspielzeugen erschrocken. Die Alltagspersönlichkeit konnte sich an keinerlei Erlebnis mit Reizwäsche oder Sexspielzeugen im Alltagsleben erinnern, sie lehne so etwas absolut ab.

Hier konnte vermutet werden, dass Innenpersönlichkeiten Material für die Prostitution einkaufen sollten. Dass die Alltagspersönlichkeit diese Aktion überhaupt mitbekam, kann verschiedene Gründe haben. Möglicherweise wollten Innenpersönlichkeiten sie auf solche Aktionen aufmerksam machen und ihr die damit verbundene bisher nicht bemerkte Amnesie verdeutlichen. Alternativ dazu kann es eine Fehlfunktion im geplanten Ablauf der Innenpersönlichkeiten gegeben haben, der die plötzliche Anwesenheit der Alltagspersönlichkeit erforderlich machte.

Je nach Geschmack verschiedener Persönlichkeiten bezüglich der Kleidung können sich im Schrank völlig verschiedene Kleidungsstücke befinden. Dies fällt allerdings der Alltagspersönlichkeit sofort auf, und diese abwechslungsreiche Kleidung kenne ich bisher nur von Betroffenen, die um die Existenz von Innenpersönlichkeiten wissen und ihnen auch andere Kleidung und Gegenstände nach deren Bedürfnissen zugestehen. So kann es in Wohnungen von Betroffenen auch Bereiche für Innenkinder mit Spielzeug geben. Wenn die Alltagspersönlichkeit nichts von der Täterwelt und den dort aktiven Persönlichkeiten wissen soll, finden sich in der Regel im Alltagsleben auch keine Hinweise auf die Existenz dieser Parallelwelt.

Manche Betroffene verfügen über qualitativ hochwertige und teure Kommunikationsmittel, ohne dass sie erklären können, woher sie diese bezogen haben oder wie sie an das dafür notwendige Geld gekommen sind. Kommunikationsmittel dienen den Tätern zur ständigen Kommunikation mit ihren Mitgliedern und zu deren Überwachung. Betroffene, die aus der organisierten Rituellen Gewalt aussteigen wollen, werden von den Tätern vielfach bestraft und werden meistens in der Folge für ein Schul- oder Berufsleben dysfunktional. Sie haben in der Regel kaum bis kein Einkommen. Dann fallen teure Gegenstände besonders auf, vor allem, wenn die Betroffene deren Weg zu sich nicht nachvollziehen kann.

Item 31 fragt danach, ob ein Mensch manchmal feststellt, dass sich ihm jemand nähert, der ihn mit einem anderen Namen anspricht oder der darauf besteht, ihn bereits einmal getroffen zu haben. Ein anderer Name müsste für eine Alltagspersönlichkeit in seinem Ursprung erklärbar sein, wenn es sich nicht um einen Hintergrund organisierter Ritueller Gewalt handeln sollte. Der Name müsste von der Alltagspersönlichkeit selbst ausgewählt und darüber hinaus auch dem Menschen weitergegeben worden sein, der sie bei einem Treffen damit anspricht. Dieser andere Mensch müsste außerdem den Menschen mit der Dissoziativen Identitätsstörung unter dem Namen der anderen Persönlichkeit kennengelernt haben.

Eine solche Situation erscheint mir leicht und logisch erklärbar, wenn ein Mensch aus der organisierten Täterwelt kommt. Andere Menschen kennen ihn dann aus anderen Zusammenhängen als aus dem Alltag. Diese anderen Menschen kennen unter Umständen die Alltagspersönlichkeit nicht, sondern nur die Persönlichkeit, deren Namen sie im Kontakt verwenden.

Die beschriebenen Items sind meiner Meinung nach eher durch gezielte Traumatisierungen mit einer Bedeutung für die Täter zu erklären als durch unbeabsichtigte Traumatisierungen. Letztlich sind sie aber ebenso wenig spezifisch wie alle weiteren Symptome dieses Kapitels. Wenn die genannten Skalen des FDS angekreuzt werden, kann zumindest eine Hypothese aufgestellt werden, dass es sich bei den Symptomen um die Folgen von absichtlich und gezielt erfolgten Traumatisierungen handeln kann. Eine solche Hypothese kann mit dem Menschen zu einem geeigneten Zeitpunkt überprüft werden. Die Items enthalten nach meiner Erfahrung in jedem Fall Material zu genauer Nachfrage. Der Mensch kann sich mit den Hintergründen der vorhandenen Symptome befassen und nach Gründen suchen, wie sie zustande gekommen sein können.

5.13 Ständig wiederkehrende Rückschritte

Ein komplex traumatisierter Mensch kann mit Hilfe einer guten und passenden Traumatherapie schrittweise Belastungen bearbeiten, verarbeiten und eine allmähliche Entlastung erreichen. Dennoch kann es immer wieder einzelne Rückschritte in der Therapie geben. Angst und Vermeidung können bei der Bearbeitung von Traumata jederzeit und wiederholt auftreten. Sie können bei ausreichender Motivation aber immer wieder allmählich und schließlich ganz überwunden werden. In solchen Fällen lassen sich Angst und Vermeidung als Abwehrmechanismen und Schutzimpulse identifizieren und die Betroffene kann dies selbst erkennen und erklären. Inhalte des Trauma Gedächtnisses werden trotz gelegentlicher Rückschritte zunehmend bearbeitet, verarbeitet und ins autobiografische Gedächtnis integriert. Dieser mühsame Prozess macht immer bewusster, dass die traumatischen Belastungen der Vergangenheit angehören und vorbei sind. Dies führt allmählich zu einem Nachlassen der Trauma Belastungen und aller damit verbundenen Anspannungen und Symptome.

Ständig wiederkehrende Rückschritte trotz guter Schritte im Rahmen der Traumatherapie, die sich eine Betroffene selbst nicht erklären kann, können darauf hinweisen, dass sie noch regelmäßigen Kontakt zu den Tätern hat und von ihnen bestraft wird. Errungene Schritte in der Traumabearbeitung werden von den Tätern wieder zunichte gemacht, Konditionierungen werden wiederholt und konditionierte Abläufe und Reaktionen werden damit wieder wirksam. Es wirkt so, als würden die Täter einen Reset-Knopf drücken und ein gelerntes Programm läuft wieder wie geplant ab. Eine Verarbeitung und Integration von Trauma Belastungen ist langfristig nicht möglich, wenn Menschen von Tätern immer wieder neu und damit retraumatisiert werden.

Bleibt eine Betroffene aber mutig dabei, einen Schritt vor den nächsten zu setzen, erlebt sie immer wieder, dass in der Therapie trotz der Rückschritte, die die Täter verursachen, weitere Bereiche der Traumatisierungen bearbeitet werden können. Persönlichkeiten, die sich aus Traumata herausarbeiten konnten, erleben diesen eigenen Weg in der Therapie oft zum ersten Mal in ihrem Leben. Auch wenn die Täter sie zurück in die Traumata stürzen, können Persönlichkeiten über den zuvor in der Therapie erlernten Weg manchmal schon selbst wieder aus den Traumata herauskommen. Darüber entsteht allmählich ein Lernprozess, dass die Täter nicht die absolute Macht und Kontrolle über alles haben und dass trotz deren Einflussnahme neue Wege entstehen können. Warum manche Menschen sich durch diese wiederkehrenden Traumatisierungen durch die Täter entmutigen lassen und andere dennoch weiter am Ausstieg arbeiten, mag am unterschiedlich ausgeprägten Mut liegen und möglicherweise auch an der mehr oder weniger ausgeprägten Überzeugung eines gesamten Innensystems, so nicht weiter leben zu wollen. Ein solches Innensystem ist in der Folge konsequent bereit, jeden Preis für einen Ausstieg in Kauf zu nehmen. Manche Betroffene benennen, dass sie lieber gestorben wären als das bisherige grausame Leben unter der Herrschaft der Täter weiter zu führen.

6. Therapeutische Beziehung, therapeutische Haltung und therapeutisches Setting (Fliß)

6.1 Therapeutische Beziehung und therapeutische Haltung

Die therapeutische Beziehung muss an die Besonderheiten der Menschen angepasst sein, die mit einer Lebensgeschichte zu uns kommen, die durch die extremen Belastungen aus der organisierten Rituellen Gewalt geprägt wurde. Eine wesentliche Grundlage muss sein, diese Menschen in ihrem So Sein zu akzeptieren und mit ihnen möglichst so umzugehen, wie sie selbst den Kontakt zu uns gestalten. Das bedeutet nun nicht, die Betroffenen vollständig allein die Therapie und die therapeutische Beziehung gestalten zu lassen. Eine solche Haltung kann kontraproduktiv sein, da die Betroffenen in einer Welt aufgewachsen sind und in der sie meistens immer noch leben müssen, die von Macht und Ohnmacht in allen menschlichen Beziehungen geprägt ist. Entsprechend kennen sie in der Regel kaum bis keine anderen Beziehungsstrukturen und bringen ihre Prägung mit in den therapeutischen Kontext. Schnell können sich Macht- und Ohnmachtsstrukturen in der therapeutischen Beziehung abbilden und widerspiegeln.

Das Bewusstsein um diesen zu erwartenden Einfluss der Lebensgeschichte Betroffener auf unsere gesamte therapeutische Arbeit mit ihnen halte ich für wesentlich. Es wäre naiv zu glauben, dass wir in unserer helfenden Rolle immer die Rolle der „guten Helfer_innen“ einnehmen könnten, als die wir uns selbst gern sehen. Es scheint mir immer wieder wichtig zu sein, die Dynamik aus dem Täter-Opfer-Retter-Dreieck ernst zu nehmen und konstant und konsequent im Bewusstsein zu haben, in welcher Rolle wir uns gerade befinden mögen – wie wir selbst die Rolle definieren würden und wie die Betroffene es wohl sehen und bewerten mag. Zu einem sorgsamen und bewussten Umgang damit hat Knorz im Handbuch Rituelle Gewalt (2010) einen einfühlsamen und gut verständlichen Beitrag geschrieben: „Auswirkungen der Gewaltdynamik finden sich, zumindest in Ansätzen, in den betroffenen Beziehungen wieder – gleich welcher Art diese sind. Auch wenn man Menschen, die Gewalt erlebt haben, unterstützen will, ist diese immer mit vorhanden. Sie kann genauso in informellen Beziehungen, im Rahmen der individuellen, professionellen Begleitung von Gewaltbetroffenen und in HelferInnennetzwerken identifiziert werden. Es ist jeweils nur realisierbar, den betreffenden Dynamiken möglichst wenig Raum zu geben. Wenn sie sich bereits stärker entfalten konnten, ist es nur möglich, sie – Schritt für Schritt und in jeder Situation neu – zu erkennen und bestenfalls auch langsam aufzulösen. Eine ganz andere Dynamik, eine

Kraft, die sich grundlegend davon unterscheidet, muss deren Platz einnehmen dürfen." (S. 466)

Das Bewusstsein um die Lebensgeschichte Betroffener beinhaltet als weitere wesentliche Komponente das grundlegende Misstrauen der Betroffenen allen Menschen gegenüber. Nachdem sie im Täterkreis konsequent die Erfahrung machen mussten, von jedem Menschen verraten worden zu sein, mit dem sie je über ihre Belastungen gesprochen und den sie um Hilfe gebeten haben, müssen sie davon ausgehen, dass auch wir uns letztlich so verhalten werden. Verbale Beteuerungen von uns, dass das nicht so sei, dass wir anders aufgewachsen sind, dass man uns vertrauen könne, wirken auf Betroffene eher wie hohle Versprechen, die ihre Angst und ihre Befürchtungen nur noch weiter verstärken. Auch das haben sie in ihrer Lebensgeschichte schon gehört und wurden wieder verraten und enttäuscht.

Dennoch halte ich es für wichtig, diese Worte über sich selbst immer mal wieder auszusprechen, damit eine Betroffene über die Zeit hinweg selbst prüfen kann, ob diese Worte hohl sind oder ob es tatsächlich Menschen gibt, denen sie vertrauen kann. Oft wächst ein gewisses Maß an Vertrauen bei der Betroffenen, das für eine qualitativ gute Therapie und für die Unterstützung bei einem Ausstieg aus dem Täterkreis ausreichen mag. Wir müssen akzeptieren, dass die Betroffene letztlich immer einen Rest Misstrauen in sich bewahrt, um für eine nächste mögliche Enttäuschung in ihrem Leben vorbereitet zu sein. Um gut zusammenzuarbeiten, ist es aber auf der anderen Seite für die Betroffene notwendig, ein ausreichendes Maß an Vertrauen aufbringen zu können. Sie mag sich darauf zurückziehen wollen, dass sie es eben nicht könne und dass man das verstehen müsse. Sie hat Recht damit, dass wir das verstehen müssen – sie muss aber auch begreifen lernen, dass Hilfe ohne ein minimales Maß an Vertrauen nicht möglich sein wird.

Die Betroffene verfügt über ein unvorstellbares Ausmaß an Wissen, verteilt über die Vielzahl von Persönlichkeiten. Sie weiß mehr über die inneren Strukturen und Prozesse von Innensystemen, über Konditionierungen und Programmierungen, über Methoden der Täter und Vieles mehr, als wir wohl je wissen werden. Dieses gesamte Wissen ist in ihr über die Verteilung auf die vielen Persönlichkeiten und deren Trennung voneinander aber nicht für sie abrufbar, wie es für einen Ausstieg und eine Trauma Verarbeitung erforderlich wäre. Die Betroffene braucht unsere Unterstützung, um die inneren Spalte zu überwinden, Kontakt und Kommunikation und vor allem eine gute Kooperation unter allen Persönlichkeiten aufzubauen, um die erlebten Traumata verarbeiten und aus dem Kreis der Täter aussteigen zu können.

Das Bewusstsein, einen Menschen zu brauchen, scheint sich furchtbar für eine Betroffene anzufühlen. Es löst offenbar einen tiefen Schmerz über entstandene und verlorene Bindungen und eine große Angst aus, sich doch in ausreichendem Maße auf eine

Beziehung zu einem Menschen einzulassen, und sei es eine professionelle Beziehung, was schwer auszuhalten und zu ertragen zu sein scheint. Eine Betroffene ist also allein durch den Kontakt mit uns selbst hoch belastet und hat eine enorme Angst vor uns und jeglichem Kontakt- und Beziehungsaufbau. Diese Angst und den starken Schmerz müssen wir realisieren und die Betroffene mitsamt alldem annehmen und schauen, was möglich ist, welcher Kontakt umsetzbar ist, ob ein ausreichendes Vertrauen aufgebaut werden kann und ob wir die passenden Therapeut_innen für sie sein können.

Wir müssen uns bewusst sein, dass es schwer für eine Betroffene sein wird, wenn wir sie enttäuschen. Ich halte es für wichtig, die Betroffene warmherzig darauf hinzuweisen, dass auch wir nur Menschen sind und dass uns Fehler passieren können. Es kann sich im Verlauf der Therapie herausstellen, dass wir als Menschen oder auch mit unseren therapeutischen Angeboten nicht die richtigen Therapeut_innen sind. Wir können darum bitten, uns darauf anzusprechen, wenn wir etwas sagen oder tun, was die Betroffene belastet und womit sie nicht umgehen kann. Wir können anbieten, gemeinsam nach Lösungen zu suchen, mit denen beide Seiten ausreichend gut leben können. Dies kann auch bedeuten, gemeinsam Kriterien zu entwickeln, welche therapeutische Methode und welche menschliche Art einer Therapeut_in für die Betroffene eher passen könnten als das eigene professionelle und menschliche Angebot. Darüber kann die Betroffene selbst nach einer passenderen Therapeut_in suchen, wobei die aktuelle Therapeut_in ebenfalls hilfreich sein kann.

So wie wir die Betroffene zu nichts bewegen sollten, was sie selbst nicht möchte, gilt dies auch für uns. Auch wir können und sollten uns nicht komplett durch die Probleme der Betroffenen einschränken lassen, wenn es für uns nicht gut und richtig ist, wenn es uns zu extrem in unserer Arbeit einschränkt und wenn es für uns persönlich nicht tragbar ist. Diese sorgsamen und oft mühsamen Klärungsprozesse machen bereits einen ausreichend guten Kontakt zwischen Betroffener und Therapeut_in erforderlich, um den sich beide möglichst von Anfang an bemühen sollten. Grenzen müssen für beide Seiten respektiert und dürfen nicht überschritten werden. Es kann keine selbstverständlichen Erwartungen geben und erst recht keine Forderungen. Das gilt für beide Seiten.

Alle genannten wichtigen Elemente beziehen sich nicht nur auf unseren Kontakt mit der Alltagspersönlichkeit, sondern mit einer meist großen Gruppe von Persönlichkeiten. Die meisten bleiben uns lange unbekannt, manche lernen wir nie kennen. Mit einigen Persönlichkeiten können wir einen guten therapeutischen Kontakt aufbauen und eine ausreichende wechselseitige Sympathie ist möglich. Dies kann man jedoch nicht bei jeder anderen Persönlichkeit voraussetzen. Neben den Erfahrungen, die die Betroffene und damit jede einzelne Persönlichkeit gelernt haben, keinem anderen Menschen zu vertrauen und lieber auf Distanz zu bleiben, gibt es Persönlichkeiten, die uns eben nicht unbedingt mögen, so wie wir sind. Umgekehrt kann das ebenso eintreten, dass uns manche Persönlichkeiten einfach nicht sympathisch sind. Wichtig ist nach meiner Erfahrung, dass auch mit solchen Persönlichkeiten ausreichend gut zusammengearbeitet werden kann, damit eine Traumatherapie und ein Ausstieg gelingen können.

In der meist großen inneren Gruppe von Persönlichkeiten wird nach meiner Erfahrung untereinander ausgehandelt, wer sich in der Therapie mit der Therapeut_in auseinandersetzt und wer dies nicht will und definitiv ablehnt. Wichtig scheint mir dann zu sein, dass Lösungen im Innensystem der Persönlichkeiten entwickelt werden können, mit deren Hilfe die anstehenden wichtigen Themen auch ohne den direkten Kontakt von Persönlichkeiten bearbeitet werden können, die sich nicht beteiligen wollen. Manchmal haben solche Persönlichkeiten eine derart wichtige Funktion für die Traumatherapie und für den Ausstieg, dass eine ausreichend gute Kooperation auch mit ihnen doch zuerst erarbeitet werden muss.

Fast alle Persönlichkeiten können in den therapeutischen Kontakt gehen und uns kennenlernen, wenn sie es wollen. Wenn sie keinen direkten Kontakt mit uns wünschen, können sie uns dennoch über die Augen der Betroffenen beobachten. Wir jedoch können unbekannte Persönlichkeiten nicht einfach in den Kontakt bitten oder ins Innensystem schauen, wen es dort an unbekannten Persönlichkeiten noch gibt. Wir müssen lange oder dauerhaft mit dem uns Unbekannten leben und dennoch mit der Betroffenen gut arbeiten können. Auch wir müssen also zu einem gewissen Maß einer Betroffenen vertrauen können, dass sie ausreichend gut mit uns zusammenzuarbeiten und uns nicht schaden will, sondern bemüht ist, uns nicht zu gefährden, uns nicht zu überfordern oder zu überlasten.

Täterloyalen Persönlichkeiten ist es seitens der Täter absolut verboten, mit anderen Menschen in Kontakt zu gehen – außer mit den Tätern selbst. Über längere Phasen wird den Tätern alles zurückgemeldet, was in der Therapie geschieht. Innere Informant_innen wurden dazu ausgebildet, alles zu beobachten und im Detail an die Täter zu berichten. Dies macht es für die täterloyalen Persönlichkeiten selbst bei einer Bereitschaft zur Kooperation schwer, im direkten Kontakt in der Therapie mitzuarbeiten. Wenn sie mit der Zeit doch bereit sind, einen Ausstieg zu unterstützen und selbst daran mitzuarbeiten, können sie Scham- und Schuldgefühle der Therapeut_in gegenüber haben. Dies gegebenenfalls sorgsam anzusprechen und als Teil des Veränderungsprozesses im Innensystem der Persönlichkeiten anzusehen und anzuerkennen, kann ein wichtiges Thema sein, um diesen Persönlichkeiten die Mitarbeit zu erleichtern.

Allmählich wird es bei einem guten Ausstiegsbestreben einer Betroffenen langsam möglich, dass innere Informant_innen den Tätern nicht mehr alle Inhalte aus der Therapie berichten. Man muss aber lange Zeit davon ausgehen, dass einige Inhalte jahrelang an die Täter weitergegeben werden, zum Ende eines Ausstiegs hin noch von „Reservepersönlichkeiten", die aktiv werden, wenn die meisten anderen Persönlichkeiten sich von den Tätern abgrenzen und abwenden.

Wenn eine ausreichende Vertrauensbeziehung entstanden ist und die Betroffene uns von ihren Belastungen berichtet, damit wir sie traumatherapeutisch bearbeiten können, werden wir Zeug_innen einer grausamen Realität in unserer Gesellschaft. Wir teilen brutale und existenzbedrohende Erlebnisse mit der Betroffenen. Sie benötigt für eine solche Bearbeitung Verständnis, Empathie und Mitgefühl von uns. Wir teilen parallel dazu aber auch eindrucksvolle Lern- und Veränderungsprozesse mit einer Betroffenen. Manchmal gibt es wunderbare Situationen, in denen das existentielle Ausmaß der Erfahrungen Betroffener auch in strahlender Form spürbar wird. Spirituelle Dimensionen werden auch für uns erlebbar und manchmal sichtbar, die wohl nur in Situationen entstehen können, in denen die menschliche Existenz auf der Kippe steht. Nahtoderfahrungen beinhalten nicht nur die Angst vor dem Tod, sondern auch das helle Licht und die Ewigkeit nach dem Tod. Diese Begriffe sind die meinen, andere Therapeut_innen mögen das anders bezeichnen oder bewerten.

Über das Teilen existenzieller Erfahrungen in ihren grausamen, aber auch in ihren schönen Seiten entsteht eine menschliche Nähe, die in sonstigen therapeutischen Beziehungen nicht unbedingt in diesem Maße entstehen kann und auch nicht entstehen muss. Diese vorübergehende intensive menschliche Nähe in Traumabearbeitungen wirkt sich auf die therapeutische Beziehung aus. Sie kann erneut massive Ängste bei der Betroffenen vor Nähe und Enttäuschung auslösen, die wiederum besprochen werden müssen. Eine Distanz mag für eine gewisse Zeit wieder erforderlich werden, damit die Betroffene sich selbst ausreichend beruhigen und ausbalancieren kann. Bei einer nächsten harten Traumabearbeitung ist eine ausreichende menschliche Nähe dann doch wieder notwendig. Die Balance zwischen Nähe und Distanz ist für die Betroffene eine enorme Herausforderung und schwer aufzubauen, da sie dazu über keinerlei Lebenserfahrung verfügt. Wir müssen sie auch darin gut begleiten und unterstützen und mit darauf achten, dass sie damit umgehen lernen kann. Und für uns selbst müssen wir auch gut sorgen: die Anpassung an die für eine Betroffene notwendige Nähe und Distanz muss auch für uns selbst in allen erforderlichen Variationsbreiten möglich und umsetzbar sein. Dieses Thema sollte nach meiner Erfahrung in Therapien immer präsent sein und wiederkehrend sorgsam besprochen werden.

Ähnlich verhält es sich aus meiner Sicht mit der Gestaltung der Therapie Inhalte. Die Betroffene muss selbst jederzeit entscheiden dürfen, woran sie arbeiten möchte und was ihr gerade möglich ist. Wir dürfen die Betroffene nicht zu Inhalten zwingen oder überreden, die sie sich nicht zutraut. Sie muss immer diejenige sein, die sich für etwas entscheidet, statt dass sie Inhalte ablehnt. Wenn sie Inhalte gezielt ablehnt oder indirekt vermeidet, sollte dies besprechbar sein. Betroffene können in einer guten Kooperation in der Therapie in der Regel begründen oder zumindest ein deutliches eigenes Gefühl benennen, dass oder auch warum ein Inhalt gerade nicht umsetzbar ist. Die Betroffene muss sich aktiv an der Gestaltung der Therapie und an deren Inhalten beteiligen. Parallel dazu müssen wir auch unsere eigenen Eindrücke, Ideen und Vorschläge vorbringen dürfen, die besprochen und bearbeitet werden könnten. Ein Therapieprozess kann sich wunderbar aus einem gemeinsamen Erarbeiten der Schritte in der Therapie entwickeln, wenn dies von beiden Seiten respektiert und wertgeschätzt werden kann.

Es kann aber auch sein, dass sich kein einvernehmlicher gemeinsamer Therapieprozess entwickeln lässt. Aus meiner Sicht sollten dann die therapeutische Beziehung, die menschliche Passigkeit sowie das methodische Therapieangebot als wesentliche Grundlage der gemeinsamen Arbeit geprüft werden. Die Probleme und Unstimmigkeiten sollten angesprochen werden. Wenn sich keine gemeinsame Lösung und kein einvernehmliches Arbeiten entwickeln lassen, können wir meiner Meinung nach diese Therapie nicht umsetzen. Es macht nach meiner Erfahrung keinerlei Sinn, von der einen oder der anderen Seite darauf zu bestehen, dass weiter gearbeitet werden soll. Einer von vielen möglichen Gründen könnte darin zu finden sein, dass Persönlichkeiten darauf konditioniert wurden, jegliche Hilfe zu sabotieren, um den Tätern die lebenslange Abhängigkeit des betreffenden Menschen zu gewährleisten. Wenn es in einem solchen Fall möglicherweise gelingt, mit diesen Persönlichkeiten in Kontakt zu kommen, direkt oder über andere Persönlichkeiten, können sie ihre Aufgabe selbst reflektieren und möglicherweise zu einer anderen Entscheidung kommen, als die konditionierte Funktion weiter einzunehmen. Wenn dies nicht gelingt, sollte in Erwägung gezogen werden, dass eine weitere Zusammenarbeit schwierig bis unmöglich sein kann.

Manchmal versuchen Betroffene, uns zu überreden, die Therapie fortzusetzen, auch wenn es nicht gut passt. Sicherlich haben sie Recht, dass es sehr schwierig bis unmöglich ist, überhaupt eine Traumatherapie mit Ausstiegsbegleitung zu finden. Das kann aus meiner Sicht aber kein Grund sein, eine Therapie weiterzuführen, wenn die Zusammenarbeit nicht gut bis gar nicht funktioniert. Ohne eine gute Therapiebeziehung, die auf den genannten verschiedenen Aspekten basiert, kann meiner Meinung nach nicht all das sinnvoll und Erfolg versprechend bearbeitet werden, was für eine harte Traumatherapie und für eine Ausstiegsbegleitung notwendig ist.

Manchmal merken Betroffene, dass ein Ausstiegswunsch mit den damit verbundenen extremen Belastungen für sie nicht umsetzbar ist. Manche möchten dann dennoch gern weiter in die Therapie kommen, weil der menschliche Kontakt, die Gespräche und einige Methoden stabilisierend auf sie wirken und ihnen gut tun. Das mag für uns auch einen Therapieauftrag darstellen. Ich persönlich kann manchen Betroffenen ein solches Angebot tatsächlich machen, anderen aber nicht. Mit der Entscheidung einer Weiterarbeit unter diesen Bedingungen ist für mich das ständig präsente Bewusstsein verbunden, dass ich einen Menschen wahrscheinlich indirekt damit unterstütze, den Zielen der Täter weiter zu dienen.

Mir ist durchgehend bewusst, dass die Betroffene weiter aktiv am Täterleben teilnimmt. Parallel dazu helfe ich allerdings einem Menschen, ein Leben besser ertragen zu können, das er sich selbst nicht ausgesucht hat. Ich sehe für mich keinerlei Recht, zu beurteilen, ob ein Ausstieg für eine Betroffene möglich und umsetzbar ist oder nicht. Ich behalte mir selbst aber auch vor, in jedem einzelnen Fall für mich persönlich zu entscheiden, ob ich eine solche Unterstützung bei fehlendem Ziel eines Ausstiegs selbst menschlich mit tragen möchte und kann.

Ein wesentliches Element, das wir aus meiner Sicht in die therapeutische Beziehung einbringen müssen, ist das Prinzip der Hoffnung. Ohne Hoffnung ist ein Ausstieg nicht umsetzbar. Die Betroffenen benötigen immer wieder Ermutigung, Zuspruch und Hoffnung, was ihnen über die massiven Belastungen eines Ausstiegs schwer fällt bis verloren geht. Wir müssen uns parallel dazu aber auch vorsehen, keine falschen Hoffnungen zu wecken. Wenn ein Innensystem nur zu einem kleinen Prozentsatz aussteigen will, macht Hoffnung auf ein Gelingen eines Ausstiegs nach meiner Erfahrung keinen Sinn und ist ethisch nicht vertretbar.

6.2 Sicherheit und Datenschutz

Grundsätzlich enthält ein therapeutisches Setting gute Sicherheitsmechanismen für eine Betroffene. Wir stehen unter Schweigepflicht und dürfen mit Niemandem über die Betroffene sprechen, nicht einmal benennen, dass sie eine Therapie bei uns wahrnimmt. Parallel dazu müssen wir uns über derart belastende Therapien mit Kolleg_innen austauschen. Diese Notwendigkeit sollte der Betroffenen mitsamt den üblichen Regularien für Supervision und Intervision mitgeteilt werden.

Zu einem Einhalten der Schweigepflicht gehört auch eine konsequente Sicherung aller Unterlagen. Diese Selbstverständlichkeit sei dennoch erwähnt, weil es im Alltag einer psychotherapeutischen Praxis doch ungewollt kleine Lücken geben mag. Ein Papier kann versehentlich kurze Zeit auf dem Schreibtisch liegen bleiben, der Aktenschrank vorübergehend offen bleiben, während weitere Klienten in der Praxis sein können usw. Solche kleinen Lücken bedeuten ein Risiko für die Sicherheit der Daten der

Betroffenen und manchmal auch für ihre persönliche Sicherheit. Dazu muss nicht einmal eine andere Klient_in etwas stehlen und an die Täter weitergeben. Persönlichkeiten einer Betroffenen selbst können bei einem kurzen Toilettengang eine Gelegenheit dazu finden, Unterlagen einzusehen oder mitgehen zu lassen, die sie unter dem Druck der Täter an diese weiterreichen.

Wenn wir uns grundsätzlich an sämtliche übliche Regularien halten, sind solche Gelegenheiten konsequent ausgeschlossen. Dies entspannt nicht nur uns, sondern auch die Betroffenen, wenn sie von uns gezielt die Information erhalten haben, dass an unsere Unterlagen ohnehin nicht zu gelangen ist. Diese Rückmeldung können sie auch an die Täter geben, wenn diese sie unter Druck setzen. In der Folge lohnt es sich für die Täter nicht, die Betroffene bezüglich eines Diebstahls von Unterlagen weiter unter Druck zu setzen.

6.3 Anfängliche Kontaktformen

Der therapeutische Kontakt findet anfangs in der Regel mit einer Alltagspersönlichkeit statt, also einer Persönlichkeit, die auch im sonstigen Alltagsleben präsent und im Umgang mit Alltagsanforderungen und sozialen Kontakten erfahren ist. Diese Alltagspersönlichkeit berichtet beispielsweise von Beschwerden und Symptomen verschiedenster Art. Darin können sich bereits Hinweise auf Traumafolgestörungen finden, es kann sich aber zunächst auch um depressive Symptome, psychosomatische Beschwerden, Symptome einer Essstörung oder eines sonstigen Suchtverhaltens oder auch um spezifische oder diffuse Angstsymptome handeln. Dissoziatives Erleben muss von der Alltagspersönlichkeit noch nicht unbedingt wahrgenommen werden. Manchmal benennt eine Alltagspersönlichkeit aber bereits Wissen um dissoziative Symptome. Sie kann auch schon über das Vorliegen einer Dissoziativen Identitätsstörung und damit über das Vorhandensein verschiedener unabhängig voneinander agierender Persönlichkeiten informiert sein.

Entsprechend dem Wissen und Bewusstsein einer Alltagspersönlichkeit wird die Anfrage an eine Psychotherapie gestaltet sein. Für den Anfang einer Therapie gilt für Betroffene mit dem Hintergrund organisierter Ritueller Gewalt dasselbe wie für alle anderen Klient_innen: Wir gehen darauf ein, was uns geschildert wird, und machen ein adäquates therapeutisches Angebot für die geschilderten Beschwerden und Symptome. Wenn es sich dabei zunächst um die Behandlung von Symptomen einer eher komorbiden Störung wie einer Depression, Angstproblematik oder einer Essstörung handelt, können wir mit der Therapie an eben diesen geschilderten Symptomen im Zusammenhang mit den dahinterliegenden Störungen beginnen.

Wie im Kapitel 8 näher dargestellt werden wird, begegnen wir im Kontakt mit Betroffenen aus der organisierten Rituellen Gewalt unterschiedlichen Systemstrukturen, die sich auch im therapeutischen Erstkontakt mit einer Betroffenen bereits auswirken. Haben wir es mit Menschen im mittleren Alter oder mit älteren Menschen zu tun, scheint die Alltagspersönlichkeit komprimierter zu sein, über viele Kompetenzen zu verfügen und stabiler in sich selbst zu sein, als dies bei jüngeren Menschen zu sein scheint, deren Innensystem größer und weiter verzweigt ist.

Eine stabile Alltagspersönlichkeit zeigt eine höhere Belastbarkeit und kann sich selbst besser mit Inhalten auseinandersetzen als eine Alltagspersönlichkeit, die Bestandteil eines Alltagsteams ist, das sich auch in der Bewältigung des Alltags schon aus mehreren Persönlichkeiten zusammensetzt. Alltagspersönlichkeiten aus einem Alltagsteam wechseln sich im therapeutischen Kontakt oft von Anfang an ab. Diese Wechsel sind so gelernt worden, dass sie kaum bis gar nicht auffallen. Oft haben wir es nur kurzzeitig mit einer wenig oder gar nicht informierten und kaum emotional beteiligten Alltagspersönlichkeit zu tun und sind bald im Kontakt mit einer besser informierten Persönlichkeit des Alltagsteams, ohne dies direkt zu bemerken.

Bei einer besser informierten Alltagspersönlichkeit handelt es sich nach meiner Erfahrung bei jüngeren Menschen und größeren Innensystemen um „Knotenpunktpersönlichkeiten", wie ich sie nenne. Ich sehe ihre Position im strukturierten Innensystem der Persönlichkeiten an wesentlichen Verbindungspunkten zwischen verschiedenen Bereichen. Sie kennen viele andere Persönlichkeiten und können zu vielen von ihnen Kontakt aufnehmen sowie sich in weiten Bereichen des Inneren eigenständig bewegen. Knotenpunktpersönlichkeiten zeigen sich im therapeutischen Kontakt zugewandt und freundlich, empathisch, warmherzig und fürsorglich. Die Fähigkeiten eines Menschen, Kontakt zu anderen Menschen aufzunehmen und im Alltagsleben sozial funktional zu sein, sind in diesen Knotenpunktpersönlichkeiten vorhanden und gut entwickelt. Es können auch mehrere solcher Knotenpunktpersönlichkeiten am therapeutischen Kontakt beteiligt sein. Zu diesen Persönlichkeiten können wir selbst nach meiner Erfahrung einen guten Kontakt aufnehmen und mit ihnen kooperieren. Sie sind uns sympathisch, wir reagieren empathisch und mit Mitgefühl auf sie.

Parallel zu diesen beiden Persönlichkeiten sind aber auch bereits „Wächterpersönlichkeiten" im Hintergrund aktiv, die darauf achten, wie der Kontakt mit der Therapeut_in gestaltet wird. Einige dieser Wächterpersönlichkeiten sind eng mit der aktiven Knotenpunktpersönlichkeit verbunden und achten auf deren Wohl und Sicherheit. Wenn solche Wächterpersönlichkeiten in einen direkten Kontakt mit uns gehen, wirken sie weniger freundlich und empathisch, sondern eher ruppig bis vulgär. Sie sind meistens männlich und in einem jugendlichen Entwicklungsalter und ihre Sprach- und

Kontaktform hat sich vorwiegend im Alltagskontakt mit anderen Tätern entwickelt. Sie sind in der Regel nicht in Alltagssituationen präsent, in denen ein gutes Sozialverhalten erwartet wird. Sie sind stark und können jederzeit in einen direkten Kontakt mit einem anderen Menschen gehen, ihn bei Fehlverhalten oder bei von diesen Wächterpersönlichkeiten aus irgendwelchen Gründen unerwünschten Verhaltensweisen zurechtweisen bis völlig abschrecken.

Weitere Wächterpersönlichkeiten halten sich im Hintergrund auf und beobachten unerkannt von der Therapeut_in den gesamten Kontaktverlauf. Sie sind täterloyal groß geworden und lehnen Menschen aus der Alltagswelt ab, die nicht in den Täterkreis involviert sind. Sie haben kaum bis keinerlei Kontakt mit Menschen gehabt, die nicht zur Täterwelt gehören. Sie agieren nicht persönlich im therapeutischen Kontakt, sondern steuern die im äußeren Kontakt befindlichen Persönlichkeiten aus dem Inneren heraus. Sie geben ihnen Befehle, bestrafen und belasten sie mit traumatischen Erinnerungen, wenn sie nicht den Interessen der Täterwelt dienen, oder verbannen sie kurz- oder langfristig ins Innere an einen Ort, von dem sie ohne Hilfestellung nicht wieder weg gelangen können.

Nach meiner Erfahrung wird der therapeutische Kontakt außerdem von wichtigen „Programmierer_innen" beobachtet und ebenfalls kontrolliert und gesteuert. Sie sind in ihrer Funktion „Systemsteuer_innen". Sie kennen sich in verschiedenen Positionen der inneren Hierarchie der Persönlichkeiten mit der Struktur des Innensystems aus. Sie wurden von den Tätern darin ausgebildet, sich mit Systemstrukturen auszukennen, selbst bei anderen betroffenen Kindern Spaltungen durch gezielte Traumatisierungen zu vollziehen und Systemstrukturen zu entwickeln (Näheres dazu in Kapitel 8). Betroffene nennen diese Systemsteuer_innen selbst „Programmierer_innen", weil eine ihrer wesentlichen Aufgaben in der Steuerung der installierten „Programme" besteht (Näheres dazu in Kapitel 9). Auch hochrangige Programmierer_innen sind bereits indirekt am therapeutischen Kontakt beteiligt.

In unserer Funktion als Therapeut_innen sehen wir in der Regel nur eine Persönlichkeit direkt vor uns. Manchmal können wir leichte Wechsel wahrnehmen, wenn weitere Persönlichkeiten eines Alltagsteams über die Augen der Betroffenen durch eine andere Blickweise erkennbar werden. Grundsätzlich wissen wir aber nicht, welche Persönlichkeiten bereits am Kontakt mit uns indirekt beteiligt sind, was sie denken und in welcher Weise sie indirekt Einfluss auf das Gespräch nehmen. Das Alltagsteam selbst ist ebenso wenig über die Anwesenheit und Einflussnahme von Persönlichkeiten informiert, die tiefer im Innensystem existieren und von den „vorderen Persönlichkeiten" durch dissoziative Spalte getrennt sind. Die weiter hinten befindlichen Persönlichkeiten wie die Programmierer_innen können auf die vorderen Persönlichkeiten blicken und ihr Denken und Handeln beeinflussen, umgekehrt ist dies aber zunächst nicht möglich.

Wenn weiter vorn im Innensystem befindliche Persönlichkeiten – und dazu gehören auch eine Alltagspersönlichkeit oder ein Alltagsteam – versuchen, Kontakt zu weiter im Inneren befindlichen Persönlichkeiten aufzunehmen, wird sofort das Trauma aktiviert, mit dem sie von ihnen getrennt sind. Sie müssten sich – bildlich gesehen – umdrehen, nach innen blicken, um weiter hinten befindliche Persönlichkeiten wahrnehmen zu können. Darüber geraten sie sofort in einen Flashback zu einer traumatischen Situation. Wenn vordere Persönlichkeiten dem standhalten und das aktivierte Trauma aushalten, verlieren sie den Kontakt nach außen und im Fall einer Therapiestunde den Kontakt zur Therapeut_in. Entsprechend vermeiden Alltagspersönlichkeiten den Blick nach innen, weil sie im Alltagskontakt funktional und orientiert bleiben wollen. Zum einen habe sie das unter schweren Bestrafungen der Täter an sich und anderen Menschen lernen müssen und haben Angst vor den Konsequenzen einer solchen Dysfunktionalität. Zum anderen wissen sie nicht, wer die Kontrolle über die Therapiesituation übernehmen wird, wenn sie selbst nicht mehr präsent sind. Auch dies vermeiden sie lieber.

Sollte ein solcher spontaner Flashback im anfänglichen therapeutischen Kontakt dennoch auftreten, können wir direkt hilfreich sein, den Kontakt nach außen durch Worte und gegebenenfalls auch durch weitere Maßnahmen (siehe Kapitel 10 und 13) stärken und die Persönlichkeit wieder in der aktuellen Situation orientieren. Außerdem können wir spontan eine Traumabearbeitung umsetzen und eine Persönlichkeit aus dem erlebten Trauma herausholen, wenn uns dies erlaubt wird. Über eine Traumabearbeitung kann diese Persönlichkeit die Erfahrung machen, dass therapeutische Hilfe von außen bei aktivierten Flashbacks möglich ist und wie sie wirkt.

In der Regel reagieren die meisten Systeme von Persönlichkeiten aber entsprechend dem Wunsch der Täter nach einer guten Alltagsfunktionalität, so dass Traumabearbeitungen von Betroffenen über lange Zeit oder langfristig ganz vermieden werden. Nach meiner Erfahrung möchten fast alle Betroffenen vor einer traumatherapeutischen Bearbeitung genaue Informationen zu einem möglichen Vorgehen erhalten und tun sich eher schwer, die Kontrolle über die gelernten Abläufe auch nur vorübergehend abzugeben, um mit der Therapeut_in am aktivierten Trauma zu arbeiten.

6.4 Entwicklung und Veränderung des therapeutischen Kontakts

Indem von Anfang an mehrere Persönlichkeiten des Innensystems mindestens indirekt am therapeutischen Kontakt beteiligt sind, kann allmählich mehr Kontakt der Alltagspersönlichkeit oder des Alltagsteams zu weiteren Persönlichkeiten im Inneren aufgenommen werden. Dies bedeutet oft, wie oben beschrieben, dass vordere Persönlichkeiten nach innen blicken und sich mit dem Trauma auseinandersetzen müssen, das sie von weiteren Persönlichkeiten trennt. Über gut vorbereitete und konsequente Traumabearbeitungen werden dissoziative Spalte im Inneren überbrückt und neue Verbindungen können entstehen. Zunehmend mehr Persönlichkeiten können über die Alltagspersönlichkeit oder das Alltagsteam hinaus selbst an der Therapie teilnehmen und direkt in einen Kontakt mit der Therapeut_in gehen. Auch sie können Traumata bearbeiten und sich wiederum Persönlichkeiten zuwenden, von denen sie bislang durch diese Traumata getrennt waren. Auf diese Weise entsteht ein innerer Schneeballeffekt in eine konstruktive und heilsame Richtung.

Das Vertrauen in die therapeutische Situation und in die therapeutische Beziehung wächst allmählich und Hilfe kann besser angenommen werden. Oft beteiligen sich nach meiner Erfahrung zunächst vor allem Knotenpunktpersönlichkeiten direkt an der Therapie. Je mehr Knotenpunktpersönlichkeiten nicht nur nach außen mit der Therapeut_in, sondern auch im Inneren miteinander Kontakt aufnehmen können, desto weiter öffnet sich das Innensystem.

Manche Betroffene bleiben allerdings dauerhaft ausschließlich über die Alltagspersönlichkeit beziehungsweise über das Alltagsteam im Kontakt mit der Therapeut_in. Weitere Persönlichkeiten zeigen sich nicht direkt. Bei einer stabilen und einzelnen Alltagspersönlichkeit scheint mir diese Vorgehensweise einer Betroffenen durchaus günstig zu sein. Die Alltagspersönlichkeit wendet sich im Therapieprozess selbst allmählich immer mehr den innen befindlichen Persönlichkeiten zu, erlebt das trennende Trauma bewusst und trägt es gemeinsam mit den anderen. Darüber wird jede innere Persönlichkeit emotional, kognitiv und auch körperlich spürbar entlastet. Sie muss das Trauma nicht mehr allein aushalten, sondern kann es mit der Alltagspersönlichkeit teilen und sich ihr und über sie auch der Therapeut_in mitteilen. Wenn eine stabile Alltagspersönlichkeit dies konsequent umsetzen kann, erweitert sie langsam ihr autobiografisches Gedächtnis um sämtliche traumatische Erlebnisse, die bis dahin ausschließlich im Traumagedächtnis gespeichert waren. Diese Vorgehensweise scheint mir eine vollständige Integration aller Persönlichkeiten zu einer Gesamtpersönlichkeit am Ende sämtlicher Traumabearbeitungen am ehesten zu ermöglichen.

Ist die Alltagspersönlichkeit oder das Alltagsteam aber nicht ausreichend stabil, scheint es mir schwierig bis unmöglich zu sein, über ein solches Vorgehen einen ausreichenden Kontakt zu allen Persönlichkeiten des Innensystems herzustellen. Wenn eine Betroffene bei diesem Vorgehen bleibt und erkennbar wird, dass sie darüber eher vermeidet, sich dem Trauma weiterer Persönlichkeiten gezielt zuzuwenden, halte ich Zweifel am Erfolg einer solcherart gestalteten therapeutischen Vorgehensweise für angebracht. Manchmal ist es in solchen Fällen möglich, die Gründe für dieses Festhalten an einer ausschließlichen Präsens einer Alltagspersönlichkeit oder eines Alltagsteams im therapeutischen Kontakt zu erfassen und zu besprechen.

Ein Grund kann darin bestehen, dass weiter hinten im Innensystem befindliche Persönlichkeiten nicht mitarbeiten wollen und dies auch perspektivisch nicht zu tun gedenken. Wenn sie sich weigern, an einem Ausstieg und an einer konsequenten Traumabearbeitung mitzuwirken, haben vordere Persönlichkeiten nach meiner Erfahrung keine Chance, diese Ziele zu erreichen. Je eher eine solche innere Konstellation deutlich werden kann, desto früher kann Abstand von einem unerreichbaren Wunsch und Ziel genommen und eine destruktive Entwicklung gestoppt und verhindert werden. In einem solchen Fall sollte vorsichtig erarbeitet werden, welche anderen therapeutischen Methoden, beispielsweise zur Stabilisierung, und welche alternativen Angebote im Gesundheits- und Sozialsystem sinnvoll wären und angefragt werden können.

In manchen Fällen scheint es umgekehrt zu sein: hintere Persönlichkeiten möchten aus dem Täterkreis aussteigen und sind zur Mitarbeit in der Therapie bereit. Leider sind dann die vorderen Persönlichkeiten nicht bereit, die erforderliche Traumabearbeitung zum Überbrücken der dissoziativen Spalte umzusetzen, und bleiben in der Vermeidung verhaftet. Hintere Persönlichkeiten verfügen nicht über ausreichende Kompetenzen, um den Alltag zu bewältigen und zu gestalten, und sind dafür auf vordere Persönlichkeiten angewiesen. Auch diese Variante kann vorsichtig besprochen und alternative Hilfsangebote können erwogen werden.

In den meisten Fällen, vor allem bei jüngeren Betroffenen mit großen Innensystemen, erlebe ich jedoch verschiedene Wechsel zwischen den jeweils in der Therapie arbeitenden Persönlichkeiten. Oft wird versucht, die Alltagspersönlichkeit oder die Persönlichkeiten des Alltagsteams an Inhalten und Traumabearbeitungen indirekt teilhaben zu lassen, die von anderen Persönlichkeiten in den direkten therapeutischen Kontakt gebracht werden. Dies kann über eine Art „Co-Präsens" der Alltagspersönlichkeit/en geschehen, die die Therapiesituation beobachten und je nach Belastbarkeit auch die Kognitionen, Emotionen und das körperliche Erleben der dann vorderen Persönlichkeit anteilig miterleben können. Diese Vorgehensweise wird von innen bestimmt und gesteuert und ermöglicht ein schonenderes Miterleben der Traumata anderer Persönlichkeiten für die Alltagspersönlichkeit/en. Manchmal sind sie nur für Zeitintervalle einer Therapiestunde co-präsent und benötigen nach einer Traumabearbeitung einer anderen Persönlichkeit die Informationen zum gesamten Verlauf der Therapiestunde im Nachhinein, was ebenfalls schonender für sie selbst wirkt. Bereits bearbeitete Traumainhalte wirken nicht mehr derart überflutend wie direkt aktivierte Flashbacks und können in der bereits überarbeiteten Form an Alltagspersönlichkeit/en weitergegeben werden. Diese Informationen über amnestische Zeitintervalle einer Therapiestunde können von inneren Persönlichkeiten, aber auch von der Therapeut_in an die Alltagspersönlichkeit/en gegeben werden.

Ich persönlich bevorzuge es, wenn die Informationen aus dem Innensystem selbst gegeben werden. Darüber werden innere Verbindungen weiter gestärkt und eine Betroffene erlebt viel Eigenkompetenz und fühlt sich weniger auf die Therapeut_in angewiesen.

Manchmal entscheiden hintere Persönlichkeiten, einige Alltagspersönlichkeiten für eine längere Zeit aus dem Alltag und damit auch aus der Therapiesituation herauszuhalten, um sie nicht zu überlasten und zu überfordern. Andere Persönlichkeiten übernehmen dann die Anforderungen und die Gestaltung des Alltags und damit auch der Therapie. Manchmal müssen solche Persönlichkeiten verschiedenste Anforderungen des Alltags erst erlernen, weil sie bisher nie damit konfrontiert waren. Diese Schutzhaltung überforderten Alltagspersönlichkeiten gegenüber kann der Therapeut_in entsprechend zurückgemeldet und erklärt werden. Diese vorübergehend nicht mehr beteiligten Alltagspersönlichkeiten dürfen aber nicht in Vergessenheit geraten und müssen zu einem späteren und geeigneten Zeitpunkt wieder in die Therapie einbezogen und über die zwischenzeitlichen Veränderungen informiert werden.

7. Mind Control (Fliß, Schramm)

Einleitung (Prins)

In diesem Kapitel wird auf eindringliche Weise beschrieben, welche Strategien in der Welt der organisierten Rituellen Gewalt angewendet werden, um Kinder und Erwachsene, die darin leben, völlig zu unterwerfen und in diesem totalitären Regime gefangen zu halten. Gleichzeitig finden sich auch Momente von Hoffnung in diesem Text, die doch immer wieder deutlich machen, dass Funken von Authentizität und ein Blick auf ein anderes, besseres Leben bei den Betroffenen bewahrt wurden. Claudia Fliß empfiehlt, mit dem Lesen aufzuhören, wenn es spürbar wird, dass es zu belastend wird.

Die folgende Übung kann hilfreich sein, bevor Sie zu einer anderen Aktivität übergehen. Sie beinhaltet, (wieder) mit etwas abzuschließen, was nicht zu Ihnen gehört, und wieder einen Kontakt zur eigenen Energie herzustellen. Sie entstammt dem Buch „Energy Medicine, Balancing your Body's Energy for Optimal Health, Joy and Vitality" (Niederländische Übersetzung: Werken met energetische geneeskunde), geschrieben von Donna Eden und David Feinstein (2012), heißt *Reissverschluss zumachen* und ist eine verkürzte und angepasste Version.

Machen Sie diese Übung am besten in stehender Haltung:

Atmen Sie ganz tief und regelmäßig ein und aus.

Lockern Sie Ihre Knie, indem Sie Ihre Beine etwas bewegen.

Klopfen Sie mit beiden Mittelfingern einige Male auf die Punkte direkt unter dem Knubbel Ihres Schlüsselbeins (dort fühlen Sie eine Art kleine Kuhle, in die Ihre Fingerspitze hineinpasst).

Spüren Sie wieder Ihre Atmung und atmen Sie regelmäßig weiter.

Wiederholen Sie drei Male die folgende Bewegung: Bewegen Sie beide Hände parallel zueinander, beginnend am Schambein, langsam und aufmerksam an der Mitte Ihres Körpers gerade aufwärts hin zu Ihrer Unterlippe.

Lassen Sie los und strecken Sie dann Ihre Arme aufrecht hoch nach oben und in die Luft hinein.

Bewegen Sie Ihre Arme in einem Kreis um Ihren Körper herum; ich selbst finde es angenehm, dann noch eben kurz meine Hände auszuschütteln.

7.1 Methoden der Mind Control und ihre systematische Umsetzung (Fliß)

Dieses Kapitel enthält harte Inhalte und wird schwer zu lesen und zu ertragen sein. Soweit es mir möglich ist, verzichte ich auf Brutalitäten und erschreckende Details. Dies ist aber nicht durchgängig möglich, da Vieles im Umgang der Täter mit den Kindern nur über Beispiele vorstellbar werden kann. Ohne darüber gehört oder gelesen zu haben, was Mind Control bedeutet und beinhaltet, können wir uns nicht vorstellen, was Kindern in der organisierten Rituellen Gewalt angetan wird. Daher verwende ich an einigen Stellen Beispiele, um das eiskalte und konsequente und bewusst lebenslang schädigende Verhalten der Täter den Kindern gegenüber erkennbar und nachvollziehbar werden zu lassen. Halten Sie bitte inne, machen eine Pause vom Lesen oder überschlagen Themen, die Ihnen (noch) nicht erträglich zu sein scheinen. Vielleicht ist dies zu einem anderen Zeitpunkt eher möglich und verkraftbar.

Miller (2014) zitiert eine Definition von Mind Control aus dem Internet auf Wikipedia: Mind Control beinhalte „ein breites Spektrum von psychologischen Strategien, mit denen sich die Kontrolle eines Individuums über sein Denken und Verhalten, seine Gefühle oder Entscheidungen untergraben lässt… Das Ziel ist, die besagten Individuen dazu zu bringen, Handlungen durchzuführen, die gewöhnlich der menschlichen Natur widerstreben. Ein solches Training beinhaltet körperliche, sexuelle und emotionale Folter, die Anwendung von Drogen und in manchen Fällen den Gebrauch von Technologien, die die Hirnfunktionen unmittelbar beeinträchtigen." (S. 25).

Miller zitiert weiterhin Jeannie Riseman, die darauf hinweist, „dass Konditionierung die Art und Weise ist, wie wir unseren Kindern die Kultur übermitteln, nämlich durch Wiederholung und Verstärkung. Manche Konditionierungen sind gut, andere, wie beispielsweise die Konditionierung auf rassistische Vorurteile, sind schädlich. Die Anwendung von Zwang und Gewalt erzwingt, dass das Kind in einen Überlebensmodus wechseln muss, der mit einem veränderten Bewusstseinszustand verbunden ist." (S. 25)

Dies bedeutet für ein Kind, das in der organisierten Rituellen Gewalt aufwachsen muss, dass es mit brutalen Mitteln traumatisiert und gezielt gespalten wird und jede neu entstehende Persönlichkeit unter der absoluten Kontrolle der Täter leben muss. Jede Persönlichkeit wird von den Tätern den beschriebenen Methoden der Mind Control ausgesetzt, so dass ihr gesamtes Denken, Fühlen und Handeln dadurch geprägt ist.

7.1.1 Absolute Kontrolle, Grundbedürfnisse und Bindung

Kinder werden nicht als Opfer und Täter geboren und möchten grundsätzlich ein gutes Leben haben können und ein selbstbestimmtes Leben führen. Kinder werden nicht mit Wünschen nach extremer Gewalt, nicht mit Sadismus, Gier, Machtrausch oder sexuellen Perversionen geboren. Menschen haben positive und negative Eigenschaften in unterschiedlicher Konstellation. Sie werden mit verschiedenen Temperamenten geboren (Oerter 2002). „Unter Temperament versteht man konstitutionell verankerte Wurzeln von emotionalen, motorischen und aufmerksamkeitsbezogenen Reaktionen und der Selbstregulierung." (Rothbart & Bates 1998). Thomas und Chess definierten drei wesentliche Faktoren des Temperaments: positiver Affekt und Annäherung, negativer Affekt und aktive Bemühung um Kontrolle. Oerter ergänzt mit Bezug auf Rothbart und Bates als weiteren Faktor die soziale Orientierung: „Positiver Affekt und Annäherung versus Scheu und Gehemmtheit treten bereits mit zwei bis drei Monaten auf." (Oerter 2002, S. 210)

Kinder mit einem positiven Affekt gehen zugewandt, freundlich und interessiert auf die Welt zu, Kinder mit einem negativen Affekt verhalten sich eher zurückgezogen. Das Temperament sucht sich ein Kind selbst nicht aus. Kindern mit einem positiven Affekt fällt es leichter, gut mit sich selbst und mit anderen Menschen umzugehen. Sie verhalten sich aus eigener Initiative aktiv. Kinder mit einem negativen Affekt benötigen mehr Unterstützung von ihren Bezugspersonen, um aktiv und positiv ihr Leben anzugehen und zu gestalten. Von den Bezugspersonen und ihrem Umgang mit ihren Kindern hängt es ab, wie Kinder mit ihren verschiedenen und typisch menschlichen Eigenschaften und Impulsen umgehen lernen. Sozialverhalten wird geprägt, Impulse müssen reguliert, Emotionen wahrgenommen und adäquat ausgedrückt werden, ein guter Umgang mit Wut und Aggression muss gelernt werden. Zu diesen wesentlichen Lernprozessen haben Kinder, die in der organisierten Rituellen Gewalt aufwachsen müssen, keine zuverlässige Gelegenheit. Einigen Persönlichkeiten, die im Alltagsleben sozial funktional und leistungsfähig sein sollen, wird dies begrenzt zugestanden, aber nie zuverlässig oder berechenbar. Alle weiteren Persönlichkeiten wachsen in jeglicher Hinsicht vernachlässigt, körperlich und sexuell gequält und menschenunwürdig auf.

Für eine Therapie und auch für jegliche andere Unterstützung von Helfer_innen finde ich persönlich wichtig, hinter jeder Persönlichkeit, mag sie noch so unangenehm auftreten und im eigentlichen Menschsein erschreckend verformt sein, immer auch das kleine Kind zu sehen, das auch diese Persönlichkeit einmal war, bevor die Täter sie gezielt zu dem gemacht haben, wie sie nun erscheint, wie sie auftritt und sich verhält. Auch sie hat sich diese brutale Verformung und ihre Rolle und Aufgaben nicht selbst ausgesucht, sondern wurde von klein an gezielt dazu gemacht, was sie jetzt ist. Solche Persönlichkeiten tun sich in der Regel selbst schwer, ihr Sosein zu hinterfragen und in Frage zu stellen, weil sie sich dann ihre von den Tätern gemachte katastrophale Existenzform ansehen müssen. Manche Persönlichkeiten gehen dieses Wagnis ein und suchen nach ihrem menschlichen Kern. Dies bedeutet enorme körperliche, emotionale, kognitive und spirituelle Qualen, weil sie sich ansehen müssen, wie sie gezielt und brutal zu dem gemacht wurden, als das sie sich immer wahrgenommen und bewertet haben. Manche dieser Persönlichkeiten vermeiden dies – verständlicherweise. Dies bedeutet aber nach meiner Erfahrung, dass bei einer dauerhaften Vermeidung dieser Hintergründe der eigenen Gefühle, der eigenen Denk- und Bewertungsmuster und des eigenen Verhaltens keine ausreichende Kommunikation und Kooperation unter allen Persönlichkeiten entstehen kann. Ein Ausstieg ohne die Mitarbeit dieser Persönlichkeiten erscheint mir nach allen bisherigen Erfahrungen unmöglich.

Neugeborene verfügen zuerst ausschließlich über eine kinästhetische Wahrnehmungsfähigkeit. Die Wahrnehmung über die Sinnesorgane ist noch nicht ausdifferenziert. Neugeborene reagieren aber sofort auf grelles Licht und extrem laute und durchdringende Geräusche. Sie können schmecken und reagieren zugewandt oder aversiv auf das, was sie in den Mund bekommen. Neugeborene nehmen den Körperkontakt mit den Bezugspersonen wahr, deren körperliche Nähe und Wärme. Sie können sich noch nicht eigenständig bewegen und werden über die körperliche Versorgung und die notwendige emotionale Zuwendung von den Bezugspersonen passiv bewegt. Neugeborene und Säuglinge benötigen in den ersten Lebenswochen ausreichenden Körperkontakt, um sich geborgen und sicher zu fühlen. Sie können ihre eigenen Bedürfnisse weder gezielt wahrnehmen, noch differenzieren, noch gezielt äußern. Sie zeigen über Weinen und Schreien, dass ein Bedürfnis vorliegt, und sind darauf angewiesen, dass die Bezugspersonen ihre Bedürfnisse wahrnehmen, erkennen und adäquat beantworten. Nur so können Kinder allmählich lernen, selbst ihre Bedürfnisse wahrzunehmen, zu differenzieren und deren Befriedigung bei ihren Bezugspersonen zu suchen. In einem weiteren Schritt übernehmen sie es allmählich, selbst ihre Bedürfnisse eigenständig umzusetzen, nachdem sie sie wahrgenommen und identifiziert haben.

Wird ein Neugeborenes sofort massiv traumatisiert, indem es gezielt vernachlässigt und damit in Todesangst versetzt wird, kann es sich nicht sicher in der Welt fühlen. Bei Todesangst spaltet es sofort. Es entstehen die ersten Persönlichkeiten einer dissoziativen Persönlichkeitsstruktur: eine Persönlichkeit spaltet sich von der anfänglichen Gesamtpersönlichkeit ab und schützt damit den *Kern* des Menschen. Eine dritte Persönlichkeit spaltet sich nach Berichten Betroffener auch sofort mit ab: ein *Beobachter,* der die traumatische Situation aus der Distanz wahrnimmt. Diese Distanz ermöglicht einen

Schutz vor der massiven körperlichen Wahrnehmung der Vernachlässigungssituation, vor dem unerträglichen körperlichen und emotionalen Hunger und der endlosen Einsamkeit und Grenzenlosigkeit der eigenen Existenz. Wird diese extreme Vernachlässigungssituation wiederholt, verfestigt sich die Spaltung.

Betroffene berichten, dass es in früheren Generationen bereits gezielte Traumatisierungen der Täter gegen die Föten im Mutterleib gab, die über Tritte gegen den Bauch der Mutter sowie durch schrille und laute Geräusche stattfanden. Täter hätten konstatiert, dass sie nach diesen intrauterinen Traumata beim Neugeborenen schwerer erkennen konnten, was genau sich abgespalten hatte. Daher seien die Täter dazu übergegangen, erst direkt nach der Geburt zu spalten.

Täter verhindern grundsätzlich eine sichere Bindung (Bowlby 2005) von Kindern zu ihren Bezugspersonen, und somit bleibt die Vernachlässigung mit unzureichender Befriedigung sämtlicher Grundbedürfnisse nach Atmung, Essen, Schlaf, Wärme, Geborgenheit und Sicherheit sowie sozialen Beziehungen (Maslow 1981) die gesamte Kindheit und Jugend ein grundlegender Bestandteil des Lebens betroffener Kinder. Die Grundbedürfnisse nach Wertschätzung und Selbstverwirklichung werden nach Maslow (1981) erst im Verlauf der Kindheit wesentlicher. Auch diese Bedürfnisse werden von den Tätern nicht so erfüllt, dass ein Kind sich gut entwickeln kann. Die minimale Erfüllung sämtlicher Grundbedürfnisse der Kinder wird mit Forderungen und Aufgaben der Täter verbunden, die von verschiedenen Persönlichkeiten der Kinder erfüllt werden müssen. Bedingungsloser Gehorsam wird von Anfang an verlangt und Ungehorsam oder auch nur eine verzögerte Ausführung einer Forderung wird von den Tätern mit drastischen Strafen beantwortet. Gehorcht ein Kind, hat es zumindest eine Chance, dass ein drängendes Grundbedürfnis erfüllt wird. Der Gehorsam den Tätern gegenüber beinhaltet aber keinerlei Garantien. Ob ein Bedürfnis erfüllt wird, belassen die Täter in ihrem eigenen Ermessen und reagieren unberechenbar für das Kind. Das Kind lernt von klein an, dass es besser gehorsam sein sollte, um zumindest eine Chance auf überlebensnotwendige Reaktionen der Erwachsenen zu haben.

Das bedeutet bereits für Säuglinge, dass nicht alle Persönlichkeiten zu essen und zu trinken bekommen, sondern nur einige und auch diese nicht durchgehend und nicht ohne Auflagen. Die lebensnotwendige Versorgung des Körpers mit Nahrung kann über einige wenige Persönlichkeiten erfolgen, denen dieses eher zugestanden wird. Andere Persönlichkeiten leiden in der Folge durchgehend an Hunger und Durst, auch wenn sie sich vorwiegend im Inneren aufhalten.

Eine minimale Bedürfnisbefriedigung erleben nur Persönlichkeiten, die später ein gutes Sozialverhalten lernen und vorwiegend im Alltag aktiv sein sollen. Auch diese Persönlichkeiten können sich nie auf Zusagen der Täter und positive Reaktionen auf

Gehorsam verlassen. Dasselbe Prinzip gilt für eine minimal erforderliche Bindung. Persönlichkeiten, die später im Alltag aktiv sein sollen, erleben mehr Bindung als solche, die nur für die Aufgaben in der Parallelwelt der organisierten Rituellen Gewalt abgespalten wurden. Aber auch diese Persönlichkeiten, beispielsweise die Kultpersönlichkeiten, benötigen eine minimale Bindung und eine minimale Bedürfnisbefriedigung, die ihnen aber nur im Kontakt mit überzeugten Tätern ermöglicht wird. Diese Bindung wird mit täteridentifizierten Persönlichkeiten eines Täters hergestellt und nur in diesem Kontakt erlebt.

Das Schlafverhalten wird von den Tätern kontrolliert und verhindert oder zugestanden, je nach ihren eigenen Plänen mit den Persönlichkeiten des Kindes. Kinder sollen nachts für die Täter verfügbar sein können und ohne ausreichenden Schlaf auskommen können. Manche Rituale gehen über Tage und Nächte hinweg und werden manchmal einige Tage vorher bereits vorbereitet. Menschen, die im Alltag normal funktional sein sollen, müssen parallel dazu körperlich unter Umständen eine Woche lang völlig ohne Schlaf auskommen können. Dies wird in der Regel dadurch möglich, dass verschiedene Persönlichkeiten sich in der Körperpräsens abwechseln und die körperliche Überforderung damit unter den Persönlichkeiten aufgeteilt wird. Auch wenn die einzelnen Persönlichkeiten dies nicht in jeder Konsequenz wahrnehmen können, bedeutet das doch einen grundsätzlichen Raubbau am Körper.

Eine der vielen Strafen der Täter besteht außerdem im Schlafentzug, der sich sehr destabilisierend auf das Gesamtbefinden auswirkt und in der Konsequenz zu Schlafstörungen führt. Einige Persönlichkeiten schlafen weder, wenn sie im Körper aktiv sind, noch im Inneren. Die Täter haben ihnen Aufgaben der Kontrolle in der Fortsetzung ihrer Machtfunktion über das Innensystem der Persönlichkeiten übertragen. Diese Persönlichkeiten können es nicht wagen, zu schlafen und irgendetwas zu übersehen, was im Inneren vor sich geht. Da sie nicht ständig im Körper präsent sind, können sie diesen ständigen Wachzustand unter hoher Anstrengung aushalten, sind aber chronisch übermüdet und ihnen fällt ein klares Denken oft schwer. Auch dies müssen sie dennoch leisten, wenn sie keine Strafen der Täter riskieren wollen. Der unzuverlässige und in der Regel zu wenige Schlaf hat körperliche Anspannungen zur Folge, die Betroffene kann körperlich nicht ausreichend abschalten, sich nie wirklich entspannen und zur Ruhe kommen. Die Bedrohung sowie ständige Anforderungen der Täter halten sie in einer durchgehenden Wachsamkeit und Anspannung.

Verschiedenste schwere Traumatisierungen sind mit dem Verhindern der Atmung verbunden, bereits Säuglinge werden fast erstickt und fast ertränkt. Kinder wissen nie, ob und wann sie sterben werden, weil auch die Möglichkeit der Atmung durch die Täter kontrolliert wird.

Ein Kind, das unter solchen Bedingungen sein Leben beginnen muss, kann sich nie sicher und geborgen fühlen, sondern lebt in ständiger Bedrohung und massiver körperlicher und emotionaler Anspannung. Dazu kommen massive körperliche Verletzungen, da auch das stille Ertragen von Schmerz bereits bei Säuglingen durch konsequentes Verhaltenstraining verlangt wird. Auch sexuelle Gewalt beginnt direkt, indem die Körperöffnungen gezielt geweitet und regelmäßig penetriert werden (Katz 2014). Auch Säuglinge werden regelmäßig sexuell missbraucht und an pädophile und sadistische Kunden für viel Geld verkauft. Filme mit Situationen körperlicher und sexueller Gewalt an Kindern jeden Alters werden mit hohen Preisen gehandelt. Da die Bezugspersonen in der Regel Teil der Täterwelt sind, hat das Kind keinerlei Schutz und kann all dem nicht entkommen.

Sobald das Kind sich eigenständig bewegen kann, werden auch seine Bewegungen zur Konditionierung genutzt. Es muss lernen, dass sämtliche Bewegungen von den Tätern kontrolliert werden. Versucht es, sich von einer Verletzung weg zu drehen oder mit einer Hand oder einem Fuß einen Übergriff abzuwehren, wird es bestraft. Wehrhaftigkeit und Fluchtversuche werden besonders drastisch bestraft. Einige Male werden einem Kind solche Versuche zugestanden, aber nur, um umso deutlicher zu machen, dass auch solche Bemühungen des Kindes entdeckt und bestraft werden und völlig aussichtslos sind.

Parallel dazu muss das Kind seine Bewegungsfähigkeit im Interesse der Täter nutzen. Kinder werden von klein an für Botengänge und für Tätigkeiten im Alltag genutzt, für die sie noch viel zu klein sind. Im Menschenhandel müssen sie schon früh Kunden befriedigen. Die Vorgehensweisen lernen sie von den Bezugspersonen, die dies im Alltag konsequent über sexuellen Missbrauch konditionieren. Jegliche Form von Gewalt wird täglich im Alltag angewandt. Kinder sind in Täterfamilien auch für die sexuellen Bedürfnisse der Bezugspersonen zuständig. In der Regel haben die Bezugspersonen infolge der generationenübergreifenden Weitergabe der Mind Control selbst eine dissoziative Persönlichkeitsstruktur mit zahlreichen Persönlichkeiten. Auch sie wurden von ihren Eltern konditioniert. Die in allen Generationen umgesetzte Konditionierung auf verschiedenste sexuelle Reaktionen und Handlungsimpulse wirkt sich so aus, dass z. B. pädophile Persönlichkeiten der Eltern ihre konditionierten Bedürfnisse an Persönlichkeiten ihrer Kinder ausleben.

Die Täter trainieren und konditionieren die zu diesem Zeitpunkt noch sehr kleinen Persönlichkeiten von Anfang an in Richtung der Aufgaben, die sie ihnen zugedacht haben. Kleine Persönlichkeiten, die später in den Menschenhandel geschickt werden sollen, werden auf verschiedenste sexuelle Reaktionen konditioniert. So lernt eine kleine Persönlichkeit sexuelle Erregung nur parallel mit Schmerz kennen. Ein sexueller Reiz wird zusammen mit einem Schmerzreiz so lange und so oft an einer Persönlichkeit des Kindes umgesetzt, bis beide Reize miteinander verknüpft sind und diese Persönlichkeit bei diesem Schmerzreiz mit einer sexuellen Erregung reagiert. Eine andere kleine Persönlichkeit lernt, einen erwachsenen Penis mitsamt Ejakulation im Mund und die dabei entstehenden Erstickungsängste zu ertragen. Andere Persönlichkeiten müssen andere Kinder schon früh gezielt verletzen und sexuell missbrauchen. Wiederum andere Persönlichkeiten müssen lernen, freundlich und emotional zugewandt auf einen Kunden zuzugehen und ihm vorzuspiegeln, die sexuellen Handlungen im Rahmen einer Art Beziehung und selbst gewollt auszuführen. Manche Persönlichkeiten lernen, extremste Verletzungen im Rahmen sadistischer sexueller Rituale auszuhalten, ohne sich zu bewegen, ohne einen Laut von sich zu geben oder sich gar zu wehren.

Für sexualmagische Kultrituale des Satanismus setzen die Täter einige dieser Persönlichkeiten für ihre Handlungen ein. Angeblich soll sexuelle Erregung und die damit verbundene Energie eine spirituelle Nähe zu Satan herstellen können. In den Ritualen werden dafür Opfer und Täter benötigt. Für Kinder kann dies bedeuten, dass eine Persönlichkeit eines Kindes als Opfer ausgesucht und sexuell gequält wird, um ihm diese Energie zu entziehen. Eine Persönlichkeit eines anderen Kindes kann in der Rolle des Satans dazu eingesetzt werden, das Opferkind sexuell zu quälen. Solche Handlungen werden mit den Kindern früh und oft „geübt“, damit sie in den Ritualen reibungslos verlaufen.

Die Grenzen des Körpers werden nicht nur ständig überschritten, sondern auch über das normale menschliche Maß hinaus ausgedehnt. In den bereits genannten Beispielen wird deutlich, dass Kinder lernen müssen, unerträgliche Schmerzen zu ertragen und sämtliche menschliche Impulse dazu zu unterdrücken. Normale Reaktionen wie Schreien, Abwehr oder Flucht sind nicht möglich. Kinder müssen im Rahmen der einzig möglichen Reaktion, der Erstarrung (freeze), aushalten lernen, was ihnen zugefügt und zugemutet wird. Einige Persönlichkeiten müssen darüber hinaus lernen, über diese Reaktion hinweg zu gehen und trotz aller beschriebenen Reaktionen wieder zu funktionieren, sich zu bewegen, klar zu denken und gezielt zu handeln. Solche Persönlichkeiten werden nach Eindrücken aus der therapeutischen Arbeit von den Tätern als besonders brauchbar für die verschiedensten Funktionen, Rollen und Aufgaben und damit als wertvoll angesehen.

Persönlichkeiten, die nachhaltig versuchen, sich zu wehren und zu flüchten, werden über körperliche Folter in ihrer Bewegungsfähigkeit eingeschränkt bis völlig gelähmt. Dies können Täter durch eisige Kälte, Strom oder mittelalterliche Folterinstrumente wie die „eiserne Jungfrau“ erreichen. Persönlichkeiten, die dies erdulden müssen, werden von den Tätern in diesem Zustand durch bereits gelernte Auslösereize ins Innensystem getriggert, eine andere Persönlichkeit wird in die aktuelle Situation hinein getriggert und aus dem desolaten körperlichen Zustand befreit. Eine solche Persönlichkeit mag den Täter als Retter ansehen, der den mit dem Erscheinen im Körper spürbaren unerträglichen körperlichen Zustand beendet. Diese Bewertung der zweiten Persönlichkeit gehört ebenfalls zu Methoden der Mind Control: Sie wird über die Entstehung der Situation im Dunkeln gelassen, damit über den Kontext der Situation getäuscht und lernt eine falsche Bewertung der Situation als Rettung und des Täters als Retter. Erst, wenn diese beiden Persönlichkeiten in einen Kontakt miteinander kommen und darüber die Gesamtsituation in ihrem eigentlichen Verlauf zusammensetzen können, wird diese Täuschung erkennbar. In der Therapie kann ein erarbeiteter Kontakt zwischen diesen beiden Persönlichkeiten außerdem dazu verwendet werden, dass die zweite Persönlichkeit der gelähmten ersten Persönlichkeit gezielt dabei hilft, den ursprünglich bewegungsfähigen Zustand selbst auch wieder im Körper herzustellen (Näheres dazu erfahren Sie im Kapitel 13 zur Bedeutung körperorientierter Therapiemethoden).

Extreme Vernachlässigungs- und Gewalterfahrungen bewirken chronische körperliche Anspannungen beim Kind sowie einen negativen Zugang zum Körper. Körperwahrnehmung und -empfinden werden mit unangenehmen bis unerträglichen Zuständen verbunden. Der Körper wird in die körperlichen und sexuellen Gewalterfahrungen direkt involviert, ist der ständige Ort der Gewalt und wird von nahezu allen Persönlichkeiten abgelehnt und abgewertet. Körpergrenzen werden von Anfang an missachtet und überschritten und können nicht wahrgenommen werden. Der Körper wird zu einem späteren Zeitpunkt von vielen Persönlichkeiten als „lästiges Ding" bezeichnet, das leider notwendig ist, das aber am liebsten vernichtet werden würde, weil es nur Schmerzen und Anspannungen und problematische Reaktionen wie eine unerwünschte sexuelle Erregung zeigt. Diese gelernte Einstellung zum eigenen Körper kommt den Tätern entgegen, da Betroffene ihren Körper in der Regel schlecht versorgen, ohnehin kein gutes Verhältnis zu den Grundbedürfnissen haben und schlecht mit Essen und Trinken und Schlaf umgehen. Diese Einstellung erleichtert auch die häufigen Selbstverletzungen, die Kinder von klein an lernen müssen und die sie im Zusammenhang mit der eigenen Ablehnung des Körpers umso leichter eigenständig einsetzen, wenn sie den Körper bei Schuld- und Schamerleben stellvertretend bestrafen wollen. Selbstverletzung reduziert außerdem vorübergehend die mit der Lebensweise in der Täterwelt verbundenen chronischen körperlichen und emotionalen Anspannungen. Eine selbstbestimmte Sexualität kann sich unter diesen Voraussetzungen nicht entwickeln und Betroffene können keine zufriedenstellenden sozialen Kontakte, Beziehungen und Partnerschaften eingehen.

Zur absoluten Kontrolle der Täter über die Kinder und damit der nächsten Generation gehört auch die fast vollständige soziale Kontrolle. Kinder wachsen wie in Sekten üblich in engen sozialen Zusammenhängen auf. Täterfamilien haben soziale Kontakte miteinander, die sowohl das in unserer Gesellschaft übliche soziale Bild ausfüllen als auch weiteren Konditionierungen dienen. Kinder erleben von Freunden der Familie, von deren Erwachsenen sowie von deren Kindern dasselbe, was sie in der eigenen Familie auch erleben: die ständig Präsens von Gewalt durch andere Menschen. Täter leben nach Berichten Betroffener oft in sogenannten Enklaven. Bereiche auf dem Land und in der Stadt werden vorwiegend von Tätern bewohnt. Vergleichbar mit Sekten bestimmen sie die Struktur und die Angestellten ihrer Kindergärten und Schulen und sonstiger Arbeitsstellen. Auch dort werden Kinder konditioniert und entsprechend den Zielen der Täter weiter gefordert und gequält. Auch Kindergärten und Schulen sind in solchen Zusammenhängen Folterorte. Kinder machen überall und immer wieder dieselben Erfahrungen und halten dies für das normale Kinderleben, auch wenn sie diffus merken, dass dies alles nicht gut und nicht stimmig ist. Eine Betroffene sagt im Film „Satanismus“ (https://www.youtube.com/watch?v=DAdcULvO690), dass sie erst etwa im Alter von 10 Jahren realisiert habe, dass nicht alle Kinder so aufwachsen wie sie. Dies findet unerkannt mitten in unserer Gesellschaft statt.

Ungefähr in diesem Alter sind die Mädchen bereits geschlechtsreif, durch kindliches Übergewicht gefördert und durch zusätzliche Hormongaben, und gebären bald die eigenen ersten Kinder. Damit werden diese – selbst noch Kinder – unter Druck gesetzt und an Ungehorsam und Abwehr- und Fluchtversuchen gehindert, indem sie diese eigenen Kinder verletzen oder töten müssen (Melina 2010). Einige dieser Kinder dürfen und sollen überleben, aber nur, damit Ungehorsam bei deren viel zu jungen Eltern über diese Kinder bestraft werden kann. Immer wieder müssen Kinder ohnehin mitansehen, wie Menschen, so auch eigene Kinder, zu denen sie eine doch minimale Bindung haben, von den Tätern stellvertretend für sie selbst bestraft werden.

Minimale Bindungen gibt es nicht nur vom Kind an Bezugspersonen, sondern auch an eigene Persönlichkeiten im Innensystem. Kindliche Persönlichkeiten benötigen wegen der kindlichen Entwicklungsstufe ein Mindestmaß an Bindung, das ihnen an eine andere kindliche oder später auch ältere Persönlichkeit auch nur in diesem Mindestmaß zum Überleben zugestanden wird. Einige wenige dieser inneren Bindungen müssen die Täter mit zunehmendem Alter des Kindes bestehen lassen. Viele der anfänglichen Bindungen zwischen kindlichen Persönlichkeiten in jungen Jahren des Kindes werden später aber gezielt zerstört. Persönlichkeiten werden gegeneinander aufgehetzt und voneinander entfernt. Auch dies erfolgt durch vielfache Täuschungen, vergleichbar mit dem obigen Beispiel zur Lähmung einer Persönlichkeit.

Ein weiteres Beispiel könnte sein, dass eine kindliche Persönlichkeit A ein Haustier geschenkt bekommt. Es baut eine Beziehung auf und erlebt kurzfristig Nähe, Wärme und einen gewissen Trost über das Tier, die es ansonsten kaum bis gar nicht erleben darf. Bald darauf wird eine zweite Persönlichkeit B, zu der die Persönlichkeit A bisher einen weitgehend guten Kontakt im Inneren hatte, dazu gezwungen, dieses Tier zu töten. Persönlichkeit A ist dabei nicht präsent und von dieser Situation weg dissoziiert. Sie weiß nicht, unter welchen Umständen die Persönlichkeit B das Tier getötet hat. Beispielsweise wurde Persönlichkeit B von den Tätern nur die Wahl gelassen, einen Menschen oder dieses Tier zu töten. Die kleine Persönlichkeit B hatte keinerlei Möglichkeit, sich von einer Tötung zu distanzieren, sie konnte sich weder weigern noch wehren. Der Persönlichkeit A werden Bilder davon gezeigt, wie Persönlichkeit B das Tier tötete. Dazu wird gesagt, dass diese das gern getan habe und dass es ihr egal gewesen sei, dass dies das Haustier von Persönlichkeit A gewesen sei. Dass Persönlichkeit B dies nicht wusste, erfährt Persönlichkeit A nicht. Persönlichkeit A ist extrem verletzt, entsetzt und enttäuscht von Persönlichkeit B, der sie sich bisher vertraut und nahe gefühlt hat, und wendet sich ab. Persönlichkeit B wird höhnisch vermittelt, dass Persönlichkeit A mit ihr nichts mehr zu tun haben wolle, weil sie das Haustier getötet habe. Persönlichkeit B hat starke Schuldgefühle, die stärker wiegen als das latente Wissen, diese Tötung nicht freiwillig umgesetzt zu haben. Sie zieht sich von sich aus von Persönlichkeit A zurück und vermeidet weitere innere Begegnungen mit ihr. Diese Art der Trennung von Persönlichkeiten durch Täuschung wird von Betroffenen als häufig vorkommend und üblich beschrieben.

Eine weitere Form der Trennung setzen die Täter über Wettkämpfe zwischen Persönlichkeiten um. Zwei Persönlichkeiten, die bisher gut im Kontakt miteinander waren und sich nach Möglichkeit auch geholfen haben, mit schweren Situationen zurechtzukommen, müssen in einer Art Wettkampf gegeneinander antreten. Mal ist die eine Persönlichkeit in der Körperpräsens, mal die andere. Weigern sie sich, werden sie mit Verletzungen von Bezugspersonen bestraft, die sie selbst umsetzen müssen oder die von den Tätern ausgeübt werden. Beide Persönlichkeiten machen dabei die Erfahrung, dass es bei einem solchen Wettkampf keinen echten Sieger gibt. Der etwas Bessere in diesem Wettkampf wird von den Tätern zu ungewollten Handlungen gezwungen, der etwas Schlechtere ebenfalls. Der einzige Unterschied scheint darin zu bestehen, dass die „Sieger"persönlichkeiten insgesamt etwas weniger zu Opfern gemacht werden als die „Besiegten". Auch diese bewusste Wahrnehmung erzeugt eine Abwendung der beiden betroffenen Persönlichkeiten voneinander. Die besiegte Persönlichkeit erlebt die andere Persönlichkeit zunehmend mehr als täterorientiert und täteridentifiziert. Die „Sieger"persönlichkeit fühlt sich der anderen gegenüber schuldig und wendet sich ebenfalls ab.

Die absolute Kontrolle der Täter ist von Betroffenen schwer zu durchbrechen. Bis zum Alter von 18 Jahren und damit der Volljährigkeit haben die Täter über die sorgeberechtigten Bezugspersonen die Entscheidungskompetenz über die Kinder und Jugendlichen. Erst danach kann sich eine Betroffene über die eigene rechtliche Unabhängigkeit für einen Ausstieg aus dem Täterkreis entscheiden. Bis dahin haben die Täter aber so viel an Mind Control und weiteren Kontrollmechanismen im Kind installiert, unter anderem auch die Programme, dass sehr vieles bearbeitet, grundlegend verändert und überwunden werden muss, um die gesamten Auswirkungen der Lebensgeschichte in Kindheit und Jugend zu erfassen, zu bearbeiten und zu verarbeiten und sich für einen anderen Lebensweg außerhalb der Täterwelt zu entscheiden.

7.1.2 Emotionen

Sämtliche Grundemotionen des Menschen werden von den Tätern mit ihren eigenen Bewertungen und ihren Anforderungen belegt. Liebe, Angst, Wut, Freude und Traurigkeit können von Beginn der kindlichen Existenz an nicht frei erlebt und gelebt werden. Hinzu kommen weitere Gefühle wie Scham- und Schuldgefühle, Einsamkeit, Verzweiflung, Entsetzen, Enttäuschung, Hass, Neid, Eifersucht, Stolz, Ekel und viele mehr.

Das Gefühl der *Liebe* nenne ich als erstes, weil ich ihm die wesentlichste Bedeutung im Vergleich zu allen anderen menschlichen Gefühlen zuschreibe. Einem Kind in der organisierten Rituellen Gewalt wird Liebe nur so weit erlaubt, als dies für die Täter für das Erzwingen von ungewollten Taten und für den absoluten Gehorsam nützlich ist. Liebe wird im Satanismus mit Schwäche assoziiert und verhöhnt. Liebe wird mit dem christlichen Glauben verknüpft und grundlegend abgelehnt und bekämpft. Liebe ist aber erforderlich für eine minimale Bindung, deren Notwendigkeit für eine menschliche Existenz auch in den Täterkreisen weiter oben beschrieben wurde. Eine bedingungslose Liebe gibt es in der organisierten Rituellen Gewalt aber nicht. Wenn Persönlichkeiten dabei beobachtet werden, dass sie dieses Gefühl leben und bewahren wollen, werden sie solange gequält, bis sie sich davon abwenden. Bei der Geburt eigener Kinder hat eine Betroffene dies bereits oft erfahren und versucht unter Umständen, das Kind nicht zu lieben und möglichst keine Bindung zu ihm aufzubauen.

Ein Kind lernt früh, dass Liebe immer mit Verlust und Schmerz verknüpft ist, und es ist schwer, sie im Verborgenen dennoch zu bewahren. Liebe ist ein starkes grundlegendes menschliches Gefühl und scheint schwer abzugewöhnen zu sein. Wenn es einer Betroffenen gelingt, sich die Liebesfähigkeit zu bewahren, hat sie eine wertvolle emotionale und damit auch menschliche Basis für einen möglichen Ausstieg. Eine Betroffene sagte einmal, nur über die verborgene und oft bestrafte Weitergabe dieses Gefühls an jede neu entstandene Persönlichkeit sei es ihr möglich gewesen, ein Mindestmaß an Menschlichkeit für sich selbst und für alle Persönlichkeiten zu bewahren. Dies scheint mir eine unmenschliche Aufgabe zu sein und macht umso deutlicher, welchen Wert das Bewahren von Menschlichkeit in einer unmenschlichen Umgebung hat. Die Fähigkeit zu lieben, scheint mir die wertvollste Hoffnung für die Chancen eines Menschen zu sein, die Kraft und Stärke und den Mut aufzubringen, die ein Ausstieg mit all seinen grausamen Konsequenzen für eine Betroffene erfordert.

Angst ist von Beginn der kindlichen Existenz an ein immer präsentes Gefühl, das allenfalls stärker oder schwächer ausgeprägt und präsent sein kann. Ein Leben ohne Angst in der organisierten Rituellen Gewalt ist nicht vorstellbar. Alle Mitglieder haben durchgehend Angst vor Vielem, auch die loyalen Täter selbst: zu versagen, sich schwach zu zeigen, einem anderen Mitglied zu unterliegen, die Funktion und Stellung in der Täterhierarchie zu verlieren und Vieles mehr. Angst wird als schwach bewertet und darf im Täterkreis nicht gezeigt werden. Ein Kind lernt von klein an, dass es zwar Angst hat, diese aber nicht zeigen darf und am besten negieren sollte. Todesangst ist vermutlich das erste überhaupt wahrgenommene Gefühl eines Kindes, da es direkt nach der Geburt zum ersten Mal einer traumatischen Situation ausgesetzt wird. Mit der ersten Spaltung ist Todesangst verbunden, die ein Kind mit jeder neuen Spaltung erneut erleben muss. Da Angst zum menschlichen Alarmsystem gehört, kann sie nicht einfach ausgeschaltet und abgewöhnt werden. Sie tritt immer wieder auf, zumal sie im Täterkreis jederzeit gezielt verursacht und damit als Reaktion immer wieder erforderlich wird.

Geübt wird seitens der Täter mit dem Kind, Angst nicht zu zeigen und trotz hoher Angst und dem damit verbundenen Stresspegel auf körperlicher und emotionaler Ebene Handlungen zu ertragen oder selbst zu vollziehen, vor denen die aktivierte Angst durchgehend warnt. Abwehr oder Flucht als Reaktion auf Angst werden von den Tätern verhindert, und somit bleibt dem Kind als Reaktion nur die Erstarrung und Duldung der Situation, wie auch immer sie von den Tätern gestaltet wird. Angst um sich selbst als automatische Überlebensreaktion und die Angst um andere Menschen oder andere eigene Persönlichkeiten als Zeichen von Liebe und Bindung wird von den Tätern gezielt genutzt, um die Kinder zu Handlungen zu bewegen, die in ihrem Interesse zu lernen und auszuführen sind. Kinder sollen lernen, sich den unmenschlichsten Situationen in den Rollen von Opfern und Tätern zu stellen, ohne Angst zu zeigen.

Das Gefühl von *Wut* wird von Kindern zusammen mit Abwehrversuchen gegen Verletzungen ebenfalls ständig erlebt. Kinder dürfen ihre verständliche Wut aber nicht gegen die verletzenden Täter richten. Täter erzeugen bei Kindern gezielt Wutreaktionen und verbinden sie in Kondionierungssituationen gezielt mit täterloyalem Verhalten. Wut als gesellschaftlich eher negativ angesehenes Gefühl –zumindest in unkontrollierter Form – wird im Satanismus als positiv bewertet, weil es die Grundlage für die Entwicklung destruktiver Verhaltensweisen darstellt. Kinder werden für destruktives Verhalten gelobt. In einer adäquaten Sozialisierung sollen Kinder lernen, dass Wut als Gefühl erlaubt ist, aber nicht ohne Selbstkontrolle umgesetzt werden darf, eben damit keine destruktiven Handlungen daraus entstehen. In der Täterwelt sollen Kinder ihre Wut ebenfalls kontrollieren lernen, aber mit einem entgegengesetzten Ziel: Wut soll kontrolliert und gezielt in destruktive Handlungen umgesetzt werden können. Kinder versuchen oft lange, keine Wut zu zeigen, um den Tätern nicht die gewünschte Reaktion zu liefern, auch weil sie sich intensiv bemühen, nicht so destruktiv zu sein wie die Täter. In ihrem Lernprozess im Täterkreis verbinden Kinder Wut allmählich mit Täterloyalität, und in Therapien fällt es Betroffenen, die aussteigen wollen, oft schwer, Wut als natürliches Gefühl und als normale Reaktion auf erlebte Verletzungen zu akzeptieren und sich einen adäquaten Umgang damit zu erlauben.

Parallel dazu wird Kindern beim Ausdruck von Wut ein *Schuldgefühl* vermittelt. So werden auch ihre ersten und natürlichen Reaktionen, die ein Gewissen anzeigen, von den Tätern genutzt. Kinder möchten nicht schlecht sein, und eben dies wird ihnen von den Tätern vermittelt: sie wollten doch immer gut sein, aber sie seien ja doch schlecht, sonst wären sie nicht wütend geworden und hätten nicht das getan, was sie nun doch getan hätten. Schuldgefühle entstehen bei jedem Verhalten des Kindes, auch wenn es den Tätern ungewollt gehorchen muss, indem es etwas tut, was es von Grund auf ablehnt. Kinder können anderen Kindern gegenüber auch von sich aus grausam sein, haben aber gleichzeitig ein Gespür dafür, dass ein solches Verhalten falsch ist, indem sie den dadurch ausgelösten Schmerz beim anderen sehen und erleben. Selbst erlebter Schmerz lässt eine ausgeprägte Empathiefähigkeit von Kindern entstehen. Diese automatisch mitentstehende Empathiefähigkeit können Täter bei ihren Kindern nicht zerstören, sie können sie aber zu ihren Zwecken nutzen, indem sie sie mit Schuldgefühlen koppeln. Kinder fühlen sich immer schuldig, auch wenn sie ab einem gewissen Alter kognitiv erfassen können, dass sie selbst eine grausame Situation nicht hergestellt und sich nicht für eine destruktive Handlung entschieden haben, sondern von den Tätern dazu gezwungen wurden. Schuldgefühle sind nach meiner Erfahrung ein besonders schwieriger Punkt bei Ausstiegsbegleitungen. Sie lassen sich zwar kognitiv überprüfen und korrigieren, auf diesem Weg aber emotional nicht wirklich abbauen.

Ein bewegender Text von Lilly W. findet sich im Buch der Hoffnung (2015). Sie beschreibt, wie dieses Schuldgefühl sie antreibt, lebenslang anderen Menschen zu helfen und nach besten Kräften gegen die Täter vorzugehen. Lilly W. beginnt ihren Text mit:

„Die Schuld ist der älteste Begleiter, den ich habe. Sie ist ausweglos, riesig, ein unerbittlicher Antreiber. Sie gäbe einen guten Grund zum Sterben ab. Ich habe das versucht, mehr als einmal – ohne Erfolg. Um mich mit diesem Dasein und dem immer noch da sein abzufinden, muss ich ihm einen Sinn abringen, habe ich begonnen, der Schuld etwas entgegen zu setzen. Etwas zu tun. Etwas mit dem zu tun, an dem ich schuldig geworden bin – ohne jemals gefragt zu werden. Das letzte, was ich erwartet hätte ist, dass daraus ein Hoffnungsschimmer entstehen kann." (S. 150)

Eng gepaart mit Schuldgefühlen sind *Schamgefühle,* die schon früh allein durch die zahllosen körperlichen und sexuellen Grenzüberschreitungen entstehen. Kinder können sich nicht dagegen wehren, solchen Übergriffen ständig nackt ausgeliefert zu sein. Die natürlichen Schamgefühle werden von den Tätern ähnlich genutzt wie die Schuldgefühle. Kinder werden für ihre Hilflosigkeit und Ohnmacht in solchen schambesetzten Situationen verlacht und verhöhnt. Hinzu kommt, dass die Kinder selten einem einzelnen Täter ausgesetzt sind, sondern meistens mehreren gleichzeitig. Dies erhöht das Gefühl von Scham noch weiter. Kinder schämen sich ohnehin für eigene Handlungen, die sie als schlecht und böse bewerten, unabhängig davon, ob sie dazu gezwungen wurden oder nicht. Auch hier hilft die Korrektur über die Kognitionen nicht wesentlich dabei, diese Schamgefühle zu reduzieren.

Hilfreich ist aber für Menschen mit derartigen Erfahrungen, wenn wir offen darüber sprechen und die Hintergründe der Entstehung dieser Gefühle wahrnehmen und verstehen können. Klare Gespräche dazu helfen ihnen zumindest dabei, sich damit nicht mehr ganz allein und verlassen zu fühlen, wie sie es in den auslösenden Situationen immer waren. Ein menschliches Teilen vermittelt ihnen zumindest die Möglichkeit, über das Erlebte zu weinen, statt in Erstarrung zu verharren, und erstmals Mitgefühl für ihr Leid zu erleben. Dies entlastet, beseitigt Schuld- und Schamgefühle aber leider nicht.

Ein Gefühl ungetrübter *Freude* scheint mir generell in der organisierten Rituellen Gewalt keinen Platz zu haben. Kinder können sich über Vieles freuen. Sie freuen sich, wenn sie ihre Bezugspersonen sehen, bis sie schmerzhaft gelernt haben, dass diese Menschen ihnen vorwiegend Schmerzen und Leid zufügen. Mit der Zeit geht das Gefühl der Freude in diesem Kontext verloren und tritt allenfalls sofort gepaart mit Angst oder Erinnerungen an schmerzhafte Erfahrungen mit den Bezugspersonen auf. Kinder freuen sich auch über die Natur, eine schöne Blume, ein interessantes Tier, ein Spielzeug und vieles mehr. Dies wird von den Tätern beobachtet, und die Freude wird sofort oder etwas später mit schmerzhaften und leidvollen Erlebnissen verknüpft. Die schöne Blume wird höhnisch lachend vom Täter zertreten oder das Kind muss sie selbst zerstören. Das Kind soll lernen, sich über nichts im Leben mehr zu freuen. Es soll dieses positive Gefühl nicht mehr erleben können. Ein Kind bekommt in der Regel im Verlauf der Kindheit ein

Tier geschenkt, wie dies im Beispiel weiter oben benannt wird. Das Kind freut sich über das Tier, meist ein Tierkind wie einen Welpen oder ein Kätzchen, mit dem es kuscheln und spielen kann. Die Freude hält nicht lange an. Das Kind wird bald darauf gezwungen, dieses Tier unter großen Qualen zu töten oder ein Täter tötet es vor seinen Augen. Im obigen Beispiel musste eine andere Persönlichkeit des Kindes das Tier töten. Sobald sich ein Kind noch einmal über ein Tier freut, wird es sofort an diesen grausamen Verlust erinnert werden und jeden Kontakt mit dem Tier vermeiden, weil es befürchtet, dass auch dieses Tier wieder sterben muss. Entsetzlich mutet es an, dass ein Mädchen später dieselbe Erfahrung mit dem ersten eigenen Kind machen muss.

Hoffnung macht allerdings, dass das Grundgefühl der Freude nicht ganz zerstört werden kann, wenn ein Mensch weiter leben soll. In Innensystemen findet sich daher zu einem späteren Zeitpunkt der Therapie und nach der Bearbeitung vieler Belastungen eine kleine Persönlichkeit, die das Glück und die Freude pur ausstrahlt. Eine Begegnung mit einem solchen Innenkind lässt auch uns das Glück und die Freude pur miterleben, die wir selbst allenfalls als Kinder erlebt, aber zwischenzeitlich durch viele eigene Lebenserfahrungen schon zu sehr überarbeitet haben. Die Begegnung mit einem glücklichen Innenkind macht auch uns in der Gegenübertragung für einen bewegenden Moment vollständig glücklich.

Aus diesem gezielten Vorgehen der Täter gegen ein Gefühl von Freude beim Kind lässt sich die Vermutung ableiten, dass die Täter die Freude eher fürchten und ihr ähnlich wie der Liebe eine gefährliche Kraft zum Widerstand zuschreiben. Eine solche Bewertung würde ich bestätigen. Freude zu erleben und sie mit der Zeit allmählich wieder von dem damit erlebten Leid und dem Schmerz zu lösen, bedeutet für Betroffene viel Trauerarbeit. Nach einer ausreichenden Trauer kann Freude aber wieder erlebt und zu einem wertvollen Bestand eines Lebens nach dem Ausstieg werden.

Traurigkeit ist ein fast so ständig vorhandenes Gefühl wie die Angst. Die vom Kind von klein an regelmäßig erlebten Opfersituationen lösen Traurigkeit aus. Traurigkeit wird verursacht durch Verluste und Enttäuschungen und tritt zusammen mit Schmerz auf. Traurigkeit wird ebenso verächtlich von den Tätern behandelt wie Angst. Das Kind darf über leidvolle Erlebnisse allerdings keine Traurigkeit zeigen. Es soll sie still und schweigend erdulden oder in einer täterloyalen Haltung vorgetäuschte Freude zeigen, die keineswegs echt sein kann. Traurigkeit wird seitens der Täter ebenso wie Angst mit Schwäche assoziiert und bestraft und verhöhnt.

Das Kind wird von klein auf in viele einsame Situationen gezwungen. Die durchgehende massive körperliche und emotionale Vernachlässigung verursacht Gefühle endloser Einsamkeit und Verlorenheit. Die unsichere Bindung ist grundlegend mit dem Gefühl der Unsicherheit und der Einsamkeit verknüpft.

Vertrauen in andere Menschen und in ihre Zuverlässigkeit kann nicht entstehen. Das Kind wird außerdem stunden- bis tagelang im Dunkeln eingesperrt und weiß nie, wann diese Situation beendet wird. Manche Persönlichkeiten erleben nie eine Befreiung aus einer solchen Situation und aus dieser Einsamkeit. Einige Persönlichkeiten kommen nicht einmal mit einem Menschen in Kontakt, sondern werden abgespalten und finden sich allein im Wald in einer Höhle wieder. Eine Betroffene berichtete von einer solchen Erfahrung. Einer ihrer Persönlichkeiten wurde ein Wolf als Kontakt erlaubt, woraus sich eine Identifizierung mit der Art des Wolfes entwickelte. Diese Persönlichkeit glaubte, selbst ein Wolf zu sein, lief auf allen Vieren, knurrte und sprach nicht. Dieser Wolf wurde zu einem späteren Zeitpunkt im Wald vor ihren Augen grausam getötet. Eine weitere Persönlichkeit dieser Betroffenen hörte in der Höhle im Wald nur ein Tonband mit einer kalten, verzerrten, drohenden und befehlenden menschlichen Stimme, die Anweisungen gab. Diese Persönlichkeit hatte in der Folge Angst vor jeglichem menschlichen Kontakt, was sich nachvollziehbar auch auf die Therapiesituation auswirkte. Es entsteht für solcherart existierende Persönlichkeiten ein grundlegendes Gefühl endloser Einsamkeit und Getrenntheit von anderen Menschen, das nach meiner Erfahrung zwar abgemildert, aber nicht vollständig aufgelöst werden kann.

Eine unsichere Bindung an die Bezugspersonen sowie die durchgehend erlebte körperliche und sexuelle Gewalt in der Täterwelt, die sich auch im Alltag des Kindes abbildet, ermöglicht nicht den Aufbau eines *Vertrauens* in andere Menschen. Stattdessen entwickeln sich *Misstrauen* und ein Zustand ständiger Wachsamkeit und Überprüfung jedes Menschen. Tiere werden insgesamt eher als vertrauenswürdig und berechenbar erlebt und bewertet. Leider ist auch dies keine sichere Erfahrung für das Kind. Hunde werden aggressiv gegen Kinder abgerichtet sowie dazu, sexuelle Handlungen an ihnen auszuüben. Hunde werden mit dem Geruch einer läufigen Hündin darauf abgerichtet, ein Kind für eine Hündin zu halten und es zu vergewaltigen. Kinder müssen selbst sexuelle Handlungen an Hunden ausüben. Kontakte mit Hunden werden in der Folge zumindest von den davon betroffenen kindlichen Persönlichkeiten ebenfalls als bedrohlich und gefährlich bewertet.

Jeglicher Versuch eines Kindes, doch einen Versuch zu unternehmen und Vertrauen in einen anderen Menschen aufzubauen, wird von den Tätern beobachtet und im eigenen Interesse gezielt gesteuert. Entweder wird das Kind im Nachhinein für sein Vertrauen verlacht und dafür massiv bestraft, oder es erlebt, dass die Person des versuchten Vertrauens ebenfalls zur Täterwelt gehört und drastisch für einen tatsächlich ernst gemeinten Versuch, dem Kind zu helfen, bestraft wird.

Zahllose Situationen im Leben eines Kindes lösen Gefühle von *Hilflosigkeit* aus, verbunden mit Verzweiflung aufgrund der völligen Unmöglichkeit, eigene Entscheidungen zu treffen und Handlungen selbst zu beeinflussen. Auch *Entsetzen* ist ein regelmäßig erlebtes Gefühl. Diese Gefühle werden von den Tätern als Schwäche bewertet und dürfen in der Regel nicht gezeigt werden. Davon ausgenommen sind Situationen, in denen die Täter genau diese Gefühle sehen wollen, zum Beispiel wenn ein Kind in einer sexuellen Gewaltsituation im Menschenhandel Verzweiflung und Entsetzen als Opfer zeigen soll. Hilflosigkeit wird von den Tätern immer wieder gezielt verursacht, um dem Kind die zuverlässige Erfahrung zu vermitteln, dass es keine Chance hat, sich zu wehren oder in irgendeiner anderen Weise ungehorsam zu sein. Es ist den Tätern komplett ausgeliefert und das soll dem Kind durchgängig bewusst sein.

Enttäuschung begleitet ein Kind lebenslang. Sie ist immer vorprogrammiert und eigentlich klar berechenbar und vorhersehbar. Täter handeln immer nur im Eigeninteresse und zerstören grundsätzlich jede Hoffnung, die ein Kind zum Überleben immer wieder aufbaut, auch nach jeder Enttäuschung immer wieder. Ohne Hoffnung wäre wiederum ein Ausstieg nicht möglich. Hoffnung ist die Triebfeder, aus dem eigenen Leben doch irgendwann das machen zu können, was die eigenen Träume erzählen. Im Buch der Hoffnung (Fliß & Prins 2015) finden sich bewegende und tief berührende Texte Betroffener zu dieser Hoffnung. Täter wissen um die Existenz der Hoffnung und zerstören sie regelmäßig und zielstrebig, um sie nicht weiter aufkeimen zu lassen, als es ihren eigenen Interessen dient. Kinder tun manche Dinge, die sie niemals tun wollen, um eine Hoffnung zu nähren, die die Täter ihnen vorgegaukelt haben. Täter demonstrieren dem Kind immer wieder höhnisch grinsend, dass es sich ein weiteres Mal umsonst Hoffnung gemacht hat. Auf unberechenbare Weise wird wiederum diese Hoffnung des Kindes durch die Täter bedient, indem ihm plötzlich etwas zugestanden wird, was es sich nicht vorstellen konnte. Aber auch Zugeständnisse sind derart minimal, dass sie nur diese Hoffnung in einem Mindestmaß nähren können, damit das Kind überlebt und den Tätern weiter dienlich ist. Das Kind selbst klammert sich an solche seltenen Erfahrungen, in denen die Hoffnung berechtigt war, und setzt immer wieder Forderungen der Täter um, wenn diese an eben diese Hoffnung geknüpft werden.

Fast immer wird das Kind aber enttäuscht. Bezugspersonen enttäuschen ihre Kinder regelmäßig und lehren sie von klein an, dass sie vorsichtig sein müssen, was sie sich wünschen und erhoffen. Wenn ein Kind etwas älter wird und weitere Personen des Täterkreises kennenlernt, entwickelt es erneut Hoffnung, dass von diesen Besseres zu erwarten sein könnte. Auch hier wird es wieder enttäuscht.

Zum tiefen Sinn der Hoffnung schreibt Melina im Buch der Hoffnung (2015): „Doch wer die Hoffnung bewusst zulässt und sie aushält, der ist in der Lage, ein Stück seines Seins, des wirklichen Ichs unabhängig jedweder Rollen, die man im Alltag spielt, und unabhängig aller Schrecken der derzeitigen Realität in sich zu bewahren und zu schützen. Wenn man die Hoffnung zulässt, sie fühlt und erkennt, findet man den Menschen, der man eigentlich ist, sein möchte, und bewahrt ihn für sich selbst und für eine Zeit im Leben, in der man es sich erlauben kann, eben jener Mensch zu sein." (Seite 21)

Aus grenzenloser Enttäuschung in Verbindung mit Wut kann allmählich *Hass* entstehen. Kinder erleben in ihrem Gegenüber, dem Täter, immer wieder eiskalten Hass und gezielte Destruktivität. Auch wenn sie lange versuchen, selbst nicht zu hassen, um nicht so zu sein wie die Täter, deren Verhalten sie grundlegend ablehnen, wächst in ihnen die Fähigkeit immer mehr, selbst zu hassen. Wenn geliebte Menschen oder Tiere von den Tätern gequält und getötet werden und die Kinder hilflos zusehen oder sich sogar widerwillig daran beteiligen müssen, kann aus der Wut auf diese erbarmungslosen Täter allmählich doch Hass entstehen. Gelingt es den Tätern nicht, den Hass bei den Kindern auf diese Weise zu erzeugen, gestalten sie eine brutale Situation, in der das Kind seine Wut nicht mehr bezähmen kann und auf den Täter losgeht und versucht, ihn zu töten. Dies ist für die erwachsenen Täter vorhersehbar und ohnehin in genau diesem Ablauf geplant, so dass das Kind sein Ziel nicht erreichen kann. Es hat in diesem Moment aber selbst Hass und Destruktivität ausleben wollen und merkt dies auch. Die Täter melden ihm diese nun doch gezeigte Reaktion von Hass höhnisch zurück und sagen, dass es genau so sei wie sie und gut zu ihnen passe und nun auch in dieser Hinsicht zum Täterkreis dazu gehöre.

Eifersucht ist ebenso wie alle anderen Gefühle ein normales menschliches Gefühl, das jeder Mensch in sich trägt. Wenn ein Kind ein Geschwister bekommt, wissen Eltern, dass sie gut auf das ältere Kind achten müssen. Es soll durch das hinzugekommene Kind keinen Verlust von Zuwendung und Aufmerksamkeit befürchten müssen, sondern das Geschwisterkind als Bereicherung des eigenen Lebens sehen und erleben können. Eltern beziehen das ältere Kind sorgsam ein und lassen es eine liebevolle Bindung zu seinem kleinen Geschwister aufbauen. Tätereltern nutzen die Eifersucht des älteren Kindes erwartungsgemäß anders: sie nähren und züchten sie, ziehen das kleine Geschwister vor und geben dem älteren Kind das Gefühl, keinen Platz mehr zu haben. Da das ältere Kind praktisch und emotional vernachlässigt aufwachsen musste, sind seine Grundbedürfnisse ohnehin nicht ausreichend erfüllt. Es erlebt nun noch mehr Verlust von dem Wenigen, das es vorher hatte, und entwickelt noch mehr Angst, völlig verloren zu sein. Da es die minimale Bindung zu den Eltern aufrechterhalten muss, richtet es seine Wut bis hin zum Hass auf das kleine Geschwister statt auf die Eltern. Tätereltern erreichen darüber gezielt nicht nur, dass das ältere Kind sich vom kleinen Geschwister abwendet, sondern auch, dass das kleine Geschwisterkind Angst vor dem älteren Kind hat. Kinder können keine gute Geschwisterbeziehung aufbauen und sich nicht solidarisieren und zusammenschließen, um sich gemeinsam vor den Eltern zu schützen.

Auch an dieser Stelle muss die Aufmerksamkeit darauf gerichtet werden, dass jedes Kind viele verschiedene Persönlichkeiten hat. Um Bindung als grundlegendes Elemente der Kontrolle über ihre Mitglieder parallel zum Aufhetzen der Kinder gegeneinander nutzen zu können, wird eine minimale Bindung einzelner Persönlichkeiten der beiden Geschwisterkinder aneinander zugestanden und gefördert. Diese Bindung wird akribisch beobachtet und zu gegebenem Zeitpunkt gezielt zerstört, damit sie nicht zu stark werden kann.

Dass unter solchen Lebensbedingungen der *Neid* von Kindern auf das, was andere haben oder auch nur zu haben scheinen, viel Nahrung erhält, ist inzwischen sicherlich gut vorstellbar. Manche Kinder können dies besser regulieren und sich zumindest teilweise wieder von einem solchen Gefühl distanzieren als andere Kinder. Es bleibt aber nachvollziehbar, dass Neid als Reaktion unter derart brutalen Lebensbedingungen und emotionalen Defiziten nicht ausbleiben kann.

Das Gefühl von *Stolz* wird von den Tätern intensiv genutzt und gefördert, aber wiederum nur den eigenen Zielen dienend. Kinder sind grundlegend auf Lob und Anerkennung angewiesen. Kindern wird Stolz auf Handlungen und Leistungen vermittelt, die den Tätern Macht und Geld ermöglichen. Zu viel an Stolz soll seitens der Täter wiederum auch nicht entstehen können, weil Stolz mit Stärke und einem zumindest vorübergehenden Wohlbefinden einhergeht und Selbstbewusstsein und Selbstwertgefühl entstehen lassen und verbessern könnte. Insofern wird Kindern ein Gefühl von Stolz nur vorübergehend vermittelt. Kurz darauf wird die positive Zuwendung wieder entzogen, die erbrachte Leistung wird als unzureichend und unbefriedigend bewertet. Kinder sollen in der Folge beim nächsten Mal versuchen, noch schneller, besser und effektiver zu sein. Da Kinder nur selten eine positive Rückmeldung erhalten und überlebensnotwendig auf ein Mindestmaß angewiesen sind, werden sie versuchen, den nun noch höher definierten Erwartungen der Täter nachzukommen. Kinder versuchen, diesen Erwartungen zu entsprechen und lernen gleichzeitig dabei, dass sie nie gut genug sein können, dass sie letztlich immer wieder versagen und die Erwartungen der Täter meistens enttäuschen. Selbstwertgefühl und Selbstbewusstsein können sich nicht entwickeln. Auf diese Weise bringen die Täter die Kinder dazu, Unmögliches zu leisten. Gleichzeitig können Kinder keine adäquate Selbsteinschätzung für ihre Leistungen entwickeln und lernen außerdem nicht, Grenzen ihrer Leistungsfähigkeit zu erkennen. Dies entspricht den Zielen der Täter: ihre Mitglieder bis zum Letzten auszunutzen und auszubeuten. Leider stimmt dies, was die Leistungsfähigkeit angeht: Kinder aus Täterkreisen können in der Regel wesentlich mehr leisten als ein normal aufwachsendes Kind. Der Preis dafür ist für das kindliche Dasein unvorstellbar hoch: Ein Kind darf nie Kind sein und wird gezielt um alles gebracht, was ihm als Kind an Rechten zusteht. Parallel dazu brüsten Täterkreise sich nach Aussagen Betroffener damit, aus Menschen eine „bessere Rasse von Menschen" zu züchten. Dies entspricht dem unvorstellbaren Hochmut überzeugter Täter, den sie nicht nur in der Täterwelt, sondern auch in ihren Funktionen in unserer Gesellschaft gern zur Schau tragen.

Stolz wird einem Kind generell eher für „Böses" zugestanden: wenn es selbst brutal und destruktiv handeln kann und damit der Ideologie des Bösen der Täter entspricht. Dieser Stolz wird seitens der Täter weniger eingeschränkt, wenn auch parallel dazu die erbrachten „bösen" Leistungen nicht so gewürdigt werden, dass das Kind damit aufhören könnte, noch besser, schneller und „böser" sein zu müssen, um ein Mindestmaß an Aufmerksamkeit und Zuwendung zu erhalten. Insbesondere die Persönlichkeiten des Kindes, die für Handlungen in Kultritualen und für die Aufrechterhaltung der Ideologie des Bösen abgespalten und weiter entwickelt wurden, lernen diese Art Stolz als meist einzige Art der Zuwendung und Aufmerksamkeit kennen. Sie erleben so gut wie keine menschliche Bindung und sind im Körper nur zu dieser Thematik und oft nur im Kontakt mit einem einzigen Täter präsent.

Ekel ist als natürliche Reaktion des Menschen für die Täter unerwünscht. Die satanistischen Rituale enthalten zahllose Elemente, vor denen natürlicher Ekel normalerweise schützt: Blut trinken, rohes Fleisch von Tier und Mensch essen, sämtliche Exkremente von Mensch und Tier ohne Ekelreaktion essen und trinken können. Auch Leichenteile in sämtlichen Verwesungszuständen müssen gegessen werden können. Die Fähigkeit, dies ohne abwehrende Reaktionen umzusetzen, muss trainiert werden. Kinder lernen dies schon sehr früh unter hohen Bestrafungen. Ein Gewöhnungseffekt wird durch Konditionierung erzielt. Der Ekel bleibt, wird aber nicht mehr gezeigt. Täter können zusätzlich konditionieren, dass diese ekelerregenden Handlungen sogar mit einem Ausdruck von Freude und Lust gezeigt werden. Natürlich ist all dies keineswegs, wird aber für Kinder aus solchen Zusammenhängen irgendwann zu einem normalen Erleben und Empfinden, weil sie nie ihrer natürlichen Abwehrreaktion nachgehen durften.

Schmerz als ständiges Erleben von Kindern wird erst an dieser Stelle benannt, weil es sich aus allem Vorherigen direkt nachvollziehen lässt. Kinder erleiden täglich extreme körperliche und emotionale Schmerzen. Sie leiden am ständigen eigenen Leid und am ständigen Leid anderer Lebewesen, von Menschen und Tieren. Dieser Schmerz zerreißt Körper und Seele. Kinder versuchen bereits früh, unerträglichen Schmerz zu betäuben. Dazu werden ihnen von den Tätern gezielt Alkohol, Nikotin und Drogen verabreicht. Einige Persönlichkeiten der Kinder werden früh süchtig gemacht, die zu jedem späteren Zeitpunkt im Leben bei einer längeren Präsens im Körper direkt die genannten Suchtmittel suchen und konsumieren. Emotionaler Schmerz darf seitens der Täter gelegentlich über Selbstverletzung betäubt werden. Kinder lernen früh, wie weit sie mit diesen

Selbstverletzungen gehen dürfen und sollen, damit den Tätern der Körper zu deren Nutzung ausreichend erhalten bleibt. Manche unserer Klientinnen haben von Schnitten zerfurchte Arme und manchmal auch Beine. Kindern wird gezeigt, wie sie sich selbst verletzen können und sollen, nachdem sie zuvor bereits unzählige Male von den Tätern verletzt wurden.

All dies bleibt für uns unvorstellbar und unerträglich. Würden wir nur einer einzigen solchen Situation ausgesetzt, würden wir uns für unser gesamtes Leben unheilbar zerstört fühlen. Es wird nachvollziehbar, dass diese Menschen sich unrettbar zerstört fühlen und sich schwer tun, sich mit all dem zu konfrontieren und auseinanderzusetzen. Manchmal kann eine Zeitlang die einzige Motivation für ein Aushalten und Durchhalten darin bestehen, dass dies mit einem Ausstieg wenigstens beendet werden kann und nicht lebenslang fortgesetzt werden muss.

Auch die Gestaltung eines endlich selbstbestimmten Lebens nach einem gelungenen Ausstieg wird durch eine solche Lebensgeschichte verständlicherweise erschwert und muss noch lange weiter begleitet werden. Menschen müssen einen Umgang mit dem Unwiederbringlichen, mit allem Verlorenen und mit diesen schrecklichen Erlebnissen und Erinnerungen finden können, auch wenn sie allmählich verblassen und etwas besser zu ertragen werden. Das bisherige Leben war nie normal oder natürlich und hat kaum bis gar nichts wirklich Gutes enthalten. Wesentlich ist die Hoffnung auf eine Veränderung hin zu dem, was uns als wertvolle Lebensbasis und Lebensweise täglich selbstverständlich ist. Es braucht Zeit, bis Betroffene immer mehr etwas von dem erleben können, was das Leben lebenswert macht: Sicherheit, Freude, Erfolge, Freunde, ein bisschen Glück.

7.1.3 Kognitionen

In den Beschreibungen des Umgangs der Täter mit den menschlichen Emotionen finden sich bereits viele Informationen, wie das Denken und Bewerten von Kindern durch die Täter von klein an geprägt und mit konditioniert wird. Kinder sollen nur das Täterdenken erlernen und ihre Ideologie komplett übernehmen. Dies entspricht dem Vorgehen von Sekten und ihren Indoktrinationsmethoden (Stamm 1995, Eimuth 1996).

„Cogito, ergo sum." schrieb der Philosoph Descartes in seinem Werk „Mediationes de prima philosophia" im Jahre 1641 (https://de.wikipedia.org/wiki/Meditationes_de_prima_philosophia). Das Denken von Kindern wird durch ihre Erfahrungen geprägt. Täterkreise liefern ihnen brutale Erfahrungen sowie das durchgängige Erleben, dass sie nichts selbst bestimmen dürfen und manchmal Schlimmeres nur verhindern können, wenn sie das tun und auch so sprechen, wie die Täter es von ihnen erwarten. Je weniger alternative Erfahrungen sie in Kindheit und Jugend machen können, desto stärker wirkt der Einfluss der Täter auf ihr gesamtes Sein, auf ihr Denken, Fühlen und Handeln.

Umso eindrücklicher wirkt es auf Kinder, wenn sie durch Zufall eine andere Erfahrung machen können, die ihr eigentliches Gefühl von sich und der Welt wieder aufleben lässt und stärkt. So berichtete eine Klientin, dass sie vom Vater mit jedweden Verletzungen zu einem bestimmten Arzt gebracht worden war, der sie schlecht behandelte und Wunden eher verschlimmerte als sie zu versorgen. Als sie sich einmal in der Schule verletzte, wurde sie von dort aus zu einem anderen Arzt gebracht, der ihre Wunde sorgsam und freundlich versorgte. Sie empfand dies als wohltuend und völlig ungewohnt. Als der Vater sie von diesem Arzt abholte, war er wutentbrannt und bestrafte sie anschließend dafür. Die Klientin wusste, dass sie sich in der Schule nicht absichtlich verletzt und keinen Einfluss darauf gehabt hatte, dass die Lehrerin sie zu diesem freundlichen Arzt gebracht hatte. Diese alternative Erfahrung blieb in ihrer Kindheit und Jugend einmalig und prägte sich umso stärker ein: sie hatte eine einzelne andere Erfahrung mit einer Verletzung und mit einem Arzt gemacht, die ihr besser getan hatte als die bisherigen. Sie hatte seitens der Täter ungewollt etwas Gutes erlebt und konnte von da an ärztliche Behandlungen selbst hinterfragen. Noch heute ist sie kritisch und ängstlich ärztlichen Behandlungen gegenüber, wagt es aber, sie in Anspruch zu nehmen, und prüft für sich genau ab, welcher ihrer zwei verschiedenen Erfahrungen sie eher gleicht: der guten oder der schlechten. Auch dies macht Hoffnung, indem sich auch eine einzelne gute Erfahrung unter Unmengen schlechter Erfahrungen prägend auf die eigene Bewertung des Kindes auswirkt, möglicherweise umso mehr wegen des krassen Unterschieds. Täter können ihre Kinder in unserer Gesellschaft zwar weitgehend von anderen Erfahrungen fernhalten, aber nie komplett ausschließen, dass sie doch etwas anderes erleben und darüber nachdenken. Die Kontrolle der Täter reicht weit, ist aber nicht allmächtig.

Neben konkreten alternativen Erfahrungen entstehen auch gelegentlich Situationen im Täterumfeld, in denen das Kind etwas beobachtet oder aus einem anderen als dem bisherigen Blickwinkel betrachten kann, die nicht zu der sonstigen Indoktrination seines Denkens passen. Kinder sind aufmerksam und beobachten ihr Umfeld genau. Sie denken selbst nach. Manchmal schützt eine Persönlichkeit der Mutter, des Vaters oder eines Geschwisterkindes ein Kind gegen den Willen und gegen die Erwartung der Täter und lässt sich dafür bestrafen, um dem eigenen Kind eine alternative Erfahrung zu ermöglichen. Dies wirkt sich auf das Denken und die Bewertungen von Kindern aus. Seit Jahrhunderten leben Menschen auf diese schreckliche Weise von einer Generation zur nächsten. Verschiedene Betroffene haben mir bereits Situationen berichtet, in denen

Eltern ihren Kindern diese alternativen Erfahrungen ermöglicht haben, verbunden mit einer von einer generationenübergreifend weitergegebenen und formulierten Hoffnung, dass irgendwann jemand aussteigen kann. Täter können auch in den eigenen Zusammenhängen nie ganz ausschließen, dass eine Situation anders als geplant verläuft. Glücklicherweise sind auch sie nur Menschen und machen Fehler und müssen Unerwartetes hinnehmen. Selbst wenn Bestrafungen folgen, hat ein Kind etwas anderes erlebt und reflektiert dies.

Grundsätzlich aber wird das Denken von Kindern – von manchen Persönlichkeiten stärker als von anderen – extrem vom Täterdenken geprägt. Ihnen wird nach der satanistischen Ideologie vermittelt, dass das Gute schlecht und das Böse gut sei. Dies führt mindestens zu einer Irritation bei den Kindern, die sich letztlich an irgendjemandem orientieren und ausrichten müssen. Es bleibt ihnen in der Regel nichts anderes übrig als sich am Denken ihrer Bezugspersonen und des gesamten sozialen Umfelds zu orientieren, das ganz oder nahezu ausschließlich aus Tätern besteht. Eigenes Denken wird beobachtet und bestraft, täteridentifiziertes Verhalten wird positiv verstärkt.

Hinzu kommt, dass von klein an neben der Selbstwahrnehmung der Kinder auch ihre gesamte Sinneswahrnehmung beeinflusst wird. Der vernachlässigende und gewaltsame Umgang der Täter mit dem kindlichen Körper führt zu der oben schon genannten eigenen Ablehnung des Körpers durch die Kinder. Die kindlichen Sinne werden immer wieder irritiert, Wahrnehmungen der Kinder werden negiert und als falsch definiert. Sehen, Hören, Riechen und Schmecken werden durch die Handlungen und Bewertungen der Täter besetzt. Kinder werden durch Licht und Dunkelheit irritiert, Übelkeit und Erbrechen werden durch flackerndes Licht ausgelöst. Lange Dunkelheit führt zu Orientierungslosigkeit und Fehlwahrnehmungen ebenso wie dauerhaftes grelles Licht. Überlaute Töne, Klänge und Geräusche erschrecken Kinder und schädigen das Gehör. Manche Persönlichkeiten werden darüber taub gemacht und mit dieser Schädigung in den Körper verbannt. Die danach körperlich präsente Persönlichkeit erlebt, wie die Taubheit langsam nachlässt, und sie kann wieder hören. Die in den Körper verbannte Persönlichkeit erlebt dies nicht mit und hält sich für dauerhaft taub. Dasselbe wird mit der Sehfähigkeit gemacht: eine Persönlichkeit wird geblendet oder ihr wird in die Augen gestochen, bis sie nichts mehr sehen kann. Der danach im Körper präsenten Persönlichkeit wird medizinisch geholfen, so dass die Sehfähigkeit wiederhergestellt wird. Manche Persönlichkeiten kennen nur ekelhaften Geschmack im Mund, andere riechen dauerhaft Ekelhaftes. Diese Irritationen werden außerdem als gezielte Foltermethoden zum Gehorsam eingesetzt.

7.1.4 Verhalten

Denken, Fühlen und Handeln gehören zusammen, wie oben schon beschrieben. Kinder lernen mit der Zeit, sich weitgehend wie von den Tätern erwartet zu bewegen und zu verhalten. Sie vermeiden Nähe, vertrauen niemandem, halten sich an Regeln und Verbote. Bald haben sie gelernt, dass dies am wenigsten zu Strafen an sich selbst und anderen führt, auch wenn sie dies nie wirklich vorhersehen können. Sie fühlen sich schlecht und böse wie die erwachsenen Täter, sind mit Schuld- und Schamgefühlen behaftet und schließen sich selbst aus alternativen gesellschaftlichen Zusammenhängen aus. Wenn sie alt genug sind, um zu erfassen, dass nicht alle Kinder so aufwachsen wie sie selbst, fühlen sie sich bereits derart anders und falsch in der Welt der Gesellschaft, dass sie sie von sich aus eher meiden. Sie suchen die notwendigen Sozialkontakte mit Kindern, später Jugendlichen und Erwachsenen, die ebenfalls in der Täterwelt leben.

Darüber fühlen sie sich in einem Mindestmaß zugehörig, auch wenn diese Zugehörigkeit negativ besetzt ist. Sie wenden sich nicht mehr an andere Menschen, um Hilfe zu bekommen. Sie denken, dass ihnen niemand glauben wird, dass andere Menschen unerwartet doch zu den Tätern gehören könnten, dass sie selbst es nicht wert seien, dass man ihnen nicht hilft, weil sie selbst bereits so viel Böses getan haben. Dieses Denken wurde in den frühen Jahren bereits intensiv geprägt und wirkt sich aus. Auch wenn Betroffene immer versucht haben, das Gute in sich zu retten und Widerstand gegen die Täter zu leisten, so gut es ging, fühlen sie sich im Zusammensein mit Menschen außerhalb der Täterwelt fremd. Dieses Gefühl und dieses Denken über sich selbst finden sich auch bei Betroffenen, deren Alltagspersönlichkeiten nichts (mehr) von der Zugehörigkeit zur Täterwelt wissen und amnestisch für die fortlaufenden Täterkontakte sind.

Manche Betroffene versuchen besonders in der Jugend, allein aus dem Täterkreis auszusteigen, um mit niemandem über ihre Probleme sprechen zu müssen. Dass dies wahrscheinlich bis definitiv nicht gelingen kann, ist im Verlauf des bisherigen Buches vielleicht schon deutlich geworden. Eigene Persönlichkeiten wurden dafür ausgebildet, den Tätern sofort über ungehorsames Verhalten Bericht zu erstatten, so dass jeder Versuch umgehend vereitelt und schwer bestraft wird. Manche Betroffene versuchen gemeinsam mit einer anderen Betroffenen, aus dem Täterzusammenhang auszusteigen. Beide wissen und erkennen nicht, dass sie sowohl von den eigenen dafür ausgebildeten Persönlichkeiten als auch von denen der anderen Betroffenen sofort verraten werden. Solche Erfahrungen verstärken die ohnehin wiederkehrend geprägten Denkmuster erneut, dass Ausstiege nicht möglich sind.

Umso wichtiger ist es, dass Betroffene in unserer Gesellschaft zunehmend gehört werden, dass ihnen geglaubt wird und dass sie erfahren können, dass sie Hilfe und Unterstützung bei einem Ausstieg und bei einer Verarbeitung ihrer extremen Lebenserfahrungen erhalten können, wenn sie sie suchen. Sicherlich ist diese Art der Hilfe noch längst nicht ausreichend verbreitet, aber immerhin gibt es sie inzwischen und es wird immer mehr. Parallel dazu versuchen die Täter – logisch nachvollziehbar –, in der Gesellschaft Betroffene sowie zunehmend auch die Menschen, die ihnen glauben und helfen, als unglaubwürdig darzustellen. Insgesamt ist die Verbreitung der Existenz dieser grausamen Täterwelten in unserer Gesellschaft weiter wichtig und wertvoll. Wissen ist in dieser Hinsicht tatsächlich Macht, weil die Machenschaften der Täter vom Verborgenen leben. Je mehr sie befürchten müssen, dass ihre strafrechtlich relevanten Untaten ans Tageslicht kommen könnten, desto mehr Hoffnung entsteht für Betroffene, den schweren Weg des Ausstiegs zu wagen und ihn bis zum Ende gehen zu können.

7.2 Weiterentwicklung der Menschenexperimente (Schramm)

In der Nazizeit gab es in Deutschland einen neuen Aufschwung der Verhaltensforschung am Objekt Mensch. Wie viel Höhe, Kälte, Druck kann ein Mensch aushalten, bevor er stirbt? Wie reagieren Kinder auf Schmerzen und Organverlust? Ich erspare mir und den Leser_innen die weiteren zynischen wissenschaftlichen Fragestellungen aus den KZ-Berichten. Die Zwillingsforschung von Mengele ist im Groben bekannt. Einzelne Überlebende haben erschreckende Zeugnisse ihrer Leidenswege abgelegt und gut recherchierte Dokumentationen sind allen zugänglich. Heute geht es in unserer Gesellschaft und somit auch in der der kommerziell nutzbaren Forschung eher um ein schneller, höher, weiter. Die Spitzenleistung zählt weit mehr als der Weg dahin, zeigen beispielsweise Leistungssportler_innen mit Dopingkarrieren.

Betroffene von organisierter Ritueller Gewalt haben hin und wieder von systematischen Weiterentwicklungen im Bereich der Menschenexperimente seit der Nachkriegszeit berichtet. Manche waren selbst in diesen Forschungsbereich eingebunden. Auch Kolleg_innen bestätigen solche sich ähnelnde Berichte. Das scheint logisch, denn durch methodisches Vorgehen in der Forschung wird Erfahrungswissen gebündelt, Fehler sollen reduziert und neue Techniken ergänzt werden, die den aktuellen Anforderungen standhalten. Auf welche Art haben sich die Methoden zur Aufspaltung, Abrichtung und Programmierung von Kindern seit den 70er und 80er Jahren weiterentwickelt? Und wie im neuen Jahrtausend? Diese Fragen finde ich relevant für die zukünftige Arbeit mit jungen Aussteiger_innen. Leider gibt es hierzu noch wenig valide Antworten, daher möchte ich meine Überlegungen aus den beruflichen Erfahrungen dazu beitragen.

Mittlerweile bestimmt das digitale Zeitalter unser aller Handeln. Junge Forscher_innen im Bereich der Menschenexperimente sind weltweit vernetzt. In unserer heutigen Zeit ist davon auszugehen, dass sich Abrichtung und Programmierung von kleinen Kindern der Möglichkeiten virtueller Welten bedient. Die Nutzung von Virtuell Reality Brillen scheint zuzunehmen. Da können die Farbräume und die Sprachräume der verschiedenen inneren Subsysteme ganz ohne Auffälligkeiten in der Außenwelt in die Innenwelt installiert werden. Alles, was bereits mit einer gewissen Selbstverständlichkeit in unserem Alltag vorkommt, ist den Tätergruppen nicht fremd. Und da manche erwachsene Menschen aktuell bereit sind, sich einen Datenchip unter die Haut setzen zu lassen, liegt diese Option für Tätergruppen ebenfalls nah. GPS-Daten immer abrufbar zu haben, ist beispielsweise praktisch, wenn Kinder und Jugendliche ihre Spionagetätigkeiten im Ausland erproben sollen.

Auch in den autoritär geführten Kulten haben Fehlentwicklungen stattgefunden, die zu methodischen Korrekturen geführt haben. Es scheint seit Jahren eine Abkehr der Tätergruppen von den massiven Kernzersplitterungen direkt nach der Geburt gegeben zu haben. Diese Form der Quälerei hatte psychisch und physisch instabile oder kaum lebensfähige Menschen hervorgebracht und dadurch hohe Kosten für die Täterwelt erzeugt. Manche Babys seien früh verstorben, manche später als Langzeitpatient_innen in Psychiatrien und manche ältere Erwachsene in Wohneinrichtungen für Menschen mit geistigen Behinderungen untergekommen. Ich denke neben den furchtbaren Folgen für diese Betroffenen an ihre extrem geringen Chancen, angemessene Hilfe zu finden, da sie selbst nicht wissen können, was ihr Leben so grundlegend zerstört hat. In der Folge sei die Aufspaltungspraxis insofern verändert worden, dass weniger Verzweigungen zu Beginn entstanden und ein stabileres Alltagssystem mit mehr Bindungserfahrungen und Handlungsoptionen möglich wurde.

7.2.1 Geistige Behinderungen

Parallel wurden allerdings neue Vorgehensweisen mit dem Ziel von geistigen Behinderungen und psychiatrischen Erkrankungen als gewollten Einschränkungen erprobt. Es gab Menschenexperimente, um gezielt funktionsuntüchtige Alltagspersonen mit schwer beeinträchtigter Maske oder Schale zu schaffen und dahinter ein hoch funktionales Innensystem zu verbergen. Wenn ein Mensch nach außen hin „geistig behindert“ oder „autistisch“ wirkt, hat er kaum eine Chance zu echter Autonomie. Er kann sich über sein Erwachsenenleben hinweg nicht aus der Täterwelt lösen, bleibt nah bei der Herkunftsfamilie und steht mit seinem gut verborgenen Wissen und den kognitiv nicht eingeschränkten Innenpersönlichkeiten immer zur Verfügung. Dieser Mensch würde zudem für jede Straftat als schuldunfähig eingestuft. Passende psychotherapeutische Hilfe kann nur gelingen, wenn diese Struktur zuerst entdeckt und dann umgangen wird. Die grundlegende Doktrin der lebenslangen Zugehörigkeit sowie das lebenslange Schweigegebot können auch auf diese Weise gewährleistet werden.

Ich hatte vor Jahren einen beeindruckenden persönlichen Kontakt zu einer jungen Frau, die ihren Betreuer_innen in der Wohngruppe Rätsel aufgab. Die geistige Behinderung mit spastischer Lähmung und Mutismus schien neurologisch abgeklärt und war auch mir augenfällig. Nur manchmal hatte der ihr vertrauteste Betreuer den Eindruck, dass ein anderer Mensch wachsam durch die Augen der jungen Frau ihn und die Umgebung beobachtete. Es bestand die Frage, ob eine Traumafolgestörung vorliegen könnte. Als ich sie zum ersten Termin traf, konnte ich mir zumindest keine dissoziative Störung und schon gar kein aufgespaltenes Innensystem vorstellen. Ich sprach sie an und sie reagierte nicht. Die Mimik schien wie eingefroren, etwas Speichel floss aus ihrem Mund, die Augen wirkten glasig-abwesend und ich bemerkte keinerlei Reaktion auf meine Anwesenheit. Nur vollständigkeitshalber fragte ich, ob jemand anders von innen mit mir sprechen wolle. Der Körper zuckte sofort heftig. Da sie nicht sprach, schrieb sie mir mühevoll mit einer Hand per PC. Ich war ausgesprochen überrascht, wie schnell, differenziert und sprachgewandt eine männliche erwachsene Innenpersönlichkeit mir das Gefangensein im körperbehinderten Außenkörper beschrieb. Er schien erleichtert und schockiert zugleich und fragte mich, wie ich ihn habe sehen können, wo er und die anderen im Inneren doch für immer verborgen bleiben sollten. Aber ich hatte und hätte ihn nicht gesehen. Meine Routine beim Erheben von psychopathologischen Befunden hatte mich diese diagnostische Frage stellen lassen. Glücklicherweise konnte die weitere Behandlung dadurch verändert werden.

In Folge dieser Erfahrung habe ich zum ersten Mal begriffen, dass vieles im Bereich organisierter Ritueller Gewalt geschieht, was in meiner Alltagswelt als undenkbar und unmöglich gilt. Menschen mit „autistischer Schale" habe ich persönlich nicht kennengelernt, aber ich habe glaubhafte Berichte von Betroffenen gelesen. Die Analogie zur gezielt geschaffenen geistigen Behinderung liegt für mich auf der Hand.

7.2.2 Psychiatrische Erkrankungen

Psychosen, Depressionen, Angst- und Zwangsstörungen lassen sich einerseits im Rahmen von Programmen in Innenpersönlichkeiten einschleusen. Die Vorgehensweise ist die in diesen Täterkreisen übliche, die ich an dieser Stelle nicht ausführen möchte. Wichtig ist an dieser Stelle, dass auf den entsprechenden Trigger hin die Innenpersönlichkeit mit der entsprechenden psychiatrischen Erkrankung nach vorne kommt und den Außenkörper besetzen kann. Die Außenwirkung der Betroffenen verändert sich dann komplett und anhaltend. Eine Betroffene litt an einer massiven Zwangsstörung, die den Alltag stark behinderte. Diese Zwangsstörung schien eine dauerhafte Strafe der Tätergruppe für den Ausstieg zu sein. Es gelang ihr nur schwer und langsam, das komplex programmierte Geschehen mit therapeutischer Hilfe aufzulösen, da täterloyale innere Forscher-Persönlichkeiten lange überzeugt vom Sinn dieser Untersuchung blieben und sich nur schwer mit dem Außenkörper identifizieren konnten. Sie hatten von verhaltenswissenschaftlich versierten Täter_innen gelernt, dass der Außenkörper lediglich eine Oberfläche für Verhaltensexperimente sei.

Zudem wurden bei Betroffenen gezielt funktionsuntüchtige Alltagspersönlichkeiten mit psychiatrischem Erleben und Auftreten geschaffen, um dahinter ein hoch funktionales Innensystem zu verbergen. So ließe sich vermutlich manche Besetzung oder Besessenheit durch einen unreinen Geist erklären, der leider innerhalb der katholischen Kirche noch immer mit Teufelsaustreibung begegnet werden darf. Kontraproduktiver geht es kaum, denn das Programm zu identifizieren und zu löschen, könnte effektiv helfen, ohne das alte Elend erneut zu wiederholen. Psychotherapeutisch ist hier bei der Diagnostik eine hohe Achtsamkeit und Genauigkeit gefragt, um Traumafolgestörungen im Rahmen einer DIS von gezielt gemachten psychiatrischen Erkrankungen der Außenpersönlichkeit zu differenzieren. Zuerst muss es als Möglichkeit mitgedacht werden, dann kann das Expert-Innen-Wissen bei der Klärung der Sachlage helfen.

7.2.3 Fremdsprachenspeicher

Tätergruppen scheinen in den letzten Jahren zunehmend zu schätzen, dass in den hoch aufgespaltenen und gut ausgebildeten Systemen ein umfassender Fremdsprachen-schatz dissoziiert abgespeichert, aber für den Bedarfsfall vorrätig ist. Eine Gruppe kindlicher Innenpersönlichkeiten lernt unter Folterbedingungen eine Fremdsprache, die nächste Gruppe kindlicher Innenpersönlichkeiten lernt eine zweite Fremdsprache und so weiter. Die fremdsprachlichen Subsysteme wissen nichts voneinander und können auch nicht direkt miteinander kommunizieren. Europäische Sprachen bestehen innen meist neben mehreren Sprachen, die dem afrikanischen, asiatischen und arabischen Sprachraum entstammen. Verhaltensforschung am Objekt Mensch orientiert sich zeitgemäß an Spitzenleistungen sowie an der globalisierten Kommunikation.

Hier scheint es neben der Lust am Quälen und dem Unterwerfen von Kindern und dem Geldverdienen zwischen den Tätergruppen auch zu einem Wettbewerb der kognitiven Leistungsfähigkeit der Betroffenen zu kommen. Wer viele Sprachen fehlerfrei beherrscht, hatte die besten Trainer_innen. Und wer zudem weltweit eingesetzt werden kann, bietet mehr Möglichkeiten und bringt mehr Geld ein. Zur zukünftigen Arbeit mit jüngeren Aussteiger_innen ist der Blick auf die Bedeutung der organisierten Rituellen Gewalt in unserer globalisierten Welt immer wichtiger. Persönlich finde ich nicht relevant, dass Ausstiegsbegleiter_innen viele Fremdsprachen sprechen oder verstehen können, obwohl es den Kontakt zu einigen fremdsprachlichen Subsystemen sicher erleichtern kann. Zentraler scheint mir der möglichst weite Blick, um über das Täterverhalten die Betroffene besser zu verstehen und so angemessener unterstützen zu können.

7.2.4 Gedankenübertragung

Auch die folgende Kommunikationsform kommt den beiden grundlegenden Doktrin – der lebenslangen Zugehörigkeit und dem Schweigegebot – entgegen: die Telepathie bzw. Gedankenübertragung. Gemeint ist hier das Lesen von Gedanken beim Gegenüber bzw. das Senden von Gedanken zum Gegenüber. Telepathie wird seit Jahrzehnten eher im parapsychologischen oder esoterischen Kontext verortet. Sie wird als Kommunikationsform in wissenschaftlichen Kreisen nicht ernst genommen, was sie für Täterkreise nützlich macht. Diese Sprache ohne hörbare Worte kann nach Berichten genau wie andere Fremdsprachen in Innensysteme vermittelt werden. Manche der Innenkinder lernen durch Konditionierung unter Folterbedingungen, ihr schmerz- und angstauslösendes Gegenüber so schnell und genau wie möglich zu verstehen. Sie lernen sich in einen durchlässigen und empfangenden Modus zu versetzen, ihre Spiegelneuronen zu nutzen und die gesendeten Botschaften in ihrem Gehirn in Sprache zu übersetzen und dann möglichst fehlerfrei laut auszusprechen. Später wird das gegenseitige Senden und Empfangen geübt und noch später wird der Abstand zwischen Sender und Empfänger dabei immer weiter vergrößert. Die telepathischen Kontakte zwischen den Mitgliedern einer so ausgebildeten Gruppe sollen problemlos über mehrere Meter körperlichen Abstand funktionieren.

Ein Vorteil liegt auf der Hand: Kommunikation zum Kontakthalten kommt im weiteren Leben ganz ohne körperliche Nähe aus. Niemand muss die Berichterstatter-Persönlichkeiten unter Kontrolle halten, anrufen oder besuchen. Eine Abfrage geht nebenbei beim Einkaufen oder an der Uni vonstatten, ohne dass im Ausstiegsfall schützende Begleiter_innen diesen Kontakt überhaupt registrieren oder unterbinden könnten. Aufträge zum Angriff können so ohne Beweise an innere Soldat_innen vermittelt werden. Ein weiterer Vorteil für die Täter ist die Begutachtung von solchen Betroffenen-Berichten im psychiatrischen Kontext. Die Wahrscheinlichkeit ist hoch, dass Betroffene für gänzlich unglaubwürdig gehalten werden. Stimmen zu hören und zudem fremde Gedanken zu empfangen klingt in dieser Symptomkombination noch psychotischer als ein einzelnes Symptom.

Insgesamt sind manche Menschen sicher für Gedankenübertragungen empfänglicher als andere. Nahtoderfahrungen scheinen diese Durchlässigkeit ebenso zu erhöhen wie das empathische Verstehenmüssen psychisch kranker Elternteile, aber beides sind keine notwendigen Voraussetzungen. Ich kenne solche Berichte auch aus anderen Therapien, nur dass die hohe Durchlässigkeit bei diesen Menschen nicht gezielt trainiert und ausgebeutet wurde.

Möglicherweise könnten wir alle gezielter auf diese Kommunikationsform zurückgreifen, wenn wir diese Möglichkeit wahrnehmen und sie dadurch ernster nehmen würden. Menschen, die meditieren, beten oder sich mit Medialität befassen, ist diese stille Sprache vertrauter. Sie haben gelernt, sich in einen zurückgenommenen, durchlässigen und/oder empfangenden Modus zu versetzen. Medial arbeitende Menschen haben gelernt, inspirativ empfangene Botschaften in ihrem Gehirn in Sprache zu übersetzen und bei Bedarf auszusprechen. Die bewusste Nutzung dieser Ebene braucht Übung, Erfahrung und Zeit. Einige werden dagegen die plötzliche, mühelose Alltagserfahrung kennen, gerade an einen nahestehenden Menschen zu denken und in der nächsten Sekunde ruft dieser Mensch überraschend an. Verbindungen mit uns vertrauten Menschen gibt es über unsere gängigen wissenschaftlichen Vorstellungen hinaus.

Allerdings gilt das Worte, Sätze und Fragen von anderen Menschen in Form einer gezielten Kommunikation als Empfänger zu hören und als Sender tonlos darauf zu antworten wohl eher als unüblich. Es gehört auch in keine mir bekannte Therapiefortbildung, wobei Elemente aus der Hypnotherapie dem vermutlich am nächsten kommen und am leichtesten für solche Zwecke missbraucht werden können. Abrichtung in tiefer Trance scheint genauso wie die Nutzung von bewusstseinsverändernden Drogen üblich zu sein. Im Kontext von Geheimdiensten scheint es dazu Forschung gegeben zu haben, berichten Betroffene. Als humorvolle Variante der militärischen Gedankenübertragungsexperimente empfehle ich den Film „Männer, die auf Ziegen starren" mit der Frage, ob Komödien ein Körnchen Wahrheit enthalten.

Mein persönlicher Vorlauf zur Thematik der Telepathie waren mehrere Komplextrauma-Behandlungen, in denen sich Patient_innen schwer taten, die von den Täter_innen gesetzten Schweigebote zu übertreten. Sie wollten etwas von ihrem Leid in einem sicheren Rahmen mitteilen, ohne die erinnerten Gewalttaten in Worte fassen zu müssen. Manche malten Szenen, manche schrieben kurze Texte, über die wir dann in den Sitzungen ins Gespräch kamen. So konnte ich Fragen stellen und ein Kopfnicken für Ja oder ein Kopfschütteln für Nein reichte als Antwort. Auf diese Art habe ich viele Durcharbeitungen von Traumaszenen mit EMDR oder Screen-Technik vorbereitet. Mit den ideomotorischen Fingersignalen als Methode konnte ich mich nie anfreunden. Um allerdings passgenau weiter fragen zu können, musste ich grob das Grundgeschehen verstanden haben. Da mir für manche Gewalttat einfach die Fantasie fehlte, gelang das nicht immer und ich tappte manches Mal im Dunkeln.

Und dann fiel mir auf, dass ich gelegentlich Gedanken und Sätze in meinem Kopf hatte, die mir selbst fremd vorkamen, die mir aber ein Verständnis erleichterten. Mir wurde klar, dass ich so nicht denken und auf diese Art Sprache nicht nutzen würde. Als Psychotherapeutin bin ich gewohnt, fremde Emotionen und mir unbekannte Bilder in Sitzungen stellvertretend zu containern, sie wahrzunehmen und schrittweise in Worte zu fassen, um sie in die therapeutische Interaktion zu bringen. Also habe ich dieses Vorgehen analog mit mir fremden Worten und Gedanken ausprobiert. Ich habe sie mit der Einleitung verknüpft „Im Moment habe ich einen überraschenden Satz im Kopf. Keine Ahnung, woher er kommt. Vielleicht hilft er uns weiter. Ich spreche ihn mal aus… Können Sie etwas damit anfangen?“ Diese Form der stellvertretenden Versprachlichung hat Prozesse erleichtert. Eine Patientin äußerte daraufhin, dass sie mir „manchmal Ideen schicke“, die ich ganz gut empfangen würde. Wir kamen über Manipulation ins Gespräch.

Mit einzelnen Aussteigerinnen habe ich dann situativ und bewusst diese Kommunikation genutzt, um an Schweigegebot-Übertretungen geknüpfte Programme nicht zu früh loszutreten. Aber mir war in diesen Jahren noch nicht bekannt, dass Telepathie bzw. Gedankenübertragung von jungen Betroffenen unter Folterbedingungen im Innensystem trainiert wird. Davon hatte ich auch keine Berichte von Kolleg_innen gehört, bis eine ganz junge Aussteigerin mir davon erzählte. In einer Art „telepathischem Gespräch“ konnte ich selbst erproben, wie gut und genau diese Kommunikation funktionieren kann. Ich war überrascht und habe daraufhin manche beendete Therapie nach einmal anders betrachtet. Meine anfängliche Skepsis ist seither der Sorge gewichen, dass viele Ausstiegsbegleiter_innen von diesem antrainierten tonlosen Austausch nichts wissen oder ihn für absurd halten. Gedankenübertragung würde dadurch als heimlicher Weg zum fortgesetzten Täterkontakt übersehen. Ob diese Kommunikationsform trainiert wurde, kann als Frage an das Expert-Innen-Wissen gestellt werden.

7.2.5 Fazit

Am Ende dieses Kapitels möchte ich ergänzen, dass ich zu dem aktuellsten Stand der Menschenexperimente in unserem Land nichts beitragen kann. Zu den heute jugendlichen Betroffenen ist noch wenig bekannt. Aber es ist davon auszugehen, dass heute und morgen weiter Kinder auf grausame Art konditioniert und programmiert werden, die Einschränkungen sowie besondere Fähigkeiten entwickeln müssen, um für die Tätergruppen nach deren Belieben nutzbar zu sein. Ich wünsche den zukünftigen Ausstiegsbegleiter_innen ein mutiges Denken, um gerade zugunsten der jüngeren Betroffenen auch absurd erscheinende Phänomene für möglich zu halten, auch wenn der aktuelle Stand der psychotraumatologischen Forschung und der Alltagsverstand anderes signalisieren.

Die Begleitung von Aussteiger_innen fordert und fördert einen weiten Geist. Eine gedankliche kritische Überprüfung der Geschehnisse und Berichte ist das andere notwendige Standbein bei dieser Arbeit. Diese flexible Balance gilt es immer wieder neu zu erhalten.

8. Systemstrukturen – ein Modell (Fliß)

Einleitung (Prins)

In diesem Kapitel wird beschrieben, wie innere Strukturen bei Betroffenen aufgebaut werden und mit welchen Mitteln dies geschieht. Bei den beschriebenen Programmen ist alles darauf ausgerichtet, den Betroffenen das eigene Bewusstsein und die dementsprechende eigene Handlung zu nehmen. Jede Verhaltensweise wird auf totalitäre Weise gesteuert. Immer wird dabei auch beschrieben, wie derartige Strukturen im therapeutischen Prozess konstruktiv umgesetzt werden können. Die Abbildungen in diesem Kapitel machen die beschriebenen Strukturen visuell sichtbar.

Fokussieren Sie sich beim Lesen auf Ihre kognitive Aufmerksamkeit und Ihre Erkenntnisse und Ihre Motivation, das alles wissen zu wollen. Achten Sie darauf, ob es für Sie gut ist, alles in einem durchzulesen und das Gesamte zu überschauen, oder ob es besser ist, den Inhalt in erfassbare Portionen einzuteilen. Das kann für jede_n anders sein. Nach dem Lesen ist es gut, wenn Sie aufmerksam für Ihre Reaktion auf den Inhalt im Gesamten sind.

Die folgende Übung ist eine spezifische Bewusstseinsübung, die hilfreich sein kann: der „Drei-Minuten-Atemraum" aus dem Bereich der Achtsamkeit (Vincken et al. 2008), von mir zusammengefasst und auf den Punkt gebracht bezogen auf das, was dieses Kapitel beim Lesen auslösen kann.

Schritt 1: Seien Sie achtsam für das Erleben dieses Momentes. Es kann hilfreich sein, dabei eine aufrechte, würdige und wache Haltung einzunehmen. Schließen Sie gegebenenfalls die Augen. Richten Sie Ihre Aufmerksamkeit auf das Erleben dieses Momentes. Sie können sich folgende Fragen stellen:

Was erlebe ich in diesem Moment? Welche Gedanken tauchen in diesem Moment auf? Wie fühlt es sich für mich in diesem Moment an? Welche spezifischen Gefühle, Emotionen nehme ich bei mir selbst wahr? Wie fühlt sich mein Körper in diesem Moment an? Welche körperlichen Reaktionen nehme ich in diesem Moment wahr?

Versuchen Sie, nichts an diesen Wahrnehmungen zu verändern. Nehmen Sie sie wahr und erkennen Sie an, dass sie da sind. Geben Sie den Gefühlen die Anerkennung, dass sie eine stimmige Reaktion auf das darstellen, was Sie gerade gelesen haben.

Schritt 2: Lassen Sie die Erfahrungen aus Schritt 1 sein, was sie sind, und richten Sie Ihre Aufmerksamkeit in freundlicher Weise auf Ihre Atembewegungen. Folgen Sie achtsam dem Ein- und Ausatmen. Wenn Sie mit Ihrer Aufmerksamkeit auf die Erfahrungen aus Schritt 1 zurückgezogen werden, nehmen Sie dies wahr und realisieren Sie, was dies bedeutet. Gehen Sie immer wieder mit Ihrer Aufmerksamkeit zurück zur Atmung, damit sie die Funktion eines Ankers bekommt.

Schritt 3: Breiten Sie die Aufmerksamkeit auf die Atmung auf den Körper als Ganzes aus und spüren Sie ihn, spüren Sie seine Haltung und auch Ihren Gesichtsausdruck. Öffnen Sie Ihre Augen und nehmen Sie wahr, was Sie in diesem Moment sehen, hören und fühlen.

Bewegen Sie sich nun so, wie es sich für Sie angenehm anfühlt.

Richten Sie dann Ihre Aufmerksamkeit auf Ihre nächste Aktivität.

8.1 Grundprinzipien von Innensystemen

Die Frage, wie es im Inneren eines Menschen aussehen könnte, der sich aus zahlreichen verschiedenen Persönlichkeiten zusammensetzt, beschäftigt Psychotherapeut_innen schon lange. Und ich vermute, dass diese Frage auch im vorliegenden Buch keine endgültige Antwort finden wird. Dennoch können einige Informationen für eine Psychotherapie mit einer Betroffenen und für eine Ausstiegsbegleitung wertvoll sein. Nach vielen Jahren therapeutischer Arbeit mit Menschen mit einem Hintergrund organisierter Ritueller Gewalt kristallisieren sich einige Grundprinzipien von Innensystemen heraus, die von Tätern gezielt geplant und aufgebaut wurden.

Betroffene berichten, dass sie in den eigenen Innensystemen und in denen anderer Betroffener die „Handschrift der Programmierer_in" erkennen könnten. Dies beinhaltet die Planung und den Aufbau eines Innensystems durch von den Tätern bezahlten professionellen Programmierer_innen. Verschiedene professionelle Programmierer_innen bieten also scheinbar den Tätern verschiedene Strukturangebote für Innensysteme an. Betroffene berichten von einer Art Fortbildungsveranstaltungen solcher Programmierer_innen, die ihre Planungen vorstellen und an lebenden Menschen ausführen und demonstrieren. Diese professionellen Programmierer_innen sollen viel Geld damit verdienen und skrupellos und kalt sein. Es wirkt so, als würden Pläne geschmiedet, wie aus einem menschlichen Wesen eine bedienungsfreundliche Maschine erzeugt werden soll. Wenn wir im Rahmen einer Therapie miterleben, wie innere Programme betroffener Menschen automatisiert ablaufen und wie schwer sie zu stoppen sind, wird die Akribie solcher eiskalter Planungen erkennbar und emotional schmerzhaft und erschreckend spürbar.

Auf der anderen Seite hilft ein zumindest ansatzweises Wissen um wesentliche Grundzüge und Unterschiede in verschiedenen Innensystemstrukturen weiter, um manche Persönlichkeiten schon frühzeitig in ihren Rollen und Funktionen wahrnehmen und erkennen zu können. Manchmal wird über ihre Namen bereits erkennbar, zu welchem Innenbereich eine Persönlichkeit gehören könnte. Wird dieser zugehörige Innenbereich deutlich, kann wiederum ein Kontakt zu weiteren Persönlichkeiten im selben Bereich gesucht werden, mit denen eine Kommunikation und Kooperation leichter aufgebaut werden kann, als wenn weder bei der Betroffenen noch bei der Therapeutin eine Ahnung dazu besteht, wo eine Persönlichkeit im Inneren mit welcher Funktion verortet ist und mit wem sie gut zusammenarbeiten könnte. Da das Hauptziel einer Traumatherapie beim Vorliegen einer Dissoziativen Identitätsstörung darin besteht, die von Tätern gezielt verursachten inneren Trennungen zwischen den Persönlichkeiten zu überwinden, können Wissen und Hypothesen zu möglichen Verbindungen zwischen den Persönlichkeiten sehr hilfreich sein.

Es kann sich im Folgenden also allenfalls um ein *Modell* einer Struktur eines Innensystems von Betroffenen handeln, das keinen Anspruch auf Korrektheit oder gar Vollständigkeit erhebt. Nach meinen bisherigen Erfahrungen scheint es gewisse Grundzüge zu geben, die sich in allen Innensystemen wiederfinden. Der Aufbau von Innensystemen kann unterschiedlich sein, auch entsprechend dem jeweiligen Wissensstand der Täter in aufeinander folgenden Generationen und neuen Erkenntnissen aus deren Menschenversuchen und aus der allgemeinen Wissenschaft. Wir Professionelle in Helfersystemen müssen auch davon ausgehen, dass unsere Lernprozesse und Erkenntnisse durch die Betroffenen an die Täterwelt gelangen und von aktiven und überzeugten Tätern gegen Ausstiegsversuche genutzt werden. Eine nächste Generation Kinder kann wieder anders in ihren Innenstrukturen aussehen und auch die gezielten Interventionen der Täter gegen die ausstiegswilligen Betroffenen können sich immer wieder verändern. Ich bin jedoch davon überzeugt, dass eine Betroffene mit einem hart erarbeiteten Wissen um ihr eigenes Innensystem in einer Therapie selbst Elemente des bisherigen Wissens von Helfer_innen auf diese Veränderungen übertragen kann. Die Grundzüge des Menschseins bleiben dieselben und die Täter können aus meiner Sicht nur Aspekte verändern, nicht aber grundlegende Elemente der Spaltungen und der Strukturen von Innensystemen.

Betroffene berichten, dass Kulte seit Jahrhunderten Menschen gezielt spalten und über ein großes Wissen über den Menschen verfügen: über körperliche und emotionale Reaktionen, körperliche und emotionale Möglichkeiten und Grenzen, über alle Aspekte der kindlichen und jugendlichen Entwicklungsstufen sowie über kognitive Strukturen, deren Entwicklung und Ausformung. Nach Aussagen Betroffener wurden dazu viele Menschenversuche durchgeführt. Zu einem Zusammenhang der Menschenversuche von Mengele in Konzentrationslagern und der Nutzung ihrer Ergebnisse durch die organisierte Rituelle Gewalt schreibt Requardt (2014). Betroffene berichten weiterhin, dass in den 60er Jahren Menschenversuche in Heimen durchgeführt wurden, in denen Kinder und Jugendliche ungeschützt lebten. In dieser Zeit lag noch ein großes Tabu über dem Thema der sexuellen Gewalt, und Täterkreise konnten sich weitgehend darauf verlassen, dass man entsprechenden Berichten von Kindern und Jugendlichen nicht glauben würde, besonders wenn sie in Heimen untergebracht waren. Inzwischen seien solche Versuche in Heimen nicht mehr oder nur erschwert möglich, berichten Betroffene. Daher setzten die Täter für ihre Menschenversuche mehr auf die eigenen Kinder und die früh beginnenden heimlichen Geburten von Kindern und auf das damit vorhandene „Menschenmaterial".

Betroffene berichten dazu, dass es in Lagern in osteuropäischen Ländern in entlegenen Gebieten ganze Dörfer von Betroffenen gebe, die dort in einer Art Parallelwelt zu den Familienmitgliedern in unserer Gesellschaft leben. Dort würden Menschenversuche durchgeführt, und in Ferienzeiten reisten Familien aus unserer Gesellschaft dorthin, damit ihre Kinder weiter trainiert, konditioniert und programmiert würden. Das Leben dieser Menschen in den Lagern wirkt auf mich wie das Leben in ehemaligen Konzentrationslagern. Auch sie werden gezielt gespalten, konditioniert und programmiert und dienen als „Menschenmaterial" für die Konditionierung und Programmierung von Menschen, die in unserer Gesellschaft leben.

Durch Hormongaben seitens der Täter gebären frühreife Mädchen unbemerkt Mehrfach(früh)geburten, Mädchen und junge Frauen gebären offiziell nur ein Kind, ein weiteres wird verschwiegen und ins Lager gebracht. Solche Zwillingskinder können bei Bedarf in unsere Welt geholt werden, um ausstiegswillige Betroffene unter Druck zu setzen. Manchmal müssen unsere Klient_innen eigene Geschwister oder eigene Kinder aus den Lagern zur Strafe für ihre Ausstiegsbemühungen in einem nächtlichen Täterkontakt töten. Leichen werden entsorgt und beispielsweise entweder auf Feldern von Bauern vergraben oder über Säure in Fässern vernichtet. Wenn solche Tötungen im Rahmen von Ritualen erfolgen, bleibt infolge der kannibalistischen Rituale (statt Brot und Wein in der katholischen Messe müssen Mitglieder satanistischer Kulte in einer schwarzen Messe menschliche Körperteile essen und Blut trinken) von toten Körpern nicht mehr viel übrig.

Die Abspaltung von Persönlichkeiten und deren „Ausbildung" in Form von konditionierten Lernprozessen für die Interessen der Täter findet nicht nur in komplexer Form in diesen Lagern statt, sondern regelmäßig im Alltag. In den Familien werden die Kinder von den eigenen Eltern und Geschwistern sowie weiteren Verwandten, Bekannten und Freunden der Familie regelmäßig traumatisiert und weiter „trainiert". Kinder lernen schon früh, nicht zu schreien, Schmerzen still zu ertragen und zu schweigen.

Dies kann beispielsweise mit heißem Wasser, heißen Herdplatten, Messern, mit eiskaltem Wasser in der Badewanne oder mit dem Untertauchen in Wasser nahe am Ertrinken erreicht werden, wenn sie nicht gehorchen. Sie halten dann still und schweigen.

Kinder kennen ihr Leben nicht anders, als dass es permanent von Traumatisierungen durchzogen ist. Manchmal bekommen Kinder eine Pause, um sich zu erholen. Dies dient den Tätern vorrangig dazu, die Kinder nicht zu überfordern und sie parallel dazu größtmöglich belasten zu können. Kinder brauchen Pausenzeiten und auch Spiel. Dies wird in der Regel in einem Mindestmaß zugestanden.

Traumatisierungen, verbunden mit Konditionierungen, die nicht im Alltag in den Wohnräumen durchgeführt werden können, finden in Kellern und schallgeschützten Räumen von Tätern statt. Solche Räume können direkt in der Nachbarschaft liegen, und das Aufsuchen solcher Räume wird als Besuch bei Nachbar_innen, Freund_innen und Bekannten deklariert. Höherrangige Täter verdienen viel Geld mit der Ausbeutung ihrer Gruppenmitglieder und besitzen große Grundstücke, Ferienhäuser, Fabriken, stillgelegte Gelände verschiedenster Art, Wälder usw. Dort werden komplexere Traumatisierungen an den Kindern durchgeführt, oft an vielen Kindern parallel. Da Kinder auch lernen müssen, andere Kinder zu verletzen, sie zu konditionieren und auch zu programmieren, strukturieren Täter Situationen sehr gezielt, um auch hier mit dem geringsten Aufwand den größten Effekt an Lernprozessen bei den Kindern zu erwirken.

Über diese und weitere Hintergrundinformationen Betroffener wird vielleicht ansatzweise nachvollziehbar, dass Täterkreise der organisierten Rituellen Gewalt über unbegrenzte Möglichkeiten verfügen, ihre Nachfolgegenerationen gezielt zu traumatisieren, zu spalten und die entstehenden Persönlichkeiten zu konditionieren, zu trainieren, gezielt voneinander zu trennen und aus ihnen eine innere Struktur aufzubauen, die nur sie kennen und kontrollieren können.

Hoffnung macht diesbezüglich aber wiederum, dass die Täterkreise nicht ständig bei jeder Betroffenen präsent sein können und dass sie in deren Innerem mehrere Persönlichkeiten benötigen, die diese Kontrollfunktionen stellvertretend für sie ausüben. Wenn diese über die Täterwelt, inklusive über die innere Systemstruktur gut informierten Persönlichkeiten, meistens Programmierer_innen, an einem Ausstieg mitarbeiten, können sie ihr reichhaltiges Wissen beitragen und wesentlich beim Ausstieg und bei einer gezielten Traumabearbeitung unterstützen. In einem solchen Fall wird das Wissen dieser Persönlichkeiten über die Struktur des Innensystems nicht mehr im Interesse der Täter genutzt, sondern zu einem Prozess von wachsender Kommunikation zwischen allen Persönlichkeiten des Menschen selbst, von zunehmender Kommunikation und Kooperation zwischen seinen Persönlichkeiten und am Ende zu einem gelingenden Ausstieg.

8.2 Gezielte Spaltungen

8.2.1 Der Beginn der Spaltungen

Ich möchte im Folgenden ein Modell vorstellen, das recht sicher nicht der realen Vorgehensweise der Täter entspricht. Auch die in diesem Modell beschriebene Entstehung verschiedener Persönlichkeiten wird in dieser Weise nicht exakt zutreffen. Dies erscheint mir eher beruhigend zu sein, als dass es mich unzufrieden machen würde. Eine reale Darstellung würde einen Nachahmungseffekt nach sich ziehen können. Mein Modell kann dem recht sicher nicht dienen. Es soll aber den Leser_innen ermöglichen, sich überhaupt etwas vorzustellen und Betroffenen in der therapeutischen Arbeit weiter zu helfen. Bilder und Modelle können uns darin unterstützen, Grundprinzipien zu erkennen, auch wenn die Details nicht zutreffen sollten.

Es geht mir darum, deutlich zu machen, wie infam und gezielt die Täter vorgehen und dass sie mit ihrem Wissen um den Menschen alles nutzen, um Kinder zu willigen Sklaven ihrer eigenen Welt zu machen, um sie lebenslang ausnutzen und kontrollieren zu können. Es geht mir auch darum, eine theoretische Basis dafür anzubieten, wie mit Betroffenen zusammengearbeitet werden kann. Ich habe beim Schreiben zahlreiche Betroffene mit Innensystemen vor Augen, die sich recht ähnlich sind, so dass ich daraus eine Vorstellung und Bilder ableiten möchte. Einen Anspruch auf eine Korrektheit oder gar Wahrheit habe ich dabei nicht.

Wenn wir mit den Betroffenen auch nur annähernde Bilder von den Innenstrukturen entwickeln können, können wir gemeinsam mit ihnen Fragen entwickeln und uns auf die Suche begeben. Betroffene werden uns, wenn sie aussteigen wollen, weiteres Wissen anvertrauen. Gemeinsam können Betroffene und Therapeut_innen daran arbeiten, das jeweilige Innensystem zu verstehen und die Auswirkungen der brutalen Täterinterventionen allmählich rückgängig zu machen. Wenn es mir gelingt, dies als Möglichkeit zu beschreiben, ist mein Ziel für dieses Kapitel erreicht.

Wie bereits beschrieben, wird ein Neugeborenes direkt in die erste komplexe Traumasituation geworfen. Eine *1. Spaltung* trennt sich vom *Kern des Menschen,* um diesen zu schützen und zu bewahren. Den Kern des Menschen rühren auch die Täter in der Regel nicht mehr an, weil sie wissen, dass dies den Menschen zerstören würde. Betroffene sagen, dass auch die aktiven und überzeugten Täter in der Regel den eigenen Kern nicht attackieren. Es gebe Ausnahmen davon, dass Täter versuchten, den eigenen Kern anzugreifen, um auch dort das Böse zu installieren. Dies sei aber existentiell gefährlich. Dazu kann ich nur vermuten, dass dies bei den zahllosen Menschenexperimenten der Täter deutlich geworden zu sein scheint, ohne dass ich mir selbst vorstellen könnte, warum dies so ist. Möglicherweise ließen sich manche Zusammenhänge bei einem ausreichenden Wissen um neurobiologische Zusammenhänge erklären, dazu fehlt mir aber das entsprechende Wissen. Diese Grenze meiner Erklärungsmöglichkeiten wird sich in diesem Kapitel noch oft aufzeigen. Ich würde es begrüßen, wenn Kolleg_innen aus der Medizin an diesen Grenzen weiter schreiben und Fehlendes ergänzen würden.

Von der *1. Spaltung* werden durch eine mit mehreren Trauma Elementen gefüllte Situation recht bald nach der Geburt mehrere Persönlichkeiten abgespalten. Ich halte es für wahrscheinlich, dass es sich dabei um wesentliche *Knotenpunktpersönlichkeiten (KPP)* des späteren Innensystems handelt. Bei einer laut Betroffenen sehr gefährlichen Kernspaltung scheint diese massive Vielfachtraumatisierung gleich nach der Geburt zu erfolgen – ohne den dazwischen liegenden Schutz des Kerns. Wenn der Kern dabei selbst gespalten wird, bleibt vom Kern der Persönlichkeit nur ein *Kernsplitter* übrig. Dies erscheint mir sehr labil und angreifbar und Täter hätten im weiteren Verlauf einen direkten Zugriff auf den Kern selbst. Auch in solchen Fällen scheint eine zeitgleich mitentstandene KPP diesen Schutz zu übernehmen. Dies bedeutet aber, dass ein einzelner Kernsplitter den kleinen übrig gebliebenen Restkern der Persönlichkeit schützen muss. Weitere Kernsplitter wären demzufolge dann die verschiedenen KPP, die ansonsten aus der 1. Spaltung abgespalten werden. Wenn diese von den Tätern weiter traumatisiert werden, so dass sich weitere Abspaltungen von ihnen bilden, können diese Kernsplitter nach meinem Eindruck den Restkern nicht mehr so effektiv schützen, wie dies eine 1. Spaltung kann. Eine 1. Spaltung von einem erhaltenen Kern kann Einfluss auf die aus ihr entstehenden KPP nehmen und sie dazu bewegen, den Kern ebenfalls eher zu schützen als ihn zu zerstören, wenn die Täter das bei einem fortgeschrittenen Ausstiegsversuch fordern können.

Im Weiteren baue ich mein Modell auf der Variante auf, dass der Kern erhalten bleibt. Die Grundprinzipien sind vermutlich auch auf eine Kernspaltung übertragbar. Mein Modell stellt außerdem eher die Systeme einer jungen Generation dar, die in den 80er Jahren geboren wurden. Die Systeme älterer Menschen sollen nach Berichten Betroffener kleiner und weniger fragmentiert sein. Dies soll eine höhere Belastbarkeit einzelner Persönlichkeiten beinhalten sowie eine stärkere Trennung zwischen dem Alltagsbereich und dem weiteren Innenbereich. Mit zunehmender Computerkenntnis und den darin enthaltenen Möglichkeiten hätten die Täter nach Berichten Betroffener größere Innensysteme bevorzugt, weil sie darin vielfältigere Funktionen installieren und Menschen darüber noch effektiver ausbeuten könnten. Eine höhere Anzahl von Persönlichkeiten kann in der Folge schwerer zusammenfinden als in einem System mit einer begrenzten Anzahl. Eine hohe Anzahl von Persönlichkeiten erfordert seitens der Täter aber auch mehr Traumatisierungen und Konditionierungen und damit ein höheres Risiko von Fehlern. Ich erlebe es in Therapien so, dass ältere Systeme bei einer konsequenten Bereitschaft, aus dem Täterkreis auszusteigen, dies zwar unter massiverer emotionaler und körperlicher Belastung, aber am Ende oft leichter umsetzen können als die großen Systeme. Wenn ein jüngeres System aber ebenso konsequent an einem Ausstieg arbeitet, lassen sich oft eher Fehler in den Konditionierungen und Lücken in der Funktionalisierung der Persönlichkeiten finden, die die Betroffenen für eine Umkehrung der Mind Control Effekte nutzen können.

Die 1. Spaltung ist dem Kern des Menschseins sehr nahe und dementsprechend menschlich geprägt. Sie hat zwar bereits mit Beginn der eigenen Existenz den zerstörerischen Einfluss der Täter erlebt, hat aber den Kern geschützt. Diese Grundhaltung bleibt nach meiner Erfahrung bestehen, zumindest bei den ausstiegsbemühten Betroffenen. Die nächsten abgespaltenen Persönlichkeiten haben noch einen großen Teil der *Kernqualität* und des *Menschseins der 1. Spaltung* in sich, auch wenn sie von den Tätern in zerstörende Richtungen gezwungen und darin weiter gefordert und gefördert wurden.

Die 1. Spaltung stellt damit nach dem Kern die grundlegende *Knotenpersönlichkeit* des Innensystems dar, und aus ihr entstehen die weiteren KPP nach meinem Modell entsprechend den menschlichen Grundemotionen. Es gibt demnach je eine KPP zu *Liebe, Angst, Wut* und *Traurigkeit.* Das bedeutet nach meinem Eindruck nicht, dass die dadurch vorwiegend geprägten KPP keine anderen Gefühle empfinden könnten. Andere Gefühle werden aber scheinbar nicht als so grundlegend bedeutsam und wesentlich wahrgenommen wie das anfängliche eigene Grundgefühl. Eine KPP mit der Grundemotion Liebe wird bei der Wahl zwischen Liebe und Wut spontan mit Liebe reagieren. Eine KPP mit dem Grundgefühl der Wut wird spontan hingegen zuerst mit Wut reagieren und kann ein Gefühl von Liebe vielleicht gezielt aktivieren, wenn sie dies will. Eine KPP mit dem Grundgefühl von Angst wird spontan zunächst mit Angst und Zurückhaltung reagieren, die KPP mit dem Grundgefühl von Traurigkeit dementsprechend mit Traurigkeit.

Es gibt nach meiner Erfahrung auch KPP zu *Schmerz, Hoffnung, Stolz, Neid* und möglicherweise noch weitere. Das Gefühl von Angst tragen allerdings alle Persönlichkeiten und damit auch alle KPP in sich, basierend auf den traumatischen Erlebnissen, denen alle Persönlichkeiten bei ihrer Entstehung und weiter lebenslang ausgesetzt werden. Die Angst verbindet demzufolge ebenso wie die Kernqualität alle Persönlichkeiten miteinander, wie weit auch immer die Täter sie im Lebensverlauf gezielt voneinander entfernt haben mögen. Nach meinem Eindruck erleben alle Persönlichkeiten Enttäuschung, Verzweiflung, Ekel und mindestens anteilige Einsamkeit. Auch die Alltagspersönlichkeiten haben keine sichere Bindung erlebt, selbst wenn sie mehr Bindung erfahren haben als andere Persönlichkeiten, denen dies noch weniger zugestanden wurde. Alle Gefühle, die auf ähnlichen traumatischen Erfahrungen verschiedener Persönlichkeiten basieren, können ebenso verbindend wirken wie die Kernqualität und die (Todes)Angst.

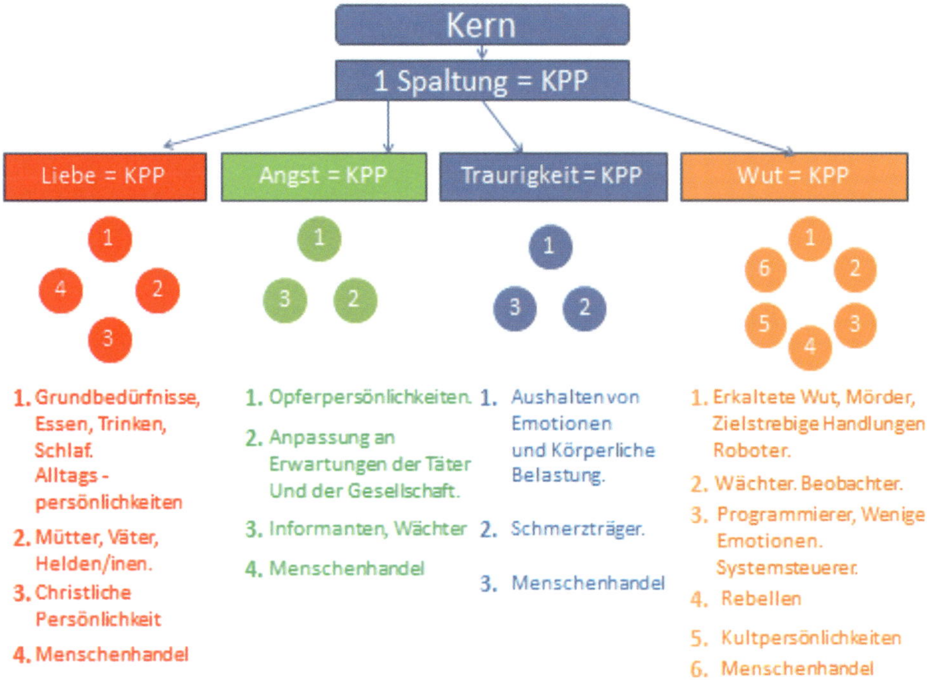

Abbildung 1 (Fliß, Cubareva, Grafe) stellt das anfängliche Spaltungsprinzip dar: Aus dem Kern entsteht die 1. Spaltung und aus ihr die KPP mit den Grundemotionen.

Sämtliche Abbildungen stellen nur einen Versuch dar, sich die beschriebenen Inhalte in etwa grob vorzustellen. Sie sind nur zweidimensional gezeichnet, müssten aber eher dreidimensional gestaltet sein. Wenn aus der Reihe der KPP nach den Grundemotionen ein Kreis gefaltet würde, würden die KPP mit der Grundemotion Wut neben den KPP mit der Grundemotion Liebe platziert sein. Es würde eine Art Röhre entstehen, in der wiederum Verbindungen zwischen den verschiedenen Grundemotionen entweder vorhanden oder alternativ dazu durchtrennt worden sein könnten.

Es handelt sich nicht um reale Modelle, dafür sind sie außerdem nicht annähernd so komplex wie die Eindrücke von Innensystemen, die Helfer_innen aus den Berichten Betroffener erhalten. Jegliche Fehler in den Abbildungen sind geradezu erwünscht, um einen Nachahmungseffekt von vornherein auszuschließen. Dennoch können Abbildungen möglicherweise eine Ahnung davon vermitteln, wie vielseitig und komplex diese Innensysteme sind und dass wichtige Persönlichkeiten eines Innensystems sehr wohl in der Lage sind, diese Vielseitigkeit und Komplexität zu erfassen. Sie sind darüber weitgehend informiert und können bei ausreichender Motivation mit ihrem ausgeprägten Wissen einen Ausstieg und eine Bearbeitung der zahllosen Traumatisierungen maßgeblich unterstützen und voranbringen (siehe das Kapitel 11.3. zur Deprogrammierung im Innenteam von Sylvia Schramm).

Täter beobachten nach Berichten Betroffener, welche Grundemotionen und Aspekte des Menschseins die verschiedenen entstehenden Persönlichkeiten bei den Abspaltungen beinhalten. Danach wählen sie ihre weitere Vorgehensweise für die jeweiligen Persönlichkeiten aus. Entsprechend der Art, der Fähigkeiten und der Eigenschaften der Persönlichkeiten planen die Täter die Zuteilung der von ihnen gewünschten Funktionen und Aufgaben, sowohl für Kontakte mit der Außenwelt als auch für Aufgaben in der Innenwelt. Von diesen KPP mit den Grundemotionen wird weiter gespalten. Betroffene berichten, dass in den ersten Lebensjahren die meisten Abspaltungen erfolgen. Einige dieser winzigen Persönlichkeiten dürfen Kontakt mit anderen Menschen haben, so mit den Eltern, mit weiteren Familienmitgliedern und mit weiteren Beteiligten aus der Täterwelt. Einigen Persönlichkeiten wird dies von Anfang an verwehrt, und ihnen wird allenfalls ein Mindestmaß an Bindung mit einem einzelnen Täter und, falls notwendig, noch mit einer weiteren Innenpersönlichkeit zugestanden.

Wenn man sich diesen gezielten Spaltungsvorgang vorstellt, tut sich vor dem inneren Auge das Bild eines Baums auf. Eine starke Wurzel besteht aus dem Kern, der Stamm aus der 1. Spaltung, und von ihm gehen starke Zweige in Form der KPP aus. Von diesen wiederum werden viele weitere Persönlichkeiten abgespalten, so dass am Ende ein Bild von einem Baum mit vielen Zweigen und Weiterverzweigungen entsteht.

Bei einer Kernspaltung wäre die Wurzel schwach und nicht tief ins Erdreich gehend, und es würde ein bereits mehrfach gespaltener Stamm aus der schwachen Wurzel wachsen, der mit seinen vielfachen weiteren Verzweigungen deutlich weniger stabil wirkt als der Baum mit einem geschützten Kern und damit einer starken Wurzel. Dazu passt eher das Bild eines Strauchs.

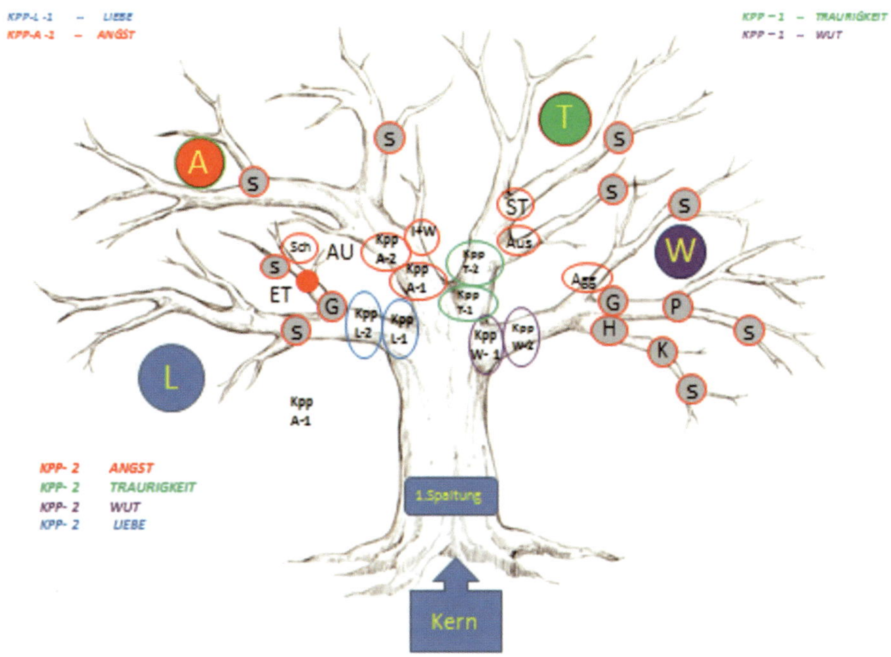

Abbildung 2 (Fliß, Cubareva, Grafe) stellt die Entwicklung der weiteren Abspaltungen dar.

Bereich L

- G = Grundbedürfnisse
- E, T = Essen und Trinken
- AU = Aushalten
- SCH = Schlaf
- S = Sexuelle Gewalt

Bereich A

- AN = Anpassung
- O = Opferpersönlichkeiten
- I + W = Informanten + Wächter
- S = Sexuelle Gewalt

Bereich T

- AUS = Aushalten von körperlichen und emotionalen Belastungen
- ST = Schmerzträger
- S = Sexuelle Gewalt

Bereich W

- AGG = Aggression
- H = Hass
- K = Kultpersönlichkeiten
- P = Programmierer
- S = Sexuelle Gewalt

Abbildung 3 (Fliß, Cubareva, Grafe) beinhaltet die Legende für die Abkürzungen in Abbildung 2

8.2.2 Wichtige Persönlichkeiten

Als wichtige Persönlichkeiten wurden bereits die *Knotenpunktpersönlichkeiten (KPP)* vorgestellt, zu denen auch die 1. Spaltung gehört. Aus den anfänglichen Persönlichkeiten für die Grundemotionen werden weitere Persönlichkeiten abgespalten. Ebenso wie sich die Kernqualität in allen später abgespaltenen Persönlichkeiten zumindest rudimentär wiederfindet, zeigt sich die besondere Qualität der jeweiligen nächsten KPP in allen weiteren von ihr abstammenden Persönlichkeiten.

Wenn durch Spaltung eine weitere Persönlichkeit entsteht, hilft diese in diesem Moment der vorhergehenden Persönlichkeit, die die traumatische Belastung nicht mehr aushalten konnte. Diese Aufgabe der Hilfestellung immer wieder zuerst zu übernehmen, scheint eine Grundhaltung einer KPP zu sein. KPP versuchen immer wieder, anderen Persönlichkeiten zu helfen, auch wenn sie nicht in einer direkten Spaltungslinie mit ihnen entstanden sind.

Bei den weiteren Spaltungen finden sich weitere KPP (im Modell des Baums an allen Verzweigungen), weil die Täter für die Innensysteme einige Persönlichkeiten benötigen, die an Knotenpunkten der Spaltungslinien stehen. Über diese KPP können die Täter alle weiteren Persönlichkeiten leicht erreichen. Wenn Täter bei einem Ausstiegsbemühen einer Betroffenen wesentliche KPP retraumatisieren, wirkt sich das auf alle Persönlichkeiten aus, die sich von ihr abgespalten haben und/oder von denen sie abgespalten wurden. Außerdem können retraumatisierte KPP dann nicht mehr versuchen, insgesamt im Innensystem weiter zu helfen.

KPP sind für Verbindungen zwischen den Persönlichkeiten zuständig. Dies nutzen die Täter in ihrem Interesse – diese verbindende Position können KPP mitsamt ihren gesamten weitreichenden Einflussmöglichkeiten im Innensystem aber ebenso gut für einen Ausstieg einsetzen.

Weiter oben wurde außerdem bereits erwähnt, dass die meisten Betroffenen, die einen Ausstieg aus der Täterwelt angehen wollen, weiblichen Geschlechts sind. Bei den Spaltungen entstehen offenbar unabhängig vom körperlichen Geschlecht *weibliche* und *männliche* Persönlichkeiten, die möglicherweise die weiblichen und männlichen Seiten des Menschseins verkörpern. Da diese Begriffe auch kulturell mitgeprägt sind, ist diese Zuordnung wohl nicht gesellschaftsunabhängig zu sehen. Weibliche Persönlichkeiten zeigen sich mit den Frauen gesellschaftlich zugeschriebenen Eigenschaften von warmherzig, versorgend, zugewandt, verständnisvoll, passiv und ähnliche. Männliche Persönlichkeiten verhalten sich eher aktiv, handlungsorientiert, konfliktbereit und durchsetzungsfähig. Diese Zuschreibungen erfolgen zum einen vermutlich durch die Täter und werden von den Persönlichkeiten übernommen. Betroffene berichten allerdings, dass die eigenen Persönlichkeiten bei der Entstehung bereits ein Selbstgefühl von männlich oder weiblich empfunden hätten, bevor sie von den Tätern einen weiblichen oder männlichen Namen erhalten hätten. Wie genau diese geschlechtsspezifischen Identifikationen erfolgen, scheint einer weiteren Klärung bedürftig zu sein, die an dieser Stelle nicht aufgenommen werden soll.

In Innensystemen finden sich sowohl *weibliche* als auch männliche Knotenpunktpersönlichkeiten. Alle diese KPP verfügen über warmherzige, einfühlsame, verständnisvolle und hilfsbereite Eigenschaften. Die weiblichen KPP stellen dies auch deutlich nach außen dar. Wenn sie im Körper präsent sind, sehen wir warmherzige und zugewandte Frauen im Kontakt. Die männlichen KPP haben dieselben Eigenschaften, haben aber gelernt, sich nicht so zu zeigen. Sie treten eher leger und kühl auf, sind aber in ihren positiven Eigenschaften einer KPP durchaus ansprechbar, auch wenn die Bereitschaft dazu manchmal erst erarbeitet werden muss.

Da die Täter männlich als höher wertig definieren und den männlichen Persönlichkeiten auch in den Innensystemen einen höheren Rang als den weiblichen zuordnen, sind die männlichen KPP bemüht, nicht „weibisch" zu erscheinen und nicht als schwach und minderwertig bewertet zu werden. Sie tun sich manchmal schwer, die der Weiblichkeit zugeschriebenen Eigenschaften positiv zu bewerten. Letztlich verhalten sie sich bei einem gezielten Ausstiegsbemühen aber ebenso unterstützend in ihrer Funktion als KPP wie die weiblichen.

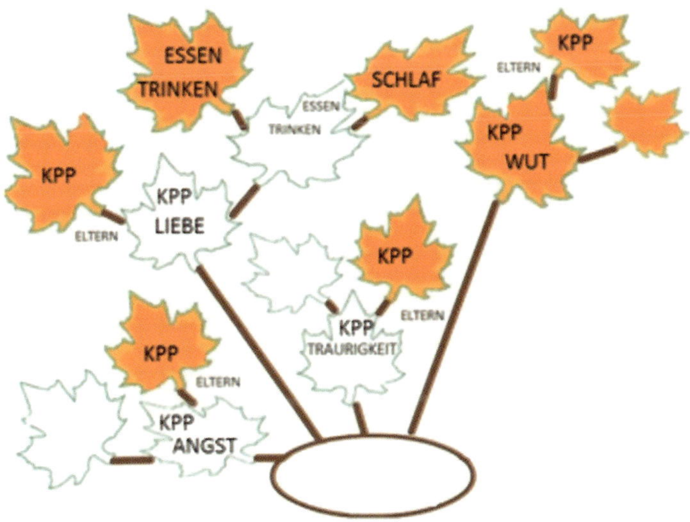

Abbildung 4 (Fliß, Cubareva, Grafe) stellt einige Positionen der weiblichen und männlichen KPP vereinfacht dar.

KPP werden wegen ihrer leicht umsetzbaren Kontakte im Innensystem der Persönlichkeiten von den Tätern für weitere Funktionen eingesetzt. KPP können je nach Stellung in der Reihenfolge der Abspaltungen mehr oder weniger große Teilbereiche des Innensystems überschauen. Die Täter benötigen *Systemsteuer_innen,* die die ihnen zugeteilten Persönlichkeiten in ihrer Funktionalität kontrollieren müssen. Es gibt männliche und weibliche Systemsteuer_innen, die von den Tätern aus ursprünglichen KPP in diese zusätzliche Funktion gezwungen werden. Systemsteuer_innen werden von den Tätern aber auch unter anderem aus Beobachter_innen gemacht. Systemsteuer_innen kennen sich mit den Eigenschaften und Fähigkeiten der Persönlichkeiten aus, für die sie zuständig sind. Sie kennen deren Traumata und Trigger, mit denen sie sofort in Flashbacks gestürzt werden können. Systemsteuer_innen sorgen so für die Funktionalität oder Dysfunktionalität von Persönlichkeiten, je nach Befehl der Täter. Dies gilt für alltägliche Abläufe – wer geht schlafen, wer geht zur Schule, wer steht für die Kunden des Menschenhandels zur Verfügung, wer hat welche Rolle in einem anstehenden Ritual, wer schmuggelt Drogen über die Grenze usw.

Systemsteuer_innen erhalten bei gezielt gemachten Systemen in der Regel letztlich die Funktion von *Programmierer_innen.* Programmierer_innen kennen sich über die allgemeine Kontrolle und Steuerung ihres Bereichs von Persönlichkeiten hinaus auch mit Programmen und Programmabläufen aus, die sie auf Befehl der Täter in Gang setzen können. Auf das Thema der Programme wird im folgenden Kapitel näher eingegangen. Für eine Aktivierung von Programmen benötigen Programmierer_innen nicht unbedingt einen Befehl der Täter, sondern sie setzen dies auch eigenständig um. Sie wurden von den Tätern von Anfang an oder im Laufe der Kindheit und Jugend zu loyalen Persönlichkeiten groß gezogen, die das Minimum an menschlicher Bindung und Zuwendung und Bestätigung nur im Zusammenhang mit hoher Funktionalität bei ihren Aufgaben als Systemsteuer_innen und Programmierer_innen erhalten haben. Programmierer_innen haben mit der Alltagswelt grundsätzlich erst einmal keinen Kontakt, können bei der Gefahr einer Aufdeckung der Zugehörigkeit zur Tätergruppe aber spontan und jederzeit an den Alltagspersönlichkeiten vorbei und in die Körperpräsenz gehen und alle Handlungen des Menschen übernehmen. Sie sorgen dafür, dass sich der Mensch und damit das gesamte System seiner Persönlichkeiten sofort wieder an die Regeln der Tätergruppe halten müssen. Programmierer_innen wurden vom Kleinkindalter an darauf konditioniert und geschult, wie andere Kinder gespalten und konditioniert werden sollen. So lernen Kinder parallel zueinander, sich gegenseitig zu foltern, zu spalten und zu konditionieren.

Programmierer_innen müssen darüber hinaus schon früh lernen, wie sie mit inneren Programmen umgehen sollen. Nach Berichten Betroffener ist eine solche „Programmierer_innenausbildung“ brutal und konsequent, Programmierer_innen dürfen nie versagen und müssen jederzeit hoch funktional sowie konsequent in ihren Bestrafungen gegen eigene Persönlichkeiten sein, wenn diese sich auch nur im Ansatz nicht so verhalten, wie die Täter es von ihnen erwarten. Diese Programmierer_innenausbildung ist nach Berichten Betroffener endgültig im Jugendalter abgeschlossen.

Betroffene berichten weiterhin, dass in traumatischen Situationen nicht nur eine weitere Persönlichkeit abgespalten wird, die die gesamte körperliche, emotionale und kognitive Belastung der vorherigen Persönlichkeit abnimmt, sondern auch eine beobachtende Persönlichkeit. Diese *Beobachter_innen* können männlich oder weiblich sein. Sie scheinen nicht derart mit den körperlichen und emotionalen Elementen der traumatischen Situation belastet zu sein wie die beiden direkt im Körper befindlichen Persönlichkeiten und können mit einem ausreichenden Abstand die Bilder der Situation anschauen und kognitiv bewerten. Beobachter_innen scheinen neben manchen KPP für die Funktion von Programmierer_innen geeignet zu sein, weil sie weniger emotional geprägt sind. Aus dem Abstand heraus ist Trauma eher erträglich als im direkten Erleben. Das bedeutet nun aber nicht, dass Beobachter_innen nicht regelmäßig traumatisiert würden, denn auch die Zeugenschaft von Grauen wirkt traumatisierend. Hinzu kommt, dass die Täter solche Beobachterpersönlichkeiten gezielt in die Körperpräsenz zwingen und auch sie direkt foltern und konditionieren. Erinnerungen an erlebte Traumata in Form von Flashbacks machen Beobachter_innen teilweise dysfunktionaler als eine KPP, die durch die zahllosen direkten Foltererfahrungen eher daran gewöhnt wurde, extreme Belastungen zu ertragen.

Beobachter_innen können in *Wächter_innenfunktionen* auftreten, indem sie an Grenzen von Innenbereichen stehen und über Befehle und Strafen dafür sorgen, dass alle Persönlichkeiten auf beiden Seiten der Grenze an ihren Plätzen bleiben. Bei einem Versuch einer Persönlichkeit, gegen das bestehende Verbot eine innere Grenze zu übertreten, stellen sich Wächter_innen sofort in ihren Weg. Manchmal warnen Wächter_innen vorweg, manchmal stürzen sie diese Persönlichkeit aber sofort mit einem Trigger in einen Trauma Flashback und machen sie damit dysfunktional. Für einen Ausstieg und für eine konsequente Traumabearbeitung wird es immer wieder erforderlich, Kontakte und Kommunikation über innere Grenzen zu entwickeln. Dafür muss die Funktion von Wächter_innen beachtet werden. Eine Persönlichkeit, die eine solche Wächter_in gut kennt und die sie mag, kann eine Kontaktaufnahme zu ihr eher wagen als eine Persönlichkeit, gegen die die Wächter_in von den Tätern derart aufgehetzt wurde, dass sie ihr nur schaden will. Kindliche Persönlichkeiten und vor allem kleine KPP können diese verbotenen inneren Wege in der Regel eher wagen als ältere Persönlichkeiten.

Beobachter_innen werden von den Tätern auch als *Informant_innen* eingesetzt. Informant_innen kennen sich in den ihnen zugeteilten Innenbereichen gut aus und bemerken sofort, wenn Persönlichkeiten sich nicht an die Regeln der Täter halten. Sie informieren die Täter umgehend bei der nächsten Gelegenheit. Informant_innen kennen sich mit sämtlichen gesellschaftlich vorhandenen Kommunikationsformen aus und setzen sie gezielt ein. Oft sind sie geschickt im Umgang mit digitalen Medien und können Computer manipulieren und unentdeckt Botschaften verschicken. Sie können geführte Telefonate, gesendete SMS oder Mails im Nachhinein so löschen, dass die Alltagspersönlichkeiten keinerlei Spuren davon entdecken können.

Als wesentlich bedeutsam erlebe ich die *Lebensbewahrer_innen,* auch als *Weise* oder als *Engel* im Innensystem auftretend. Betroffene erleben sie bewusst in Situationen, in denen das eigene Leben in Gefahr ist. In solchen Momenten schalten sich die Lebensbewahrer_innen aktiv ein und verhindern einen Tod, so lange und gut es eben geht. Manchmal intervenieren sie bei einem Suizidversuch und verhindern ihn, gehen in die Körperpräsenz und brechen einen Versuch ab oder aktivieren Persönlichkeiten, die eine den Tod bringende Aktion rückgängig machen können. Lebensbewahrer_innen können Persönlichkeiten aktivieren, die Medikamente wieder erbrechen, die zum Herbeiführen des Todes von anderen Persönlichkeiten genommen wurden. Lebensbewahrer_innen können selbst oder mithilfe anderer Persönlichkeiten eine Durchtrennung der Pulsadern oder ein Erhängen verhindern. Diese Reaktion der Lebensbewahrer_innen scheint einen Automatismus zu enthalten, der scheinbar erst dann ausgeschaltet werden kann, wenn alle Persönlichkeiten zusammengekommen und sich für den Tod entschieden haben und die Täter nicht mehr intervenieren können.

Lebensbewahrer_innen existieren an der Grenze zwischen Leben und Tod, sie haben das Jenseits gesehen oder waren schon weit über die Todesgrenze hinweg dort angekommen, bis die Täter eine Betroffene nach einer extremen Traumatisierung mit Nahtoderleben wieder ins Leben zurückholen. Betroffene erleben dies oft als Zwang zurück ins Leben und hätten ihr unerträgliches Leben gern an solchen Punkten beendet haben wollen. Die Täter demonstrieren ihnen aber wiederkehrend, dass nur sie die Kontrolle über das Leben und den Tod der Betroffenen haben. Solange sie eine Betroffene Gewinn bringend nutzen können, lassen sie deren Tod nicht zu.

Lebensbewahrer_innen intervenieren scheinbar weder im Alltag noch in traumatischen Situationen, wenn der Tod nicht nahe ist. Es ist aber möglich, die Lebensbewahrer_innen gezielt anzusprechen und um Hilfe auch in anderen Situationen zu bitten. Da die Lebensbewahrer_innen über die größtmögliche innere Distanz zum gesamten Leben und zu allen Innenpersönlichkeiten verfügen, haben sie einen guten Überblick über das Innensystem und können gute Ratschläge erteilen, wenn sie darum gebeten werden. Lebensbewahrer_innen bringen in jeden Kontakt ihre ausgeprägte spirituelle Prägung mit ein, der auf viele Persönlichkeiten tröstend und beruhigend wirken kann.

Sie scheinen in der Lage zu sein, auf jede Frage eine Antwort für die jeweilige Persönlichkeit formulieren zu können, die verständlich und gleichzeitig für den jeweiligen Zeitpunkt ausreichend verkraftbar ist.

Die Innenpersönlichkeiten sind unterschiedlichen Alters mit dem dazu gehörenden Entwicklungsstand. So gibt es viele *kindliche und jugendliche Persönlichkeiten.* Die Täter spalten nach Berichten Betroffener anfangs oft und eine hohe Anzahl von Persönlichkeiten ab, die in der Kindheit allesamt zunächst kindlich sind. Manche Persönlichkeiten belassen die Täter auf dem Stand von Säuglingen und Kleinkindern. Andere Persönlichkeiten sollen ein Entwicklungsalter von drei oder fünf Jahren erreichen, andere sollen zehn bis zwölf Jahre alt werden und wenige Persönlichkeiten erreichen ein klares Jugendalter. Noch weniger Persönlichkeiten wird ein Reifungsprozess bis ins Erwachsenenalter zugestanden. Ein Innensystem mit vorwiegend kindlichen und jugendlichen Persönlichkeiten ermöglicht den Tätern eine hohe Kontrolle. Kinder und Jugendliche können je nach Entwicklungsstand vieles in ihrem eigenen Erleben und im Kontakt mit der Außenwelt noch nicht adäquat zuordnen und bewerten. Damit können die Täter diese Persönlichkeiten leichter täuschen und manipulieren als erwachsene Persönlichkeiten. Erwachsen werden dürfen in der Regel nur Persönlichkeiten, deren Täterloyalität die Täter weitgehend vertrauen können. Täter trauen keiner Persönlichkeit letztlich und bringen verschiedene Persönlichkeiten derart gegeneinander auf, dass sie sich wechselseitig auf die Täterloyalität hin kontrollieren.

Viele Persönlichkeiten machen nur wenige Erfahrungen in ihrem Leben, weder im Kontakt mit der Außenwelt noch in der Innenwelt. Sie können sich nicht weiterentwickeln und verbleiben auf ihrem jeweiligen Entwicklungsstand, den die Täter festgelegt haben. Die Täter legen eine Persönlichkeit nicht nur auf ihren Entwicklungsstand fest, sondern auch auf ein beabsichtigtes kognitives, emotionales und körperliches Erleben. So gibt es im Inneren extrem verkrampfte und verängstigte Persönlichkeiten, andere Persönlichkeiten erleiden dauernden Hunger oder Übelkeit, manche sind dauerhaft wach und können nicht schlafen usw. Die Täter versetzen jede Persönlichkeit in einem direkten äußeren Kontakt über Traumata und Konditionierungen in einen gewünschten Zustand und katapultieren sie in die Innenwelt. Dort kommen sie in eben diesem Zustand an, der im Inneren erhalten bleibt. Eine Weiterentwicklung in der Innenwelt ist kaum bis gar nicht möglich, weil auch im Inneren der tätergewollte Gesamtzustand von Persönlichkeiten über die Kontrolle der Wächter_innen und Programmierer_innen erhalten werden muss.

Wenn im Rahmen einer Ausstiegsbegleitung Persönlichkeiten ihre von den Tätern zugedachten Plätze im Inneren verlassen und auch gegen deren Willen in einen Kontakt mit der Außenwelt gehen, machen sie neue Erfahrungen und können sich weiterentwickeln. Sie können ihre neuen Erfahrungen in ihre Kontakte in der Innenwelt einbringen und so auch dazu beitragen, dass mehr Persönlichkeiten sich weiterentwickeln können. Eine kindliche Persönlichkeit berichtete einmal, sie habe ein Kinderbuch, das sie in der Außenwelt gelesen habe, auswendig gelernt und „lese" anderen Innenkindern dieses Buch im Inneren „vor". Kleine Persönlichkeiten können sich auf diese oder eine vergleichbare Weise im Inneren Lesen und Schreiben beibringen, mit dem Spielen beginnen und Ähnliches.

Die Täter brauchen viele kindliche Persönlichkeiten für kleine Handlungseinheiten in den Programmabläufen. Säuglinge müssen lernen, nur auszuhalten und damit beispielsweise dafür sorgen, dass ein tödliches Programm zu Ende geführt wird. Ein Säugling, der still und starr liegen muss, kann keine Medikamente wieder erbrechen, die eine andere kleine Persönlichkeit vorher geschluckt hat. Persönlichkeiten im Kleinkindalter müssen lernen, kleine Handlungen zuverlässig auszuführen, um nicht bestraft zu werden oder um zu verhindern, dass ein anderer Mensch bestraft wird. Sie werden von den Tätern so lange darin trainiert, bis sie dies absolut zuverlässig umsetzen, sobald sie den Befehlt dafür erhalten. Etwas ältere kindliche Persönlichkeiten bekommen die Verantwortung dafür zugewiesen, dass kleinere kindliche Persönlichkeiten akribisch gehorchen, und müssen selbst massive Strafen gegen eigene Innenkinder einsetzen, um diesen Gehorsam für die Täter zu garantieren. Die Verantwortung für das tätergewollte Funktionieren des gesamten Systems wächst mit dem Alter der dafür zuständigen Persönlichkeiten. Es gibt offenbar nur sehr wenige Persönlichkeiten, die all diese Zusammenhänge in der Gesamtheit erfassen und steuern können. Und diese Persönlichkeiten sind in der Regel täterloyal gemacht worden und identifizieren sich mit den Zielen der Täter.

Manche jugendliche Persönlichkeiten rebellieren gegen die Täter, wie dies auch ansonsten Jugendliche gegen Erwachsene tun, um sich abzulösen. Die Täter bestrafen Rebellion brutal und degradieren solche jugendliche Persönlichkeiten massiv, sowohl in ihren Aufgaben als auch im Innensystem. Manche *Rebell_innen* werden komplett dysfunktional gemacht und an innere traumatische Orte verbannt, wo sie ein endloses Dasein in einem desolaten Zustand fristen sollen. In ausstiegswilligen Systemen habe ich immer mindestens eine Rebell_in kennengelernt, die all dem widerstehen konnte, die nicht komplett dysfunktional gemacht werden konnte, die sich aber vom gesamten Innensystem eigenständig abgewandt hat. Sie traut niemandem mehr, weder einer anderen inneren Persönlichkeit noch einem Menschen in der Außenwelt. Sie isoliert sich selbst – das haben die Täter letztlich doch erreicht. Rebell_innen haben Extremes von den Tätern erfahren müssen, haben aber damit auch viel erlebt. Sie kennen die Täter sehr genau, auch deren Schwachpunkte, und kennen viele Persönlichkeiten im Innensystem. Sie können einen Ausstieg wesentlich voranbringen, wenn sie bereit sind, aus ihrer Isolation heraus zu kommen und dies zu unterstützen.

Eine Rebellion gegen die Herrschaft der Täter kann auch darüber entstehen, dass die Täterwelt insgesamt von Konkurrenz und Rivalität geprägt ist. Diese Elemente installieren die Täter gezielt und immer wieder in die Systeme, um Persönlichkeiten gegeneinander aufzuhetzen und voneinander zu trennen. Gut ausgebildete Persönlichkeiten können versuchen, selbst mehr Macht in der Täterwelt zu erringen. Solche Rebell_innen haben leider die Ideologie der Täter übernommen und funktionieren letztlich doch nach deren Vorgaben, indem sie noch einflussreicher und mächtiger als die Täter werden wollen, denen sie sich lange fügen und unterordnen mussten.

So wie manche Rebell_in machen die Täter alle *Persönlichkeiten dysfunktional,* die sich ihren Zielen und Forderungen widersetzen. So finden sich bei einer länger dauernden Traumatherapie und bei einem gezielten Ausstieg mit der Zeit weitere Persönlichkeiten an inneren Orten, die dort desolat vor sich hin vegetieren müssen. Wenn solche Persönlichkeiten aus diesen inneren Orten und aus ihrem Flashback befreit werden können, zeigen sich oft weitere starke und widerständige Persönlichkeiten, die ebenso wie die Rebell_innen bei Ausstieg und Traumabearbeitung unterstützen können.

Dasselbe gilt nach meiner Erfahrung für Persönlichkeiten, die stupide und in einem dissoziierten Zustand bestimmte Tätigkeiten ausüben. Diese Persönlichkeiten wirken wie *Roboter,* die ebenfalls gut unterstützen können, wenn sie ins Wachbewusstsein zurückkommen und sich in der aktuellen Situation orientieren können. Solche Roboter führen manchmal komplexe Aufgaben automatisiert durch. Daraus lässt sich schlussfolgern, dass sie mit allen Aspekten dieser Aufgabe von den Tätern vertraut gemacht und darin trainiert wurden. Roboter sind also oft auch wichtige und kompetente Persönlichkeiten, die auf ein Roboterdasein reduziert wurden. Wenn sie wieder wach und präsent sind, können auch sie wesentlich zu einem Ausstieg und einer Traumabearbeitung beitragen.

Einigen KPP und Systemsteuer_innen geben die Täter die Aufgabe, als *Verwirrer_innen* zu fungieren. Sie treten beispielsweise als *Elternidentifikationen* auf, die den Alltagspersönlichkeiten ins Ohr flüstern, dass sie sich alles nur ausdenken würden und dass sie weder eine Dissoziative Identitätsstörung noch Schlimmes erlebt hätten. Verwirrer_innen können vielschichtig aktiv werden. Die gesamte Wahrnehmung von Persönlichkeiten kann verzerrt werden oder Verwirrer_innen schicken Bilder aus künstlich erzeugten Innenwelten oder kippen das Gefühl eines Drehschwindels über einer Persönlichkeit aus, das ursprünglich durch Spinning (Drehen bis zur Übelkeit und vollständigen Desorientiertheit) verursacht wurde. Verwirrer_innen können alle Methoden erlernter Mind Control aktiv einsetzen und Persönlichkeiten beispielsweise auch in einen psychotischen Zustand versetzen. Zu den verschiedensten Verwirrungsmethoden finden sich zahlreiche Beispiele bei Betroffenen. Verwirrer_innen sind in der Regel täterloyal und müssen für einen Ausstieg diese Loyalität in Frage stellen. Falls sie dies tun, können auch sie sehr hilfreich sein, weil sie sich mit den Täterstrategien gut auskennen. Die Kenntnis von Mind Control Techniken beinhaltet gleichzeitig auch das Wissen um ihre Umkehrung. Wenn man weiß, wie man verwirrt, weiß man sehr genau um die Wahrheit und um die echte Wahrnehmung. Sonst könnte man sie nicht gezielt verwirren.

Es gibt meistens *fremdsprachige Persönlichkeiten* in verschiedenen Funktionen. Persönlichkeiten wachsen mit einer anderen Sprache als mit der Sprache der Alltagspersönlichkeiten auf. Auf diese Weise können Täter die Betroffenen bei Bedarf auch in anderen Ländern einsetzen.

Das gesamte Innensystem wird von *Herrscherpersönlichkeiten* geführt. Bei einigen Betroffenen besteht die Herrscherebene aus zwei Paaren, jeweils männlich und weiblich besetzt. Diese Herrscherpersönlichkeiten sind besonders gut ausgebildet. Sie können Emotionen empfinden, sich aber gezielt davon distanzieren. Gleichzeitig sind sie hoch ausgebildete Programmierer_innen. Eins der Paare ist an der Spitze des Systems, das zweite Paar ist in Reservefunktion und kontrolliert die Funktionalität des oberen Paars. Betroffene berichten von unterschiedlichen Zusammensetzungen der Herrscherebene im Innensystem.

Die in Systemen von Persönlichkeiten ebenfalls vorhandenen und tief in der Innenwelt verborgenen *Reservepersönlichkeiten* müssen ebenfalls benannt werden. Auch sie verfügen über ausgeprägte Kompetenzen und können viele Aufgaben übernehmen, wenn die eigentlich dafür zuständigen Persönlichkeiten den Tätern nicht mehr gehorchen und sich ihnen widersetzen. Die Reservepersönlichkeiten zeigen sich nach meiner Erfahrung erst gegen Ende eines Ausstiegs und erschweren die letzten Schritte. Sie können einen Ausstieg auch ganz am Ende noch unmöglich machen, wenn sie sich weiter mit den Tätern identifizieren und nicht aussteigen wollen. Wenn aber auch sie bereit sind, sich für ein freies und selbstbestimmtes Leben einzusetzen, steht einem Ausstieg nicht mehr viel im Wege.

8.2.3 Weiterführung der Spaltungen nach den Grundemotionen

In meinem Modell könnten Weiterführungen der Spaltungen ausgehend von den vier *Grundemotionen Liebe, Angst, Wut und Traurigkeit* (siehe Abbildungen 1 und 2) erfolgen. Nach dieser Hypothese würden die Täter von den vier grundlegenden KPP weiter abspalten. Diese *vier KPP* sind nach diesem Modell entweder Teilfragmente des

Kerns des Menschen oder direkt aus dem Kern abgespalten worden. Sie verkörpern im Wesentlichen die Eigenschaften und Fähigkeiten, die mit diesen Grundemotionen verbunden sind.

Da aus ihnen aber weiter gespalten wird, erleben sie zahllose wesentliche Traumata, die ich die *Kerntraumata* nennen möchte. Diese Persönlichkeiten erleben extreme Grausamkeiten, in denen sich alle infamen Methoden der Mind Control wiederfinden, die von den Tätern eingesetzt werden. Nach meinem Modell werden diese *Kern KPP* hoch belastet und gleichzeitig ständig daran gewöhnt, viel auszuhalten. Bei einer weiteren Abspaltung aus ihnen erleben sie zumindest einen Teil des neuen Traumas mit. Wenn aus ihnen eine weitere Persönlichkeit abgespalten wird, wechseln sie weg ins Innere und die neue Persönlichkeit erlebt den weiteren Verlauf des Traumas. Die Kern KPP müssen sich mit derart Unmenschlichem auseinandersetzen, dass sie nach meinem Eindruck darüber schneller wachsen und reifen als das Entwicklungsalter des Körpers. Sie erkennen Vieles im Zusammenhang und müssen Situationen zuordnen können. Entsprechend verwenden die Täter sie als Verbindungen im Innensystem und als Systemsteuer_innen mit den jeweiligen emotionalen Grundprägungen.

Ich habe aus der praktischen Arbeit mit Betroffenen den Eindruck gewonnen, dass diese Kern KPP auch als *innere Eltern* für alle aus ihnen weiter abgespaltenen Persönlichkeiten fungieren. Die Täter benötigen innere Repräsentanzen der äußeren Eltern, damit alle Persönlichkeiten ein Mindestmaß an Bindung erleben, auch wenn sie mit den äußeren Eltern nie in Kontakt kommen. Ohne dieses Mindestmaß an Bindung, zumindest in den inneren Kontakten der kindlichen Persönlichkeiten, könnten diese Teilfragmente des menschlichen Seins nicht existieren und wären damit für die Täter nicht ausreichend funktional. Die Kern KPP stehen nach meinem Eindruck als Paar aus männlicher und weiblicher KPP an solchen inneren Knotenpunkten (Verzweigungen zu weiteren Verästelungen im Baum in Abbildung 2) und scheinen kurz nacheinander entstanden zu sein. Möglicherweise werden bei der ersten großen Spaltung für die KPP der Grundemotionen aber auch gleichzeitig eine männliche und eine weibliche Variante abgespalten.

In dieser extrem belasteten Funktion entwickeln die Kern KPP nach meinem Modell über ihre Grundemotion hinaus auch alle weiteren Grundemotionen weiter. In der Regel scheinen sie die anderen Grundemotionen, die ihnen in einer existentiellen Weise eher fremd sind, nur ungern anzunehmen. So tun sich die Kern KPP mit der Grundemotion Liebe sehr schwer, Wut zuzulassen. Die Kern KPP mit der Grundemotion Wut hingegen versuchen, ihre doch entwickelte rudimentäre Möglichkeit, zu lieben und zu schützen, zu verbergen. Sie können das Gefühl von Liebe kaum ertragen, kennen es von Anbeginn ihrer Existenz nur in minimalem Maße und erleben es als äußerst schmerzhaft bis unerträglich.

Alle Kern KPP werden von den Tätern besonders gequält und kontrolliert. Bei der Kern KPP mit der Grundemotion Liebe wird insbesondere ihr Schutzimpuls dazu ausgenutzt. Sie wird immer wieder versuchen, andere Menschen und auch die ihr nahen eigenen Persönlichkeiten vor Bedrohungen und Verletzungen zu schützen. Eine Kern KPP mit der Grundemotion Liebe kann außerdem extrem gequält und existentiell verunsichert werden, wenn sie von den Tätern über eine brutale Situation dazu gebracht wird, Wut zu entwickeln. Mit Wut kann sich diese Kern KPP nicht identifizieren und lehnt sich selbst ab, wenn sie diese Emotion empfindet. Wut ist für sie mit Scham und Schuld behaftet.

Auch die Kern KPP für die Grundemotion Wut muss lernen, den kindlichen Persönlichkeiten ihres Innenbereichs ein Mindestmaß an Bindung zu bieten. Sie empfindet Scham und Selbstabwertung eher bei der Emotion Liebe.

In der Konsequenz finden sich bei allen Kern KPP letztlich alle Grundemotionen, wenn auch in unterschiedlicher Betonung. Darüber können sie einen Kontakt miteinander herstellen, wenn sie es wagen, sich ihren zahllosen Traumatisierungen inklusive der Kerntraumata zu stellen und sie zu bearbeiten. Ohne einen ausreichend guten Kontakt aller Kern KPP untereinander und ohne eine mindestens indirekte Kooperation mit ihnen in der Therapie scheint mir ein Ausstieg einer Betroffenen aus dem Täterkreis nicht zu gelingen.

8.2.3.1 Grundemotion Liebe

Liebe als Grundemotion ist unabdingbar für den Aufbau von Bindung und Beziehung. Aus der KPP mit dem Gefühl der Liebe als wesentliche existentielle emotionale Selbstwahrnehmung könnten die Persönlichkeiten für die Alltagsfunktionalität abgespalten werden. Ein Mindestmaß an Beziehungsfähigkeit und konstruktivem Sozialverhalten ist für die Funktionalität in unserer Gesellschaft wesentlich. Diese Persönlichkeiten sollen sich unauffällig in allen Bereichen des „normalen" Lebens bewegen und funktional für die Täterwelt handeln können. Bei älteren Systemen scheint es sich um zwei Persönlichkeiten zu handeln, um die *anfängliche KPP* sowie einen *männlichen Zwilling,* der von ihr abgespalten wurde, die die Anforderungen des Alltags umsetzen. Bei jüngeren und damit weiter verzweigten Systemen gibt es in der Regel zwei Alltagsteams, die ich als *Alltagsteam I* und *Alltagsteam II* bezeichnen möchte.

Im *Alltagsteam I* finden sich die freundliche und oft wenig farbige Alltagspersönlichkeit sowie ihr Zwilling, der ebenso wie sie selbst eine KPP darstellt. Das Alltagsteam I ist vorwiegend für die Gestaltung und Bewältigung aller üblichen alltäglichen Anforderungen zuständig. Die kindlichen Persönlichkeiten dieses Teams gehen in den Kindergarten, zur Schule, studieren oder erlernen einen Beruf, gehen Freundschaften und

Partnerschaften ein und gründen gegebenenfalls eine Familie mit Kindern. Diese Schilderung beinhaltet bereits, dass die Betroffene im Sinne der Täter funktioniert und das in Täterkreisen über Generationen hinweg verlaufende Leben ihren Erwartungen entsprechend führt. Ein solcher Lebensweg mit einer guten bis hohen Position in der Gesellschaft beinhaltet weiterhin einen ausreichend hohen Rang der Familie im Täterkreis.

Eine Familie mit extrem niedrigem Rang (zugehörig zur sogenannten Rotte, siehe Grandt 1995) lebt von Sozialhilfe und soll dies auch in der nächsten Generation fortführen. Auch dies ist gesellschaftlicher Alltag. Betroffene mit einem solchen niedrig rangigen Hintergrund im Täterkreis werden gezielt daran gehindert, in der Schule gute Leistungen zu erbringen. Vorhandene Intelligenz soll nicht umgesetzt werden können. Es kann Ausnahmen geben, wenn die Täter sich von einer intelligenten Betroffenen mit niedrigem Sozialstatus einen sehr hohen Gewinn versprechen. Dann kann eine Betroffene durch gute Leistungen für die Täterwelt ihren bisherigen Rang verbessern.

Das Alltagsteam I ist bei den Betroffenen, die sich um eine Therapie bemühen, in der Regel anfangs amnestisch für den lebensgeschichtlichen Hintergrund und für das Viele Sein insgesamt. Ein Alltagsteam I ist im Gegensatz dazu nur dann über beides gut informiert, wenn eine absolute Täterloyalität vorliegt. Menschen in hohen Funktionen in unserer Gesellschaft wissen teilweise um ihren Hintergrund und ihre Aufgaben in der Täterwelt, setzen sich gezielt und bewusst dafür ein und wollen von der damit verbundenen Macht, dem Einfluss und dem Geld profitieren.

Es kann aber durchaus auch Menschen in hohen Funktionen geben, die amnestisch für ihren Missbrauch durch die Täterwelt sind. Diese Amnesie sichert den Tätern die Gewinne aus deren hoher gesellschaftlicher Position. Dies wird von den täterloyalen Persönlichkeiten gewährleistet, und es setzt aus meiner Sicht eine ausgeprägte Spaltung im Innensystem mit Persönlichkeiten aus dem Bereich Liebe voraus, die freundlich, warmherzig und auch authentisch sind, und den konsequent täterloyalen Persönlichkeiten aus dem Bereich Wut. Diese Spaltung ist nach außen nicht erkennbar, und die Betroffene selbst weiß nicht, dass sie für die Interessen der Täterwelt tätig ist. Man kann solche Betroffene insbesondere in hohen sozialen Funktionen finden, in denen sie sich authentisch für andere Menschen einsetzen. Ohne ihr Wissen wird ihr gesellschaftlicher Einfluss von den täterloyalen Persönlichkeiten des eigenen Innensystems genutzt.

Eine meiner verschiedensten Hypothesen beinhaltet, dass manche verschwundene minderjährige Flüchtlinge in die Hände wohl meinender Betroffener aus der organisierten Rituellen Gewalt geraten sind, die ihre Hilfe im vorhandenen Bewusstsein ernst gemeint, letztlich aber Kinder und Jugendliche der Täterwelt ausgeliefert haben. Da diese Kinder und Jugendlichen nirgends registriert sind, können sie nicht gezielt gesucht werden. Sie sind und bleiben verschwunden und mögen längst tot sein.

Solche ausgeprägt in Gut und Böse gespaltenen Innensysteme finden sich nach Berichten Betroffener in allen Bereichen der Gesellschaft: im Gesundheitssystem, im Sozialsystem, in der Wirtschaft, in der Politik und in der Justiz, bei den Medien und in allen wissenschaftlichen Bereichen inklusive allen Schul- und Bildungseinrichtungen, auch in Universitäten und Hochschulen. Betroffene finden sich auch in allen Bereichen von Kunst und Kultur in unterschiedlich bedeutsamen Positionen für die Täterwelt. Manche von ihnen wissen um den Hintergrund der Täterwelt in ihrem Leben, andere nicht.

Das *Alltagsteam II* ist weniger im Alltag präsent und steht im Inneren als Reserve hinter dem Alltagsteam I für den Fall, dass das Alltagsteam I die Interessen der Täterwelt nicht wie erwartet erfüllt. Persönlichkeiten aus dem Alltagsteam II drängen sich gezielt nach vorn in das Körperbewusstsein und in die Präsenz im Alltag und handeln anstelle des Alltagsteams I. Dies erfolgt allerdings erst, wenn sämtliche Persönlichkeiten des Alltagsteams I aus der Sicht der Täterwelt „versagt" haben. Das Alltagsteam II besteht insgesamt aus weniger Persönlichkeiten als das Alltagsteam I, weil es nur Reservefunktion hat und nicht durchgehend den Alltag umsetzen soll.

Wenn bei einem Ausstiegsversuch einer Betroffenen das Alltagsteam I von den Tätern gezielt in Flashbacks nach innen katapultiert und damit dysfunktional gemacht wird, müssen sich Persönlichkeiten des Alltagsteams II mit vielen Anforderungen des Alltags erst auseinandersetzen und Manches noch lernen. Dazu kann beispielsweise die Zubereitung von Mahlzeiten oder das Bedienen von Haushaltsgeräten gehören. Im Kontakt mit anderen Menschen müssen sie sich neu bekannt machen und orientieren. Sie haben zwar in der Regel bei Kontakten des Alltagsteams I mit der Außenwelt zugeschaut, sich aber nicht aktiv beteiligt. Diese Beobachtung des Alltags wird außerdem nicht unbedingt von allen Persönlichkeiten des Alltagsteams II umgesetzt, so dass sich manche Persönlichkeiten dieses Teams zunächst komplett neu in der aktuellen Außensituation orientieren müssen.

Die Alltagsteams sind von allen Persönlichkeiten am meisten im Kontakt mit der äußeren Welt. Diese Persönlichkeiten sind konsequent darauf konditioniert, nicht lügen zu können. Sie müssen zu 100 % zuverlässig und pünktlich sein. In ihrer Sprache sind sie gut darin trainiert, auf jede Frage antworten zu können, aber in einer Weise, dass sie nichts beantworten müssen, was ihnen verboten ist. So wirkt die Sprache der Alltagspersönlichkeiten oft oberflächlich, glatt und wenig aussagekräftig. Sie haben gelernt, dass ein verbales Ausweichen auf Fragen kein Lügen darstellt, ebenso wenig das Verschweigen wesentlicher Inhalte und Themen. Das Lügenverbot haben die Täter allen Persönlichkeiten erteilt, deren Zuverlässigkeit für ihre Zwecke unabdingbar ist. Die Fähigkeit, etwas zu sagen, ohne das Wesentliche zu sagen, können Persönlichkeiten durchaus auch bei einem Ausstiegsversuch den Tätern gegenüber einsetzen. Allerdings muss dies wesentlich geschickter erfolgen als es in der Alltagswelt erforderlich ist. Da wir in unseren sonstigen sozialen Kontakten nicht davon ausgehen, dass unsere Fragen nur teilweise beantwortet werden und eher selten mit den erteilten Antworten unzufrieden sind, lassen wir uns leicht ablenken. Möglicherweise bemerken wir durchaus diese Antworttendenz, möchten aber nicht neugierig oder gar emotional übergriffig mit unseren Fragen sein. Dies wird von den Tätern bei der Konditionierung der Alltagspersönlichkeiten genutzt.

Das Wissen um diesen konditionierten Mechanismus bei vielen Persönlichkeiten, mit denen wir in der Therapie im Kontakt sind, lässt uns möglicherweise etwas aufmerksamer für die Antwortstrategien Betroffener werden. Wenn Persönlichkeiten einer Betroffenen Angst haben, etwas zu verraten, weil sie eine sofortige Strafe der Täter und sei es indirekt an eigenen Persönlichkeiten befürchten, können wir sie gezielt davon befreien, eine Frage beantworten zu müssen. Vielleicht wird eine klare Antwort auf unsere Frage zu einem späteren Zeitpunkt möglich. Damit wird aber gleichzeitig deutlich, dass wir die Antworttendenz registriert haben und nicht generell und unbemerkt abgelenkt werden konnten.

Da Trigger der Täter aus der Außenwelt wirksam sein müssen, wirkt es logisch, dass von den Alltagspersönlichkeiten aus sämtliche Verbindungen in die Innenwelt und zu allen weiteren Persönlichkeiten verlaufen. Diese Verbindungen gehen nicht direkt von jeder Alltagspersönlichkeit zu jeder inneren Persönlichkeit, sondern an Ketten von Persönlichkeiten entlang. Dafür erscheint mir das Bild des Baums am passendsten (siehe Abbildung 2).

Diese Wechsel von einer Persönlichkeit zur nächsten werden im Verlauf von Kindheit und Jugend so lange geübt, bis sie reibungslos funktionieren. Die Alltagspersönlichkeiten sind in der Regel für diese trainierten Abläufe amnestisch. Sie sind „weg" und im Inneren des Systems verschwunden, bevor sie dies realisieren können. Sie bemerken im Alltag allenfalls, dass ihnen Zeit fehlt. Einige der im FDS benannten Symptome können von ihnen bemerkt werden wie, dass sie sich an Orten wiederfinden, die sie nicht kennen, oder dass sie Kleidung vorfinden, die sie nicht selbst gekauft haben. Diese Auffälligkeiten sollen eigentlich von ihnen nicht bemerkt werden. Das Ziel der Täter besteht in einer konsequenten Trennung zwischen Alltagswelt und Täterwelt. Wenn solche Auffälligkeiten von den Alltagspersönlichkeiten bemerkt werden, kann dies bedeuten, dass andere Persönlichkeiten auf die Zeitlücken und auf die Existenz als Viele hinweisen möchten, indem sie nach ihrer Präsenz im Körper nicht alles wieder aufgeräumt haben. Ein weiterer Grund kann aber auch darin bestehen, dass die Täter über diese Auffälligkeiten die Alltagspersönlichkeiten erschrecken und ihnen einen Eindruck vermitteln wollen, dass sie verrückt seien. Dies kann die Alltagsfunktionalität beeinträchtigen und wirkt sich auf das gesamte Innensystem aus. Die Dysfunktionalität im Alltag trifft in den Konsequenzen auch andere Persönlichkeiten, die die Alltagspersönlichkeiten dringend brauchen, weil sie sich selbst im Alltag nicht auskennen und daher auf sie angewiesen sind.

Von den Persönlichkeiten der Alltagsteams ausgehend zeigen sich Ketten hin zu Persönlichkeiten, die in den *Menschenhandel* involviert sind. In der Prostitution suchen Kunden die verschiedensten Formen von sexueller Befriedigung. Manche suchen eine Prostituierte, die ihnen vorspielt, dass sie sie liebt oder begehrt, andere verbinden Sexualität mit brutaler Folter. Die letzteren Kunden suchen möglicherweise eine Prostituierte, die deutlich unter dieser Folter leidet. Opferpersönlichkeiten werden zu masochistischen sexuellen Reaktionen konditioniert, die einem sadistischen Kunden das Erlebnis vermitteln, dass das Opfer unter den Qualen leidet oder, als Gegenteil davon, Qualen selbst genießt. Die sexuellen Reaktionen einer kindlichen und später erwachsenen Persönlichkeit auf Quälerei hin sind infolge der grundlegenden Konditionierung erschreckenderweise tatsächlich echt und nur auf dem Hintergrund einer konditionierten Reaktion als ungewollt erklärbar. In einem Innensystem von Persönlichkeiten würde dafür eine Persönlichkeit mit der Grundemotion Liebe ausgebildet, die diesen Kundenwunsch in einer trainierten Kombination reibungslos erfüllt. Sie oder eine Programmierer_in sorgen nach gelerntem Muster dafür, dass die zum Kundenwunsch passend konditionierte Persönlichkeit in die Körperpräsenz gehen muss.

Die Täter bilden offenbar fast alle Persönlichkeiten parallel zu ihren anderen Aufgaben auch für die Prostitution aus. Die Täter erreichen über sexuelle Folter mehrere Ziele. Sie konditionieren hoch funktionale Persönlichkeiten für verschiedenste Aufgaben zusätzlich für die Prostitution und verdienen viel Geld mit ihnen. Für eine Ausbeutung im Menschenhandel müssen sich einige Persönlichkeiten in der Alltagswelt so weit auskennen, dass sie die Wege zu Bordellen und zu Treffpunkten durchführen können, die von den Tätern festgelegt werden. Darunter müssten sowohl KPP als auch Programmierer_innen zu finden sein. So sind Betroffene jederzeit für die Täter abrufbar.

Alle Persönlichkeiten scheinen mir sexuell gefoltert und konditioniert worden zu sein, unabhängig von ihrer Grundemotion und Funktion. Über sexuelle Folter können alle Persönlichkeiten zuverlässig mit Scham- und Schuldgefühlen belastet werden. Darüber werden die von den Tätern ohnehin reichlich installierten Schweigegebote von allen sexuell gefolterten Persönlichkeiten eigenständig eingehalten. Betroffene können oft eher von brutaler körperlicher Folter berichten als von sexuellen Qualen, die meistens nicht nur von einem, sondern von mehreren Tätern umgesetzt werden.

Da wesentliche Traumata mit einem Nahtod verbunden sind, liegt darin neben der emotionalen, körperlichen und kognitiven Belastung auch eine spirituelle Erfahrung. Persönlichkeiten mit einer eher freundlicher Prägung verbinden dies mit einem Glauben an Gott und an das Gute, Persönlichkeiten mit einer eher täterloyalen Prägung verknüpfen dies mit der Täterideologie, in satanistischen Kulten mit dem Satanismus und darüber mit einem Glauben an die Macht des Bösen und der Vernichtung des Guten. Täter unterstützen die spirituellen Prägungen gezielt. Gottgläubige Persönlichkeiten werden von den Tätern gezielt in der christlichen Theologie unterrichtet. Sie lernen die lateinische Sprache und kennen sich in der christlichen Religion oft besser aus als Theologen unserer Welt. Mit etwas Bitterkeit muss ich als selbst gläubige Christin hier ergänzen, dass nach Aussagen Betroffener auch hohe kirchliche Funktionäre in Täterkreisen aktiv sein sollen. Es würde einen philosophischen Exkurs bedeuten, sich an dieser Stelle mit der Bedeutung von Gut und Böse auseinanderzusetzen. Dieses Thema soll aber in einem späteren Kapitel teilweise wieder aufgegriffen werden. Hohe Würdenträger von Kirchen hätten beides zur Verfügung: die Theologie des Christentums unserer Welt und das ausgearbeitete Verständnis der satanistischen Ideologie mit dem Ziel, das Gute mit dem Bösen zu vernichten.

Um eine satanistische Ideologie zu verfolgen, benötigen die Täter offenbar Persönlichkeiten mit spiritueller Prägung beider Bereiche. So werden nach meinem Eindruck christliche Persönlichkeiten gezielt aus der Kern KPP mit der Grundemotion Liebe abgespalten, satanistische Persönlichkeiten aus der Kern KPP zur Grundemotion Wut. Christlich geprägte Persönlichkeiten finden sich mit Namen aus der Bibel, sowohl aus dem Alten als auch aus dem Neuen Testament. Einige Persönlichkeiten existieren mit der Selbstbewertung, jüdisch zu sein. In Innensystemen finden sich oft Persönlichkeiten, die Sara, Anna, Martha, Magdalena, Jakob, Johannes oder Maria heißen. Auch die Namen verschiedener Heiliger sind vertreten, beispielsweise Sophia. Auch Namen der Propheten aus dem Alten Testament, Namen von Engeln und Aposteln können vertreten sein.

Täter benötigen für ihre Rituale Opfer- und Täterpersönlichkeiten in jedem Mitglied ihrer Gruppe. So kann ein Kind über eine satanistisch erzogene Persönlichkeit dafür eingesetzt werden, eine christlich geprägte Persönlichkeit eines anderen Kindes zu vergewaltigen und zu foltern. Damit soll im Ritual scheinbar symbolisch der Sieg des Bösen über das Gute und von Satan über Gott demonstriert werden. Die satanistisch geprägten Persönlichkeiten kennen ebenfalls die Bibel und können Latein sprechen. Sie müssen darüber hinaus aber die Sprache Henoch lernen, das spiegelverkehrte Latein (s. Marinkelle 2012). Da der Satanismus in seiner Ideologie die Umkehrung des Katholizismus darstellen soll, scheint auch die Sprache des Satanismus eine Umkehrung des Lateinischen zu beinhalten. Wenn kindliche Persönlichkeiten von Beginn an ideologisch geformt und verformt werden, wirkt sich dies intensiv aus, zumal die Prägung mit Nahtoderfahrungen verknüpft wurde. Nach meinem Eindruck bewirkt es existentiellen Schmerz für die religiös geprägten Persönlichkeiten beider Ausrichtungen, wenn sie sich mit ihrem spirituellen Missbrauch (s. auch Kapitel 17.1.3.) auseinandersetzen müssen – neben der ohnehin harten Bearbeitung der körperlichen und sexuellen Traumatisierungen.

Wesentlich erscheint mir für einen Ausstieg einer Betroffenen die Erfahrung, dass eine Verbindung zwischen beiden Ideologien im Inneren zu bestehen scheint, möglicherweise über die tätergewollte Verknüpfung, das Gute über das Böse zu quälen. Die satanistisch geprägten Persönlichkeiten, die ich *Kultpersönlichkeiten* nenne, sind im Innensystem weit hinten verortet und haben wenig Kontakt mit der Außenwelt. Wenn sie sich aber zu einem späteren Zeitpunkt der Therapie am Ausstieg beteiligen und die beschriebene Qual einer Auseinandersetzung mit ihren Erfahrungen und der damit verbundenen spirituellen Folter bearbeiten, zeigen sich spontan die christlichen Persönlichkeiten und lindern diese existentielle Not. Dieses Phänomen erlebe ich als besonders bewegend und berührend und als Wunder. Solche Momente sind geprägt von existentiell tiefen Heilungsprozessen über ein Zusammentreffen aller Ebenen der erlebten Folter. Und so, wie wir Therapeut_innen die grausamen Details der Berichte Betroffener und ihr Wiedererleben in den Traumakonfrontationen mit tragen, dürfen wir diese bewegenden Momente auch mit erleben und erfahren, wie tief verwurzelt das Gute im Menschen sein kann und wie schwer es zu vernichten ist, wenn ein Mensch sich innerlich immer schon gegen das Brutale und Zerstörerische der Täterwelt gewehrt hat.

8.2.3.2 Grundemotion Wut

Wut entsteht als natürlicher emotionaler Impuls bei erlebten Verletzungen, mit denen die Täter bereits die Neugeborenen belasten. Wut ist mit Abwehr- und Fluchtimpulsen zum Überleben verbunden. Diese werden von den Tätern von klein auf verhindert, so dass Wut keinen Ausdruck finden kann. Natürliche aggressive Impulse finden keinen Raum und müssen von allen Persönlichkeiten gestoppt und in einem Lernprozess unter eine komplette Selbstkontrolle gebracht werden, wenn sie Schlimmeres verhindern wollen.

Wutimpulse werden parallel zur Kontrolle durch die Täter zu anderen Zwecken genutzt. Kindliche Persönlichkeiten sollen Wut im Sinne der Ideologie und zur Erfüllung von Aufgaben der Täter einsetzen. Sie sollen selbst andere Kinder quälen und kontrollieren können und sie mit denselben gnadenlosen Strafen belegen, die die Täter ihnen zufügen und jederzeit in den verschiedensten Situationen vorleben. Die Wut, die sich ursprünglich gegen die Täter als Aggressoren gerichtet hat, wird auf andere Ziele umgelenkt.

Aggressive Handlungen entlasten vorübergehend die körperlichen und emotionalen Anspannungen, die eine täglich neu entstehende Folge der dauernden Übergriffe der Täter darstellen. Kinder wenden sich gegeneinander, weil sie kein anderes Ziel zur Verfügung haben. Verbinden die Täter dies noch mit Lob und einem Mindestmaß an Zuwendung, wird jedes Kind dieses einzig erlaubte Ventil nutzen, um selbst zu überleben. Täter bewerten aggressive Impulse der Kinder sofort als täterloyal. Kinder können dies in jungen Jahren nicht relativieren und müssen sich in Ermangelung alternativer sozialer Erfahrungen damit identifizieren. Wird ihnen parallel zu diesen Mind Control Erfahrungen zwischenzeitlich gezeigt, dass ein solches Verhalten in der Alltagswelt nicht erlaubt und mit Ablehnung belegt ist, weigern sich solcherart geprägte Persönlichkeiten von sich aus, einen Kontakt zur Außenwelt aufzunehmen. Sie wären bei einem Versuch sofort mit eigenen Schuld- und Schamgefühlen konfrontiert, die sie eher vermeiden. Täterloyale Persönlichkeiten erhalten im Innensystem einen höheren Rang als widerständige Persönlichkeiten und werden seltener Opfer weiterer Übergriffe als andere Persönlichkeiten. Täterloyalität ist somit das, was die Täter am konsequentesten belohnen.

Einige dieser Persönlichkeiten mit der Grundemotion Wut dürfen lügen, weil Lügen im Sinne der Ideologie notwendig werden können. Täterloyalität steht über allen anderen Werten, und auch dafür darf und soll sogar gezielt gelogen und betrogen werden. Dieses Verhalten wird aber nur denjenigen Persönlichkeiten zugestanden, die die Täter nach vielen Überprüfungen für absolut zuverlässig und loyal halten. Wenn wir einer Persönlichkeit in der Therapie begegnen, die uns problemlos anlügt, können wir vermuten, dass es sich hierbei um eine Persönlichkeit handelt, die nur selten in einen Kontakt mit der Außenwelt geht und die in diesem Moment aus einer inneren Notlage heraus in die Körperpräsenz geht. Sie sieht den Gehorsam den Tätern gegenüber in Gefahr und schreitet spontan ein.

Dies kann bei einem Thema erfolgen, mit dem eine Alltagspersönlichkeit in der Therapie plötzlich überfordert zu sein scheint und in dieser Überforderung etwas sagen und damit „verraten“ könnte. Dies wird von der täterloyalen Persönlichkeit gezielt unterbunden. Bei einer Betroffenen hätte ich den damit verbundenen Wechsel der Persönlichkeiten beinahe nicht bemerkt. Da ich sie aber bereits länger kannte, fielen mir die Veränderung der Mimik und die minimale Unterbrechung des Gesprächsflusses und dessen leicht unpassende Wendung auf. Die täterloyale Persönlichkeit gab sich als die Alltagspersönlichkeit aus, die zuvor in der Körperpräsenz gewesen war. Als ich dies hinterfragte, geriet die Persönlichkeit unter Stress und versuchte, die Stunde so bald wie möglich zu beenden. Sie sagte: „Ich geh dann mal jetzt!“ Diesen Satz nach solchen „Notwechseln" habe ich in Therapien öfters gehört, wenn andere Persönlichkeiten Traumata offenlegen und bearbeiten wollten.

Auch Persönlichkeiten mit der Grundemotion Wut werden für den Menschenhandel konditioniert. Sie nehmen im Sado-Maso-Bereich der Prostitution eher die sadistischen und dominanten Rollen ein. Sie können den Kunden selbst oder auch weitere involvierte Kinder und Erwachsene bei Bedarf für dessen sexuelle Interessen foltern. Handelt es sich um Kunden, die sexuelle Befriedigung und Macht- und Blutrausch aus dem Anblick einer Tötung eines Menschen empfinden, kann auch dies von solchen Persönlichkeiten ausgeführt werden. Brutale Handlungen wie diese werden von den Tätern gefilmt, die mit der direkten Situation sowie mit dem Verkauf von Snuff-Videos unvorstellbar viel Geld verdienen.

Eine Betroffene, die dafür konditioniert wurde, erhält selbst nichts dafür. Sie ist infolge der Konditionierungen nicht in der Lage, sich gegen einen solchen Befehl der Täter zu wehren. Wird eine solche Situation von konsequent täterloyalen Persönlichkeiten einer Betroffenen durchgeführt, kann sie unter Umständen von den Tätern mit einem gewissen Lohn und mit einem höheren Rang in der Täterwelt versehen werden. Hier muss man noch unterscheiden, ob nur einige täterloyale Persönlichkeiten eines Systems eine Entlohnung erhalten oder der gesamte Mensch. Im zweiten Fall würde es sich um eine ausgeprägt täterloyal gewordene Betroffene handeln.

Bei einer ausreichenden Kontrollfähigkeit über Wutimpulse entwickelt sich eine Fähigkeit, Emotionen grundsätzlich zu vermeiden. Die Persönlichkeiten mit der Grundemotion Wut wehren das Gefühl von Liebe ohnehin ab, wie weiter oben beschrieben wurde. Bei einer hohen emotionalen Vermeidung und damit Kontrollfähigkeit über emotionales Erleben fühlen sich solche Persönlichkeiten weniger verletzbar und weniger angreifbar. Auch Angst wirkt nicht mehr derart ausgeprägt und Traurigkeit gilt ohnehin als verboten und schwach und peinlich. Aus einem grundsätzlichen Vermeiden von als schwach bewerteten Emotionen entsteht bei diesen Persönlichkeiten eine Möglichkeit, unemotional zu handeln. Dies stellt eine Voraussetzung für die inneren Aufgaben von *Systemsteuer_innen* und *Programmierer_innen* dar, die mit kühlem Kopf gezielt hochgradig destruktive Handlungen gegen das eigene System und gegen andere Menschen auslösen oder selbst ausführen sollen und können.

Bei Bauer (2006) finden sich interessante Informationen zur Ausformung der Spiegelneurone, die eine unzureichend oder gar nicht entwickelte Empathie anderen Lebewesen gegenüber erklären könnten. Bauer schreibt, dass Nervenzellsysteme, die nicht benutzt werden, verloren gehen. Der Autor verwendet den Begriff „Use it or lose it" für diesen fehlenden Entwicklungsschritt. Die Spiegelneurone eines Säuglings werden nur über den Kontakt mit Bezugspersonen eingespielt, die selbst gut spiegeln können. Täter könnten diesen Lernprozess bei einigen kleinen kindlichen Persönlichkeiten dafür ausnutzen, indem sie ihnen diese erforderlichen Spiegelerfahrungen verweigern. Sieht eine kleine kindliche Persönlichkeit nur ein emotionsloses Erwachsenengesicht, kann sich seine eigene Mimik und Ausdrucksfähigkeit nur so ausformen. Bauer schreibt, dass Säuglinge Bezugspersonen benötigen, die ihnen mit Liebe, Wärme und Sensibilität über eine lange Zeit begegnen, damit sie Bindung aufbauen können (S. 57–59).

Dies erleben ohnehin die kindlichen Persönlichkeiten einer Betroffenen nie durchgehend, sondern allenfalls anteilig. Emotionsarme Persönlichkeiten könnten mit Autisten verglichen werden, von denen Bauer schreibt: „Bereits im zweiten Lebensjahr zeigen autistische Kinder eine verminderte Fähigkeit, spontane Gesichtsausdrücke oder Gesten zu imitieren ... Autistische Kinder haben große Schwierigkeiten, sich in die Sicht und die Lage anderer zu versetzen und deren Perspektive zu reflektieren ... Ihr Vermögen, die Gefühle von Mitmenschen zu erkennen und zu berücksichtigen, ist stark beeinträchtigt ... Ihr Verständnis für Interaktionen bleibt hinter ihrer rationalen Intelligenz weit zurück. Tatsächlich kompensieren zahlreiche autistische Kinder – und dies ist auch ein Kennzeichen mancher autistischer Erwachsener – ihre Defizite im intuitiven Verstehen zwischenmenschlicher Situationen, indem sie eine hochkomplexe analytische Intelligenz ausbilden, mit der sie, wenn auch umständlich und zeitverzögert, „ausrechnen", was andere spontan erfassen." (S. 73-74). Wenn ich an Gespräche mit hochrangigen Programmierer_innen denke, kommt mir diese Beschreibung Bauers immer mal wieder in den Sinn.

Emotionslose und emotionsarme Persönlichkeiten regulieren das gesamte System in weiten Bereichen. Oft existieren sie im Inneren weitgehend isoliert, haben kaum Bindungserfahrungen gemacht und legen keinen Wert auf menschliche Kontakte und Menschlichkeit überhaupt. Sie können in hochrangigen inneren Positionen kühl und ruhig argumentieren, was für ein Leben nach der satanistischen Ideologie spricht. Sie sind oft klug, gebildet und konsequent in ihrem Handeln. Sie kennen ebenso wie die Täter keine Grenzen, weder bei sich selbst noch bei anderen eigenen Persönlichkeiten oder anderen Menschen. Emotionslose und kühl denkende Persönlichkeiten werden von den Tätern für strukturierende Aufgaben im Innensystem oder beispielsweise auch für *Auftragsmorde* eingesetzt.

Dem Bereich der Grundemotion Wut entstammen auch Persönlichkeiten, die hassen können. Hass ist mit zerstörerischen Impulsen verbunden, die die Täter fördern. Wenn sie ein Kind nicht dazu bewegen können, Hass auf ein anderes Kind oder eine andere eigene Persönlichkeit zu entwickeln, lenken sie den Hass auf sich selbst, indem sie beispielsweise Menschen oder Tiere vor den Augen des Kindes töten und es dabei verhöhnen. Ein derart grausam aufwachsendes Kind wird sich zu einem gewissen Zeitpunkt nicht mehr gegen Hassimpulse wehren können. Dies wird von den Tätern als täterloyal bewertet. Nun sei das Kind eben genau so wie sie selbst geworden. Da sich dies in den Handlungen des Kindes zu bewahrheiten scheint, übernimmt das Kind die Bewertung der Täter für sich selbst. Im weiteren Verlauf des Lebens werden solche Persönlichkeiten große Probleme damit haben, ihren Hass einzudämmen und zu kontrollieren, zumal sie ohnehin der Emotion Liebe ferner sind als der Wut.

Persönlichkeiten mit aggressiven Impulsen und hoher Durchsetzungskraft werden von den Tätern zur Kontrolle der Bindungspersönlichkeiten eingesetzt. Sie stehen an verschiedenen Positionen des Innensystems hinter den Bindungspersönlichkeiten und wechseln bei Bedarf in die Körperpräsenz, um für eine Umsetzung der Tätererwartungen und Täteraufträge zu sorgen. Sie stellen sowohl Wächter_innen als auch Handelnde dar. Ich vermute, dass es sich hierbei unter anderem um die jeweiligen männlichen Zwillinge der primär eher weiblichen Bindungspersönlichkeiten (KPP) handelt. Sie scheinen sowohl über ausreichende soziale Kompetenzen als auch über konsequentes täterloyales Handlungsvermögen zu verfügen.

Für ihre Rituale benötigen die Täter sowohl Persönlichkeiten mit destruktiven Impulsen als auch solche, die in hohen Funktionen wie der eines Priesters oder der Verkörperung von Satan emotionslos einen Foltermord ausführen können. *Kultpersönlichkeiten* zeigen sich nach meiner Erfahrung eher als wenig emotional und sehr funktional. Auch im Kontakt mit diesen Persönlichkeiten denke ich an Bauers Satz „Use it or lose it“ bezüglich der Entwicklung von Empathie und Mitgefühl.

Da auch im Innensystem als Abbild der äußeren Täterwelt das Böse das Gute beherrschen soll, haben Persönlichkeiten mit der Grundemotion Wut höhere Ränge inne als Persönlichkeiten mit der Grundemotion Liebe. Kultpersönlichkeiten kann es für verschiedene Ideologien geben. In der Regel finden sich bei Betroffenen aus satanistischen Kulten Persönlichkeiten für die sieben Teufelsnamen, Persönlichkeiten für Dämonen und Hexenkulte. In manchen Systemen finden sich außerdem sämtliche Götter der Mythologien: römische, griechische, ägyptische und germanische. Bei den Persönlichkeiten einer solchen Gruppe finden sich beiderlei Geschlechter und verschiedene Altersgruppen in einer eigenen Rangordnung. So ist eine Persönlichkeit namens Satan älter und höher im Rang als die, die von den Tätern Mephisto genannt wurde.

Die Motivation solcher Persönlichkeiten für einen Ausstieg mag nicht unbedingt in einer Zuwendung zu mehr Menschlichkeit liegen, sondern beispielsweise darin, den Tätern nicht mehr untergeben zu sein. Dafür können sie ihre ausgeprägten Kompetenzen und ihr hohes Wissen über die Täterwelt und die Innenstrukturen des eigenen Systems einsetzen. Manchmal lassen sich aber auch solche Persönlichkeiten auf einen ansatzweisen Kontakt zu Menschen ein und überprüfen ihr eigenes Sein und Dasein. Täterloyale Persönlichkeiten erleben eine extreme innere Qual, wenn sie sich emotional damit konfrontieren, was sie anderen Menschen und Persönlichkeiten des eigenen Systems im bisherigen Lebensverlauf angetan haben. Wenn sie dazu bereit sind, wirkt auch dies sehr bewegend und berührend auf die begleitenden Menschen aus dem Helfersystem. Ich erlebe es als eindrucksvoll, dass sich ein Mensch mit nur Fragmenten seines Seins vom indoktrinierten Bösen unter hohen körperlichen und emotionalen Schmerzen abwenden und sich dem Guten annähern kann. Da stellt das Beispiel des Saulus aus dem Neuen Testament, der sich zum Paulus bekehrte, möglicherweise nur ein schwaches Abbild eines solchen inneren Prozesses dar, mag aber als Symbol für diese Verwandlung stehen.

8.2.3.3 Grundemotion Traurigkeit

Das Gefühl der Traurigkeit ist nahezu ständig präsent. Traurigkeit begleitet Betroffene ein Leben lang. Die erlebten Situationen sind derart brutal und unmenschlich, dass Traurigkeit als Reaktion unumgänglich ist. Traurigkeit ist in Täterkreisen aber verpönt und fällt unter die Bewertung „schwach". Entsprechend dieser Bewertung wird Traurigkeit grundsätzlich abgewertet, ein Ausdruck dieser Emotion bestraft und verhöhnt. Alle Persönlichkeiten sind mindestens zu einem Teil mit Traurigkeit vertraut, auch die täterloyalen Persönlichkeiten. Auch sie waren einmal Kinder, denen geliebte Menschen und Tiere genommen wurden, denen Unmenschliches zugefügt und denen fast alles Menschliche vorenthalten wurde. Traurigkeit ist in der Folge unvermeidbar. Sie wird im Ausdruck nach außen nach den zahllosen erlebten Bestrafungen von allen Persönlichkeiten verborgen.

Durch die Kontrolle von Traurigkeit wird auch jegliches Weinen unterdrückt. Damit bleibt einer Betroffenen auch dieser Spannungsabbau für unerträgliche Emotionen verwehrt. Sämtliche körperliche und emotionale Anspannungen finden keinen eigenen Ausdruck. Sie werden von den Tätern gezielt kanalisiert: Persönlichkeiten dürfen Anspannungen nur über täterloyale Handlungen abbauen. Masochistisch geprägte Persönlichkeiten reduzieren Anspannungen vorübergehend mit Selbstverletzungen, die eigens zu diesem Zweck von den Tätern gelehrt werden. Schnitte müssen kontrolliert und dürfen an bestimmten Körperregionen nicht durchgeführt werden. Wird eine Betroffene im Menschenhandel mit einem unversehrten Körper am besten verkauft, darf sie sich gar nicht selbst verletzen. Selbstverletzungen müssen nicht nur zur Spannungsregulierung gelernt werden, sondern auch, um die Verletzungen von Tätern als Selbstverletzungsfolgen bei Fragen außenstehender Menschen zu kaschieren.

Nach diesem Modell ordne ich die *Schmerzträger* (Miller 2014) in den Bereich der Grundemotion Traurigkeit ein. Schmerzträger haben die Aufgabe, körperliche und emotionale Anspannungen sowie körperliche und seelische Schmerzen von KPP und weiteren wichtigen Persönlichkeiten mitzutragen. Dazu gehört meiner Ansicht nach auch das Tragen des gesamten Stresses in allen Dimensionen der Belastungen. Schmerz- und Stressträger befinden sich im Inneren ganz in der Nähe solcher wichtiger Persönlichkeiten und sind jederzeit bereit, mit in die Körperpräsenz zu gehen und Belastungen mit zu tragen. Anders wären manche Situationen vermutlich für keine einzelne Persönlichkeit zu überleben.

8.2.3.4 Grundemotion Angst

Auch das Gefühl der Angst ist sämtlichen Persönlichkeiten vertraut und Bestandteil jeglichen bewussten Lebens. Persönlichkeiten mit der Grundemotion Angst scheinen für die Täter besonders brauchbare *Opferpersönlichkeiten* darzustellen. Da auf Angst hin weder Abwehr- noch Fluchtverhalten in der Täterwelt möglich sind, können Persönlichkeiten mit Angst nur mit Erstarrung reagieren. Körperlich und emotional erstarrte Persönlichkeiten müssen unerträgliche Situationen aushalten, ohne Angst oder eine sonstige Reaktion zeigen zu dürfen. Angst wird ebenso wie Traurigkeit von den Tätern als Schwäche bewertet und mit Spott und Hohn beantwortet, wenn sie bei einer Persönlichkeit erkennbar wird. Persönlichkeiten mit der Grundemotion Angst haben wenige weitere Gefühle spürbar, mit denen sie ihre Angst sinnvoll regulieren könnten. Da sie aber nach den Vorgaben der Täter weiter existieren müssen, fügen sie sich in der Regel in ihre Rolle und in ihr Schicksal.

Ängstliche Persönlichkeiten sind von den Tätern leicht unter Druck zu setzen. Wird das Gefühl von Angst bei einem Ausstiegsversuch auch für täterloyale Persönlichkeiten wahrnehmbar, haben diese damit ähnlich schwer zu kämpfen wie mit dem Gefühl von Traurigkeit. Die Angst vor Bestrafungen durch die Täter und vor Bestrafungen anderer Menschen bis hin zu deren qualvoller Tötung, die von einer Betroffenen oft selbst unter Zwang umgesetzt werden müssen, macht einen Ausstieg schwer. Viele Betroffene möchten ein Ende dieser unerträglichen Lebenssituation, kapitulieren aber vor der massiven Angst, die die Ausstiegsversuche mit sich bringen. Angst als Schutzimpuls ist in Anbetracht der Brutalität und Unmenschlichkeit der Täter absolut nachvollziehbar.

Eine Entscheidung gegen weitere Ausstiegsversuche infolge dieser massiven Angst sollte respektiert werden. Wir sollten vorsichtig damit umgehen, wenn dies bei einer Betroffenen deutlich wird, und ihr einen möglichst würdevollen Abschied aus der Unterstützungssituation zugestehen, auch wenn wir uns schwer mit einer solchen Entscheidung anfreunden können. Diese Schwierigkeit entspricht unserem verständlichen Wunsch für die Betroffene, dass sie ein Ende der Gewalt erleben und sich ein menschenwürdigeres Leben erarbeiten kann. Wir müssen diese unsäglichen Folgen von Ausstiegsversuchen aber nicht aushalten und begleiten dies nur – was mühsam genug ist.

Wir sollten den Betroffenen ihre Auswege aus Therapien lassen, wie auch immer sie sie gestalten mögen.

Manche und nach meiner Erfahrung eher wenige Betroffene sprechen eine solche Kapitulation direkt aus. Solche Abschiede aus Therapien sind schmerzhaft und bewegend, können für uns Helfer_innen aber besser ertragen werden, wenn sie ehrlich und für uns kognitiv und emotional nachvollziehbar werden und wenn wir auch die Not der Betroffenen mit dieser Entscheidung begleiten dürfen.

Manche Abschiede verlaufen eher bösartig uns gegenüber, verbunden mit Vorwürfen und Abwertungen. Wir können in solchen Fällen mit sämtlichen von den Betroffenen gelernten Täterstrategien konfrontiert sein, sollen uns in Folge der Vorwürfe schämen und die Schuld für das Scheitern übernehmen. Es lässt sich nachvollziehen, dass hier in der Regel täterloyale Persönlichkeiten aktiv werden und Einfluss auf die anderen Persönlichkeiten nehmen, die bisher an einem Ausstieg gearbeitet haben. Es ist menschlich nicht immer leicht zu verkraften, auch von Persönlichkeiten attackiert zu werden, die bisher zumindest ansatzweise ein Vertrauen in die therapeutische Beziehung aufgebaut haben. Aus meiner Sicht sollten wir aber auch ihnen eine solche negative Sichtweise auf uns lassen, da sie ihnen einen, wenn auch durch Selbsttäuschung verursachten leichteren Abschied von uns ermöglicht. Wenn sie uns für schlechte Therapeut_innen halten, können sie noch die Hoffnung bewahren, dass es eine andere und bessere Therapie geben könnte. Ihnen die komplette Hoffnung zu nehmen, indem wir sie mit einer eigenen Einschätzung konfrontieren, dass sie aus Angst kapitulieren, erscheint mir unmenschlich. Leider müssen wir dann manchmal harte Attacken hinnehmen, bis sich die Betroffene auch innerlich ausreichend von uns distanzieren konnte.

In der Beschreibung der Persönlichkeiten ausgehend von den Grundemotionen zeigt sich bereits die Begrenztheit dieses Modells. Emotionen können offensichtlich nicht vollständig voneinander getrennt werden und wirken doch in einem Mindestmaß zusammen, auch wenn die Persönlichkeiten einem der Grundgefühle zugeordnet werden. Diese Tatsache macht allerdings Hoffnung, weil die Verarbeitung von Traumata insbesondere über die Emotionen erfolgen muss, wenn sie wirksam sein soll. Auch die körperlichen und kognitiven Elemente von Flashbacks müssen wiedererlebt, zugeordnet und entlastet werden. Die grundlegende Entlastung erfolgt aber über die emotionale Verarbeitung extremer Traumata. Wenn eine Betroffene es wagt, trotz aller dagegen wirkenden Konditionierungen Emotionen zuzulassen, auszudrücken und mit einem anderen Menschen zu teilen, gibt es Hoffnung auf ein Gelingen eines Ausstiegsversuchs.

8.3 Zeitstrahl der Entstehung von Persönlichkeiten

Ausgehend von dem Bild eines Baums (oder Strauchs bei einer Kernspaltung, s. Abbildung 2) können die Zweige, die vom Stamm aus über die Grundemotionen in alle Richtungen verlaufen, symbolisch die Reihenfolge darstellen, in der weitere Persönlichkeiten im Verlauf von Kindheit und Jugend von den Tätern abgespalten werden. Wenn die Täter ein neues extremes und akribisch gestaltetes Trauma umsetzen, entsteht im Bild des Baums eine neue Abzweigung, ausgehend von der Persönlichkeit, die zu Beginn dieses Traumas im Körper präsent ist. Diese Persönlichkeit kann als KPP für die von ihr abgespaltenen neuen Persönlichkeiten fungieren. Möglicherweise wird in einigen Täterkreisen der Anfangsbuchstabe ihres Namens auch als Anfangsbuchstabe der Namen der neuen Persönlichkeiten gewählt. Über diesen Buchstaben kann die Zugehörigkeit von Persönlichkeiten zu einer bestimmten KPP erkennbar sein.

Wenn man betrachtet, wie viele Persönlichkeiten die Täter für ihre zahlreichen Funktionen im Innensystem und für ihre Aufgaben in der Außenwelt zur Verfügung haben wollen, erscheint es logisch, dass sie gerade in der ersten Lebenszeit eines Kindes viele Persönlichkeiten nacheinander abspalten. Für diese verschiedenen Aufgaben und Funktionen spalten die Täter immer zahlreiche Persönlichkeiten zeitgleich oder kurz nacheinander ab. Die Persönlichkeiten werden konditioniert und „trainiert" und müssen Vieles lernen. Dafür sind viele Situationen und damit viele Jahre notwendig.

Vor Schulbeginn haben die Täter den größten zeitlichen Zugriff auf die Kinder. Diese Phase wird von ihnen ausgiebig genutzt. Bevor die Kinder mehr mit der Außenwelt in Kontakt kommen, müssen bereits viele Persönlichkeiten gelernt haben, nichts nach außen zu verraten und vorrangig den Befehlen der Täter nachzukommen. Wichtige KPP und Programmierer_innen müssen bereits ein ausreichend hohes Entwicklungsalter haben, um Situationen so einzuordnen und so zu handeln, wie die Täter es verlangen. Diese Persönlichkeiten werden ständig gefordert, konditioniert und trainiert, so dass sie kognitiv und emotional schneller wachsen und reifen als der Körper.

Diesen reiferen Persönlichkeiten wird aber keineswegs ein realistisches Bewusstsein ihrer Kompetenzen zugestanden. Sie werden grundsätzlich und durchgängig überfordert und können in der Folge subjektiv nur versagen. Sie erleben sich als unzureichend und unfähig. Dies wirkt sich grundlegend auf ihr Selbstwertgefühl und Selbstbewusstsein aus. KPP und Programmierer_innen als wesentliche Säulen eines Innensystems tragen die Verantwortung für das Funktionieren aller kleineren Persönlichkeiten, die ihnen zugeordnet sind. Programmierer_innen lernen früh, andere Kinder zu foltern und zu konditionieren, oft schon, bevor der Körper stehen kann. Bewegungsabläufe werden von den Tätern erzwungen, Hände werden geführt und Verweigern und Versagen werden sofort brutal bestraft.

Die Täter haben mehrere Persönlichkeiten für eine definierte Funktion zur Auswahl, die parallel konditioniert und trainiert werden. In traumatischen Situationen werden sie gegeneinander aufgehetzt und zu konkurrierendem und rivalisierendem Verhalten gezwungen. Auf diese Weise erhalten die Täter die größtmögliche Leistung jeder Persönlichkeit. Am Ende wählen sie zwei Persönlichkeiten aus, die die Aufgabe vorwiegend erfüllen sollen. Die leistungsfähigere Persönlichkeit wird degradiert, und die zweitbeste Persönlichkeit erhält die Aufgabe. Die beste Persönlichkeit überschätzt sich, weil sie denkt, die beste für diese Aufgabe zu sein. Die zweitbeste Persönlichkeit weiß nicht, wie gut sie gewesen ist, und geht nicht mehr in direkte Konkurrenz mit der Persönlichkeit, die die Aufgabe innehat. Sie wird allerdings zu deren Kontrolle und Überwachung eingesetzt. Da beide Persönlichkeiten nachhaltig gegeneinander aufgehetzt wurden, arbeiten sie gegeneinander statt miteinander. Einige weitere Persönlichkeiten für diese Aufgabe setzen die Täter als Reserveleute ein, die im Innensystem an einen Ort verbannt werden und darauf warten sollen, ob eine der beiden leistungsbesten Persönlichkeiten versagt. Dann sollen sie sofort deren Aufgabe übernehmen. Einige Persönlichkeiten stellen sich für die Täter als untauglich für die anfänglich gedachte Aufgabe heraus. Sie werden entweder für andere Aufgaben eingesetzt oder völlig dysfunktional in einem Flashback an einen inneren Ort verbannt, an dem sie nur aufbewahrt werden. Miller bezeichnet solche Persönlichkeiten als „Müllkinder" (Miller 2014).

Bis zum Schulbeginn müssen Alltagsteam I und Alltagsteam II gebildet sein. Die Persönlichkeiten, die für den direkten Außenkontakt im Alltagsteam I vorgesehen sind, werden über Irritationen und Drogen amnestisch für die vorherige Lebensgeschichte gemacht. Sie können sich in der Regel an die ersten Lebensjahre nicht erinnern. Die weibliche KPP und ihr männlicher Zwilling stehen direkt hinter der amnestischen Alltagspersönlichkeit und übernehmen manche Situationen direkt, die von der äußeren Alltagspersönlichkeit nicht leistbar wären. Manche Betroffene kann sich an einige Schulunterrichtsstunden erinnern, an andere wieder nicht. Diese wurden dann von anderen Persönlichkeiten des Alltagsteams aktiv bewältigt. Wächter_innen und Informant_innen sorgen dafür, dass alles den Tätern berichtet wird, was eine Betroffene in der Außenwelt macht. Programmierer_innen steuern den Ablauf der Persönlichkeiten im Alltagsteam, wenn diese nicht von allein erkennen, wer von ihnen nun am besten agieren sollte. Einige Persönlichkeiten des Alltagsteams II beobachten die Funktionalität des Alltagsteams I und greifen ein, wenn diese den Erwartungen und Vorschriften der Täter nicht entsprechen. All dies muss mit Schulbeginn reibungslos ablaufen.

Bei der verfrühten Geschlechtsreife und nach Eintreten der Menstruation übernehmen KPP in innerer Mütterfunktion die damit verbundenen Handlungen. In der Regel sind Mädchen dann bereits übergewichtig und werden ab dem Alter von 9 bis 11 Jahren mit der Geburt eigener Kinder belastet. KPP mitsamt ihren Schmerz- und Stressträgern gebären die Kinder, die ihnen in der Regel sofort weggenommen werden, oder die KPP müssen ihr eigenes Kind töten. In der Jugend wird nach Berichten Betroffener die Ausbildung der Programmierer_innen abgeschlossen. Dies hilft den Tätern dabei, in den durch Ablösungsversuche der Jugendlichen geprägten Phase die Kontrolle über die heranwachsenden Kinder zu behalten. Eigene Kinder werden als Druckmittel eingesetzt und die steuernde Tätigkeit der Programmierer_innen im Innensystem garantiert den Tätern die Zuverlässigkeit und den Gehorsam der nun jugendlichen Kinder.

Verschiedene Rituale prägen immer wieder die Rollen von wichtigen Persönlichkeiten. Im Säuglingsalter erhält ein Baby die „Satanstaufe" in einem grausamen Ritual. Im Alter von vier Jahren muss eine weibliche KPP zur „Braut Satans" werden. Sie wird brutal und vielfach vergewaltigt, der kindliche Körper wird extrem verletzt. Ärzte sind vor Ort und können die Schädigungen überwachen und so regulieren, dass der kleine Körper nicht nachhaltig verletzt wird. Auch das Überleben wird durch Ärzte und manchmal entsprechende überwachende Maschinen gewährleistet. Ins Jugendalter wird ein Kind ebenfalls mit einem grausamen Ritual eingeführt, die Initiation in die erwachsene Täterwelt im Alter von 18 Jahren erfolgt in vergleichbarer Weise.

8.4 Knotentraumata

Knotentraumata als Begriff habe ich von einer Betroffenen gehört. Knotentraumata scheinen die Traumata zu sein, die im Bild des Baums oder Strauchs zu einer weiteren Verzweigung eines größeren Astes in mehrere kleinere Äste hinein führen. Knotentraumata scheinen komplex in ihrer Belastung und Dauer zu sein. Wenn man an die verschiedenen Methoden der Mind Control aus Kapitel 7 denkt, wird vorstellbar, dass diese Knotentraumata wahrscheinlich nicht im Alltagsleben umgesetzt werden, sondern in komplex organisierten Situationen in gegen die Alltagswelt gut abgeschirmten Räumen und Geländen. Täter in hohen Positionen sind reich und verfügen über große finanzielle Mittel und Besitztümer. So kann ein Knotentrauma auf einem abgelegenen ehemaligen oder noch genutzten Militärgelände durchgeführt werden, auf das ein oder mehrere Täter einen Zugriff haben. Eine alte oder auch noch genutzte Fabrik kann einem Wochenende zu einer Horrorsituation umgestaltet werden. Einige Knotentraumata finden nach Berichten Betroffener in den Lagern in osteuropäischen Ländern statt, die weiter oben schon benannt wurden.

Knotentraumata enthalten vielfältige Foltermethoden wie den Einsatz von Strom, finden teilweise in dunklen und Schall geschützten Räumen statt, es wird mit Feuer und eisigem Wasser gefoltert, mit extremer Hitze und grellem und flackerndem Licht, mit Stürzen aus Höhen und Verletzungen mit vielfältigen Waffen wie Messern, Pistolen, Gewehren usw. Hunger und Durst als Foltermethoden können durchaus auch im Alltag eingesetzt werden, aber auch in längeren Zeiten wie in den Ferien von Kindern, die sie durchgehend in Täterkreisen und unter brutalen Bedingungen verbringen müssen. Wenn sie beispielsweise berichten, „nach Frankreich ans Meer in Urlaub" zu fahren, verbringen sie die Zeit wahrscheinlich in Tätercamps. Wenn sie gut funktionieren und die Erwartungen der Täter weitreichend erfüllen, erhalten sie vielleicht für einen Tag oder einzelne Stunden die Möglichkeit, etwas zu tun, was alle Kinder gern im Urlaub tun.

Die Täter arbeiten für die Knotentraumata vorweg Situationen aus, in denen sie möglichst viele Kinder mitsamt vielen Persönlichkeiten gleichzeitig innerhalb möglichst wenig Zeit konditionieren können. Dabei werden die Kinder auch wechselseitig eingesetzt, kleine Programmierer_innen eines Kindes müssen Persönlichkeiten eines anderen Kindes foltern und konditionieren. Weitere Einzelheiten sollen hier nicht ausgeführt werden. In Therapien sind wir bei einem fortschreitenden Therapie- und Ausstiegsprozess früh genug mit den grausamen Details solcher Knotentraumata konfrontiert, die nach meiner Erfahrung nur Stück für Stück bearbeitet werden können. Einige schwer erträgliche Beispiele für einzelne Konditionierungssituationen finden sich im folgenden Abschnitt. Die schrittweise Bearbeitung von Traumata in Therapien ermöglicht uns hoffentlich, uns langsam an unsere Rolle als Zeugen grausamer Details so weit zu gewöhnen, dass wir die Belastungen der Betroffenen ausreichend mittragen und teilen können.

8.5 Art und Aufbau der inneren Räume

Von den zahlreichen Persönlichkeiten sind zur selben Zeit nur eine oder zwei Persönlichkeiten gleichzeitig im Körper präsent. Die anderen Persönlichkeiten müssen sich zur selben Zeit im Menschen irgendwo aufhalten. Zusammen mit den Traumata scheinen innere Repräsentanzen der äußeren Räume zu entstehen (s. auch Miller 2014). Die Innenwelt wirkt wie eine eigene gestaltete Landschaft mit Orten in der Natur und Räumen in Gebäuden. Die verschiedenen Bereiche sind komplett ausgestattet und wirken wie eine belebte eigene Welt. So gibt es innere Keller, Höhlen, Wälder, Bordelle, Seen und Berge, Schlösser und Verliese.

Keller befinden sich in Häusern, sind kalt, dunkel und nass. Betroffene berichten, dass sie als Kinder manchmal mehrere Jahre in Kellerräumen leben mussten. Sie hatten im Haus – mitten in unserer Gesellschaft – kein Kinderzimmer, sondern einen Kellerraum, der nur mit einer Matratze ausgestattet war, oft ohne Bettzeug geschweige denn, dass eine Heizung oder gar Spielzeug vorhanden gewesen wären. Der Kellerraum war abgeschlossen und die Täter konnten durch ein Fenster beobachten, was das Kind im Raum tat. Dies entspricht einer Isolationsfolter – gut in unserem gesellschaftlichen Alltag verborgen. Indem eine Familie aus der Täterwelt nur mit anderen Familien mit demselben Hintergrund Kontakt hat, fällt es den Kindern in den ersten Jahren nicht unbedingt auf, dass dies kein normales Kinderleben darstellt. Der Außenwelt bleibt dies ebenfalls verborgen, weil sie keinen ausreichenden Kontakt zu diesen Kindern aufbauen kann und dies seitens der Täter in keiner Weise soll. Ein solcher Kellerraum befindet sich auch im Innensystem, und eine kindliche Persönlichkeit mag vorübergehend oder dauerhaft in diesen inneren Kellerraum verbannt worden sein.

Wenn sich im selben Keller eines Hauses in einem anderen Raum Foltergegenstände befinden und in einem weiteren Raum eine Einrichtung zum Verkauf der Kinder an pädophile Kunden, lässt sich nachvollziehen, dass viele Elemente der Mind Control und der Kinderprostitution im Elternhaus stattfinden können. Folterinstrumente müssen nicht auffallen. Wenn der Vater einen Waffenschein besitzt, können sich dort Pistolen befinden. Möglicherweise sammelt dieser Vater ohnehin verschiedene Waffenarten und präsentiert sie gar stolz in einem Waffenschrank im Wohnzimmer. Tägliche Gebrauchsgegenstände können als Folterwerkzeuge eingesetzt werden. Kältefolter kann in einer eiskalten Badewanne stattfinden, Ekeltraining zum Verzehr von Exkrementen im Badezimmer, Verbrennungen können mit dem Küchenherd, mit dem schön gestalteten Kamin im Wohnzimmer oder mit kochendem Wasser erfolgen – auch das in der Badewanne, ohne äußere Spuren im Haus zu hinterlassen. Eine Betroffene berichtete, dass der Vater sie in die Waschmaschine sperrte und dass sie darin gedreht wurde. Dies entspricht dem Effekt von Spinning (Miller 2014), das auch auf einem Drehstuhl oder einem Kinderkarussell umgesetzt werden kann. Spinning löst eine Irritation der Wahrnehmung sowie Übelkeit aus. Wird eine Persönlichkeit in diesen Zustand hinein getriggert beziehungsweise über einen Flashback an eine solche erlebte Situation erinnert, spürt sie sofort den Effekt von Irritation und Übelkeit.

Um ein Schloss in die Innenwelt zu transportieren, werden Kinder an Wochenenden oder in den Ferien eine Zeitlang in ein Schloss verbracht, in dem sich möglicherweise ein Museum mit alten Folterwerkzeugen befindet. In Wäldern in abgeschiedenen und umzäunten Bereichen kann sich ein Wolf befinden, dem das Kind allein begegnen und von dem es verletzt werden soll. Parallel dazu kann ein Kind in diesem Wald, eventuell in einer darin befindlichen Hütte, in einen Wolfspelz gesteckt werden. Wenn eine kleine Persönlichkeit dafür abgespalten wird, einen Wolf zu repräsentieren, findet diese Spaltung direkt vor Ort statt und das Kind wird im Wolfspelz und auf allen Vieren vor den Spiegel gesetzt. In Wäldern finden beispielsweise Menschenjagden statt. Mehrere ausländische Menschen, die mit einem etablierten Busunternehmen oder in den Frachträumen von Schiffen über das Meer oder auch über europäische Flüsse geschmuggelt wurden, werden in den Wald gejagt. Sadistische Kunden bezahlen Unsummen dafür, diese Menschen im Wald zu jagen und auf beliebige Weise zu töten. Mütter versuchen, ihre Kinder zu schützen, Männer kämpfen mit bloßen Händen gegen ihre Mörder und können nicht gewinnen. Wenn wir an die vielen verschwundenen minderjährigen Flüchtlinge denken, können sie durchaus in Bordelle, aber auch in solche tödliche Situationen geraten sein, wenn sie sich an vertrauensvoll wirkende Flüchtlingshelfer gewandt haben, die in unserer Alltagswelt über die sozial kompetenten Alltagspersönlichkeiten freundlich und liebevoll wirken und die in der Täterwelt völlig andere Persönlichkeiten zeigen.

In der Innenwelt von Betroffenen aus der organisierten Rituellen Gewalt finden sich Mauern und tiefe Abgründe, die innere Bereiche voneinander trennen. Auf inneren Wegen stehen Persönlichkeiten plötzlich vor einer Tür, die von einer Wächter_in bewacht wird. Es finden sich Spiegel, die die Wahrnehmung irritieren. Das innere Aussehen der Persönlichkeiten entspricht oft nicht dem, wie der äußere Körper im Alltag aussieht, sondern dem, wie die Persönlichkeit sich selbst in einem Spiegel in der Täterwelt gesehen hat. Das Aussehen von Persönlichkeiten wird in den traumatischen Situationen gezielt durch die Täter geprägt. Die Haarfarbe wird durch Färben der Haare in der Kindheit verändert und das innere Aussehen entspricht in Körpergröße und Körperform eher dem Entwicklungsalter einer Persönlichkeit. Manche Persönlichkeiten wurden in Tierhäute oder Kostüme gesteckt und haben sich nur so in einem Spiegel gesehen. Sie halten sich dafür, was sie als Ich im Spiegel gesehen haben. Wenn solcherart irritierte Persönlichkeiten sich erstmals im Heute in einem Spiegel sehen, können sie sich selbst nicht erkennen und den zu ihnen gehörenden erwachsenen Körper nicht als den ihren wahrnehmen. Eine adäquate Selbstwahrnehmung kann mit Unterstützung vor dem Spiegel geübt werden. Auch Bewegungsabläufe müssen manchmal neu geübt und dem erwachsenen Körper angepasst werden. Kleine kindliche Persönlichkeiten können nicht sofort mit dem großen Körper umgehen und müssen lernen, ihn zu bewegen. Räume und Treppenstufen wirken in der kindlichen Wahrnehmung größer als in der erwachsenen Wahrnehmung.

Um das Überleben der kleinen Persönlichkeiten zu gewährleisten, müssen die Täter im Innensystem auch einige wenige schöne innere Räume zugestehen, in denen kindliche Persönlichkeiten versorgt werden und manchmal etwas miteinander spielen können. Zumindest für die mit dem Grundgefühl der Liebe geprägten Persönlichkeiten scheint dies für ein ausreichendes Sozialverhalten erforderlich zu sein.

Die Täter gestalten alle inneren Orte gezielt selbst, um sie zu kennen und jederzeit darauf zugreifen zu können. Auch wenn manche Persönlichkeiten denken, dass die Täter nicht alle Räume kennen, so dient dieses Denken eher den Tätern, weil sie diese Persönlichkeiten bei einer Flucht in einen solchen inneren Raum überraschen und sie eines Besseren belehren können. Solche leidigen Erfahrungen zerstören schnell die wenigen Hoffnungen mancher kindlicher Persönlichkeiten auf irgendeine Form von Schutz im Inneren.

Für die Irritation vieler Persönlichkeiten konstruieren die Täter künstliche Innenwelten. Diese Persönlichkeiten sind zur realen Welt überhaupt nicht orientiert und glauben, dass sie in einer Welt von Alice im Wunderland oder vom Herrn der Ringe oder von Star Wars existieren. Werden solche Persönlichkeiten von den Tätern plötzlich in die Körperpräsenz getriggert, sind sie fest von ihrer Selbstwahrnehmung überzeugt, können sich nicht orientieren und werden von Menschen der Außenwelt für psychotisch gehalten. Eine Einweisung in die Psychiatrie mit der Diagnose Psychose zerstört in vielen Fällen die Glaubhaftigkeit der Aussagen Betroffener über die Täterwelt nachhaltig.

Es scheint auch hinter dem Alltagserleben eine Art Zwischenwelt zu existieren, in die Persönlichkeiten bei Ungehorsam hinein getriggert und über die Verwirrung ihrer Wahrnehmung dysfunktional werden. Eine Betroffene beschrieb einen solchen Bereich auf dem Weg von der Körperpräsenz nach innen als Gehirnwäschehöhle, die einer realen Höhle entsprach, in der mehrere Persönlichkeiten auf diese Tätigkeit hin konditioniert worden waren. Diese „Gehirnwäscher“ nahmen viele Persönlichkeiten in Empfang, wenn sie in die Innenwelt gingen, und machten sie dysfunktional, wenn sie nicht den Erwartungen der Täter entsprochen hatten. Es scheint also vielfache innere Folterorte zu geben, an denen die gelernte Mind Control im Inneren von einigen eigenen Persönlichkeiten an anderen Persönlichkeiten fortgeführt wird.

Bestrafungen bei einem Ausstiegsversuch bestehen oft darin, dass eine rebellierende Persönlichkeit in der bekannten realen Traumasituation wie in einem Folterkeller erneut traumatisiert und in den inneren Folterkeller in diesem dysfunktionalen Zustand getriggert wird. In der Folge kann eine Persönlichkeit, die bisher in die Therapie gekommen ist, nicht mehr laufen, wenn ihre Beine mit Strom gefoltert wurden. Wenn sie wieder in die Körperpräsenz kommt, erscheint sie in diesem Flashback und fällt sofort um, weil sie die Beine nicht gebrauchen kann.

Anhand dieser wenigen brutalen Beispiele wird vielleicht ansatzweise nachvollziehbar, wie eine solche Innenwelt gestaltet sein kann und in welchen Situationen sich die Persönlichkeiten im Inneren aufhalten und bewegen. In der Innenwelt ist ständige Aktivität, die Persönlichkeiten agieren und kommunizieren, soweit die Täter diese Kontakte als passend für ihre Ziele empfinden. Auch diese inneren Kontakte werden von Wächter_innen beobachtet und Ungehorsam wird den Tätern sofort berichtet. Persönlichkeiten sind auch im Inneren nie sicher, sondern ständig bedroht und oft gefangen in dauerhaften Traumata. In der Therapie ist es nicht möglich, diese grausamen Innenwelten zu verändern, bevor nicht alle dort befindlichen Persönlichkeiten aus diesen Orten und den Situationen herausgeholt wurden und bevor sich ein ausreichend konstruktiver Kontakt zwischen den wesentlichen Persönlichkeiten hat erarbeiten lassen. Sylvia Schramm nennt diese Vorgehensweise den „inneren Demokratisierungsprozess" (Schramm 2015), ein Begriff, der in der konkreten Umsetzung Vieles beinhaltet, der aber das Grundprinzip mit zwei Worten erfasst.

8.6 Verteilung der Persönlichkeiten im Innensystem

Über das Bild des Baums oder Strauchs als symbolischen Darstellungsversuch einer möglichen Reihenfolge zunehmender Abspaltungen von Persönlichkeiten kann die endgültige Verteilung der Persönlichkeiten im Innensystem noch nicht erfasst werden. Am Ende des zunehmenden Abspaltungsprozesses wollen die Täter ein funktionales Innensystem zur Verfügung haben. Demzufolge verteilen sie die entstandenen Persönlichkeiten nach ausreichender Konditionierung und Training zu den von ihnen vorgesehenen Funktionen parallel zu diesem Abspaltungsprozess über die gesamte Kindheit und Jugend hinweg. Die Persönlichkeiten werden beobachtet, werden gefordert und konditioniert. Lernprozesse zur Erfüllung der Aufgaben der Täter werden so lange wiederholt, bis die Aufgaben reibungslos und fehlerfrei durchgeführt werden. Persönlichkeiten müssen sich bewähren und die Täter planen parallel dazu ihre Verteilung auf alle vorgesehenen Aufgaben.

Am Ende der Verteilung soll ein festgelegtes Innensystem mit allen Innenwelten und allen Funktionen stehen. Programme müssen installiert worden sein und von den Programmierer_innen vom Ablauf und von den Bedingungen zum Starten und Stoppen reibungslos beherrscht werden. Das dies einen weiteren komplexen und zeitintensiven Lernprozess für das Kind und den Jugendlichen mit allen seinen Persönlichkeiten bedeutet, lässt sich vielleicht nur annähernd nachvollziehen.

Am Ende des gesamten Konditionierungs- und Programmierungsprozesses eines Kindes steht eine festgelegte und funktionale Innenstruktur. Vorn in der Körperpräsenz hält sich das Alltagsteam I auf, wird kontrolliert und bei Bedarf abgelöst durch das Alltagsteam II. Hinter den Alltagsteams stelle ich mir den Verwirrungsbereich vor. Ausgehend von den Alltagsteams gehen Wege für einzelne Persönlichkeiten in den Bereich des Menschenhandels sowie in den christlichen Bereich. Daneben oder vermutlich eher dahinter und gut davon getrennt findet sich die innere Kultwelt. Vom Menschenhandel gibt es vermutlich eine Verbindung zum Drogen- und Waffenhandel. Dort befinden sich nach meiner modellhaften Vorstellung auch die Persönlichkeiten mit der Grundemotion Wut. In diesem Bereich oder nicht weit davon entfernt könnten sich Persönlichkeiten mit destruktiven Impulsen gegen sich und andere befinden. Diese Persönlichkeiten müssten wiederum auf die Alltagsteams zugreifen können, um bei Ungehorsam zu strafen.

Ganz hinten oder auch ganz oben im Innensystem ist die Herrschergruppe des Systems. Diese Funktionen müssten nun in diesem Modell wiederum mit den von den Tätern konstruierten bildhaften Innenwelten verbunden sein. Vielleicht halten sich destruktiv handelnde Persönlichkeiten in den Kellern und Folterräumen auf. Leider sprengt es mein Vorstellungsvermögen, diese verschiedenen Ebenen auch noch in einem passenden Bild zusammenzubringen.

Hinzu kommt, dass es im Inneren mehrere Ebenen von Persönlichkeiten geben soll, die jede für sich diese Elemente enthalten. Auf der ersten Ebene befinden sich mehr Persönlichkeiten als auf der zweiten Ebene, eine dritte Ebene besteht aus noch weniger Persönlichkeiten. Bei einigen Betroffenen finden sich alle oben genannten Funktionen auf allen Ebenen und die Persönlichkeiten der zweiten und dritten Ebene sind „Zwillinge" beziehungsweise „Drillinge" der Persönlichkeiten der ersten Ebene. Sie können von höheren Ebenen jederzeit auf niedrige Ebenen gehen, umgekehrt sind diese Wege in der Regel nicht möglich. Es finden sich aber manchmal kindliche KPP, die sich frei über alle Ebenen bewegen können, möglicherweise weil von ihnen viele Persönlichkeiten abstammen und auch solche, die sich später auf den hinteren Ebenen aufhalten. Wenn *Programme* aktiviert werden, laufen sie zunächst auf der ersten Ebene ab. Werden sie dort gestoppt oder gelöscht, laufen sie auf der nächsten Ebene an. Dazu findet sich mehr im folgenden Kapitel.

Den Gruppen mit den fremdsprachigen Persönlichkeiten wird von den Tätern ebenfalls ein Platz im Innensystem zugewiesen. Sie scheinen ähnlich wie die Persönlichkeiten weiterer Ebenen geringer von der Anzahl zu sein. Einige von ihnen sprechen nur die eine Fremdsprache, sind aber einer Persönlichkeit zugeordnet, die als Dolmetscher fungieren kann. Der Dolmetscher wiederum wurde gegen die Übersetzung konditioniert, so dass er vor einer Übersetzung zurückschreckt, wenn dies für einen therapeutischen Schritt erforderlich scheint und bei ihm angefragt wird. Nach einer Bearbeitung seines damit verbundenen Traumas kann er bei Bedarf dolmetschen. Ein solcher Dolmetscher scheint eine KPP zu sein.

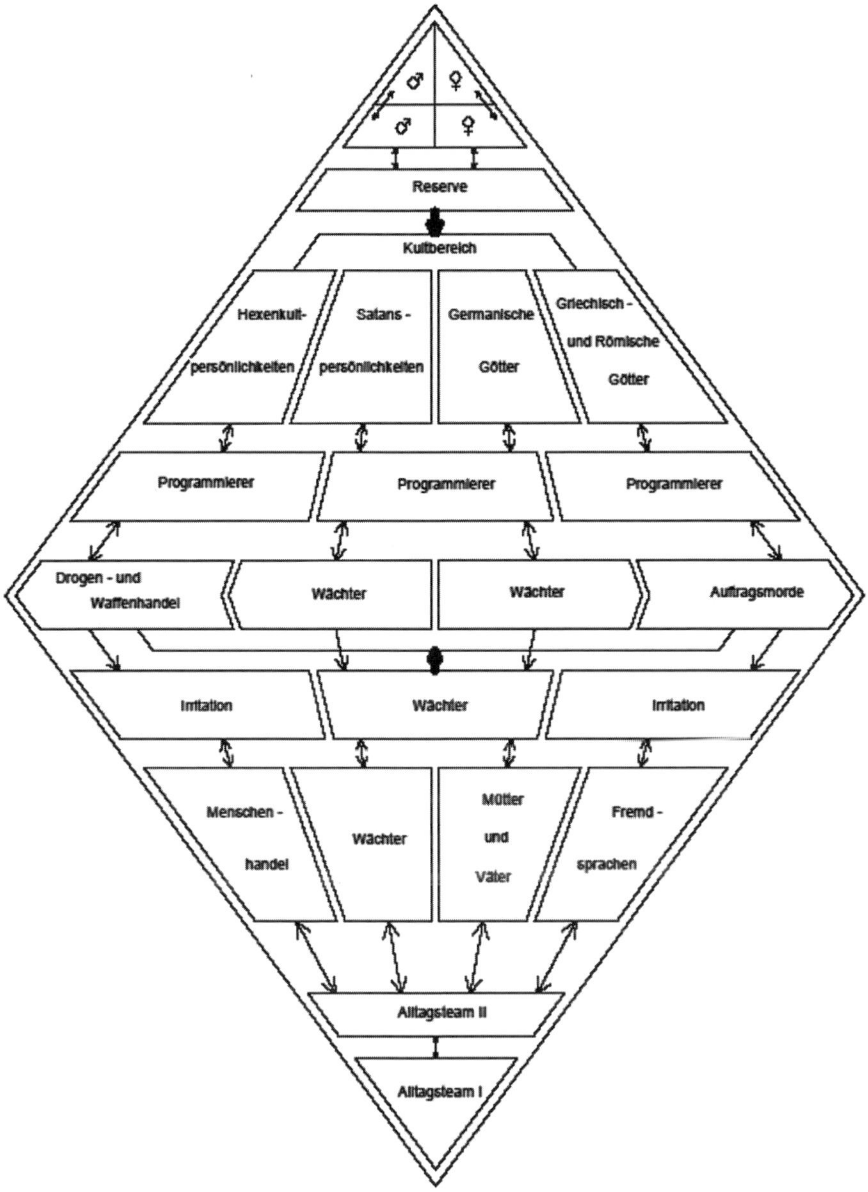

Abbildung 5 (Fliß, Cubareva, Grafe) zeigt vereinfacht wichtige Bereiche der inneren Hierarchie

Am Ende des Aufbaus eines täterfunktionalen Innensystems ist nach Berichten Betroffener eine geometrische Form des Innensystems entstanden. Einige beschreiben die Gesamtform des Innensystems als Pyramide, andere als Spirale. Es mag noch andere Endformen geben.

In der Therapie geht es nach meinen Erfahrungen nicht darum, solche Strukturen akribisch zu verstehen. Wesentlich ist aus meiner Sicht, dass die Persönlichkeiten eine nach der anderen aus den täterbestimmten Positionen und Funktionen heraustreten und miteinander kommunizieren und kooperieren. Nimmt dieser „innere Demokratisierungsprozess“ (Schramm 2015) zu, löst sich die bisherige Systemstruktur auf und das bisherige tätergemachte Zusammenwirken funktioniert nicht mehr. Dies darf nur schrittweise erfolgen. Persönlichkeiten benötigen Zeit und Lernprozesse, um ihr bisheriges Denken, Fühlen und Handeln auf die Auswirkungen der Mind Control zu prüfen und eine Selbstwahrnehmung und eine Herangehensweise an andere eigene Persönlichkeiten und andere Menschen zu entwickeln, die der heutigen Realität und dem Leben in einer demokratischen Gesellschaft entsprechen. Meine Arbeitsweise beinhaltet immer wieder eine Unterstützung dabei, im jeweiligen Moment einen guten Weg zu finden, mehr Unterstützung bei weiteren Persönlichkeiten des Innensystems anzufragen. Je mehr Persönlichkeiten mitarbeiten, desto eher kann einem völligen Zusammenbruch des Innensystems entgegen gewirkt werden. Dies ist ohne die Unterstützung der Programmierer_innen nicht möglich.

Weiterhin zeigen sich in den Systemen immer wieder Unterschiede, selbst wenn Grundprinzipien ähnlich sind. Betroffene, die von den Tätern für wichtige Funktionen in der Gesellschaft eingesetzt werden sollen, werden gezielter und weitreichender ausgebildet als Betroffene, die zur Rotte gehören. Auch die Bewertung der Täter, ob eine Betroffene „würdig“ sei, spielt bei ihrem Rang in der Täterwelt eine wesentliche Rolle. Je nach Funktionalität und Rang in der Tätergruppe kann eine Betroffene nur für den Menschenhandel konditioniert worden sein. Die verschiedenen Tätergruppierungen unterscheiden sich in Vielem, auch wenn sie Methoden der Mind Control anwenden. Sie haben eigene Vorgehensweisen und existieren parallel zueinander, einige von ihnen rivalisieren miteinander.

Tätergruppen rivalisieren, arbeiten aber auch zusammen, wenn sie davon profitieren. Ein Kult kann dementsprechend mit Zuhälterkreisen zusammenarbeiten und deren Opfer ebenfalls nutzen. Oder ein Kult verdient daran, die eigenen gut konditionierten Kinder dort anzubieten und mit zu verdienen. Es finden sich nach Berichten Betroffener viele Vernetzungen zwischen Tätergruppen, national und international. Entsprechend sind nicht alle Innensysteme von Betroffenen gleich aufgebaut. Die Betroffenen wissen am ehesten um ihr jeweiliges Innensystem, mit dem sie sich ohnehin auseinandersetzen müssen, wenn sie aus einem Täterkreis aussteigen wollen (siehe auch Kapitel 12 von Sylvia Schramm zum ExpertInnenwissen).

Auch geistig behinderte Menschen finden sich in der Täterwelt. Neben den ohnehin generell vorkommenden geistigen Behinderungen können die massiven Traumatisierungen direkt nach der Geburt eine ungeplante Behinderung verursachen. Wenn behinderte Menschen nicht gespalten werden können, werden sie mit anderen brutalen Methoden unter die Kontrolle der Täter gebracht. Ihre Abhängigkeit von anderen Menschen und ihre Angst vor Bestrafungen wirken sich stark aus. Je nach Behinderungsgrad können sie nicht alles verstehen und nachvollziehen, was in ihrem Leben vor sich geht. Behinderte Menschen fügen sich eher, ordnen sich unter und schweigen. Sie erleben immer wieder, dass sie nach dem rassistisch und faschistisch geprägten Denken der Täter ganz unten in der Rangreihe stehen, und versuchen, alle Erwartungen der Täter so zu erfüllen, dass sie nicht ständig zum Opfer werden.

Nach meinen bisherigen Erfahrungen in Therapien scheint es für geistig behinderte Betroffene nicht möglich zu sein, mit den zurzeit vorhandenen geringen Hilfen aus der Täterwelt auszusteigen. Auch hier zeigt sich wieder die dringende Notwendigkeit ausreichender Unterstützungsangebote, die zurzeit nicht existieren. Wissen wir aber um einen solchen Hintergrund im Leben einer geistig behinderten Betroffenen oder vermuten ihn anhand zahlreicher Auffälligkeiten, können wir versuchen, im vorhandenen Gesundheits- und Sozialsystem einen größtmöglichen Schutz für sie zu organisieren. Betreuer_innen können daran arbeiten, die Kontakte zur Familie und damit direkt in die Täterkontakte hinein etwas zu reduzieren. Geistig behinderte Betroffene können im Rahmen einer intensiven Betreuungssituation nachts nicht mehr unbemerkt entweichen und zu Täterkontakten gehen. So sind doch eingeschränkte Hilfen möglich, auch wenn dies wenig erscheint im Hinblick auf ein solches Leben eines geistig behinderten Menschen.

Wenn ansonsten eine Betroffene ernsthaft und konsequent aus dem Täterkreis aussteigen möchte, wird sie nach meiner bisherigen Erfahrung selbst mit immer mehr Persönlichkeiten daran arbeiten. Ohne die aktiven Veränderungen des Innensystems durch die Persönlichkeiten selbst können unsere therapeutischen Angebote nichts bewirken und seien wir noch so gut fortgebildet und noch so erfahren. Traut sich eine Betroffene diesen anstrengenden, langandauernden und schmerzhaften Prozess nicht zu, wird sie es uns signalisieren, direkt oder indirekt. Ebenso wie die Persönlichkeiten, die uns glaubhaft versichern, dass sie die Sklaverei beenden wollen, werden wir in einer Therapie an innere Grenzen und Mauern stoßen. Wächterpersönlichkeiten und Programmierer_innen werden konsequent oder zumindest über lange Phasen verhindern, dass mehr innerer Kontakt und innere Kooperation entstehen können. Es ist aus meiner Sicht grundlegend wichtig, sorgsam darauf zu achten, was die Betroffenen uns signalisieren, um sie so zu begleiten und zu unterstützen, wie es ihren eigenen Möglichkeiten und Grenzen entspricht.

8.7 Inneres versus äußeres Leben

Im bis hierher beschriebenen Modell von Innenstrukturen wurde an verschiedenen Stellen bereits deutlich, dass das Leben einer Betroffenen aus der organisierten Rituellen Gewalt aus einem Leben im Kontakt mit unserer Welt und anderen Menschen sowie aus einem Leben im Inneren des Systems der zahlreichen Persönlichkeiten besteht. Für uns wirkt es unvorstellbar, wie dies täglich in der konkreten Umsetzung möglich sein soll. Betroffene wachsen aber mit diesem Innensystem und mit den Kontakten nach außen und im Inneren auf. Die Täter trainieren sie in einem Umgang damit, der ihren Interessen entspricht.

Das Alltagsteam I lebt mit den meisten Persönlichkeiten ausschließlich im Kontakt mit der Außenwelt und ist oft lange oder lebenslang amnestisch für die Existenz der Innenwelt. Wenn diese Alltagspersönlichkeiten nicht in der Körperpräsenz aktiv sind, werden sie ins Innere an einen dunklen Ort verbannt, der keinerlei Reize enthält und daher nicht als Teil einer existierenden Innenwelt wahrgenommen werden kann.

Das Alltagsteam II ist über beide Lebensformen informiert, kennt sich aber nur in den Bereichen der Innenwelt aus, die nahe an der Außenwelt liegen. Knotenpunktpersönlichkeiten können sich je nach Zeitpunkt ihrer Entstehung weiter bis ganz nach hinten ins Innensystem hinein bewegen (Bewegungen innerhalb des Baums in Abbildung 2. Je näher eine KPP am Stamm ist, desto beweglicher scheint sie zu sein). Über weitreichende Bewegungsmöglichkeiten verfügen auch andere wichtige Persönlichkeiten wie die Programmierer_innen, wie manche Wächter_innen, wie die Lebensbewahrer_innen, die Reserveleute und das Leitungsteam des Systems. Die Täter haben im Verlauf der Kindheit und Jugend sowohl die Innenbereiche als auch die Bewegungsradien jeder Persönlichkeit im Innensystem und von innen nach außen und umgekehrt festgelegt.

Die Innenwelt muss bei einem Ausstieg und einer Traumabearbeitung langsam, aber fast vollständig verändert werden, Mauern und Abgründe müssen überbrückt und neue Wege gebaut werden. Jede Persönlichkeit muss ihre eigene Lebensgeschichte beleuchten und ihr Denken, Fühlen und Handeln prüfen. Es ist nach meiner Erfahrung sehr schwierig für jede Persönlichkeit, mit einer an Sicherheit grenzenden Wahrscheinlichkeit herauszufinden, welche Eigenschaft und Fähigkeit letztlich zu ihr und zu ihrer individuellen Art gehören und was in welcher Weise von den Tätern verformt bis unkenntlich gemacht wurde. Die tätergewollten Kontakte der Persönlichkeiten im Inneren müssen geprüft und neu überdacht werden. Gegeneinander aufgehetzte Persönlichkeiten müssen sich mit dem Trauma auseinandersetzen, das sie lange getrennt gehalten hat. Diese von den Tätern gezielt und über lange Zeit verhinderten Kontakte im Inneren müssen wiederhergestellt und neu gestaltet werden.

Je weniger eine Persönlichkeit mit der uns bekannten Alltagswelt zu tun hatte, desto weniger ist sie an einer Teilnahme daran interessiert. Sie kennt sich in unserer Welt nicht aus und fühlt sich nur in Kontakten in der Täterwelt orientiert und sicher. Ein eigener Kontakt in die Außenwelt hinein kann für viele darin unerfahrene Persönlichkeiten nur langsam angebahnt und umgesetzt werden. Wir müssen den Betroffenen in all dem ihren eigenen Weg lassen. Wir können begleiten, mittragen, in Manchem gezielt aktiv unterstützen, aber diese für jede Persönlichkeit notwendigen Veränderungsprozesse müssen die Betroffenen selbst angehen – wenn sie dies wirklich wollen.

Da wir für viele Persönlichkeiten in einem therapeutischen Prozess oft die ersten Menschen außerhalb der Täterwelt sind, denen sie begegnen und die sie im direkten Kontakt erleben, ist unser Verhalten ihnen gegenüber und unser Umgang mit ihnen von wesentlicher Bedeutung. Wir dürfen sie nicht verurteilen, auch wenn sie zu den bisher täterloyalen Persönlichkeiten gehören. Wir müssen das Menschliche verkörpern und für sie erlebbar machen, dass die Grundemotion der Liebe mitsamt ihren verbindenden Fähigkeiten das Wesentliche im Miteinander ist. Das bedeutet nicht, dass wir alle anderen Emotionen nicht haben dürfen. Das wäre für uns nicht umsetzbar und wiederum unmenschlich für uns selbst und damit unecht. Das würde täterloyalen Persönlichkeiten ein falsches Bild vermitteln. Wichtig scheint mir für alle Persönlichkeiten im Kontakt mit uns zu sein, dass sie eine gute Regulierung von allen Emotionen kennenlernen und bewusst miterleben können, dass dies weder unmöglich noch gefährlich, sondern sinnvoll für ein freies Leben ist. Sie brauchen für ein spürbares Erleben von Menschlichkeit und Freiheit, dass sie selbst kennenlernen und spüren können, was in ihnen menschlich ist – ihre immer vorhandene Kernqualität – und dass sie selbst entscheiden dürfen. Dazu gehören auch Fehlentscheidungen, Irrtümer, Missverständnisse und Fehler auf beiden Seiten, auch bei uns. Wichtig sind sorgsame Klärungsprozesse miteinander, verbunden mit einem Verzeihen und mit Nachsicht und Geduld. Parallel dazu ist es ebenso wichtig, klare Grenzen zu formulieren und den Persönlichkeiten nicht zu erlauben, mit ihren erlernten Täterstrategien mit uns und mit anderen Menschen umzugehen. Auch dies stellt einen mühsamen Lernprozess für viele Persönlichkeiten dar, den sie aber dringend benötigen. Mit wem sonst sollten sie all dies erleben, erfahren und lernen können, wenn nicht in einer klar definierten therapeutischen oder anderweitig unterstützenden Beziehung?

Inzwischen wird es möglicherweise nachvollziehbar, wie mühsam und langwierig es sich für die Betroffenen darstellt, diese tätergemachten Effekte der Mind Control mitsamt dem Aufbau der Systemstrukturen selbst zu verändern. Ich hoffe aber, dass ebenso deutlich werden konnte, dass diese harten und mühsamen Prozesse durchaus über einen ausreichenden Zeitraum mit guter Begleitung von einer Betroffenen geleistet und umgesetzt werden können – wenn die innere Motivation sich ausreichend entwickeln kann und sie sich dafür entscheidet.

9. Programmaufbau und Programmabläufe (Fliß)

Einleitung (Prins)

Mit vielen Beispielen wird in diesem Kapitel beschrieben, welche Programme es gibt, welche Funktionen sie haben, wie sie im Inneren gesteuert und von der Täterwelt in Gang gesetzt werden und wie sie ablaufen. Es werden auch hilfreiche Interventionen benannt, wie Programme von der Betroffenen in Positives verwandelt werden können.

Beim Lesen dieses Kapitels dachte ich an eine Übung, die Bessel van der Kolk (2008) auf einer Videoaufzeichnung zu Trauma und Dissoziation bei Kindern zeigt. Als eine Möglichkeit, sich selbst zu beruhigen, lässt er das Kind mit gekreuzten Armen mit den Fingern abwechselnd einen regelmäßigen Rhythmus auf die Schulter des anderen Arms klopfen.

Ich finde die Symbolik, sich selbst auf die Schulter zu klopfen, dabei sehr passend, und auch als Erwachsene können wir dies von Zeit zu Zeit gut gebrauchen. Das nicht Wegschauen von der Problematik, indem wir auch dieses Kapitel lesen, ist ein Schulterklopfen Wert.

9.1 Aufgaben und Funktionen in Programmen

Für einen Artikel habe ich im Jahre 2012 versucht, Programme zu definieren: „Programme enthalten zusammengesetzte konditionierte Verhaltensweisen und durch Trigger aneinander gebundene Persönlichkeiten einer Dissoziativen Identitätsstörung, die diese Verhaltensweisen unter hohem Stress und meistens ohne eine bewusste Realisierung der aktuellen Situation in einem Flashback umsetzen. Programme können von den Tätern oder von inneren Programmierer_innen durch konditionierte Auslöser in Gang gesetzt und gestoppt werden. Programme sind aus mehreren Unterprogrammen zusammengesetzt. Die Unterprogramme bestehen wiederum aus mehreren Ketten von Persönlichkeiten und daran konditionierten Verhaltensweisen." (Trauma & Gewalt 2012, 336). Auch dieses Kapitel kann nur einen modellhaften Versuch darstellen, die Entwicklung von Programmen an Betroffenen durch die Täter zu beschreiben, der weder ausreichend noch vollständig sein kann.

Im vorhergehenden Kapitel zu den Systemstrukturen wurde wiederkehrend erwähnt, dass Persönlichkeiten verschiedene Funktionen haben können. Neben den Rollen im Kontakt mit der Außenwelt und in der Innenwelt haben nahezu alle Persönlichkeiten auch Aufgaben in den Programmen zu erfüllen. Sehr vereinfacht kann man es sich vielleicht so vorstellen, dass sich Persönlichkeiten durch einen Auslöser plötzlich vom Ort der Innenwelt, wo sie sich gerade aufhalten, weggerissen fühlen und sich in einer Kette mit anderen Persönlichkeiten wiederfinden. Von einem Moment auf den anderen sind sie in einem Flashback mit allen dazu gehörenden Bildern, Gefühlen, Gedanken und Körperreaktionen einer ehemaligen traumatischen Situation und handeln so, wie sie in der traumatischen Situation auf Befehl der Täter handeln mussten. Diese Handlungen sind im Verlauf mehrerer Konditionierungssituationen von den Tätern wiederholt worden und die Persönlichkeiten mussten diese Handlungen so lange üben, bis sie sie wie auf Knopfdruck umgesetzt haben.

Hier wird der Effekt der Mind Control deutlich: Unter hohem traumatischen Stress entstandene und dann noch zusätzlich trainierte Verhaltensmuster funktionieren sofort, zumal sie in einem Flashback vollzogen werden, während der ein Mensch keinen Zugriff auf sein bewusstes Denken und Handeln hat. Dass das aktuelle Befinden Teil eines Flashbacks ist, muss erst realisiert werden können. Und auch dann muss das Bewusstsein üben, die aktuelle Realität wahrzunehmen, statt nach den viel stärker empfundenen Inhalten des Traumagedächtnisses zu handeln.

Das spontane Handeln einer ersten aktivierten Persönlichkeit in einem angelaufenen Programm enthält einen Auslöser für eine weitere Persönlichkeit, die in ihrem eigenen sofort aktivierten Flashback eine weitere Handlung ausführt. Ein solcher Auslöser kann sein, dass die zweite Persönlichkeit plötzlich etwas in ihrer Hand vorfindet, womit sie etwas Gelerntes gezielt tun soll. Dies können beispielsweise Medikamente sein, die geschluckt werden sollen. Ein anderer Auslöser kann darin bestehen, dass die zweite Persönlichkeit einer Kette unter hohem Stress gelernt hat, zu beobachten und zu prüfen, ob die erste Persönlichkeit ihre Aufgabe erfüllt. Sollte die erste Persönlichkeit ihre gelernte Aufgabe nicht umsetzen, wird dies von der zweiten Persönlichkeit als Versagen gewertet und sie übernimmt die Aufgabe. Auch die Reihenfolge solcher aneinander gefügten Handlungen wurde von den Tätern so lange geübt, bis sie reibungslos funktionierten.

In der Regel beinhalten diese trainierten Handlungen nur Teile einer von den Tätern gewünschten Gesamthandlung, deren Ende und Sinn von den einzelnen Persönlichkeiten mitten im Flashback nicht unbedingt realisiert werden kann. Als sie ihre Teilhandlungen dazu lernen mussten, waren die Übungssituationen anfänglich nicht in diese Gesamthandlung eingebunden, sondern fanden in einem anderen Kontext statt. Alle Persönlichkeiten einer Kette wissen oft demzufolge nicht, welchen Effekt ihre Handlungsteile haben. Sie haben meistens nicht erlebt, welchen Ausgang die Gesamtsituation hatte.

Anhand eines Beispiels aus einem Unterprogramm des Suizidprogramms soll dies verdeutlicht werden. In der frühen Kindheit hat eine Persönlichkeit im späten Kleinkindalter Angst um die Mutter gehabt, die wie schwer krank im Bett lag und sich nicht regte. Ich nenne diese Persönlichkeit einmal Anna, da es sich für diesen Programmteil um eine Persönlichkeit mit der Grundemotion Liebe und einer vorhandenen Bindung an die Mutter handeln muss. Die Mutter muss nicht krank gewesen sein, sondern kann in einem eigenen Flashback mit einer erstarrten Persönlichkeit im Bett gelegen haben. Anna konnte dies nicht erkennen und hatte Angst, dass die Mutter sterben könnte. Ein Täter, möglicherweise die Ärzt_in der Tätergruppe, die das Kind auch als tätige und normal praktizierende Ärzt_in im Alltag kannte, bestätigte die Befürchtung der kindlichen Persönlichkeit. Die Ärzt_in gab Anna eine Handvoll Medikamente und sagte, dass es der Mutter besser gehen werde, wenn sie sie selbst schluckt. Anna war noch in einem Entwicklungsstand, der magisches Denken enthält. Anna hatte außerdem zahllose Situationen erlebt, in denen ihre Wahrnehmung verwirrt und durch Drogen und andere Elemente der Mind Control getäuscht worden war. Anna war hoch angespannt und besorgt um die Mutter. Ihr wurde von der Ärzt_in suggeriert, dass nur sie die Mutter retten könne. Anna hatte außerdem bereits zahllose Extremsituationen selbst erlebt und mitansehen müssen, in denen Menschen zu Tode kamen. Der Tod war für sie in ihrem kleinen Leben äußerst real existent. Anna war zu klein und viel zu angespannt, als dass sie sorgsam hätte reflektieren oder gar unterscheiden hätte können, ob die Mutter wirklich krank war oder ob es sich um eine Täuschung durch die Ärzt_in hätte handeln können. Sie schluckte die Medikamente und hoffte, dass es der Mutter bald besser gehen würde. Nach einer Weile kam die Mutter aus ihrem Flashback heraus und dankte Anna für ihre Rettung. Die scheinbare Gesundung der Mutter enthielt einen hohen Verstärkungsfaktor für Anna. Über diese konstruierte Situation, die durchaus im Alltag stattfinden kann, lernte Anna auch zu denken, dass sie mit dem Schlucken von bereitgestellten Medikamenten die Mutter retten könnte.

Sie schluckt nach diesem Lernprozess Medikamente, die sich in ihrer Hand befinden, jederzeit wieder, ohne zu prüfen, ob die Mutter jedes Mal anwesend ist, und ohne zu wissen, dass die aktuelle Dosis für sie selbst tödlich sein könnte. Außerdem hat sie in den früheren Konditionierungssituationen erlebt, dass ihr von den Medikamenten schlecht geworden war, dass sie sich aber davon erholt hatte. Die Dosis war niemals tödlich. Anna wurde auf diese Weise gezielt daran gewöhnt, dass sie sich nach dem Schlucken der Medikamente schlecht fühlt. Ihre Bewertung, dass dies zwar unangenehm, aber für sie selbst nicht gefährlich ist, wurde mitsamt der emotionalen und körperlichen Belastung gezielt mit geprägt.

Wenn wir uns noch einmal vergegenwärtigen, wie ein solches Kinderleben tagein tagaus aussieht, wird nachvollziehbar, dass Anna kaum Gelegenheit hatte, über dieses Erlebnis nachzudenken und es kritisch zu reflektieren. Dazu fehlte ihr außerdem in diesem Entwicklungsalter noch ein ausreichend komplexes Denkvermögen. Anna wird also spontan bereitgestellte Medikamente schlucken, wenn sie durch einen Auslösereiz in diese traumatische Situation zurückversetzt wird und sie als Flashback als real und aktuell erlebt. Um dieses Verhalten bei Anna regelmäßig im Verlauf des gesamten Lebens aktivieren zu können, müssen die Täter verhindern, dass Anna sich weiterentwickeln kann. Sie darf nicht älter werden und wird nicht oft in einen Kontakt mit der Außenwelt kommen dürfen. In der Innenwelt darf sie nicht mit älteren und reiferen Persönlichkeiten zusammentreffen, die ihr die Situation im Gesamtzusammenhang erklären könnten.

Wenn Anna einer älteren Persönlichkeit in der Innenwelt – oder einer vertrauenswürdigen Therapeut_in in der Außenwelt – begegnet, wird sie irritiert sein. Wenn sie aber eine Erklärung dafür erhält, warum die Mutter wie todkrank wirkte und warum sie es keineswegs war, kann Anna allmählich erfassen, dass und wie sie getäuscht wurde. Wenn reifere Persönlichkeiten ihr darüber hinaus innere Erinnerungsbilder des weiteren realen Lebenslaufs zeigen und ihr berichten, wie das Leben der Mutter bis zum aktuellen Zeitpunkt wirklich weiter verlaufen ist, wird Anna nicht mehr überzeugt bereitgestellte Medikamente schlucken. Ihr Denken und ihre Bewertung ihrer automatisierten Handlung verändern sich.

Damit ist der Flashback als solcher aber noch nicht deaktiviert. Im Rahmen einer Traumakonfrontation muss Anna die damalige traumatische Situation noch einmal erleben, allerdings nicht allein, sondern mit Unterstützung helfender Persönlichkeiten und der Therapeut_in, die dafür sorgen, dass Anna parallel zum Wiedererleben des Traumas im Kontakt mit der aktuellen Situation bleiben kann. Manchmal müssen extrem traumatische Situationen mehrmals durchgearbeitet werden, bis die automatisierten Reaktionen ausreichend gelöscht sind. Viele solcher konditionierten Handlungen können von Betroffenen über eine gute Zusammenarbeit mehrerer Persönlichkeiten auch im Inneren gelöscht werden.

Eine wesentliche Voraussetzung für ein Gelingen dieser harten Arbeit liegt nicht nur in der Bereitschaft der betreffenden kindlichen Persönlichkeit und von weiteren helfenden Persönlichkeiten, sondern auch in der Bereitschaft der zuständigen Programmierer_innen, dies zu unterstützen oder zumindest zu dulden. Wie inzwischen vermutlich schon deutlich werden konnte, besteht die Aufgabe der Programmierer_innen darin, die von den Tätern installierten inneren Abläufe und damit auch die Programmabläufe fortzusetzen. Sie stellen nach der Vorstellung der Täter ihre verlängerte Hand und ihren verlängerten Kopf dar. Programmierer_innen müssen selbst bereit sein, ihre von den Tätern übertragenen Funktionen zu überdenken und in Frage zu stellen. Wenn sie dazu nicht bereit sind, können sie eine gelungene Traumabearbeitung sofort wieder zunichtemachen, indem sie eine kindliche Persönlichkeit wie Anna im Inneren in die traumatische Situation mit der Mutter zurückversetzen und in dieser Situation gefangen halten. Eine Programmierer_in wird dann die helfenden Persönlichkeiten ebenfalls bestrafen, indem sie sie in ihre jeweiligen inneren Traumata verbannt. In der Folge sind dann sowohl Anna als auch alle helfenden Persönlichkeiten plötzlich „verschwunden" und in der Innenwelt an ihren bisherigen Aufenthaltsorten nicht mehr auffindbar. Dieselbe Vorgehensweise wird von den Tätern direkt angewandt, wenn ein nächster Täterkontakt stattfindet. Darüber hinaus wird dann auch eine Programmierer_in schwer bestraft, wenn sie die Strafe nicht selbst vorgenommen hat.

Vielleicht wird im Ansatz nachvollziehbar, wie mühsam solche Prozesse sind und wie hoch der Einfluss der Täter bei noch bestehendem Täterkontakt ist. Wenn man sich außerdem verdeutlicht, wie viele traumatische Situationen ein solches Kinderleben enthält, wird vorstellbar, dass selbst im Rahmen einer mehrjährigen Traumatherapie nicht alle Traumata aller Persönlichkeiten im direkten therapeutischen Kontakt bearbeitet werden können. Eine Betroffene muss den größten Anteil dieser Arbeit selbst leisten. Der direkte therapeutische Kontakt ist besonders dann wichtig, wenn eine Persönlichkeit gelernt hat, keiner anderen Persönlichkeit des eigenen Systems mehr zu trauen. Es gibt dann zumindest eine Chance, dass sie versucht, so viel Vertrauen zur Therapeut_in aufzubringen, dass sie mit ihr spricht und eigenes Denken, Fühlen und Handeln zu reflektieren beginnt und Mut fasst, sich wenigstens einer einzelnen anderen Persönlichkeit zuzuwenden, der sie einmal vertraut hat.

Die Programmkette des Beispiels mit Anna beginnt weder bei Anna noch endet sie bei ihr. Vor Anna wird ein anderes Kind aktiviert, ich möchte es Lisa nennen. Lisa hat ebenso wie Anna die Mutter in einem erstarrten Zustand gesehen und fürchtete, dass die Mutter sterben würde. Lisa wurde von der Ärzt_in darin bestärkt und aufgefordert, Süßigkeiten suchen zu gehen. Lisa ist vom Entwicklungsstand kleiner als Anna. Sie hat gelernt, die Medikamente als Süßigkeiten zu bezeichnen, auch wenn sie erfahren hat, dass sie nicht süß, sondern bitter schmecken. Sie hat in einer vorherigen Situation bereits erlebt, dass sie diese gefundenen Süßigkeiten schlucken sollte, oder sie hatte beobachten sollen, dass Anna sie schluckte. Lisa wurde dafür belohnt, indem sie sah, dass die Mutter sich wieder bewegte und aufwachte. Lisa hat gelernt, überall nach diesen angeblichen Süßigkeiten zu suchen, die ungewöhnlich gut versteckt waren.

Lisa sucht also im aktivierten Flashback panisch in der aktuellen Wohnung alle Verstecke durch, die in der Kindheit einmal solche „Süßigkeiten" enthalten hatten. Verstecke wurden von den Tätern in der Kindheit so gewählt, dass sie sich in jeder aktuellen Wohnung ebenfalls befinden. Bei einer aktivierten todbringenden Programmkette sucht ein Kind wie Lisa unter Schrankböden, hinter Schränken an den unzugänglichsten Stellen, unter und hinter Regalbrettern. In einem Fall wurde mir berichtet, dass ein Kind wie Lisa das Radio aufschraubte, um im Inneren des Geräts nach „Süßigkeiten" zu suchen. Diese Suche soll für Lisa lange genug dauern, dass ihre Panik steigt, darf aber nicht so lange dauern, dass sie verzweifelt. Lisa ist in jedem weiteren Flashback dieser Art erst dann beruhigt, wenn sie die Medikamente gefunden hat und in der Hand hält. Anna wird aktiviert, findet die Medikamente in ihrer Hand vor und schluckt sie sofort.

Vor Lisa war ein Kind aktiv, ich möchte es Lara nennen. Lara hat gelernt, angebliche Süßigkeiten sorgsam zu verstecken für den Fall, dass die Mutter erneut erkranken könnte und gerettet werden müsste. Lara hat in der frühen traumatischen Situation gelernt, dass die Mutter wieder aufwachte und sie dafür lobte, dass sie die Süßigkeiten als Sicherheit gut versteckt hatte. Lara ist vom Entwicklungsalter ähnlich klein wie Lisa. Sie hat diese „Süßigkeiten" auf dem Tisch liegen sehen und gelernt, dass sie sie sofort als Sicherheit verstecken muss, bevor ein anderer Mensch sie findet und essen kann. Vermutlich hat sie auch einmal konkret erlebt, dass sie die „Süßigkeiten" nicht schnell genug versteckt hat und die Mutter in ihrem erstarrten Zustand blieb. Lara wurde danach ins Innensystem verbannt und erlebte nicht mit, dass die Mutter durchaus wieder aufwachte. Lara lernte darüber, in der nächsten gleichen Situation mit der erstarrten Mutter im Bett, dass sie die „Süßigkeiten" schnell und sorgsam versteckte und zwar an genau den Orten, die Lisa durchsuchen lernte. Wenn Lara in ihrem Flashback mit der Angst um die Mutter aktiviert wird, versteckt sie jegliche auf dem Tisch liegenden Medikamente sofort an den üblichen schwer auffindbaren Verstecken.

Nun fehlt noch der Weg, wie die Medikamente auf den Tisch gelangen. Dieser Weg mag darin bestanden haben, dass die Täter in einem aktuellen Täterkontakt einer loyalen Programmierer_in die Medikamente gut verpackt mitgegeben haben. Die Programmierer_in weiß, dass sie sie nur auf den Tisch der aktuellen Wohnung legen muss, damit die todbringende Kette anläuft, sobald sie Lara und etwas später Lisa aktiviert hat. Der exakte Zeitpunkt kann von der Programmierer_in so gewählt werden, dass keine Hilfe zu erwarten ist, sobald Anna die Medikamente geschluckt hat.

Nun fehlt in der Kette noch eine kindliche Persönlichkeit, die durch das Schlucken der Medikamente durch Anna und möglicherweise durch deren schlechten Geschmack aktiviert wird. Hierbei handelt es sich wahrscheinlich um einen Säugling, der noch sehr klein ist und nur gelernt hat, Geschlucktes bei jeglichem schlechtem Geschmack und bei jeglichem entsetzlichen Körperbefinden nicht zu erbrechen und im Körper zu behalten. Wenn dieser Säugling sich aufgrund eines sehr frühen Entwicklungsstands nicht zielgerichtet bewegen kann, hat er ohnehin keinen aktiven Zugriff auf den Körper. Die Medikamente wirken und der Mensch stirbt, wenn dieses Ziel der Kette erreicht wird.

Die Täter installieren für diesen Moment zwei Möglichkeiten: die eine besteht im beabsichtigten Tod, wenn eine Betroffene in ihrem Ausstiegsbestreben so weit gekommen ist, dass ein Ausstieg möglich wird. Damit ist eine Betroffene für die Täterwelt für die von ihr geforderten Aufgaben und Funktionen nicht mehr zu gebrauchen. Zu diesem Zeitpunkt haben sich viele Persönlichkeiten geweigert, ihre Aufgaben und Funktionen weiterzuführen. Aber auch in einem gut laufenden Ausstiegsprozess kann es zu einem früheren Zeitpunkt noch im Sinne der Täter sein, ein angelaufenes Suizidprogramm durch innere Programmierer_innen zu stoppen oder selbst anzuhalten, so dass eine solche Suizidkette noch unterbrochen wird, bevor der Tod eintritt. Zu diesem Zeitpunkt wollen die Täter eine Betroffene vor weiteren Schritten warnen und ihr verdeutlichen, dass sie jederzeit ihren Tod auslösen können. Ein Stopp kann an jeder Stelle dieser Programmkette gesetzt werden und selbst an deren Ende kann eine Persönlichkeit in die Körperpräsenz gehen, den Säugling ablösen und die Medikamente noch rechtzeitig erbrechen.

Im Verlauf der Jahre sind mir in der Arbeit mit Betroffenen aus der organisierten Rituellen Gewalt einige wesentliche Programme immer wieder begegnet: Anti-Hilfe-Programme, Rückholprogramme, Ess- und Trinkprogramme, Schlafprogramme, Aggressions- und Autoaggressionsprogramme sowie Suizidprogramme. Es mag darüber hinaus weitere Programme geben, die mir nicht bekannt sind. Außerdem gibt es einige Themenbereiche, die mit mehreren Ketten von Persönlichkeiten belegt sind wie der Menschenhandel, der Drogen- und Waffenhandel, Auftragsmorde, die Lern- und Leistungsfähigkeit sowie Kulthandlungen. In diesen Bereichen sind die Ketten scheinbar nicht in einem kompletten Programm zusammengefügt, bestehen aber auch aus mehreren Persönlichkeiten, die in aktivierten Flashbacks aufeinander folgen.

9.2 Anti-Hilfe-Programm

Dieses Programm scheint konstant aktiviert zu sein, mal mehr, mal weniger. Betroffene haben in der Kindheit und Jugend unzählige Male erlebt, dass ihr Suchen nach Hilfe nicht beantwortet und stattdessen mit extremen Strafen an ihnen und an anderen Menschen beantwortet wurde. Die meisten Persönlichkeiten einer Betroffenen haben dadurch resigniert, vertrauen keinem Menschen mehr und wollen mit anderen Menschen möglichst wenig bis gar nichts zu tun haben. Die konsequente soziale Isolation von Menschen außerhalb der Täterwelt hat positive Erfahrungen mit der Gesellschaft unmöglich gemacht. Betroffene kennen nur die Lebensweise in der Täterwelt und mussten lernen, damit zurechtzukommen. In der Täterwelt kennen sie sich aus. Indem diese Welt aber immer gefährlich für sie war und oft noch ist, gehen sie davon aus, dass auch die Gesellschaft außerhalb der Täterwelt gefährlich ist. Wie sollten und könnten sie auch anders denken, wenn unsere Erfahrungen unser Denken nachhaltig prägen?

Diese ganzheitliche Erfahrung von Kindern und Jugendlichen in der Täterwelt genügt den Tätern aber nicht, um sicher zu sein, dass Betroffene nicht ausbrechen und im schlimmsten Fall die strafbaren Handlungen der Täterwelt in die Öffentlichkeit gelangen könnten. Die Täter sichern dies zusätzlich durch ein ausgeprägtes Programm ab. Jede Persönlichkeit macht im Verlauf der Kindheit und Jugend extreme Erfahrungen, wenn sie Hilfe gesucht hat. Sie selbst wurde zur Strafe fast getötet, oder sie musste eine Helfer_in grausam töten oder eine Helfer_in wurde langsam vor ihren Augen zu Tode gefoltert. Helfer_innen sind in solchen Rollen nach Berichten Betroffener auch Zugehörige des Täterkreises, allerdings solche, deren Tod offiziell nicht auffällt. Solche Konditionierungssituationen finden offenbar in den Lagern statt und Helfer_innen sind Menschen, die es offiziell gar nicht gibt, sondern in dieser Parallelwelt lebende Familienmitglieder sind oder andere dort lebende Menschen.

Betroffene berichten wiederkehrend, dass diese Menschen in einer Helfer_innenrolle sehr wohl wüssten, dass ihnen mit dieser Handlung der Tod bevorstehe, dass sie oft aber den Tod als willkommenes Ende eines Lebens im Lager begrüßen würden. Dieses Wissen kann bei einer Bearbeitung einer derart extremen Traumasituation einer betroffenen Persönlichkeit helfen. Ein brutaler Mord wird nicht aus dem Gedächtnis zu löschen sein, kann aber eine Art Frieden finden, wenn der getötete Mensch selbst seinen Tod nicht abgelehnt, sondern als Erlösung empfunden hat. In traumatherapeutischen Bearbeitungen wurde oft auch deutlich, dass dieser sterbende Mensch der Persönlichkeit, die diesen Tod ungewollt verursacht hatte oder gar selbst umsetzen musste, im Moment des Sterbens in die Augen gesehen und signalisiert hatte, dass ihm die gesamte Situation bewusst war und dass er der Persönlichkeit daran keine Schuld gab.

Eine Reaktion gegen jegliche Hilfestellung zeigt sich in der Regel sofort bei den Alltagspersönlichkeiten in Form von Unsicherheit und Misstrauen gegen die Therapeut_in. Alltagspersönlichkeiten versuchen, sich gegen die Person der Therapeut_in, im Therapieraum und im gesamten therapeutischen Setting massiv abzusichern. Jegliche Bewegung der Therapeut_in, ungewohnte Geräusche, kleine Veränderungen im Raum oder an der Therapeut_in bewirken sofort Angst und aktivieren ein hohes Misstrauen. Uns sollte bewusst sein, dass dies nach der Lebensgeschichte einer Betroffenen nachvollziehbar ist und für sie selbst sinnvoll zu sein scheint. Verunsicherungen sollten aus meiner Sicht direkt angesprochen und möglichst ausgeräumt werden können. Es muss uns aber auch bewusst sein, dass uns und der Betroffenen dies nie vollständig gelingen kann. Die gelernte hohe Wachsamkeit, der grundlegend erhöhte körperliche Stresszustand und die Angst werden sofort wieder aktiviert, wenn etwas Unvorhergesehenes eintritt oder eine Veränderung erst zugeordnet werden muss. Diese Vorsichtsmaßnahmen einer Betroffenen und ihr Misstrauen müssen nicht einmal in einem aktivierten Anti-Hilfe-Programm stattfinden, sondern entsprechen ihren lebenslang gelernten Denk- und Handlungs- sowie Bewertungsmustern, die die Täter über die Mind Control bei allen Persönlichkeiten gezielt installiert haben. Zu dieser Haltung Betroffener anderen Menschen gegenüber hat außerdem die unsichere Bindung grundlegend beigetragen.

Akribisch hergestellte Anti-Hilfe-Programme finden sich professionellen Helfer_innen gegenüber, die den Tätern direkter gefährlich werden könnten als Psychotherapeut_innen – über konkrete Beweismittel wie die Dokumentation körperlicher Verletzungen durch Ärzt_innen oder Snuff-Videos und Bilder von Morden, die in die Hände von Polizei und Justiz gelangen könnten. Da nach Berichten Betroffener sowohl Ärzt_innen als auch Polizist_innen und Mitarbeiter_innen der Justiz in Täterkreise involviert sein sollen, scheint es nicht so schwer vorstellbar, Kinder in die entsprechenden Umfelder dieser Professionen zu bringen und sie dort negative Erfahrungen machen zu lassen.

Betroffene schildern traumatische Erlebnisse in Arztpraxen sowie Krankenhäusern. Ärzt_innen hatten sie unter dem Deckmantel einer gynäkologischen Untersuchung brutal vergewaltigt. Untersuchungsgeräte wie beispielsweise ein Ultraschall, die ansonsten schmerzlos eingesetzt werden können, werden mit Schmerzreizen gekoppelt, so dass Betroffene den Anblick eines solchen harmlosen Untersuchungsgeräts sofort mit einem Trauma verbinden, in den entsprechenden Flashback geraten und nur noch auf die Flucht gehen wollen. Allein der Aufenthalt in Warteräumen von Arztpraxen wird von Betroffenen mit dem Warten auf Schreckliches verbunden, weil sie es bisher nur so erlebt haben. Spritzen und Blutabnahmen werden mit brutalen Erlebnissen assoziiert und sind für Betroffene nur schwer umsetzbar, weil sie aktuelle medizinische Untersuchungen in einem aktivierten Flashback durchstehen müssen.

In der Folge wird vielleicht nachvollziehbar, dass Betroffene „freiwillig" wieder in Arztpraxen und Krankenhäuser gehen, die von Tätern dominiert oder zumindest infiltriert sind, wenn sie medizinische Hilfe benötigen. Dort sind sie zwar vordergründig eher in realer Gefahr als in nicht involvierten medizinischen Zusammenhängen, werden aber recht sicher gut medizinisch versorgt, soweit dies dem Erhalt ihres Lebens und ihrer Funktionen für die Täterwelt dient. Täter können bei Bedarf mit ihrem Wissen um die Trigger der verschiedenen Persönlichkeiten sogar „helfen", medizinische Versorgungen einigermaßen auszuhalten, indem sie Persönlichkeiten in die Körperpräsenz triggern, die mit der anstehenden Behandlung ausreichend gut umgehen können. Bei einem Ausstiegsversuch sollten Betroffene sich nicht mehr in solche täterdominierte Behandlungen begeben, weil dort den involvierten Tätern viel Zeit in der eigentlich helfenden Umgebung zur Verfügung steht, die Betroffene massiv zu bestrafen und Programme wieder zu aktivieren oder mit neuen Traumata zu erweitern – selbst wenn vordergründig parallel dazu auch die erforderliche medizinische Behandlung stattfindet.

Für Kontakte mit der Polizei und der Justiz lässt sich dieselbe Vorgehensweise erahnen: Betroffene werden mit dem offiziell möglichen Zugang involvierter Täter in entsprechenden Funktionen in Polizeireviere und Gerichtsgebäude verbracht, wo sie gequält und gegen die Räume und die Angehörigen dieser Berufe konditioniert werden. Um nicht entdeckt zu werden, werden dazu vermutlich Nächte und Wochenendtage verwendet. Eine Richter_in oder Staatsanwält_in mag ebenso wie eine Polizist_in vorgeben, einen arbeitsbezogenen Grund dafür zu haben, sich zu solchen Zeiten in den Gebäuden aufzuhalten. In Schauspielen wird (Un)Recht über ein Kind gesprochen, anwesend sind Täter in allen Rollen einer Gerichtsverhandlung. Verhängte Strafen werden direkt im Gerichtsgebäude oder in einem Gefängnisraum umgesetzt. Wenn den Tätern keine leicht zugänglichen Räume in unserem gesellschaftlichen Umfeld zur Verfügung stehen, stellen sie Räume und Situationen ähnlich nach wie sie dies mit den nicht existierenden Welten umsetzen, siehe die Beispiele Alice im Wunderland oder Star Wars.

In das Anti-Hilfeprogramm sind die verschiedensten Persönlichkeiten involviert. Sämtliche Alltagspersönlichkeiten sind gegen Hilfe von außen konditioniert, weil sie konstant im Alltag dafür sorgen müssen, dass die Betroffene sich auch im Erwachsenenalter weiter gehorsam im Täterkreis bewegt. Programmierer_innen sorgen dafür, dass die entsprechenden Programmketten bereitstehen und aktiviert werden, wenn eine Betroffene sich in Situationen begibt oder dort hineingerät, in denen eine Hilfe von außen erfolgen könnte. Hat eine Betroffene beispielsweise einen Fahrradunfall, werden die Alltagspersönlichkeiten dafür sorgen, dass sie sich entweder gegen einen Transport ins Krankenhaus wehrt oder dass sie sich nur in ein ihr bekanntes Krankenhaus bringen lässt. Alltagspersönlichkeiten benennen unter Umständen Ängste und Phobien oder gar Traumafolgestörungen als Gründe und die Helfer_innen im Krankenwagen werden bemüht sein, die Wünsche der verletzten Betroffenen zu erfüllen. Vordergründig helfen sie ihr in dieser Situation – im Hintergrund entspricht dies aber den Vorgaben der Täter.

Die wahrscheinlichste Variante einer solchen Situation besteht aber in einer gestressten kompletten Weigerung gegen Hilfe jeglicher Art. Persönlichkeiten gehen in die Körperpräsenz, die körperlichen Schmerz gut verbergen und den Anschein erwecken können, dass die Verletzungen nicht so schwerwiegend sind. Diese Persönlichkeit wird sich mitsamt dem Fahrrad nach Hause schleppen und nichts von der körperlichen und emotionalen Belastung nach außen zeigen. Zu Hause werden die Verletzungen bestmöglich von Persönlichkeiten versorgt, die dafür ausgebildet wurden.

Ärzt_innen lehren einige Persönlichkeiten in der Kindheit und Jugend medizinische Grundkenntnisse, damit sie jegliche Verletzungen eigenständig versorgen können, auch die, die die Täter bei allen Konditionierungen und zu ihrer Bestrafung verursachen. Medizinische Grundkenntnisse werden in Kulten ohnehin akribisch vermittelt, weil Kultpersönlichkeiten sich für den Foltertod und für das Sezieren menschlicher und tierischer Körper mit allen Körperorganen und Körperfunktionen auskennen müssen. An dieser Stelle wird eine Verknüpfung einer Funktion von Persönlichkeiten für zwei Bereiche des Lebens in der Täterwelt deutlich: die Funktion der eigenständigen körperlichen Versorgung als Teil des Anti-Hilfeprogramms und die Funktion in Ritualen. An dieser Stelle lässt sich erahnen, dass solche Funktionen vorwiegend den täterloyalen Persönlichkeiten zugeordnet werden, die jederzeit in die Körperpräsenz gehen und die Alltagspersönlichkeiten sofort an die Seite drängen können.

9.3 Rückholprogramm

Kinder müssen von klein auf lernen, sich immer an die Eltern und an weitere Mitglieder der Täterwelt zu halten, zuverlässig zu gehorchen, sich nicht versehentlich zu verirren oder gar zu versuchen, wegzulaufen und zu fliehen. Hier wird das Grundbedürfnis nach Zugehörigkeit und Bindung ausgenutzt. Kinder können sich infolge der unsicheren Bindung ihrer Bezugspersonen nie sicher sein. Alternative gute Beziehungen, die ohne eine Enttäuschung oder einen brutalen Bruch eine Basis für eine gelungene Bindung darstellen könnten, gibt es für die Kinder der Täterwelt nicht. Über ihre Kindheit und Jugend hinweg sind und bleiben sie auf die brüchigen und unberechenbaren Beziehungen zu Bezugspersonen aus der Täterwelt angewiesen. Kinder müssen alles dafür tun, ein Mindestmaß an Bindung aufrechtzuerhalten. Dass die Täter umgekehrt auch genau dafür sorgen müssen, wenn sie die Kinder über ihr Leben hinweg dominieren, kontrollieren und ausbeuten wollen, wissen die Kinder nicht. Jegliche fehlende alternative Erfahrungen in sozialen Kontakten verhindern über viele Jahre hinweg auch ein Reflektieren der Kinder über ihre eigene Lebenssituation.

Der perfekte Gehorsam und das Verhindern von Fehlern sind bei Kindern entwicklungsbedingt zunächst nicht vorhanden. Kinder reagieren impulsiv und müssen erst lernen, sich an Regeln zu halten. Normalerweise haben Kinder Zeit im Verlauf ihrer Kindheit und Jugend, alles zu lernen, was zu einem adäquaten Sozialverhalten und zu einer ausreichenden Leistungsfähigkeit gehört, um im Erwachsenenalter eigenständig ihr Leben gestalten zu können. Kindern in Täterkreisen werden keinerlei Spielräume in ihren Lernprozessen zugestanden. Über brutale und konsequente Strafen sowie seltene und unzuverlässige Belohnungen oder ein Aussetzen einer angekündigten Strafe lernen Kinder, sich die größte Mühe zu geben, den Erwartungen aller Täter punktgenau zu entsprechen. Entwicklungsbedingt kann dies nicht gelingen. Kinder erleben immer wieder, dass sie nach den Erwartungen der Täter „versagen“, sie fühlen sich unfähig und schuldig und geben sich beim nächsten Mal noch mehr Mühe. Sie sind dringend auf die minimalen Beziehungsangebote aller Täter, inklusive der eigenen Eltern, Großeltern, Geschwister und weiterer Familienmitglieder angewiesen und versuchen, deren Aufmerksamkeit und Zuwendung durch gute Leistungen zu erhalten. Diese erwarteten Leistungen entsprechen den Zielen der Täter und können in diesem Zusammenhang von den sozial isolierten Kindern weder in Frage gestellt noch gar kritisch reflektiert werden.

Es dauert lange in der Entwicklung der Kinder, um ansatzweise dazu fähig zu sein. Zu diesem Zeitpunkt sind zahllose Konditionierungen und auch trainierte und automatisierte Abläufe von Programmen im Innensystem installiert worden, durch die die Kinder im Weiteren an einer Umsetzung alternativer Reaktionsmuster und Verhaltensweisen gehindert werden. Längst habe innere Programmierer_innen als verlängerte Arme der Täter deren Denk- und Handlungsmuster übernommen und setzen die geforderte Strafe gegen eigene rebellierende Persönlichkeiten sofort um. Selbstdenkende Persönlichkeiten werden durch eigene täterloyale Persönlichkeiten beobachtet, die den Tätern alles berichten und verraten. Innere Programmierer_innen wissen dann längst, welche Strafe seitens der Täter für dieses aus deren Sicht „Fehlverhalten“ zu erwarten ist, liefern die rebellierende Persönlichkeit beim nächsten Täterkontakt selbst aus, indem sie sie in die Körperpräsenz katapultieren, nachdem die Täter über deren „Fehlverhalten“ ausgiebig informiert wurden.

Zum Rückholprogramm gehören nach meiner Erfahrung alle diese genannten Effekte der Mind Control und der damit verbundenen Konditionierungen, die Denken, Fühlen und Handeln komplett tätergewollt geformt haben. Die Alltagspersönlichkeiten von Kindern werden konstant aus dem Inneren heraus beobachtet und kontrolliert. Zunächst noch kindliche Programmierer_innen aktivieren sofort Persönlichkeiten, die gelernt haben, statt der Alltagspersönlichkeiten für den nötigen Gehorsam und für das tätergewollte Verhalten zu sorgen.

In der Begleitung einer Betroffenen habe ich eine eindrucksvolle und erschreckende Situation miterlebt: eine Familie aus der Täterwelt saß in einem Einkaufszentrum auf einer Bank. Die Eltern waren in ein Gespräch vertieft und beachteten den 5-jährigen Sohn nicht. Mir fiel ins Auge, dass sich der schwer traumatisiert wirkende kleine Junge auf die Ausgangstür des großen Einkaufszentrums zubewegte. Mit meinem Alltagsdenken dachte ich: Der Junge läuft weg, und die Eltern beachten dies nicht einmal. Das wäre unverantwortlich nach unserem Alltagsdenken. Und aus dem Denken der Täterwelt fand ich dies Verhalten des Jungen erst recht unverständlich. Nach meinem Denken hätten diese Eltern besonders darauf achten müssen, dass ihr Kind in ihrer Nähe und unter ihrer Kontrolle blieb. Ich sah, wie der Junge direkt vor der Tür innehielt – und umkehrte. Die Eltern waren weiterhin in ihr Gespräch vertieft und schienen nichts davon mitbekommen zu haben. Ich konnte mir noch vorstellen, dass in den Innensystemen dieser Eltern Persönlichkeiten doch unbemerkt von außen beobachteten, was der Junge tat. Als ich meine Gedanken der Betroffenen, die ich begleitete, mitteilte, sagte sie nur, dass die Eltern sich keinerlei Gedanken machen müssten. Der Junge komme ohnehin von allein zurück. Das Rückholprogramm funktionierte bei diesem Kind bereits perfekt.

Zum Rückholprogramm gehören auch Persönlichkeiten, die in jeder beliebigen Situation eine gute Erklärung und Begründung dafür formulieren können, warum sie eben diese Situation jetzt verlassen wollen. Nach einer Traumabearbeitung mit einer kindlichen Persönlichkeit saß ich nach einem unerwarteten Wechsel der Persönlichkeiten einer kindlichen Persönlichkeit gegenüber, die autistisch wirkte und wie in Trance sagte: „Ich heiße Hilda Soundso und wohne in der Müllerstraße 50 in Musterort. Ich möchte nach Hause gehen, meine Eltern warten schon auf mich!“ Die kindliche Persönlichkeit sah mich dabei nicht an und wollte sofort aus dem Raum gehen. Ich musste sie vorsichtig und sorgsam in der aktuellen Situation orientieren, denn außerhalb des sicheren Therapieraums hätte sie sich nicht ausgekannt. Die Betroffene lebte schon lange nicht mehr in der Stadt der Kindheit und die kleine Persönlichkeit des Rückholprogramms war bei der Traumabearbeitung versehentlich aktiviert worden. Die kleine Persönlichkeit war lange Zeit nicht mehr in der aktuellen Realität und vermutlich längst im Inneren für immer verbannt gewesen, bevor sie plötzlich im Heute auftauchte. Sie war für die Täter in der Kindheit wertvoll und wichtig, als die Betroffene noch ein Kind war und noch im Musterort lebte.

Wenn Täterkontakte geplant sind und eine Betroffene durch Helfer_innen davor geschützt werden möchte, tauchen ebenfalls Persönlichkeiten des Rückholprogramms auf, die auf gelernte Anweisung der Täter dafür sorgen sollen, dass die Betroffene sich auf den Weg zum vereinbarten Täterkontakt macht. Wir können plötzlich äußerst entschiedenen täterloyalen Persönlichkeiten gegenüberstehen, die uns darauf hinweisen, dass wir niemanden festhalten dürfen, wenn wir keine Freiheitsberaubung begehen wollen. Auf eine solche Situation sollte man vorbereitet sein. Mit den Persönlichkeiten, die nicht in den Täterkontakt gehen wollen, sollte mündlich und schriftlich fixiert werden, dass sie die Helfer_innen darum gebeten hat, sie an einem Fortgehen zu hindern. Eine solche

Rückmeldung an die Persönlichkeiten des Rückholprogramms wirkt zunächst irritierend, weil sie die Unterschrift erkennen. Sie identifizieren sich deshalb noch keineswegs mit den Plänen der Persönlichkeiten, die die Unterschrift geleistet haben. Möglicherweise fügen sie sich und warten nur auf die nächstbeste Gelegenheit, wie sie entweichen können. Programmierer_innen aus dem Rückholprogramm aktivieren möglicherweise kindliche Persönlichkeiten, die beim Toilettengang aus dem Fenster zu klettern versuchen. Eine solche „Flucht" aus dem professionellen Schutz habe ich erlebt, indem ich zu spät bemerkte, dass die Betroffene sehr lange für den Toilettengang brauchte. Ihre Schuhe standen noch an ihrem Platz, aber das Fenster der Toilette war offen. Der Betroffenen war es gelungen, sich durch das kleine Fenster zu zwängen, und sie war unterwegs zu den Tätern – ohne Schuhe im Winter.

Programmierer_innen aus dem Rückholprogramm können alternativ dazu Persönlichkeiten aus dem Autoaggressionsprogramm aktivieren, die sich in unserer Gegenwart zu verletzen versuchen und uns dazu zwingen, aktiv einzugreifen, um körperliche Schäden zu verhindern. Die Programmierer_in aus dem Rückholprogramm könnte in die Körperpräsenz kommen und uns vorwerfen, dass dies aber nicht schriftlich als erlaubt fixiert worden sei.

In einem anderen Beispiel stand plötzlich eine Persönlichkeit vor mir, die extrem wütend und aggressiv wirkte. Sie schien sich sofort auf mich stürzen zu wollen, um den Weg zur Tür frei zu machen. Ich sprach sie an und bat sie um ein Gespräch statt der geplanten Attacke. Ich sagte zu, dass sie ohne Attacke gehen könne, wenn sie nach unserem Gespräch immer noch sicher sei, gehen zu wollen. Sie entschied sich nach dem Gespräch, selbst auch zu bleiben.

Das Beispiel der Persönlichkeit, die sich in einer Therapiesituation zum Thema Täterkontakte als die Alltagspersönlichkeit ausgab und sagte „Ich gehe dann mal!" wurde bereits im vorhergehenden Kapitel beschrieben. Auch dieses Verhalten gehört zum Rückholprogramm.

Die verschiedenen Beispiele konnten vielleicht deutlich machen, wie ausgeprägt Rückholprogramme sind und wie konsequent sie wirken. Es wird nachvollziehbar, wie schwer es für eine Betroffene sein mag, sich ohne äußeren Schutz gegen alle Rückkehrimpulse aus dem eigenen Innensystem zu wehren und sich durchzusetzen, wenn sie sich für einen konsequenten Ausstieg aus dem Täterkreis entschieden hat. Täterkontakte werden gegen das Ausstiegsbestreben solange über das Rückholprogramm gewährleistet, bis dies ausreichend weit gelöscht ist. Auch dann finden sich noch zahlreiche Persönlichkeiten im Innensystem, die aus eigener Überzeugung zu den Tätern zurück wollen. Es sei in einem Beispiel an die Persönlichkeiten erinnert, die mit unserer Gesellschaft nie Kontakt hatten und nur die Täterwelt kennen. Zu einem späten Zeitpunkt eines Ausstiegsprozesses tauchen außerdem noch Reserveleute auf, die das Rückholprogramm wieder umsetzen und doch zu den Tätern gehen.

9.4 Ess- und Trinkprogramm

Hunger und Durst sind grundlegende Grundbedürfnisse und deren Erfüllung über Nahrung und Flüssigkeit ist überlebensnotwendig. Eine ausgewogene und regelmäßige Ernährung ist für das Wachstum des kindlichen Körpers und für eine stabile Gesundheit unabdingbar. Täter lassen den Kindern in der Erfüllung dieser Grundbedürfnisse keinerlei eigenen Entscheidungsspielraum und beherrschen darüber einen für Kinder deutlich spürbaren Aspekt des eigenen Überlebens. Einige Persönlichkeiten sollen die Versorgung des Körpers mit Nahrung und Flüssigkeit gewährleisten, doch nicht ohne die Kontrolle der Täter. Andere Persönlichkeiten sollen nie essen können und wollen, wiederum andere Persönlichkeiten werden dazu konditioniert, grenzenlos zu essen. Einige Persönlichkeiten sollen auf Kommando erbrechen können, andere sollen unter keinen Umständen etwas erbrechen, was in den Mund und Magen gelangt ist.

Das Essprogramm wirkt sehr ausgeprägt und weitreichend im Innensystem installiert. Nur sehr wenige Persönlichkeiten scheinen nicht in dieses Programm involviert zu sein und normal essen und trinken zu können. Nahezu alle Persönlichkeiten haben Probleme mit dem Essen und mit dem Trinken. Ein Teil aller Persönlichkeiten vermeidet Essen und verweigert es konsequent. Sie hungern lieber als dass sie noch einen Bissen von was auch immer in den Mund nehmen würden. Andere Persönlichkeiten verspüren einen extremen Drang, Unmengen zu essen, sobald sie in die Körperpräsenz kommen und einen Bissen im Mund wahrnehmen. Wieder anderen Persönlichkeiten ist ständig übel und sie möchten erbrechen, unabhängig davon, ob der Magen aktuell gefüllt ist oder nicht. Andere Persönlichkeiten ertragen jegliche Übelkeit unabhängig von deren Ursache und versuchen alles, um sich nicht zu erbrechen. Und es finden sich Persönlichkeiten, die nichts trinken wollen, auch kein Wasser.

Wenn Täter bei einem Ausstiegsbestreben einer Betroffenen das Hungerprogramm und im nächsten Schritt das Trinkprogramm antriggern oder durch innere Programmierer_innen aktivieren lassen, wird es gefährlich für die Betroffene. Hungern führt bei konsequenter Umsetzung zu einer Mangelernährung und zur körperlichen Schwächung bis zu einem körperlichen Zusammenbruch. Ohne Trinken kann ein Mensch nur wenige Tage auskommen, bevor er stirbt.

Nicht trinken zu können, wird von außen von professionellen Helfer_innen nicht ohne ein entsprechendes Hintergrundwissen als ungewollt von einer Betroffenen wahrgenommen, sondern als Suizidversuch. Wird diese Gefahr nach außen deutlich, wird eine Betroffene in Unkenntnis der Ursache ihrer Probleme möglicherweise unter Zwang in die Psychiatrie eingewiesen und zwangsernährt. Dies rettet in dem Moment zwar ihr Leben und kann je nach Situation auch nicht umgangen werden. Zwangsmaßnahmen aktivieren aber diesen Teil des Trinkprogramms umso mehr. Weitere Persönlichkeiten werden aktiv, weil sie denken, dass die vorhergehenden Persönlichkeiten versagt hätten. Zwangsmaßnahmen beinhalten nicht nur die Fortführung der durch frühere Erfahrungen ausgelösten Flashbacks, sondern setzen eine neue Traumatisierung obendrauf, die noch dazu außerhalb der Täterwelt in unserer Gesellschaft stattfinden. Eine solche Erfahrung kann das gelernte Denken einer Betroffenen verstärken, dass aus der Gesellschaft nichts Gutes zu erwarten ist.

Wenn das Trinkprogramm bei konsequenten Ausstiegen aktiviert zu werden droht, kann versucht werden, vorweg eine ambulante Möglichkeit zu finden, über die eine Betroffene mit Flüssigkeit und Nährwerten versorgt werden kann, ohne dass sie dies als Zwangsmaßnahme erleben muss. Der Flashback bleibt darüber ebenfalls aktiviert, parallel dazu kann aber im Bewusstsein die Hilfe zum Überleben auch noch als Hilfe wahrgenommen werden. Bei einem angelaufenen Trinkprogramm empfiehlt es sich auch, frühzeitig nach Persönlichkeiten im Innensystem zu suchen, die in die Körperpräsenz kommen und das Trinken übernehmen können. Dies stellt die schonendste Variante dar.

An dieser Stelle wird nachvollziehbar, dass über das Trinkprogramm eine direkte Verbindung zum Suizidprogramm besteht. Dies gilt auch für weitere Programme, wie noch dargestellt werden wird.

Auch über ein konsequent laufendes Hungerprogramm kann ein Mensch allmählich zu Tode kommen – über einen Selbstmord auf Raten. Manche Betroffene versucht, auf diesem Wege ihr unerträgliches Leben selbst zu Ende zu bringen, wenn sie einen Ausstieg aus der Täterwelt nicht umsetzen kann.

Es sei daran erinnert, dass die Täter die Kontrolle über Leben und Tod der Betroffenen haben. Wenn eine Betroffene versucht, sich gezielt über eine schnelle und effektive Methode das Leben zu nehmen, sind verschiedene Persönlichkeiten darauf konditioniert, dies sofort zu unterbinden, indem sie in die Körperpräsenz gehen und begonnene suizidale Absichten abbrechen, den Körper sofort versorgen und gegebenenfalls Hilfe holen. Einen Suizid über Verhungern kann eine Betroffene auch nicht ohne Interventionen anderer Persönlichkeiten umsetzen. Da aber nahezu alle Persönlichkeiten ins Essprogramm involviert sind, gibt es nach meiner Erfahrung in den Innensystemen zahlreiche Persönlichkeiten, die ein Vermeiden des Essens mit unterstützen können. Bei den parallel dazu lange stattfindenden Interventionen lebenserhaltender

Persönlichkeiten dauert ein solcher Hungertod über Jahre und gestaltet sich sehr quälend. Hinzu kommt, dass unser Gesundheitssystem auf konsequentes Hungern aufmerksam wird und ebenfalls intervenieren wird. Es dauert lange, bis helfende ambulante und stationäre Maßnahmen bei einer therapieresistenten Anorexie nicht mehr greifen. Dennoch versuchen manche Betroffene, auf diese Weise aus dem Leben zu kommen, auch wenn es schwer und quälend ist.

Die Konditionierungen für ein Vermeiden von Essen und Trinken sowie für ein übermäßiges Essen sind ebenso brutal wie ekelhaft in ihrer Ausformung. Dasselbe gilt für das konditionierte spontane Erbrechen und das Vermeiden von Erbrechen. Persönlichkeiten von Betroffenen berichten, dass sie so lange Exkremente und Leichenteile essen mussten, bis sie nichts mehr essen wollten. Oraler sexueller Missbrauch mit Schlucken des Spermas unter Erstickungsangst hat denselben Effekt. Solche Konditionierungen werden darüber hinaus mit Phasen verbunden, in denen Betroffene nichts zu essen bekamen, aber auch nichts Ekelhaftes essen mussten. Nicht zu essen, wird also neben der konditionierten Abwehr gegen Essen zusätzlich mit einer Belohnung in Form von Wegbleiben eines ekelhaften Stimulus verknüpft. Dies können die Täter ohne jedes Risiko mit den Kindern umsetzen, da andere Persönlichkeiten zur Verfügung stehen, die die notwendige Versorgung des Körpers übernehmen können und müssen. Persönlichkeiten, die infolge dieser Ekelkonditionierung lieber hungern als essen wollen, werden mitsamt diesem traumatischen Körpergefühl ins Innere getriggert. Sie erleben auch im Inneren den Ekel parallel zum Hungergefühl weiter und werden jederzeit alles tun, um nicht zu essen, sobald sie in der Körperpräsenz sind.

Dass über dieselbe Methode ein spontanes Erbrechen bei anderen Persönlichkeiten konditioniert werden kann, lässt sich vermutlich bereits ableiten. Andere, meist kleine Persönlichkeiten werden gezwungen, trotz Übelkeit und Magen- und Bauchschmerzen alles im Mund und Magen zu behalten, was sich darin befindet. Sie haben über brutale Strafen an sich und an anderen Menschen gelernt, diesbezüglich zu gehorchen.

Übermäßiges Essen wird ebenfalls konditioniert. Kindliche Persönlichkeiten müssen Unmengen essen und dürfen erst damit aufhören, wenn die Täter dies erlauben. Ansonsten erfolgen typische brutale Strafen. Wird dieser Programmteil von den Tätern oder inneren Programmierer_innen angetriggert, kann ein Kind und kann später eine Frau innerhalb kurzer Zeit extrem an Gewicht zunehmen. Übergewicht von Mädchen in der Kindheit zieht eine frühe körperliche Reifung nach sich und Mädchen können von den Tätern manchmal schon mit 9 Jahren erstmals geschwängert werden. Ein jederzeit schnell herstellbares Übergewicht kann in jedem Lebensalter eine Schwangerschaft verbergen. Die Geburten dieser Babys werden von den Tätern meist verfrüht eingeleitet, bevor auch bei einem übergewichtigen Körper eine Schwangerschaft vermutet werden könnte. Mädchen und Frauen aus niedrig rangigen Familien werden nach Berichten Betroffener vorwiegend als „Geburtsmaschinen" verwendet.

Kinder lernen von klein auf, dass der Körper nicht entsprechend seinen Bedürfnissen versorgt wird. In den Familien findet dies nicht statt und ebenso wenig in allen außerfamiliären Situationen. Wenn die Kinder alt genug sind und auch in nicht täterinvolvierte soziale Kontakte kommen können, sind die Konditionierungen und Programme bereits soweit erfolgt und verfestigt, dass Kinder sich von allein danach verhalten.

Der Körper wird ständig als Ort von Gewalt und Abwertung erlebt, Körperkontakt ist fast durchgängig schmerzhaft und Kinder beginnen früh, ihren eigenen Körper abzulehnen und zu hassen. Dieser Selbsthass findet in allen Formen des gestörten Essens seinen Ausdruck. Hungern ist eine Strafe für den Körper, übermäßiges Essen macht ihn nach dem Gefühl der Kinder nur noch hässlicher als sie ihn ohnehin erleben und bewerten. Ihr eigener Umgang mit ihrem Körper ist ein Abbild dessen, wie sie den Umgang aller anderen Menschen damit erlebt haben und weiter erleben.

Die Ess- und Trinkprogramme sind direkt an die Alltagspersönlichkeiten angeknüpft, denn Essen und Trinken findet im Alltag statt. Die Regulierung erfolgt aus dem Inneren des Systems durch Programmierer_innen, die den Alltag beobachten und die gelernten Mechanismen je nach Situation und Forderung der Täter in Gang setzen. Dazu gehört auch, dass das gestörte Essverhalten im gesellschaftlichen Alltag nicht auffallen soll. Auch dazu scheint es einen festgelegten inneren Ablauf von konditionierten Verhaltensweisen zu geben.

Wesentliche Persönlichkeiten insbesondere des Hungerprogramms identifizieren sich nach allen brutalen Erfahrungen schließlich selbst mit dem falschen Essverhalten. Eine wichtige Knotenpunktpersönlichkeit des Alltagsteams I oder des Alltagsteams II ist anorektisch geworden. Sie erfüllt das Vollbild einer Anorexia Nervosa mit allen damit verbundenen Emotionen und Kognitionen. Diese KPP hat eine Körperbildstörung, hält sich konstant für zu dick und versucht durchgehend, abzunehmen. Sie verfügt als KPP über einen weitreichenden Einfluss auf andere Persönlichkeiten, die bemüht sind, sie nicht zu quälen, sie zu schonen und ihren Wünschen nachzukommen. Wenn diese KPP über ihre ohnehin ständig aktivierte Anorexie hinaus im Hungerprogramm angetriggert wird, wird es nach meiner Erfahrung sehr schwierig, das Hungern und die Sucht zu einer drastischen Gewichtsabnahme wieder zu reduzieren.

Wenn noch Persönlichkeiten zusätzlich angetriggert werden, die erbrechen müssen, wird der körperliche Status innerhalb kurzer Zeit labil und die Situation wird gefährlich.

Die von den Tätern jederzeit verfügbare Regulation des Gewichts von Mädchen und Frauen ermöglicht ihnen außerdem, in der Prostitution gut zahlenden Kunden ein Opfer nach deren Wünschen anbieten zu können. Das Ess- und Trinkprogramm bietet den Tätern zahlreiche Möglichkeiten, ihre Mitglieder gezielt auszubeuten und an einem Ausstieg zu hindern.

Betroffene berichten, dass komplexe Ess- und Trinkprogramme nicht nur nach Bedarf von Tätern oder inneren Programmierer_innen angetriggert werden, sondern über Verknüpfungen ständig aktiv laufen. Das bedeutet, dass Essen und Trinken nicht außerhalb des einen oder des anderen Programms umgesetzt werden kann und bei jeder Mahlzeit beide Essprogrammteile gegeneinander arbeiten: wenn die hungernden Persönlichkeiten versuchen, zu essen, triggern sie automatisch die Persönlichkeiten an, die essen müssen und damit nicht aufhören dürfen. Essen als solches triggert sofort die hungernden Persönlichkeiten an, die um nichts in der Welt noch irgendetwas essen wollen. Beide Programmteile triggern sich wechselseitig an und die Persönlichkeiten arbeiten in aktivierten Flashbacks gegeneinander. Hinter einem scheinbar normalen oder eventuell sogar leicht gestört wirkenden Essverhalten verbergen sich manchmal extreme innere Anspannungen, die durch die gegenläufige Wirkung der verschiedenen konditionierten Reaktionen mehrerer Persönlichkeiten entstehen. Diese Art der Programmierung scheint aber nicht in allen Innensystemen derart komplex angelegt zu sein.

Für komplex oder weniger komplex installierte Ess- und Trinkprogramme zeigt sich nach meiner Erfahrung dieselbe Vorgehensweise als hilfreich: die Suche nach den wenigen Persönlichkeiten im Innensystem, die weder im einen noch im anderen Programmteil verhaftet sind, oder nach Persönlichkeiten, die trotz der damit verbundenen Flashbacks noch am ehesten essen und trinken können. Dazu finden sich nach meiner Erfahrung am ehesten sehr kleine Persönlichkeiten, manchmal ist die 1. Spaltung dazu in der Lage oder eine kleine Persönlichkeit, die früh von ihr abgespalten wurde. Dies mag sich darüber erklären, dass die 1. Spaltung den Kern und damit das Überleben schützen muss. Die 1. Spaltung ist also die früheste Lebensbewahrer_in im Innensystem. Essen und Trinken sind zum Überleben unabdingbar und können im Krisenfall von Lebensbewahrer_innen übernommen werden.

9.5 Schlafprogramm

Eine ausreichende Menge an Schlaf entspricht einem weiteren Grundbedürfnis des Menschen. Und auch über dieses Grundbedürfnis übt die Täterwelt, beginnend mit den Mitgliedern der eigenen Familie wie den Eltern, von Geburt die absolute Kontrolle aus.

Einige Persönlichkeiten werden über eine extreme Übermüdung darauf konditioniert, auf Kommando einzuschlafen – wenn diese Fähigkeit den Tätern in späteren Situationen dient. Andere Persönlichkeiten werden über brutale Strafen dauerhaft am Schlaf gehindert, sowohl in der Außen- als auch in der Innenwelt. Die Angst vor den Strafen an sich selbst oder an anderen Persönlichkeiten ist größer als das Schlafbedürfnis. Kleine Persönlichkeiten werden über Täuschungen dazu gebracht, zu glauben, dass ein eigener – freiwillig wirkender – Schlafentzug einer Bezugsperson hilft. Hierzu erinnere ich an das Beispiel der kindlichen Persönlichkeiten zu Beginn dieses Kapitels, die der Mutter helfen wollten. Einige wenige Persönlichkeiten dürfen eine normale Regulation über den Wach- und Schlafrhythmus beibehalten, vergleichbar mit den wenigen Persönlichkeiten, die normal essen und trinken dürfen. Diese Persönlichkeiten scheinen wichtig für die Aufrechterhaltung der Körperfunktionen und in manchen Situationen oder Lebensphasen bedeutsam für die Mitglieder dieser Gruppierungen zu sein. Dies wirkt durchaus sinnvoll und gewährleistet bei hoher Täterloyalität die notwendige Funktionalität und Belastbarkeit.

Viele Persönlichkeiten werden hart darin trainiert, trotz massivem Schlafentzug funktional und belastbar zu sein. Dieses Training wird von Betroffenen vor allem für die Programmierer_innen berichtet, die sowohl am Tag als auch in der Nacht das Innensystem regulieren und kontrollieren müssen. Wenn eine Persönlichkeit in der Körperpräsenz schläft, bedeutet das keineswegs, dass alle Persönlichkeiten schlafen. Das Innenleben geht parallel zum äußeren Schlafen weiter. Darüber wird beispielsweise gewährleistet, dass innere Persönlichkeiten pünktlich zu einer Verabredung mit den Tätern in die Körperpräsenz gehen. Parallel zu deren Weg in die Körperpräsenz wird die vorher im Körper schlafende Persönlichkeit ins Innere verbannt und schläft dort weiter. Eine Alltagspersönlichkeit, die abends schlafen gegangen ist, wacht morgens in der Körperpräsenz wieder auf und weiß nicht, dass während der Nacht andere Persönlichkeiten aktiv im Körper und unterwegs waren. Sie mag sich wundern, warum sie sich körperlich müde fühlt. Da ihr Leben aber generell recht anstrengend und beschwerlich ist, ist sie daran gewöhnt, sich müde und angestrengt zu fühlen. Sie kennt ihren eigenen Zustand nicht anders und findet plausibel wirkende Erklärungen dafür, warum sie müde ist.

Innere Persönlichkeiten, die nachts wach sind, achten auf die Zeit, stehen pünktlich auf und gehen selbst zu den Täterkontakten oder aktivieren die nächsten Persönlichkeiten, die diese Wege dann umsetzen. Einige Persönlichkeiten, insbesondere die Persönlichkeiten aus dem Kultbereich, sind ohnehin eher nachtaktiv und meiden das Tageslicht, von dem sie sich geblendet fühlen.

Die nahezu ständig wachen Programmierer_innen berichten auf eine Frage nach ihrem Schlafverhalten, dass sie manchmal eine Stunde in drei Monaten geschlafen hätten. Wenn sie nicht mehr ohne ein Minimum an Schlaf zurechtkommen können, übernehmen ihre Stellvertreter ihre Funktion. Da die betreffende Programmierer_in gegen ihren Stellvertreter aufgehetzt und zu einem rivalisierenden Verhalten mit ihr gebracht wurde, traut sie ihrer Stellvertreter_in nicht und gibt die Kontrolle nur ungern ab. Dasselbe gilt umgekehrt auch für die Stellvertreter_in. Beide sind damit aufgewachsen, nie versagen zu dürfen und sofort als schwach verhöhnt zu werden, wenn sie nicht perfekt im Sinne der Täteraufgaben funktionieren. Da beide keinen normalen Schlaf- und Wachrhythmus kennen und nie ausgeschlafen waren, haben sie keinen Vergleich zu einem gesunden Umgang mit dem Schlaf.

Bei einem gezielten Ausstiegsversuch triggern die Täter alle Bereiche des Schlafprogramms an, deren Persönlichkeiten den Schlaf aus den unterschiedlichsten gelernten Gründen vermeiden. Die Betroffene kann überhaupt nicht mehr schlafen. Es ist für uns unvorstellbar und eigentlich nicht zu glauben, dass dies über Wochen möglich ist. Betroffene lösen dieses Problem dadurch, dass sich Persönlichkeiten in der Körperpräsenz ablösen und die Übermüdung und körperliche Erschöpfung abwechselnd aushalten. Der körperliche Zustand wird über diese Zeit hinweg schwächer und die Funktionalität nimmt insgesamt ab.

Zu diesem Zeitpunkt ist es hilfreich, bereits von Persönlichkeiten zu wissen, die in die Körperpräsenz gehen und eine Weile schlafen können. Hierbei muss es sich außerdem um Persönlichkeiten handeln, die den Körper „besetzen" können, wie Betroffene dies bezeichnen. Sie verfügen über eine ausgeprägte Kontrolle über den Körper und können viele andere Persönlichkeiten daran hindern, an ihnen vorbei in die Körperpräsenz zu gehen. Dass es sich hierbei mindestens um Knotenpunktpersönlichkeiten handeln muss mit zumindest einem Anteil Programmierer_innenausbildung, lässt sich möglicherweise bereits nachvollziehen. Zu einem Zeitpunkt im Ausstieg, wenn das Schlafprogramm hoch aktiv wird, kann diese Notlösung beispielsweise von der 1. Spaltung übernommen werden oder von einer anderen kindlichen Persönlichkeit, die schon früh von ihr abgespalten wurde.

Wenn eine Betroffene zu diesem Zeitpunkt in einem Betreuten Wohnen oder in einem anderen sicheren Umfeld lebt, kann es hilfreich sein, wenn sie in einem Raum in Gegenwart eines anderen Menschen für einige Stunden schlafen kann. Nach meiner Erfahrung gelingt ein solches Notschlafen eher am Tage, was für Betreuungssituationen günstig ist. Eine Betreuer_in kann einer Bürotätigkeit nachgehen, während die Betroffene im selben Raum für eine Weile schläft. Diese schützende Situation macht es anderen Persönlichkeiten, die in einer eigenen Not meinen, den Schlaf bei laufendem Schlafprogramm verhindern zu müssen, schwerer, sich in die Körperpräsenz zu trauen. Die Gegenwart eines anderen Menschen war in der Konditionierungssituation nur durch einen Täter gegeben und ein Mensch außerhalb der Täterwelt lässt innere Sicherungen anlaufen, die beinhalten, dass ein laufendes Programm nach außen nicht auffallen darf. Eine solche Maßnahme kann für die Versorgung des Körpers mit einem minimalen Schlaf für eine Weile sehr hilfreich sein und ist in der Regel zu einem späteren Zeitpunkt eines Ausstiegsprozesses dringend notwendig.

Wenn ein ausreichendes Vertrauen einer Programmierer_in des Schlafprogramms zur Therapeut_in oder Betreuer_in gegeben ist, ist es manchmal auch möglich, dass eine Programmierer_in für eine Stunde in die Körperpräsenz kommt und selbst im Körper eine Stunde schläft. Die Auswirkung im Hinblick auf ihre daran anschließende Konzentrations- und Handlungsfähigkeit ist enorm und wirkt vorbildhaft auf andere Persönlichkeiten, die realisieren, dass es nicht unmöglich ist, bei einem laufenden Programm alternative Wege einzuschlagen.

9.6 Aggressionsprogramm

Die Persönlichkeiten für das Aggressionsprogramm haben nach meinem Modell der Systemstrukturen die Grundemotion Wut. Täter benötigen Persönlichkeiten mit sowohl Wutgefühlen als auch konsequenten aggressiven Impulsen für einige ihrer Aufgaben. Persönlichkeiten sollen hoch aggressiv gegen eigene Persönlichkeiten vorgehen, um sie für Ungehorsam gegen die Täter zu strafen. Diese Persönlichkeiten sollen ebenso konsequent gegen andere Kinder und später Menschen jeglichen Alters aus der Täterwelt vorgehen können, die deren Ziele und Aufgaben nicht nach den Erwartungen der Täter entsprechen. Aggressive Impulse können in jeglicher Form umgesetzt werden: allein mit dem Körper beispielsweise mit Methoden aus dem Kampfsport. Viele Betroffene berichten von zumindest einer Grundausbildung in einer Kampfsportmethode. Manche sind in Kampftechniken hervorragend ausgebildet. Diese Methoden können sowohl zur Selbstverteidigung als auch zur schnellen und gezielten Tötung eines anderen Menschen eingesetzt werden.

Einige Persönlichkeiten lernen sehr früh, mit Waffen umzugehen, mit Messern, Pistolen, Gewehren, Feuerwerkskörpern und jeglichen Waffenformen wie auch Wurfsternen, Schlagringen und ähnlichen Waffen. Persönlichkeiten lernen Gifte erkennen, unterscheiden und einsetzen. Auch frei wachsende Pflanzen und Haushaltsmittel enthalten giftige Substanzen und können zu Tötungen verwendet werden. Dasselbe gilt für Medikamente. Persönlichkeiten lernen, sich oder andere mit den verschiedensten und leicht erreichbaren Mitteln zu strangulieren, Seile oder auch Gürtel werden verwendet. Auch ein schneller Genickbruch wird trainiert.

Kindliche Persönlichkeiten werden früh darin trainiert, Auto zu fahren. Betroffene berichten, dass sie dazu in der Kindheit erhöht gesessen haben, um durch die Frontscheibe nach draußen sehen zu können. Ihre kleinen Füße bedienten die Pedale über eine Verlängerung. Persönlichkeiten lernen in der Kindheit, ungebremst in eine Wand zu fahren – die bei den Übungen allerdings nachgibt. Andere Persönlichkeiten lernen, das Auto noch gerade rechtzeitig anzuhalten. Werden diese kindlichen Persönlichkeiten in eine Kette gesetzt, findet sich die erste Persönlichkeit – nun im erwachsenen Körper und mit den Füßen direkt auf den Pedalen und spontan in der Lage, durch die Frontscheibe des Autos zu schauen – auf dem Fahrersitz wieder und führt die gelernte Handlung durch. Sie fährt weiter und erfasst dabei gegebenenfalls ein anderes Auto oder einen Menschen auf dem Fahrrad oder zu Fuß. Wenn die Persönlichkeit, die das Auto noch gerade rechtzeitig anhalten kann, auf ihrem Weg in die Körperpräsenz gehindert wird, führt die erste Persönlichkeit ihre gelernte Aufgabe ungebremst zu Ende.

Persönlichkeiten lernen von klein auf, ihre empfundene Wut in die Richtung zu lenken, die die Täter ihnen vorgeben. Wut kann nicht zur Wehrhaftigkeit gegen die Täter verwendet werden, jedenfalls ist dies über lange Zeit nicht möglich, bis einige Persönlichkeiten ihre hindernden Traumata bearbeitet haben und danach Gelerntes auch für sich selbst und zum Wohl anderer eigener Persönlichkeiten einsetzen können.

Einige Persönlichkeiten lernen, Wut vollständig zu ignorieren, können jegliches Gefühl abschalten und handeln kühl, konzentriert und konsequent. Diese Persönlichkeiten können von den Tätern für Auftragsmorde eingesetzt werden. Wenn man sich vorstellt, dass eine Betroffene unbemerkt mit solchen Persönlichkeiten in ihrem Innensystem freundlich und zugewandt in soziale Kontakte gehen kann, wird nachvollziehbar, dass bei manchen Morden eine Betroffene nicht als gefährlich eingeschätzt werden konnte oder im Sinne der Täter erst gar nicht in Verdacht gerät. Da die Alltagspersönlichkeiten in der Regel nicht über diese zu einem Mord fähigen Innenpersönlichkeiten informiert sind, können sie absolut glaubhaft versichern, mit dem Mord nichts zu tun gehabt zu haben. Kühle und emotionslose Persönlichkeiten können von den Tätern weiterhin für den Waffen- und Drogenhandel eingesetzt werden sowie als Späher oder Spione. Auch in diesen Bereichen bleibt dies schwer entdeckbar, wenn man die ausgeprägte Spaltung im Innensystem mit dem begrenzten Wissen vieler Persönlichkeiten darüber bedenkt.

Manche Persönlichkeiten sind darauf konditioniert, sich nach einem solchen Mord selbst zu stellen und anzugeben, dass sie selbst nicht wüssten, warum sie diesen Mord begangen hätten (siehe Marinkelle 2012). Ein solcherart konditionierter Ablauf kann von den Tätern angetriggert werden, um eine Betroffene mit klarem Ausstiegsbestreben an einem freien Leben zu hindern. Eine konditionierte Persönlichkeit begeht einen Mord, die Betroffene geht lebenslang ins Gefängnis und gleichzeitig können sich die Täter einer unerwünschten Person durch deren Tötung entledigen.

Aggressive und konsequente Handlungen werden von den Tätern aus der organisierten Rituellen Gewalt auch für ihre Rituale verwendet. Kultpersönlichkeiten müssen lernen, eigenständig und damit scheinbar freiwillig in einem Ritual einen anderen Menschen zu töten und „Satan zu opfern". Die Vorgehensweise ist festgelegt und ritualisiert und beinhaltet einen langsamen Tod für das Opfer, verbunden mit der Ideologie, dass ein sterbender Mensch all seine Energie am ehesten über einen Foltertod freigebe. Diese Energie wird „Satan geweiht". Zur Ideologie gehört im Satanismus außerdem, dass der Mensch nur „Satans würdig" sei, wenn er das absolute Böse verkörpere: je böser, je brutaler, je skrupelloser, desto „würdiger".

Bei einigen Persönlichkeiten findet eine Konditionierung von aggressivem Verhalten mit einem Blutrauscherleben statt, teilweise zusätzlich gekoppelt an sexuelle Reaktionen. Reaktionen von Gewalt- und Blutrausch finden sich in der uns bekannten Welt unabhängig von organisierter Ritueller Gewalt auch in Beschreibungen von Gruppenvergewaltigungen und Kriegsverbrechen wie der gezielten und unnötigen Tötung von Gefangenen, auch von Frauen und Kindern.

Bei der Darstellung der Lernprozesse für aggressives Verhalten wird der Übergang zum Autoaggressionsprogramm erkennbar: dieselben Verhaltensweisen können auch gegen die eigene Person gerichtet werden, sowohl als Strafe für andere Persönlichkeiten des eigenen Innensystems als auch zur Selbstbestrafung einer Persönlichkeit in der Körperpräsenz.

9.7 Autoaggressionsprogramm

Auch wenn die genannten destruktiven Handlungen unvorstellbar zahlreich und unpassend für ein Kinderleben sind, wird parallel dazu möglicherweise deutlich, dass es sich dennoch um ein greifbares Muster handelt, in dem Kinder aus der organisierten Rituellen Gewalt aufwachsen. Destruktive Handlungen können jederzeit in selbstdestruktive Handlungen umgekehrt werden. Zahlreiche kindliche Persönlichkeiten können in einigen gezielten Situationen über die Kindheits- und Jugendjahre hinweg regelmäßig wiederkehrend bestimmte Handlungen lernen und durch Wiederholung üben. Einige von ihnen setzen davon nur Teilhandlungen um. Knotenpunktpersönlichkeiten und Programmierer_innen hingegen müssen komplexe Handlungen selbst erlernen, um sie gegebenenfalls auch allein und eigenständig umsetzen zu können. Wächter_innen und Informanten_innen müssen an diesen Lernprozessen zumindest soweit beteiligt sein, dass sie sie überschauen und nach der perfekten Funktionalität für die Täter bewerten können.

Auch wenn all das mit den Worten von Alison Miller „Jenseits des Vorstellbaren" und damit jenseits aller Menschlichkeit bleibt, wird es fassbar und vorstellbar, dass für die Täterwelt diese Möglichkeit besteht, ihren Kindern all das in der Zeit der Kindheit und Jugend anzutun und sie derart ausnutzen und beherrschen zu können. Eine Betroffene nannte dies im Film Satanismus (https://www.youtube.com/watch?v=DAdcULvO690) „Kind", das „auf Knopfdruck" das macht, was Täter von ihm erwarten. Und die Täter kennen all die Knöpfe, die gedrückt werden können. Betroffene berichten auch, dass die Hintergrundinformationen über Programme und deren Verwendbarkeit inklusive der auslösenden Trigger in der Täterwelt weitergegeben werden.

So kann ein Kunde aus dem Menschenhandel kurz über den Auslöser für eine gewünschte sexuelle Handlung eines Kindes und später einer Erwachsenen informiert werden. Die Täter geben einer täterloyalen Persönlichkeit des Kindes an, zu welchem Zeitpunkt es an welchem Ort sein soll. Diese Persönlichkeit sorgt dafür, dass die Zeit eingehalten wird und dass Persönlichkeiten sich auf den Weg machen, die dafür ausgebildet wurden, sich überall und jederzeit schnell an Orten orientieren zu können. Vor Ort wird von dem dafür ausgebildeten Programmierer_innen eine Kette von kindlichen Persönlichkeiten in Gang gesetzt, die sich angepasst und still verhalten können und alles befolgen, was ihnen dort jemand sagt. Im direkten Kontakt mit dem Kunden setzt dieser das bekannt gegebene Signal ein und eine Persönlichkeit wechselt in die Körperpräsenz, die auf eben diese gewünschte sexuelle Handlung konditioniert wurde.

Über denselben Mechanismus, nur von anderen Persönlichkeiten des Innensystems ausgeführt, können aggressive ebenso wie autoaggressive Handlungen und viele weitere automatisiert durchgeführt werden. Da Kinder schon früh lernen müssen, die Wechsel der Persönlichkeiten zu verbergen, sieht der Betrachter von außen allenfalls das, was wir in Therapien mit Betroffenen in Ansätzen sehen können: eine leichte Veränderung von Mimik, Gestik, Körperhaltung und Körperausdruck. Vielleicht verändert sich bei einer erwachsenen Betroffenen in besagter Situation im Menschenhandel noch die Stimme, weil eine kindliche Persönlichkeit in die Körperpräsenz kommt und mit der Stimme des damaligen Kindes spricht. Auch diese Veränderung mag dem Wunsch des Kunden entgegenkommen, der eben dieses Kindliche in einem Opfer sucht. So werden nach Berichten Betroffener junge Frauen noch lange im Menschenhandel für weitaus jünger verkauft als sie sind. Um dieses gewünschte Bild des Kunden ausreichend zu „bedienen", sind diese jungen Frauen eher klein und schmächtig. Ein laufendes Hungerprogramm sorgt dafür, dass der Körper in dieser Form bleibt. Die Farbe der Haare und das gesamte Äußere kann auf gut zahlende Kunden recht schnell abgestimmt werden. Eine Betroffene hat ja längst gelernt und setzt es selbst über die inneren Programmierer_innen um, dass und wie solche Veränderungen vom Äußeren und von allen Verhaltensweisen „auf Knopfdruck" schnell oder mindestens recht schnell umgesetzt werden sollen.

Im Autoaggressionsprogramm finden sich sämtliche destruktive Handlungen wieder, die im Aggressionsprogramm bereits genannt wurden. Ein Unterschied besteht in den ausführenden Persönlichkeiten, wenn dieses Programm angetriggert wird. Die Persönlichkeiten des Aggressionsprogramms haben dieses Verhalten gegen andere zu richten gelernt und geübt, die Persönlichkeiten des Autoaggressionsprogramm richten sie gegen den eigenen Körper. Möglicherweise sind es sogar dieselben Persönlichkeiten, die eine aggressive Handlung sowohl gegen andere Menschen als auch gegen den eigenen Körper ausführen können.

Autoaggression dient verschiedenen Zielen der Täter: Sie kann zur Selbstbestrafung und zur vorübergehenden Reduktion der ständigen körperlichen und emotionalen Anspannungen eingesetzt werden, die in einer solchen Kindheit und Jugend und auch im späteren Leben immer präsent sind. Je höher der Rang in der Tätergruppe und je loyaler ein Mitglied solcher Gruppen sich verhält, desto weniger wird es selbst zum Opfer. Aber auch ein Leben als täterloyales Mitglied ist durch die Gruppe und ihre brutale Lebensweise durchgängig geprägt. Alle Mitglieder müssen stets wachsam sein, den hohen Anforderungen genügen, leben in ständiger Rivalität mit allen anderen Mitgliedern, müssen sich wechselseitig unter Kontrolle halten. Und auch die ganz Mächtigen in diesen Täterkreisen müssen ebenso wie die Opfer intensiv und funktional in zwei Welten leben: in unserer Gesellschaft und in der brutalen und von extremen Machtverhältnissen geprägten Täterwelt, die für die Gesellschaft unentdeckt und unsichtbar bleiben muss.

Autoaggressives Verhalten muss von Kindern in hohem Ausmaß gelernt werden, damit Verletzungen durch die Täter als Selbstverletzungen deklariert werden können, wenn sie auffallen sollten. Eltern können einer nicht täterinvolvierten Ärzt_in sagen, dass es entsetzlich sei, aber dass ihr Kind sich schon öfter sehr tief geschnitten habe. Das Kind wird schuldbewusst nicken, einer besorgten Ärzt_in aber nur mit einem Schulterzucken antworten, wenn diese nach den Gründen fragt. Die Eltern zeigen sich sehr besorgt und diese Sorge wirkt durchaus glaubhaft, wenn sie von den Alltagspersönlichkeiten der Eltern vorgebracht wird, die sich das Verhalten des Kindes tatsächlich nicht erklären können und sich vielleicht wirklich selbst Sorgen machen. Die Ärzt_in wird den Eltern raten, sich diesbezüglich Hilfe zu holen, und die Eltern werden dem besorgt zustimmen. Die Alltagspersönlichkeiten der Eltern werden dabei von täterloyalen Persönlichkeiten in deren Innensystemen beobachtet, die jederzeit in die Körperpräsenz wechseln könnten, wenn sie das Verhalten der Alltagspersönlichkeiten nicht passend finden. Dem Kind wird im Nachhinein sehr deutlich gemacht, dass auch eine solche nicht täterinvolvierte Ärzt_in trotz ihrer Sorge nicht hilft. Das Kind lernt ein weiteres Mal, dass es der Täterwelt ausgeliefert ist und bleibt und von keiner Seite Hilfe zu erwarten ist.

Eine Situation wie die gerade beschriebene ist ohnehin in der organisierten Rituellen Gewalt nicht vorgesehen und wird nur für den Notfall strukturiert über das Anti-Hilfe-Programm der Eltern und der Kinder so ablaufen. Üblicherweise bleiben Familien aus diesem Hintergrund bei involvierten Ärzt_innen und werden bei Bedarf von diesen an ebenfalls involvierte Fachärzt_innen weiterverwiesen. Viele Seiten achten miteinander und wechselseitig darauf, dass alles verborgen bleibt, was allein auf die Existenz dieser parallelen Täterwelt hinweisen könnte.

Autoaggressives Verhalten zeigt sich in den Fähigkeiten, sich selbst mit Messern, Scheren, Glasscherben und jeglichem scharfen und spitzen Material selbst zu schneiden. Verschiedene Persönlichkeiten schneiden unterschiedlich tief in den Körper. Sie lernen, welches Ziel mit einem solchen Schnitt erreicht werden soll. Schnitte in die verschiedensten Körperregionen werden gelernt, selbst in den Genitalbereich, von dem in der forensischen Medizin angenommen wird, dass ein Mensch sich mit Sicherheit nicht selbst dort verletzt. Auch das müssen Kinder in der organisierten Rituellen Gewalt lernen. Einige Persönlichkeiten erhalten den Auftrag, die Ausführung der jeweiligen Schnitte durch die dafür ausgebildeten Persönlichkeiten zu überwachen und zu regulieren: die Programmierer_innen des Programmteils schneiden. Andere Menschen und sich selbst schneiden zu können, muss von anderen Persönlichkeiten auch zum Zweck der Versorgung von Verletzungen gelernt werden. Weitere Persönlichkeiten lernen, Tiere oder Menschen bei lebendigem Leib in Ritualen aufzuschneiden und Leichen zu sezieren.

Ähnlich verhält es sich mit weiteren Varianten von Selbstverletzung: sich mit heißem Wasser oder an heißen Gegenständen wie Herdplatten oder Heizungen zu verbrennen, sich selbst anzuzünden, mit oder ohne sich vorweg mit Benzin übergossen zu haben. Persönlichkeiten werden darin trainiert, sich mit allem dafür Möglichen selbst zu strangulieren, sich selbst an Türklinken zu erhängen oder sich an harten Kanten das Genick zu brechen. Das Letztere gehört bereits ins Suizidprogramm, wird aber vermutlich nicht losgelöst von dem Erlernen von Selbstverletzungen, sondern in diesem Gesamtzusammenhang gelernt werden.

Im Unfallteil des Autoaggressionsprogramms wird dasselbe Muster, das im Aggressionsprogramm beschrieben wurde, zur Selbstverletzung bis zur Selbsttötung eingesetzt: eine kindliche Persönlichkeit findet sich am Steuer des Autos wieder und fährt so gegen einen Baum, dass zwar das Auto zerstört wird, dass es selbst dabei aber noch überlebt. Dies dient als Warnung für Persönlichkeiten, die einen Ausstieg anstreben. Sofern das

Auto vorher den Wegen zur Therapie gedient hat, steht es nun dafür nicht mehr zur Verfügung. Eine andere Persönlichkeit hat gelernt, das Auto gezielt und so vor den Baum zu fahren, dass sie selbst dabei zu Tode kommt. Welche Persönlichkeit von den loyalen Persönlichkeiten des eigenen Innensystems auf Befehl der Täter angetriggert wird, wissen die Alltagspersönlichkeiten und auch andere weite Bereiche des Innensystems nie. Daher vermeiden die meisten Betroffenen ab einem gewissen Zeitpunkt des Ausstiegs, selbst ein Auto zu fahren. Weitere Persönlichkeiten sind darauf abgerichtet, auf einen Auslösereiz hin selbst aus dem fahrenden Auto zu springen, auch vom Beifahrersitz aus.

Zum Unfallprogramm gehören weitere kindliche Persönlichkeiten, die in einem Flashback ohne Orientierung in der aktuellen Situation zielstrebig auf die Straße laufen, ohne zu realisieren, dass sie überfahren werden können. Andere Persönlichkeiten gehen auf ihren Auslösereiz hin stur geradeaus, egal, wohin der gerade Weg führt. Dies kann von Tätern auf der anderen Straßenseite ausgelöst werden, wenn eine Betroffene auf sie zuläuft, um die Straße zu überqueren, und sei es über eine Fußgängerampel. Die konditionierte Persönlichkeit läuft geradeaus, auch wenn die Ampel rot anzeigt.

Der im Aggressionsprogramm beschriebene Umgang mit Waffen und weiterem schädigendem Material kann bei einer Umsetzung im Autoaggressionsprogramm gegen die eigene Person gerichtet werden. Das betrifft scharfe Waffen, aber auch den Einsatz von Medikamenten, Giften, Feuer, Hitze, extreme Kälte oder auch das gezielte andauernde Hungern und Erbrechen.

Im Kletter- und Springprogramm lernen kindliche Persönlichkeiten, auf beliebige Höhen zu klettern, sich auf Dächern zu bewegen, an Dachrinnen hoch- und hinunterzuklettern und von beliebigen Höhen zu springen. Kindliche Persönlichkeiten lernen, auf Kommando zu springen, und erleiden in den Übungssituationen durchaus körperliche Verletzungen wie Knochenbrüche. Sie erleben aber auch deren Heilungsprozess, werden gelobt für ihren Mut und erfahren ein bisschen von der notwendigen Bindung über entsprechend gute Leistungen in diesem Bereich. Sie sind nach meinen Erfahrungen auf einem frühen kindlichen Entwicklungsstand und überblicken nicht die Gesamtheit des Programms und dessen Konsequenz. Dies wissen allerdings die dafür zuständigen Programmierer_innen und diese haben gelernt, diese Konsequenzen inklusive des möglichen eigenen Todes zu wollen. Für die konsequente Umsetzung von Suizidhandlungen sind die Suizidprogrammierer_innen zuständig, die über die Kindheit und Jugend hinweg derart unerträgliche Erfahrungen gemacht haben, dass sie sich nichts sehnlicher wünschen als den eigenen Tod.

Im Springprogramm finden sich Handlungen wie von Dächern, von Hochhäusern, von Bäumen oder auch einfach aus einem beliebigen Fenster zu springen. Selbst wenn unsere Praxen im Erdgeschoss liegen, sind gewisse Verletzungen die Folge eines solchen plötzlichen Sprungs aus dem Fenster. Dies mag von inneren Programmierer_innen sogar auf Befehl der Täter genau so gewollt sein – wenn der Tod einer Betroffenen noch keineswegs gewünscht wird, sondern dieser Sprung sie und die Therapeut_in brutal von einer Weiterführung der Therapie mit einem Ausstieg als Ziel abbringen soll. Solche Situationen wirken und sind bedrohlich, denn sie gelten nach unseren Vorschriften als suizidale Handlungen mit einer Selbstgefährdung und haben in der Regel eine stationäre Unterbringung einer Betroffenen zur Folge.

Es mag aber darauf hingewiesen werden, dass nicht in jeder Therapie mit einer Betroffenen, die einen Ausstiegswunsch hat, mit solchen Aktionen gerechnet werden muss. Wenn eine ausreichende Anzahl von Persönlichkeiten eines Innensystems einen Ausstiegswunsch gezielt unterstützt und eine andere Anzahl dies zumindest passiv duldet oder sich dafür über lange Zeit gar nicht interessiert, können suizidale Impulse von Knotenpunktpersönlichkeiten nach meiner Erfahrung über lange Phasen rechtzeitig wahrgenommen werden. Kindliche Persönlichkeiten sind in der Beobachtung und in ihren Bemühungen, über eigene Kontakte zu wichtigen Programmierer_innen Vieles im Inneren indirekt zu regulieren, sehr hilfreich.

Da die meisten kindlichen Persönlichkeiten allein von ihrem Entwicklungsstand her noch nicht mit der Lebensweise in der Täterwelt einverstanden sind, sind sie oft diejenigen, die Programmierer_innen von manchen selbst- oder auch fremdschädigen den Handlungsweisen abhalten können. Es ist sicherlich bereits nachvollziehbar, dass dies nicht für einen gesamten Ausstiegs- und Therapieprozess gelten kann. Es entstehen Situationen, in denen die Täter ihren Einfluss auf das Innensystem verstärken und ihr Wissen um innere Abläufe und Programme zielstrebig nutzen. Zu diesem Zeitpunkt müssen zu einem weiteren Gelingen des Ausstiegs und der Traumatherapie bereits wichtige Programmierer_innen des Innensystems mitarbeiten und mit ihrem Wissen dazu beitragen, dass anlaufende Programme erkannt und zumindest solange gestoppt werden können, bis so viele und wesentliche Lücken in den Programmketten erarbeitet werden können, dass sie nicht mehr reibungslos ablaufen.

9.8 Suizidprogramm

Das Suizidprogramm wird an dieser Stelle trotz vieler Informationen dazu in den vorherigen Abschnitten als eigener Unterpunkt aufgeführt, weil es so gefährlich ist und sein konsequenter Ablauf konkret mit dem Tod einer Betroffenen enden kann. Die verschiedenen Todesformen sind bereits aus dem Aggressions- und Autoaggressionsprogramm bekannt. Der Unterschied besteht in der konsequenten Ausführung all dieser konditionierten destruktiven Handlungen gegen sich selbst. Eine weitere Gefahr liegt in der konsequenten Verknüpfung der verschiedenen Todesformen aneinander: läuft ein Programmteil nicht durch und kann gestoppt oder gelöscht werden, läuft automatisch der nächste Teil an. Zwischen den verschiedenen Unterprogrammen befinden sich Persönlichkeiten, die deren Ablauf kontrollieren, sowohl wesentliche Programmierer_innen als auch kindliche Persönlichkeiten, die gelernt haben, dass ein Abbruch einer laufenden Programmkette brutale Konsequenzen für sie selbst, für andere Persönlichkeiten des eigenen Innensystems oder für andere Menschen hatten.

Der Ablauf eines Suizidprogramms wirkt wie ein Räderwerk, in dem ein Rad das nächste in Bewegung bringt, ohne dass die gesamte Maschinerie angehalten werden kann. Da es sich bei einer Betroffenen aber nicht um eine Maschine handelt, sondern um ein menschliches Wesen, zeigen sich bei einer ausstiegswilligen Betroffenen viele Persönlichkeiten, die ihr Bestes geben, um den Ablauf zu unterbrechen und beim Löschen der zahlreichen konditionierten Handlungen zu helfen. Vieles davon wird ohnehin im Innensystem selbst durchgeführt. Manche Handlungen lassen sich aus dem Inneren heraus aber offenbar nicht stoppen, sondern können allenfalls von den Tätern von außen gezielt gestoppt werden. Niemand der inneren Persönlichkeiten kennt den erforderlichen Auslöser für den Stopp. Dies setzen Täter ein, wenn sie ein Suizidprogramm auslösen und anlaufen lassen, ohne selbst bereits den Tod der Betroffenen anzustreben.

Wenn die Täter eine Betroffene aber zu Tode kommen lassen wollen, setzen sie die Stopps nicht mehr, und manche konditionierte Verhaltensweise kann nach meiner Erfahrung nur mit Unterstützung einer Therapeut_in unterbrochen und gelöscht werden. Dies kann beinhalten, eine Persönlichkeit, die plötzlich in die Körperpräsenz springt, daran zu hindern, aus dem Fenster zu springen oder blitzschnell den eigenen Gürtel um die Türklinke zu winden, um sich zu erhängen. Nach meiner Erfahrung können aber zu einem solchen späten Zeitpunkt in Ausstiegsbegleitung und Therapie manche Persönlichkeiten solche Abläufe vorweg einschätzen oder zumindest erahnen, so dass man sich gemeinsam darauf vorbereiten und mögliche Gefahrenquellen vorweg ausschalten oder zumindest reduzieren kann. So können sämtliche gefährliche Gegenstände vorübergehend aus dem Therapieraum und auch aus dem häuslichen Umfeld entfernt werden. Fenstergriffe können vorübergehend abgeschraubt werden, so dass die Fenster nicht geöffnet werden können. Wenn man die verschiedenen Todesformen kennt, kann man oft bereits im Vorfeld erahnen, was abzusichern und auszuschließen sein müsste.

Wirklich gefährlich wird der Ablauf des Suizidprogramms, wenn sein letzter Teil anspringt, den ich als *Reserveprogramm* bezeichnen möchte. Das Reserveprogramm läuft an, wenn das gesamte Suizidprogramm bis hierher nicht mehr funktioniert hat.

Die hauptverantwortlichen Programmierer_innen für die verschiedenen Todesformen sind stark aktiviert und wollen in einem Flashback die jeweilige Todesform selbst konsequent umsetzen. Sie lösen sich sofort nacheinander aus und nach meiner Erfahrung können an dieser Stelle Stopps nur für sehr kurze Zeit gesetzt werden. Diese Programmierer_innen können aus dem Innensystem heraus nicht an ihrem Handeln gehindert werden, es scheint keine der anderen wichtigen Persönlichkeiten mehr einen wesentlichen Einfluss nehmen zu können. Kleine Stopps habe ich bisher von sehr frühen Knotenpunktpersönlichkeiten wie der 1. Spaltung setzen sehen, die sich aber auch nur sehr mühsam und nicht lange in der Körperpräsenz halten konnten. Möglicherweise sind zu diesem Zeitpunkt auch die sonst bei Todesgefahr sofort präsenten Lebensbewahrer_innen nicht mehr handlungsfähig. Ich kann mir alternativ aber auch vorstellen, dass die Situationen, in denen dieses Reserveprogramm aneinandergesetzt wurde, derart brutal und unerträglich waren, dass auch die Lebensbewahrer_innen auf dem Weg zum Tod waren. Die Lebensbewahrer_innen selbst fürchten den Tod nicht, sie kennen die andere Seite über die zahlreichen Nahtoderfahrungen, in denen sie präsent waren. Möglicherweise sind aber es die Lebensbewahrer_innen, die einer 1. Spaltung noch eine vorübergehende Körperpräsenz ermöglichen, wenn sie dies versucht, weil sie ebenso wie die 1. Spaltung nah am Kern der menschlichen Existenz sind.

Das Reserveprogramm wird mit der Todesform der Knotenpunktpersönlichkeit gestartet, die weitgehend am Alltag teilnimmt und die Funktionalität der Alltagsteams mit ihrer warmherzigen Art unterstützt und begleitet. Sie hat nach meiner Erfahrung allenfalls ein jugendliches Alter, oft liegt ihr Entwicklungsstand aber eher bei etwa 12 Jahren. Sie ist früh nach der 1. Spaltung entstanden und dementsprechend an sehr vielen und wesentlichen Traumata mindestens teilweise beteiligt gewesen. Ich kenne diese Knotenpunktpersönlichkeiten als aus dem Bindungsbereich kommend, also mit der Grundemotion Liebe. Sie haben Probleme mit dem Essen, Schlafen, sind im Menschenhandel und auch im Kultbereich oft beteiligt gewesen. Sie haben direkte Kontakte zu den Lebensbewahrer_innen und zu den Führungspersönlichkeiten des gesamten Innensystems.

Die Hauptprogrammierer_innen der Unterprogramme des Suizidprogramms springen schnell und im Flashback in die Körperpräsenz und versuchen sofort, ihre Todesform umzusetzen. Nach meiner Erfahrung müssen sie sofort und konsequent an ihren Handlungen gehindert und in der aktuellen Realität orientiert werden. Wenn nach einem gewissen Durchlauf dieser Hauptprogrammierer_innen die anfängliche Knotenpunktpersönlichkeit wieder in der Körperpräsenz auftaucht, ist das Reserveprogramm einmal durchgelaufen und alle Hauptprogrammierer_innen sind inzwischen wieder in der aktuellen Situation orientiert, auch wenn sie noch sehr belastet und erschöpft sind.

Ich habe den Eindruck gewonnen, dass sich die Hauptprogrammierer_innen eines laufenden Reserveprogramms im aktivierten Flashback aus einem Knotentrauma befinden. Möglicherweise ließe sich über eine vorhergehende Bearbeitung wesentlicher Knotentraumata ein Einfluss wichtiger Persönlichkeiten auf den Ablauf des Reserveprogramms erarbeiten. Dazu müssten zumindest einige Hauptprogrammierer_innen aber bereit sein, das eigene Trauma nachhaltig zu bearbeiten.

9.9 Weitere Ebenen

Die genannten Programme finden sich nicht nur auf der ersten Ebene eines Innensystems, mit der sich der erste Kontakt in der Therapie allmählich entwickelt. Sämtliche Programme befinden sich auch auf weiteren Ebenen. Die Anzahl der Ebenen scheint in Innensystemen unterschiedlich zu sein. Ich habe zumeist insgesamt drei Ebenen vorgefunden. Wichtig ist aus meiner Sicht vor allem zu wissen, dass dieselben Programme dort ebenfalls anlaufen, wenn die Programme auf der ersten Ebene nicht mehr funktionieren. Nach meiner Erfahrung sind die dortigen Programme aber kleiner als die umfangreichen Programme auf der ersten Ebene. Auf weiteren Ebenen finden sich immer weniger Persönlichkeiten, je tiefer die jeweilige Ebene ins Innensystem hinein geht. Diese Persönlichkeiten scheinen stärker und ausgeprägter zu sein als die auf der ersten Ebene. Sie wirken belasteter, aber auch kompetenter.

Nach meiner bisherigen Erfahrung werden die Programme auf weiteren Ebenen von inneren Programmierer_innen allein gelöscht. Möglicherweise verfügen sie dazu über mehr Kompetenzen als die Persönlichkeiten der ersten Ebene, es mag aber auch an deren Ferne zur Alltagsrealität und am Vermeiden von Kontakten nach außen liegen. Die Programme auf weiteren Ebenen wirken auf mich nicht so gefährlich wie auf der ersten Ebene. Das mag aber eine Fehleinschätzung sein und eher darauf basieren, dass ich zu wenig über diese weiteren Ebenen weiß.

9.10 Weitere konditionierte Verhaltensweisen

Neben den Programmen gibt es weitere Funktionen einer Betroffenen für die Aufgaben der Täter. Persönlichkeiten wurden auf die Erfüllung dieser Aufgaben konditioniert und manches wird über einzelne Ketten von mehreren Persönlichkeiten nacheinander umgesetzt.

Zum *Menschenhandel* findet sich bereits ein Beispiel am Anfang dieses Kapitels. Über Ketten zwischen Persönlichkeiten können Kunden nacheinander die verschiedensten sexuellen Wünsche umsetzen. Dazu scheint kein Programm erforderlich zu sein, sondern allenfalls eine gute Koordinierung der erwünschten Persönlichkeiten durch eine innere Programmierer_in. Sie kennt die Auslösesignale für die verschiedenen Persönlichkeiten. Diese Programmierer_in muss sich allerdings sehr gut im Innensystem auskennen, um Zugriff auf viele sexuell konditionierte Persönlichkeiten aus verschiedenen Innenbereichen zu haben. Knotenpunktpersönlichkeiten werden vermutlich an dieser Koordination beteiligt sein und versuchen, kindlichen Persönlichkeiten Belastungen abzunehmen.

Lern- und Leistungsverhalten wird seitens der Täter bei allen Persönlichkeiten gefordert und gefördert. Was jede Persönlichkeit über Methoden der Mind Control lernen muss, ist für uns nicht vorstellbar und wird nur darüber nachvollziehbar, wie die Täter das Leben der Kinder und Jugendlichen beherrschen und in jedem Lebensalter und in jeder freien Minute konditionieren und trainieren. Alltagspersönlichkeiten kann bei ausreichend hohem Rang in der Täterwelt und guten Begabungen eine Ausbildung in der Wissenschaft, der Politik oder im künstlerischen Bereich zugestanden werden. Die Begabungen werden aber ebenso brutal und unmenschlich gefördert wie alles andere in der Kindheit und Jugend. Darf eine Alltagspersönlichkeit ein Musikinstrument lernen, muss sie perfekte Leistungen erbringen und selbst bei Bestleistungen wird ihr noch das Denken vermittelt, dass sie nicht gut genug sei. Freude an diesen besonderen Tätigkeiten soll nicht aufkommen – alles soll ausschließlich den Tätern dienen und nicht dem Kind oder Jugendlichen selbst.

Bei einem Ausstiegsbestreben werden alle Möglichkeiten, mit denen eine Betroffene sich auch in der Gesellschaft einen wertvollen Platz erobern könnte, zerstört. Die betreffenden Persönlichkeiten werden bestraft und in traumatisierter Verfassung an traumatische innere Orte verbannt. Sie können oft über lange Zeiten nicht wieder in die Körperpräsenz kommen und ihre Fähigkeiten und Begabungen stehen der Betroffenen nicht mehr zur Verfügung. Anstelle einer Persönlichkeit, die begabt Klavier spielen kann, taucht eine Persönlichkeit in der Körperpräsenz auf, die mit einem Klavier nichts anfangen kann. Sie wird von den Tätern für ihr angebliches Versagen bestraft.

Eine Betroffene berichtete einen solchen Abschnitt in ihrer Lebensgeschichte folgendermaßen: sie hatte erfolgreich studiert und war vom Täterkreis für ein politisches Amt in der Landespolitik vorgesehen gewesen. Als sie sich massiv gegen die Täter wehrte und den ersten Schritt im Ausstiegsprozess vollzog und sich von der Familie abwandte, wurde sie von den Tätern in eine Bürotätigkeit verbannt, die sie mit den im Studium erforderlichen Kompetenzen eigentlich hätte bewältigen können. Statt der Alltagspersönlichkeit befand sich nun aber eine kleine kindliche Persönlichkeit im Alltag und in der Körperpräsenz, die mit der Bürotätigkeit völlig überfordert war. Die Betroffene erlebte dies als massives Versagen, warf sich dies selbst vor und wurde arbeitslos. Erst sehr viel später in der Therapie wurde dieses angebliche Versagen erklärbar.

Schon früh in der Kindheit werden Persönlichkeiten darauf abgerichtet, sich spontan in fremder Umgebung zu orientieren und eigenständig weite *Wege* zu bewältigen. Kindliche Persönlichkeiten lernen, einfach geradeaus zu gehen, wenn sie sich plötzlich an einem unbekannten Ort in der Körperpräsenz wiederfinden. Sie laufen geradeaus, bis sie eine Straße erreichen, und gehen weiter bis zur nächsten Ausschilderung. Sie verfügen über eine innere Landkarte mit allen Orten. Sie wissen dann, welcher Weg am ehesten nach Hause führt und wie sie dorthin gelangen können. Diese komplexe Leistung wird von mehreren Persönlichkeiten umgesetzt, die ihre Kompetenzen zum jeweiligen Zeitpunkt zusammenfügen. Wie in allen anderen Bereichen, sind hier natürlich auch Programmierer_innen aktiv, die für eine erfolgreiche Umsetzung der Aufgaben bei den zuständigen Persönlichkeiten sorgen.

Einige Persönlichkeiten müssen grundlegende Kenntnisse und Fertigkeiten im *medizinischen Bereich* lernen. Einige Alltagspersönlichkeiten müssen in der Lage sein, Verletzungen selbst zu versorgen, ob sie dem Körper von den Tätern oder von ihnen selbst oder anderen Persönlichkeiten des Innensystems zugefügt wurden. Einige Persönlichkeiten müssen auch in der Lage sein, unter hohem Stress körperlichen Schaden abzuwenden und Wunden zu versorgen. Medizinische Kenntnisse und Kompetenzen machen die Zuhilfenahme von Ärzt_innen überflüssig, die nicht zur Täterwelt gehören, denen an den Wunden etwas auffallen könnte und die zu viel fragen könnten. Bis der Besuch bei einer Ärzt_in aus der Täterwelt umsetzbar wird, sollen Betroffene den eigenen Körper selbst ausreichend versorgen können. Medizinische Grundkenntnisse sollen auch einsetzbar sein, wenn eine Betroffene einer anderen helfen muss, weil diese zur Selbstversorgung nicht mehr in der Lage ist.

Vor dem Hintergrund eben dieser medizinischen Grundkenntnisse können Persönlichkeiten den eigenen Körper oder den anderer Menschen ebenso gezielt schädigen wie sie ihn versorgen können. Im Autoaggressionsprogramm muss das Wissen vorliegen, wieweit der Körper mit der jeweiligen Selbstverletzung belastet werden kann, ohne dass ernsthafte Schäden entstehen. Persönlichkeiten sollen auch wissen, in welchen Körperregionen Verletzungen nicht sofort auffallen.

Medizinische Grundkenntnisse müssen auch Persönlichkeiten erwerben, die in den *Ritualen* oder auch im Bereich Menschenhandel Körper anderer Menschen foltern und töten können sollen. Der „zu Satans Diensten“ langsame Foltertod muss mit ausreichenden Kenntnissen über Sterbeprozesse nach den Vorgaben der Täter schrittweise ausgeführt werden können. Opfer sollen nach Vorgabe der Täter nicht zu schnell sterben können. Persönlichkeiten lernen aber ebenfalls, wie ein schneller Tod umgesetzt werden kann. Dies ist für Auftragsmorde wesentlich und auch im Suizidprogramm für eine schnelle und effektive Selbsttötung. Die Grenzen von Hungerprozessen müssen auch bekannt sein. Das Wissen um den menschlichen Körper ist bei manchen Betroffenen erstaunlich – oder auch erschreckend – hoch. Erschreckend ist es im Hinblick darauf, wie früh und konsequent schon kleine Kinder dies mit einigen Persönlichkeiten lernen müssen.

Kultpersönlichkeiten haben je nach der ihnen zugewiesenen Rolle und Funktion für die *Kultwelt* festgelegte Aufgabenbereiche. So kann eine Persönlichkeit zu einem „Priesteramt" für die schwarzen Messen ausgebildet worden sein. Eine andere definiert sich selbst als „Hexe" und hat Funktionen für den Hexenkult. Ein Ritualmord wird unter Umständen von mehreren Persönlichkeiten nacheinander durchgeführt. Verschiedene Betroffene haben dazu eine brutale Konditionierungssituation aus ihrer Kindheit beschrieben, in der die zuvor konditionierten Teilhandlungen zu einer Gesamtsituation zusammengefügt wurden. Dies wurde als eine Art „Test" oder „Prüfung" bewertet, wieweit die konditionierten Teilhandlungen sowie deren aneinandergefügter Ablauf problemlos „funktionierten".

Betroffene aus hohem familiärem oder sonstig hoch begründetem Rang in der Täterwelt werden zu *professionellen Programmierer_innen* ausgebildet, die die nächste Generation der Kinder programmieren und selbst Programme schreiben und weiterentwickeln müssen. Jedes Kind muss über ein Grundlagenwissen zu Programmen und eigenem Programmieren verfügen. Einige Betroffene erhalten darüber hinaus noch die Aufgabe, Täter in Lehrveranstaltungen dazu weiterzubilden. Diese „Fortbildungen" finden nach Berichten Betroffener an lebenden Menschen statt.

Einige Betroffene berichten, selbst in der Funktion solcher „Übungsobjekte" gewesen zu sein. Innensysteme mit einem solchen Hintergrund wirken weniger durchschaubar und nicht so logisch aufgebaut wie die, die ich bisher beschrieben habe. Es finden sich scheinbar weitere Ketten von Persönlichkeiten und Programmteile, die nur der Demonstration gedient haben oder weiter dienen sollen. Eine Deprogrammierung scheint weitaus schwieriger zu sein, weil die Innensysteme umfassender und wieder anders aufgebaut sind als die von mir beschriebenen. Das bedeutet nun aber nicht im Umkehrschluss, dass eine solcherart benutzte Betroffene nicht aus dem Täterkreis entkommen könnte. Wie auch in völlig anders aufgebauten Innensystemen aus anderen Bereichen der Welt und aus anderen Täterkreisen wird es auch hier darum gehen, zunehmenden Kontakt von außen nach innen aufzubauen und zu sehen, ob mit der Zeit alle Persönlichkeiten des Innensystems dieses bisherige Leben in der Täterwelt beenden wollen und können oder eher nicht.

Die inzwischen weltweit gut vernetzte Täterwelt erfordert eine gute *Organisation.* Treffen müssen organisiert und vorbereitet werden, im Kleinen wie im Großen. Jeder Ritualtag erfordert Opfer für die Rituale, die Rollen müssen verteilt werden, bevorstehende Bestrafungen ungehorsamer Betroffener müssen vorbereitet werden. Dazu kommt die Koordination der ausgedehnten Programmiersituationen in den Lagern, die ebenfalls mit allen Rollen vorbereitet werden müssen. Internationale Kontakte müssen hergestellt und gepflegt werden, Strategien müssen entwickelt werden, wie andere Gruppierungen einerseits benutzt, andererseits ausreichend ausgeschaltet werden können, um der eigenen Gruppe Vorteile zu verschaffen. Auch innerhalb der eigenen Gruppe toben Machtkämpfe. Auch hier werden Betroffene möglichst Gewinn bringend eingesetzt.

Wenn Betroffene für organisatorische Aufgaben im Täterkreis eingesetzt wurden, können sie bei einem Ausstieg ihr Wissen dafür einsetzen, dass die Täter sie nicht mehr behelligen – wenn sie sicher sein können, dass die Betroffenen ihr Wissen nicht an die Polizei weiter geben. Wenn Polizei und Justiz eines Tages diese grausamen und eindeutig strafbaren Handlungen in den kriminellen Täterkreisen strafrechtlich verfolgen, können Betroffene ihr Wissen dann endlich auch für eine Verurteilung der Täter verwenden.

10. Der Weg der Therapie (Fliß)

Aus den bisherigen Kapiteln mag erkennbar geworden sein, dass ein ambulantes psychotherapeutisches Angebot für Betroffene mit einem Hintergrund organisierter Ritueller Gewalt die üblichen Angebote einer Psychotherapie mitsamt ihren traumatherapeutischen Methoden in jedem Falle beinhalten sollte. Darüber hinaus ist vielleicht schon deutlich geworden, dass vielfache Besonderheiten darüber hinaus berücksichtigt werden sollten. Dies wird in diesem Kapitel zu verschiedenen möglichen Bausteinen einer ambulanten Psychotherapie erneut herausgearbeitet werden.

Die Reihenfolge des beschriebenen Weges einer Therapie ist nach meinen Erfahrungen oft in dieser Weise erfolgt, kann sich aber sicherlich auch ganz anders gestalten. Daher mag dieses Kapitel Anregungen für Themen enthalten, die beachtet werden könnten. Jeder Therapieweg einer Betroffenen verläuft ohnehin individuell und wird von ihr selbst gesteuert – soweit sie dies umsetzen kann. Wenn es um die meistens mit dem Therapieprozess verbundene Ausstiegsbegleitung gehen wird, wird deutlich werden, dass auch die Aktionen der Täter den Therapieweg zumindest über lange Zeit hinweg maßgeblich mit beeinflussen. Die Einflussnahme der Täter kann endgültig entmutigend auf eine Betroffene wirken. Eine andere Betroffene mag die Aktionen der Täter hingegen aushalten und deren Effekte auf ihr Innensystem zur inneren Weiterarbeit nutzen. Dann „dreht" sie die behindernden Effekte der Täteraktionen letztendlich für sich selbst „um".

10.1 Therapiebeginn und Klärungsphase

Bereits zu Beginn einer Psychotherapie mit Menschen aus diesem Hintergrund begegnen wir den verschiedensten Konstellationen. Jeder Mensch ist anders und dies betrifft naturgemäß auch diese Menschen. Die Qualität der therapeutischen Beziehung stellt einen wesentlichen Wirkfaktor dar. Die Chemie muss stimmen. Wenn unsere Klient_in und wir von unserer persönlichen Art her nicht zusammenpassen, kann eine Therapie nicht hilfreich oder gar erfolgreich sein. Da spielt es auch in diesen besonderen Fällen keine Rolle, ob wir zu diesem Thema über therapeutische Erfahrungen verfügen oder nicht, ob wir interessiert und erfreulicherweise bereit sind, uns mit diesem harten Thema auseinanderzusetzen. Wenn die Chemie nicht stimmt, bedeutet das unter Umständen eine extreme Enttäuschung für unsere Klient_in, die in den meisten Fällen lange und mühsam nach einer Psychotherapeut_in gesucht hat, die sich dem Thema der organisierten Rituellen Gewalt auseinandersetzt und ein psychotherapeutisches Angebot dazu bereithält.

Möglicherweise achtet die Klient_in selbst nicht ausreichend sorgsam auf die therapeutische Passigkeit – aus einer verständlichen Angst heraus, bei einer Ablehnung wieder ohne Psychotherapie da zu stehen. Vielleicht müssen wir mit einem Blick auf diese Schwierigkeit besonders sorgsam auf die therapeutische Passigkeit achten. Ein Mindestmaß an Vertrauen muss für die Klient_in möglich sein, was bei ihren ohnehin generell vorhandenen Erschwernissen ihrer belasteten Lebensgeschichte und ihren Erfahrungen mit (Un)Menschen nicht mehr vorstellbar scheint. Wie soll ein minimaler Vertrauensaufbau möglich werden, wenn die Chemie nicht stimmt? Ohne ein Mindestmaß an Vertrauen kann ich mir eine funktionierende Psychotherapie, in den meisten Fällen noch verbunden mit einer Ausstiegsbegleitung, nicht vorstellen. Die bessere Alternative sehe ich darin, dies sorgsam mit der Klient_in zu besprechen und ihr dabei zu helfen, bei einer Kolleg_in einen neuen Versuch zu starten. Dies liest sich natürlich leichter als dass es umsetzbar wäre, schließlich sind wir nach wie vor immer noch sehr wenige Therapeut_innen, die mit dieser Thematik arbeiten. Dennoch: ein Scheitern einer Therapie und eines Ausstiegs aufgrund fehlender therapeutischer Passigkeit erscheint mir noch schädigender auf dem Hintergrund der Erfahrungen, die diese Menschen in ihrer bisherigen Lebensgeschichte gemacht haben.

Die Anfragen Betroffener können ganz unterschiedlich ausfallen. Eher wenige von ihnen wissen nach meiner Erfahrung bereits, dass ihre Symptome und Probleme auf diesem Hintergrund basieren. Wenn sie dies bereits mit oder ohne professionelle Hilfe herausgefunden haben, können wir mit ihnen einen konkreten Therapieauftrag erarbeiten, an dem wir im Verlauf der Therapie unsere jeweiligen gemeinsamen Schritte immer wieder abgleichen können. Das liest sich sicherlich leichter als es sich dann in der Realität zeigt, dennoch bietet es uns eine Orientierung, die jederzeit wieder offen besprechbar ist. Der anfängliche Therapieauftrag kann sich im Verlauf einer Therapie in Details oder völlig grundlegend verändern, dies kann aber offen besprochen werden.

Zu Beginn kann bei einem solchen klar formulierten Therapieauftrag Näheres zu einer gemeinsamen Planung besprochen und abgeklärt werden. Hat die Betroffene bereits selbst eine Vorstellung davon, wie die Schritte eines solchen Weges aussehen könnten? Welche Aufgabenbereiche schreibt sie sich selbst zu und welche der Therapeut_in? Ist sie bereit, die erforderliche Traumabearbeitung umzusetzen, damit die Persönlichkeiten in einen Kontakt und in eine Kooperation miteinander kommen können? Ist ihr zumindest ansatzweise bewusst, dass ein solcher Weg hart und anstrengend sein wird? Gibt es ein Unterstützer_innennetzwerk oder muss es noch aufgebaut werden? Wer übernimmt in einem Unterstützer_innennetzwerk welche Aufgaben und sind damit alle erforderlichen unterstützenden Maßnahmen abgedeckt? Wird die Planung der Klient_in als realisierbar eingeschätzt und welche Modifikationen sind gegebenenfalls erforderlich?

In den nach meinen Erfahrungen seltenen Fällen, in denen eine Betroffene tatsächlich bereits aus den Gewaltzusammenhängen herausgekommen ist, entfällt die Belastung des Ausstiegs. Es gibt keine Interventionen der Täter, aber die täterloyalen Persönlichkeiten des Innensystems können lebenslang ihre Aufgabe weiterführen, auch ohne dass Täter diesen alten Auftrag erneuern müssten. Das Innensystem dieser Betroffenen ist ebenso hierarchisch und täterorientiert aufgebaut wie das einer anderen Betroffenen, die immer noch in die Täterzusammenhänge involviert ist. Der Aufbau von Kontakt und Kommunikation im Innensystem stößt an dieselben Mauern und Abgründe, innere Welten sind nach zumeist wie vor voneinander getrennt, das Anti-Hilfe-Programm wird von den dafür zuständigen Programmierern aktiviert, weil sie lebenslang das Schweigegebot aufrechterhalten sollen. Gefährlich kann werden, dass auch das Rückholprogramm, das lange nicht mehr aktiviert wurde, plötzlich anläuft und dafür zuständige Programmierer_innen dafür sorgen, dass eine ausgestiegene Betroffene plötzlich wieder Kontakt zu den Täterkreisen aufnimmt. Alle weiteren Programme laufen ebenfalls an, wenn die tätergemachte Innenstruktur in einer Therapie allmählich verändert wird. Einige Elemente des im bisherigen und folgenden Text beschriebenen Therapieweges müssen nach meiner Erfahrung genauso oder zumindest ähnlich bearbeitet werden wie in den Fällen, in denen noch aktiver Täterkontakt besteht.

Dass Menschen Hilfe suchen und einen Ausstiegswunsch benennen, dass sie das bisherige Leben voller Gewalt gegen sich und andere nicht mehr weiterführen wollen, muss sicherlich nicht weiter diskutiert werden. Viele Betroffene wissen zu Beginn aber keineswegs, was dies bedeutet, was ein konsequenter Ausstieg beinhaltet und wie brutal und belastend dies für sie sein wird. Zu Beginn einer Therapie sprechen wir in der Regel mit Alltagspersönlichkeiten, die in den meisten Fällen nicht wissen und nicht einschätzen können, welche Persönlichkeiten es im Innensystem gibt und was diese jeweils von einem Ausstiegswunsch halten. Alltagspersönlichkeiten lassen sich mit der Aufnahme einer Psychotherapie mit Ausstiegsbegleitung auf ein nicht einschätzbares und gefährliches Wagnis mit sich selbst ein. Manchmal kann es sinnvoll sein, dies zu Beginn einer Therapie zu benennen, um den Alltagspersönlichkeiten diese eigene Ausgangsbedingung zumindest bewusst zu machen.

Zu diesem Zeitpunkt kann es für Betroffene bereits erkennbar werden, dass andere Persönlichkeiten ihres Innensystems – zumindest für den aktuellen Zeitpunkt – nicht in der Lage oder nicht bereit sind, diesen Weg zu gehen. Je eher dies deutlich werden kann, desto schonender sehe ich dies für die Betroffenen an, da sie zu diesem Zeitpunkt noch viele Begründungen finden können, die diese momentane Ablehnung sich selbst und anderen Menschen noch anders erklären können als über eine mögliche grundlegende Chancenlosigkeit. In der Rolle der Therapeut_in sehe ich es als sinnvoll und menschlich richtig an, diese möglicherweise fadenscheinig wirkenden Begründungen anzunehmen und anzuerkennen. Diese Haltung hilft nicht nur der Betroffenen, ihr weiteres Leben nicht als sinnlos und ohne Chance auf ein Beenden der Gewalt ansehen zu müssen, sondern auch uns. Wir müssen nicht in die Rolle einer Überbringerin der schlechten Nachricht gehen – zumal wir letztlich niemals wirklich die vorhandenen oder fehlenden Chancen einer Betroffenen für einen Ausstieg und eine gelingende Psychotherapie erkennen können.

Ich halte es auch für wichtig, im Laufe einer Therapie immer wieder vorsichtig auf Hemmnisse im Verlauf hinzuweisen, um einer Betroffenen jederzeit eine Möglichkeit offen zu lassen, die Therapie und die damit verbundenen Risiken würdevoll zu beenden. Nach meiner Erfahrung ist es nie einschätzbar, ob selbst ein positiv und effektiv verlaufender Therapie- und Ausstiegsprozess wirklich zu einem guten Ende führt.

Viele Betroffene wissen bei ihrem Wunsch nach einer Therapie zur Beseitigung ihrer Symptome und Probleme noch nichts über ihr ausgeprägtes Innensystem, manche wissen nicht einmal um ihr Viele-Sein. Entsprechend können sie bei einer Therapieanfrage keinen Therapieauftrag zu einer Beendigung des bisherigen Lebens in den Kreisen organisierter Ritueller Gewalt erteilen. Letztlich können wir ebenso wenig mit Sicherheit wissen, dass es sich bei den genannten Symptomen und Beschwerden um Folgen eines solchen Lebens handelt. Wenn wir aber viele typische Auffälligkeiten vorfinden, können wir zumindest eine Hypothese im Hinterkopf behalten, dass es sich um einen solchen Zusammenhang handeln könnte. Hypothesen stellen wir jeden Tag in unserem Praxisalltag und sie sind ein ständiger Bestandteil unserer therapeutischen Arbeit. Hypothesen auch zu einem solchen brutalen Hintergrund müssen möglich und erlaubt sein, sie sind aus fachlicher Sicht sinnvoll und können sich im Verlauf der Therapie bestätigen oder müssen verworfen werden.

Bei den meistens vorliegenden Komorbiditäten können wir uns zunächst den dazu gehörenden Symptomen zuwenden und gemeinsam mit unserer Klient_in daran arbeiten. Wir können symptomorientiert arbeiten und Vorgehensweisen entwickeln, die üblicherweise zur Reduktion bis Beseitigung dieser Symptome beitragen können. Damit unterstützen wir eine Klient_in in jedem Fall, auch wenn sich ein Verdacht auf einen Hintergrund organisierter Ritueller Gewalt immer weiter erhärtet, die Klient_in von sich aus aber nicht darauf aufmerksam wird oder nicht werden möchte. Man kann nach meiner Erfahrung Manches hinterfragen wie, die bereits erkennbaren Auffälligkeiten (z. B. unerklärliche Rückschritte im Therapieverlauf) anzusprechen. Wir können davon ausgehen, dass – wenn unsere Hypothese zutrifft – hintere Persönlichkeiten den Kontakt einer Alltagspersönlichkeit mit uns steuern und regulieren und entweder die Alltagspersönlichkeit selbst auf Ungereimtheiten ihrer bisherigen Sichtweise auf ihre Symptome und Probleme aufmerksam machen oder gezielt dafür sorgen, dass die Alltagspersönlichkeit bei ihrer klaren Abwehr gegen ein näheres Hinsehen bleibt. In einem solchen Fall werden wir nie erfahren, ob unsere Hypothese zutrifft oder nicht. Dies spielt aus meiner Sicht keine Rolle – wesentlich erscheint mir nur, wieweit wir der Klient_in mit unserem methodischen Angebot überhaupt hilfreich sein können, und nicht ob und wie lange eine Fortsetzung der Therapie aus der Perspektive der Psychotherapeut_in Sinn machen kann.

Bei einem Hintergrund organisierter Ritueller Gewalt sind unsere therapeutischen Möglichkeiten in solchen Fallkonstellationen nach meiner Erfahrung begrenzt, da der aufrechterhaltende Faktor in Form einer dissoziativen Struktur der Persönlichkeit und darüber hinaus zumeist fortbestehendem Täterkontakt wirksam bleibt. Dennoch können wir manchmal etwas Positives mit einer Klient_in erarbeiten. Es gibt verschiedenste Beispiele dazu. Der oben erwähnte Fall einer Weiterverweisung bei unzureichender oder fehlender therapeutischer Passigkeit gehört dazu. In einem anderen Fall kann es einer Klient_in gelingen, sich wenigstens in ihrem Alltagsleben von einigen Tätern abzuwenden und sich mehr Zeit ohne Täterkontakt zu erarbeiten. Wieder eine andere Klient_in verarbeitet traumatherapeutisch immerhin den familiären Inzest und erlebt eine wenigstens anteilige Entlastung, ohne sich dem Innensystem zuzuwenden.

Ein weiteres Beispiel kann darin bestehen, dass eine Klient_in ihre Dissoziative Identitätsstörung mit der Zeit realisieren und an mehr innerem Kontakt, Kommunikation und Kooperation arbeiten kann. Wenn hintere Persönlichkeiten eine massive Abwehr in Gang setzen, sobald es um mehr als das alltägliche Leben und die Auswirkungen des Viele-Seins geht, wird eine Betroffene eine Therapie nach dem Erreichen von Erleichterungen und Entlastungen im Alltag nach meiner Erfahrung beenden. Möglicherweise hadert sie mit einer gewissen verbleibenden Unklarheit. Wir können sie darüber entlasten, dass wir sie informieren, dass sie auch zu einem späteren Zeitpunkt eine Therapie wieder aufnehmen kann. Möglicherweise wird eine Betroffene von eigenen Persönlichkeiten sowie den Tätern daran gehindert, dies noch einmal umzusetzen. In einem solchen Fall handelt sich dann allenfalls um eine implizite Klärung des Therapieauftrags, die nur in Form der deutlichen Abwehr weiterer Schritte erkennbar wird.

Genauso halte ich es aber auch für möglich, dass eine Betroffene mit einer zunächst begrenzten Therapie eine gute Erfahrung macht und ausreichenden Mut entwickelt, zu einem späteren Zeitpunkt weiter zu arbeiten. Manche Klient_in ist mehrmals in zeitlichen Abständen in die Therapie gekommen und hat immer wieder einen weiteren

Schritt erarbeitet. Man kann sicherlich zu bedenken geben, dass ein Leben nicht endlos lang ist und dass kritisch beleuchtet werden kann, wie die Schritte gemessen an der Lebenszeit bewertet werden könnten. Das mag jede Therapeut_in für sich selbst bedenken, abwägen und entscheiden. In solchen Fällen hängt eine Entscheidung von persönlichen Faktoren ab – wie sinnvoll finde ich meine Arbeit bei den erkennbaren eingeschränkten Erfolgsmöglichkeiten? Finde ich den Einsatz von Therapiestunden adäquat und der Solidargemeinschaft gegenüber vertretbar? Kann ich persönlich mit dem Bewusstsein umgehen, dass ich mit einem Menschen arbeite, der weiterhin inneren und äußeren Gewaltstrukturen ausgesetzt ist?

In diesen Klärungsprozess geht auch alles ein, was in den Kapiteln 3 bis 6 beschrieben wurde: die Besonderheiten einer solchen ambulanten Psychotherapie, das Wissen um eine typische Lebensgeschichte Betroffener, alle diagnostischen Befunde und Hinweise sowie wesentliche Elemente einer therapeutischen Beziehung. Erst wenn alle Aspekte dieses anfänglichen Klärungsprozesses ausreichend zufriedenstellend bearbeitet worden sind, kann aus meiner Sicht zu weiteren Schritten übergegangen werden. Handelt es sich um einen begrenzten Therapieauftrag und damit nicht um einen Ausstieg aus der organisierten Rituellen Gewalt, können wir Schritt für Schritt schauen, was die Klient_in bearbeiten möchte, was sinnvoll und möglich scheint und wann eine Grenze erkennbar wird.

10.2 Ausstiegsbegleitung und Täterkontakt

Leider scheinen Betroffene in den meisten Fällen weiter aktiv in die Tätergruppe involviert zu sein. Betrachtet man den üblichen Lebenslauf von Menschen, die in Zusammenhänge organisierter Ritueller Gewalt hineingeboren wurden, ist dies nur eine logische Folgeerscheinung der lebenslangen Mind Control Effekte der Täter. Aus therapeutischer Sicht stellt allein eine traumatherapeutische Bearbeitung der zahllosen extremen traumatischen Erlebnisse eine enorme Herausforderung für eine Betroffene – und auch für sämtliche Helfer_innen – dar. Jedes Extremtrauma müsste gezielt und sorgsam mit den geeigneten traumatherapeutischen Methoden und Techniken bearbeitet werden. Die damit verbundenen körperlichen, emotionalen und kognitiven Belastungen müssten langsam reduziert werden, bis sie in die Autobiografie integriert werden können, so dass bei einer Erinnerung daran kein Flashback mehr auftritt.

Bedenkt man, dass darüber hinaus eine Vielzahl von Persönlichkeiten bei einer Betroffenen vielfach extrem traumatisiert wurde, würde es sich um eine umfangreiche Traumatherapie für eine große Gruppe handeln. Dies erscheint nicht mehr vorstellbar oder gar realisierbar. Ein solches sorgsames Vorgehen würde eher Jahrzehnte als Jahre dauern. Hinzu käme die erforderliche Überbrückung der Spalte zwischen den vielen Persönlichkeiten, die die verschiedensten extrem traumatischen Situationen miteinander und nacheinander ausgehalten und überlebt haben.

Bei Betroffenen aus der organisierten Rituellen Gewalt kommen die Effekte der Indoktrination, d.h. der Prägung der Denkmuster und Bewertungen hinzu, sowie die Effekte der zahllosen gezielten Aufhetzung von Persönlichkeiten gegeneinander. Das alles wäre in einer sorgsam ausgewählten Reihenfolge zu bearbeiten, die möglichst außerdem die Aufrechterhaltung einer ausreichenden Alltagsfunktionalität beachten sollte. Ginge man all das in Ruhe und mit Zeit, Geduld und einer gesicherten Finanzierung einer langjährigen Traumatherapie an, wäre das trotz der Komplexität immerhin noch fassbar und einigermaßen überschaubar.

Betroffene, denen es auf irgendeine Weise tatsächlich gelungen ist, aus dem Täterkreis auszusteigen, hätten insofern eine gute Ausgangssituation für diesen mühsamen Therapieprozess, als bei jeder Traumabearbeitung der Satz „Es ist vorbei!" als Brücke in die aktuelle Zeit und Lebenssituation wirken kann, die das extreme Erlebnis als zur Vergangenheit gehörend erkennbar und spürbar werden ließe.

Bei noch bestehendem Täterkontakt ist dies leider nicht gegeben. Der einzig hilfreiche Satz könnte sein: „Es gibt Persönlichkeiten, die sich sehr dafür einsetzen, dass diese extremen Belastungen eines Tages beendet sein werden!" Je mehr Persönlichkeiten eines Innensystems sich an einem Ausstieg beteiligen, desto spürbarer wird dieser Satz in seinen hoffnungsvollen Konsequenzen für jede Persönlichkeit, die ein Trauma bearbeitet.

Einen fortbestehenden Täterkontakt möchte ich an dieser Stelle noch einmal zur Erinnerung definieren: „Kontakt mit einem Täter kann in unterschiedlicher Form erfolgen: persönlich, allein oder zusammen mit anderen Menschen, telefonisch, schriftlich, über das Internet, formal, oberflächlich oder ohne direkten Kontakt im selben Raum … Schädigend kann durchaus auch schon ein Kontakt mit dem Umfeld des Täters sein." Täterkontakt ist also „ein fortgesetzter Kontakt eines Menschen zu dem/den die Störungen (mit)verursachenden Schädiger/n mit einer zusätzlich schädigenden und/oder einer retraumatisierenden Wirkung mit dem Effekt, dass die Störungen aufrechterhalten werden und eine (trauma)therapeutische Arbeit kaum oder keinen nachhaltigen Erfolg haben kann." (Fliß 2013, 373 f.).

Die gesamte beschriebene komplexe traumatherapeutische Arbeit kann entsprechend dieser Definition langfristig keinen Erfolg haben, wenn der Kontakt zu Tätern bestehen bleibt. Es muss also eine Ablösung aus dem Täterkreis erfolgen. Jede einzelne Persönlichkeit muss bearbeiten, was sie oder ihn weiter in der Täterwelt hält, ob es sich dabei um eine Programmhandlung, um eine gelernte täterloyale Überzeugung oder um pure Angst vor Bestrafungen handeln mag. Eine solche Ablösung kann nach meiner Erfahrung nur sukzessive erfolgen. Die Effekte der Mind Control, denen alle Persönlichkeiten eines Innensystems einer Betroffenen unterworfen waren und sind, können nicht durch eine einzelne Entscheidung außer Kraft gesetzt werden. Äußerungen bis hin zu Forderungen mancher Kolleg_innen, dass eine Therapie nur aufgenommen werde, wenn der Täterkontakt beendet sei, bedeuten für Betroffene nach meiner Erfahrung, dass sowohl die Traumatherapie als auch der parallel erforderliche Ausstieg unmöglich sind.

Die Täter haben den Betroffenen von klein auf vermittelt, dass sie ihnen zu gehorchen haben, und noch weiter: dass sie der „Besitz" der Täter sind. Ein überlegener erwachsener Täter erklärt ein Kind zu seinem Besitz: spätestens diese Begrifflichkeit legt den Vergleich zur Sklaverei nahe. Im frühen Amerika waren nicht nur erwachsene (schwarze) Menschen die Sklaven anderer (weißer) Menschen, sondern auch deren Kinder gingen von Geburt an in den Besitz der erwachsenen Sklavenbesitzer über. So scheint es auch in Kreisen organisierter Ritueller Gewalt zu sein.

Die Täter haben ihre Nachfolgegeneration von klein an gezielt konditioniert und sie allen Methoden der Mind Control unterworfen, um sie lebenslang kontrollieren und für ihre eigenen Ziele benutzen zu können. Täter haben viel Geld, Zeit und „Mühe" in jede einzelne Betroffene investiert und werden ihre „Geldquelle" nicht einfach ziehen lassen. Wenn es einer Betroffenen tatsächlich gelingt, trotz aller dieser von den Tätern installierten Hemmnisse deren Kreise zu verlassen, straft sie die Drohung der Täter „Hier kommt man nur mit den Füßen voran raus!" Lügen. Andere Betroffene denken nach, überdenken ihre eigenen Chancen auf einen Ausstieg, wenn sie mit dem Leben in der Täterwelt nicht einverstanden sind. Die Täter verlieren ihren Allmachtsanspruch und Herrscher können nicht regieren, wenn sie keine Untergebenen haben. Sklavenbesitzer ohne Sklaven sind keine mehr. Daher sind die Interventionen der Täter zum Verhindern eines Ausstiegs in ihren Ausformungen und Auswirkungen brutal und konsequent.

Eine solche Ausstiegsbewegung in ihrem eigenen Kreise können sich die Täter nicht leisten, und entsprechend setzen sie alle vorhandenen Möglichkeiten ein, eine Betroffene am Ausstieg zu hindern. Sie bestrafen die Betroffene und alle Menschen, die ihr nahe sind. Die Betroffene wird zu extremsten Handlungen gezwungen, auch gegen die Menschen, die sie gern schützen möchte. Die Anti-Hilfe-Programme und die Rückholprogramme werden aktiviert, danach lösen die Täter die Ess- und Trinkprogramme sowie die Autoaggressionsprogramme aus. In vielen Fällen genügen diese Interventionen der Täter, um die Betroffene zu entmutigen und sie zu „reumütiger" Rückkehr zu zwingen. Erscheint den Tätern ein Ausstiegsprozess einer Betroffenen allmählich ernsthaft zu werden, lösen sie die Suizidprogramme aus. Auch wenn sie mit einem Suizid einer Betroffenen eine wertvolle Geldquelle verlieren, so bleibt durch ihren Tod doch ihr Allmachtsanspruch über Leben und Tod ihrer Mitglieder erhalten.

Die Familien leben in Sippenhaft und werden als Erste mitbestraft, wenn eins ihrer Mitglieder einen Ausstieg versucht. Dies erklärt, dass Familienmitglieder als erste den Kontakt zu einer Betroffenen intensivieren oder wieder aufzunehmen versuchen, wenn er vorweg abgebrochen wurde. Da die Betroffene an einzelne Familienmitglieder oder mindestens einzelne Persönlichkeiten von Familienmitgliedern eine Bindung aufgebaut hat, werden ihre eigenen mitfühlenden Persönlichkeiten versuchen, Familienmitglieder zu schützen. Die Täter suggerieren der Betroffenen beziehungsweise einzelnen ihrer Persönlichkeiten, dass die Familie nicht mehr bestraft wird, wenn sie zu vereinbarten Treffen erscheint. Diese Zusage wird aber keineswegs eingehalten. Es mag vorkommen, dass einzelne Persönlichkeiten noch bei den Tätern ankommen und zunächst erleben, dass keine Bestrafung an ihnen oder an der Familie erfolgt. Kurz darauf, wenn sie nicht mehr in der Körperpräsenz sind, werden in der Regel aber andere Persönlichkeiten brutal bestraft, sie werden körperlich und sexuell gequält. Darüber hinaus werden sie meistens gezwungen, selbst die Familienmitglieder zu foltern oder gar zu töten, zu deren Schutz sie zu den Tätern zurückgekommen sind.

Eine Betroffene sagte einmal, der beste Schutz der Familie oder auch enger Freund_innen im Täterkreis bestehe darin, konsequent nicht mehr zu den Tätern zu gehen. Wenn die Familie und Freund_innen nicht mehr als Druckmittel eingesetzt werden können, werden die Täter dieses Mittel nicht mehr verwenden, weil es sich nicht mehr lohnt und weil den anderen Mitgliedern der Gruppe zu schnell deutlich werden könnte, dass ihre Drohungen nichts nützen. Das wiederum wäre ein Gesichtsverlust für die Täter, den sie nicht riskieren würden.

Die bisher genannten Aktionen der Täter gegen eine Betroffene betreffen ihren *äußeren Ausstieg* aus der Täterwelt, der allein schon eine unvorstellbare Brutalität beinhaltet, der die Betroffene durch die Täter ausgesetzt wird.

Ausgehend von den komplexen Einflussmöglichkeiten der Täter auf eine Betroffene scheint es sehr schwierig bis unmöglich für die Betroffene, aus eigener Kraft aus dem Täterkreis auszusteigen. Der Effekt der Mind Control besteht ja gerade darin, dass die Betroffene sich im eigenen Innensystem nicht vollständig auskennt, dass die innere Hierarchie stabil ist und die jahre- bis jahrzehntelang konditionierten und trainierten Rollen der Persönlichkeiten fast perfekt wie ein Räderwerk funktionieren. Die Alltagspersönlichkeiten kennen sich im hinteren Bereich des Systems in der Regel gar nicht aus, haben Angst vor den bedrohlich wirkenden hinteren Persönlichkeiten und haben darüber hinaus gelernt, nach vorn in den Alltag zu schauen, sich um dessen Anforderungen zu kümmern und damit auch auf ihre eigene tätergewollte Weise zu funktionieren. Die hinteren Persönlichkeiten können bis nach vorn in den Alltag schauen, haben aber kaum bis keine Erfahrungen mit einem Leben in der Gesellschaft und haben außerdem brutal gelernt, jegliche Kontakte zu außenstehenden Menschen selbst zu vermeiden. Ihre Rolle besteht weiterhin darin, auch die weiter vorn im System befindlichen Persönlichkeiten daran zu hindern, sich aus dem Täterkreis hinaus zu bewegen oder das absolute Gehorsams- und Schweigegebot der Täter zu missachten. Die Effekte der Indoktrination mit der Ideologie der Täter wirken sich besonders weiter hinten im Innensystem und in den oberen Hierarchien der Persönlichkeiten aus.

Betroffene benötigen also in der Regel Hilfe und Unterstützung von außen, um sich selbst mit allen vorhandenen Persönlichkeiten kennenzulernen, die inneren Gräben, Mauern und Abgründe zwischen den Persönlichkeiten allmählich zu überwinden und schließlich über eine ausreichende Innenkommunikation eine eigene Entscheidung über das eigene Leben zu finden.

Hilfe von außen bedeutet nicht nur, all diese Mechanismen mit einer Betroffenen und vielen ihrer Persönlichkeiten zu reflektieren, sie im therapeutischen oder anderweitigen Helfer_innenkontakt neue und menschliche Erfahrungen machen zu lassen und die komplexen Traumata psychotherapeutisch zu verarbeiten, sondern auch, ihnen während dieses mühsamen Prozesses einen ausreichenden Schutz vor den Tätern zu bieten.

Täter nutzen insbesondere die täterloyalen Persönlichkeiten der Betroffenen, um Treffen zu vereinbaren, in denen ungehorsame Persönlichkeiten brutal bestraft werden. Aber auch ängstlichen Persönlichkeiten wird erneut nachhaltig Angst eingeflößt, bindungsorientierte Persönlichkeiten müssen brutale Strafen an sich selbst oder an anderen Menschen erleben. Auch die Persönlichkeiten, die ihrer täterloyalen Funktion nicht oder nicht ausreichend nachgekommen sind, werden von den Tätern bestraft. Das Prinzip der Sippenhaft gilt nicht nur für eine Familie, sondern auch für das Innensystem einer Betroffenen.

Bei einem Ausstiegsversuch wirkt all das heftig zusammen und über lange Phasen funktioniert auch das Rückholprogramm, das noch lange Zeit von den inneren Programmierer_innen der Betroffenen eigenständig aktiviert wird. Kindliche Persönlichkeiten laufen einfach los, wenn sie den Auslösereiz dafür erhalten. Bindungsorientierte Persönlichkeiten gehen freiwillig los, suchen im Außenkontakt nach Ausreden, um unauffällig losgehen zu können, weil sie Angst um andere Menschen oder eigene Persönlichkeiten haben. Es dauert nach meiner Erfahrung sehr lange, bis diese Mechanismen nicht mehr wirksam sind.

Wenn eine Betroffene schon mehr Einfluss auf die beschriebenen inneren Mechanismen erarbeitet hat und zu manchen Täterkontakten nicht mehr geht, greifen die Täter direkt auf sie zu. Sie gehen im Alltag scheinbar harmlos auf eine Betroffene zu, triggern eine kindliche Persönlichkeit an, die gelernt hat, still und gehorsam mitzugehen, sobald sie sich in der Körperpräsenz befindet. Ein Täter lässt die Betroffene in ein Auto steigen und fährt mit ihr an einen Ort, an dem sie von der Gesellschaft unbemerkt bestraft werden kann. Die Täter verfügen nach Berichten Betroffener auch über größere Autos, in der Regel Lieferwagen mit getönten Scheiben, in denen ausreichendes Folterwerkzeug vorhanden ist, um die Strafen sofort umzusetzen. Betroffene haben bereits als Kinder gelernt, bei Schmerzen nicht zu schreien, still die brutalste Folter über sich ergehen zu lassen, um nicht noch Schlimmeres zu erleben. Die kindliche Persönlichkeit, die unauffällig mit einem Täter mitgegangen ist, erlebt von all dem oft nichts mit. Sie weiß nicht, was im weiteren Verlauf der Situation erfolgt, und wird beim nächsten Mal wieder gehorsam mitgehen, wenn sie ihren Auslösereiz wahrnimmt.

Allein dieses kleine Beispiel macht möglicherweise nachvollziehbar, mit wie vielen Persönlichkeiten traumatherapeutisch und kognitiv gearbeitet werden muss, um diesen konditionierten Ablauf bewusst und selbst steuerbar werden zu lassen. Die kindliche Persönlichkeit muss erfahren, welche Konsequenzen ihr Gehorsam hatte. Ihre traumatischen Erlebnisse, die sie so still und unabdingbar gehorsam haben werden lassen, müssen von ihr ausreichend verarbeitet werden. Der Mechanismus, der für den Weg der kindlichen Persönlichkeit dafür gesorgt hat, dass die vorher präsente Alltagspersönlichkeit ohne eigenen Einfluss ins Innere verschwand, muss herausgearbeitet werden. Weiterhin muss in der Zusammenarbeit mit verschiedensten Persönlichkeiten ein Weg entwickelt werden, wie eine einflussreichere Persönlichkeit des Innensystems in der nächsten Situation in die Körperpräsenz kommen und diesen für die Täter leichten Weg über das Rückholprogramm verhindern kann. Täterloyale Persönlichkeiten müssen bereit sein, dabei mitzuarbeiten, denn auch sie werden beim nächsten Täterkontakt dafür bestraft, wenn sie das Programm nicht zumindest ablaufen lassen.

Dieser Schutz von außen kann in allen seinen Erfordernissen nach meiner Erfahrung nur von mehreren Menschen geleistet werden. Eine Betroffene sollte möglichst nicht allein wohnen, sondern in einem Rahmen, der die Täter zumindest einigermaßen von direkten Zugriffen abschreckt. Für eine eigene Wohnung haben die Täter in der Regel einen Schlüssel, den sie einigen Persönlichkeiten abverlangt haben. Sie können kommen und gehen, wie sie wollen. Falls ein Außenstehender nachfragt, stellen sie sich als Familienmitglieder oder Freund_innen vor, auch wenn das oft gelogen sein kann. Ein betreutes Wohnen oder eine Wohnung in einem Haus mit vertrauenswürdigen Menschen kann es den Tätern schwer bis unmöglich machen, die Betroffene direkt aus ihrer Wohnung abzuholen oder sie in der eigenen Wohnung zu bestrafen. Täter haben als oberstes Prinzip, nicht aufzufallen, ihre strafbaren Handlungen sollen auf keinen Fall aufgedeckt und angezeigt werden können. Zähneknirschend halten sie sich von Wohnsituationen fern, in denen sie Gefahr laufen, bei Zugriffen auf die Betroffene rechtlich belangt zu werden.

Aber auch aus recht sicheren Wohnsituationen werden Betroffene durch konditionierte Trigger aus ihrer Wohnung nach draußen gelockt und von dort aus – möglicherweise über dieselbe kindliche Persönlichkeit wie im obigen Beispiel – mitgenommen. Diese Trigger sind durchaus spezifisch, so dass eine Persönlichkeit einer Betroffenen sie gut von anderen Geräuschen oder Handzeichen des Alltags unterscheiden kann. Die Trigger sind aber wiederum nicht so auffällig, dass Außenstehende sie als solche erkennen würden. Es mag ein bestimmtes Handysignal oder ein bestimmtes Reifenquietschen eines Autos sein oder eine bestimmte Abfolge eines Klopfens draußen. Auch Böller und Silvesterraketen außerhalb der Jahreswende können Betroffene zu Täterkontakten abrufen. Manchmal weint draußen ein Kind, das nur die Betroffene als das eigene Kind erkennen kann. Sie läuft nach draußen, um dem Kind zu helfen, und wird sofort von den Tätern abgefangen. Wenn man über viele Jahre immer wieder Betroffene begleitet, wird es allmählich möglich, diese spezifischen Trigger aus den üblichen Geräuschen des Alltags herauszuhören, weil sie regelmäßig wiederholt und weil dieselben Trigger bei verschiedenen Betroffenen eingesetzt werden. Ebenso kann man immer wieder dieselben fremden Personen vor dem Haus hin- und herlaufen sehen, die nur dann auftauchen, wenn Betroffene ihren Therapietermin wahrnehmen. Leider ist es für uns professionelle Helfer_innen nicht möglich, diese Trigger zu verhindern. Die dafür beauftragten Mitglieder einer Tätergruppe würden uns auslachen und uns für verrückt erklären, wenn wir derart „Zufälliges“ in der dargestellten Weise bewerten. Allerdings kann man beispielsweise bei einer Betreuten Wohnsituation die Polizei informieren, wenn nächtliche laute Trigger wie Böller regelmäßig vor dem Haus ertönen. Dies fällt unter nächtliche Ruhestörung, und die Täter möchten der Polizei nur ungern begegnen.

Das Rückholprogramm kann von Tätern über ein Klopfen in einem bestimmten Rhythmus an die Tür oder ans Fenster aktiviert werden, und eine noch nicht über den Ausstieg informierte kindliche Persönlichkeit mag die Tür öffnen, weil sie dieses spezifische Klopfen mit der Heimkehr einer Bezugsperson verbindet, der sie helfen möchte.

Das direkte Abfangen einer Betroffenen wird bei jeglicher sich ergebenden Gelegenheit von den Tätern eingesetzt, sobald die Rückholprogramme nicht mehr funktionieren und wichtige Persönlichkeiten des Innensystems sich gegen die Täterkontakte entschieden haben und den Ausstieg gezielt unterstützen. Jeder Weg einer Betroffenen in der Außenwelt wird von Tätern beobachtet und ein Zugriff wird versucht. Dies wird nach meinen Erfahrungen vorwiegend von niedrig rangigen Mitgliedern der Tätergruppe umgesetzt. Wege außerhalb des Hauses sollten von einer Betroffenen dann besser nicht mehr allein umgesetzt werden, sie benötigt bei Einkäufen, Besuchen bei

Ärzt_innen und auch auf den Wegen zur Therapie eine schützende Begleitung. Möglich sind auch Absicherungen von Wegen durch parallele Telefonate und/oder festgelegte Zeiten für den Weg über einen Anruf zu Beginn des Weges zur Therapie und wiederum einen Anruf bei Ankunft im Betreuten Wohnen. Dazu muss eine schriftliche Vereinbarung mit der Betroffenen erstellt werden, in der eine nur kurze zeitliche Frist für die Überschreitung der üblichen Zeit zwischen Abfahrt und Ankunft festgelegt wird. Wird diese Frist überschritten, wird sofort die Polizei informiert. Persönlichkeiten der Betroffenen werden die Täter über diese Vereinbarung informieren, die sich mit Zugriffen eher zurückhalten werden, um kein Einschalten der Polizei zu riskieren.

Für die Betroffene und alle mit dem Ausstieg einverstandenen Persönlichkeiten bedeutet es harte Zeiten, wenn sie es eigenständig umsetzt, die Kontrolle über die Körperpräsenz zu halten, so dass sie sich allein in ihrer Wohnung schützen kann, indem sie sie nicht verlässt und niemanden hereinlässt. Es bedeutet oft eine monatelange Gefangenschaft, der sich eine Betroffene selbst aussetzt. Wenn sie nicht regelmäßig die Wohnung verlässt, werden traumatische Erinnerungen aktiviert, in denen die verschiedensten Persönlichkeiten unter grausamen Bedingungen eingesperrt waren. Fluchtimpulse und brutale Flashbacks sind lange Zeit aktiv, wenn sie nicht aus der Wohnung geht. Neben all den anderen zu bearbeitenden Inhalten müssen auch die Hintergründe dieser Impulse verarbeitet und die konditionierten Reaktionen gelöscht werden. Eine solche Gefangenschaft, für die sich eine Betroffene selbst zu ihrem Schutz vor den Tätern entscheidet, beinhaltet neben diesen Belastungen ein einsames und eingeengtes Leben ohne die Möglichkeit auf selbst initiierte und spontane soziale Kontakte, Freizeitaktivitäten usw.

Solange die Betroffene dafür ausreichend belastbar ist, erscheint es sinnvoll, wenn sie einer regelmäßigen Tätigkeit nachgeht, die in einem geschützten Rahmen stattfindet. Das kann eine noch zu leistende berufliche Tätigkeit sein, es kann sich aber auch um die Teilnahme an einer Beschäftigungstherapie handeln. Solange eine Betroffene nicht allein und nicht nur mit anderen Tätern zusammen ist, werden Täter sie nicht abgreifen, um nicht unangenehm aufzufallen.

Hilfreiche Fragen und Impulse von Helfer_innen können die Alltagspersönlichkeiten in ihrer Aufmerksamkeit und Wachsamkeit unterstützen. Können Zeitlücken und Abwesenheiten festgestellt werden? Wie sorgsam wird mit Schlüsseln und Kommunikationsmedien umgegangen? Wie leicht ist es für noch unbekannte Persönlichkeiten, den Kontakt zu den Tätern herzustellen? Moderne Kommunikationsmittel wie Handys und das Internet erleichtern Täterkontakte generell und machen sie wenig fassbar und kontrollierbar. Ohne Handy und Internet wird es für alle Persönlichkeiten schwieriger, von sich aus Kontakt zu den Tätern aufzunehmen und leicht für sie erreichbar zu sein. Neben dem offiziellen Handy, das auch den Alltagspersönlichkeiten zur Verfügung steht, mag es weitere versteckte Handys in der Wohnung oder nah an der Wohnung geben, nach denen gesucht werden kann. Auch wenn alle Handys gefunden und in einer Betreuungssituation abgegeben wurden, kann beim nächsten Täterkontakt wieder ein Handy übergeben worden sein. Es sollte also regelmäßig von den Alltagspersönlichkeiten überprüft werden, ob und welche Kommunikationsmittel von täterloyalen Persönlichkeiten noch genutzt werden können. Manche den Tätern noch loyal erscheinende Persönlichkeit mag es hilfreich finden, den Tätern guten Gewissens sagen zu können, dass sie sie nicht habe kontaktieren können, weil das Handy nicht vor Ort gewesen sei.

Eine weitere Frage betrifft den Umgang mit Schlüsseln. Können sie nachts von anderen Persönlichkeiten mitgenommen werden, so dass sie wieder zurück in die Wohnung kommen können? Täterkontakte müssen seitens der Betroffenen nachts immer so umgesetzt werden können, dass die Wohnung unbemerkt verlassen werden und dass die Betroffene ebenso unbemerkt zurückkehren kann. Dafür sind Schlüssel oder mindestens offene oder leicht von außen zu öffnende Fenster oder Türen erforderlich. Diesbezüglich können die Alltagspersönlichkeiten mit Helfer_innen Lösungen entwickeln, die die Rückkehr anderer Persönlichkeiten nach nächtlichen Täterkontakten möglichst schwer machen.

Gelegenheiten für kürzere oder längere Täterkontakte können beobachtet und das Bemerken von Amnesien kann seitens der Alltagspersönlichkeiten verbessert werden. Die Selbstbeobachtung kann allmählich besser werden, wenn sie gezielt geübt wird. Die Alltagspersönlichkeiten können ihre eigenen gelernten Strategien erkennen lernen, mit denen sie bisher die Amnesien selbst kaschiert haben („Ich habe bestimmt die ganze Zeit da gesessen und geträumt." Oder „Ich habe wohl den Abwasch gemacht, das Geschirr war sauber, als ich wieder da war."). Das Bewusstsein für die Wahrnehmung von bewusster und „verlorener" Zeit kann wachsen.

Wichtig ist auch, wie die Nacht wahrgenommen wird. Welche Persönlichkeit war in der Nacht in der Körperpräsenz und hat die Nacht schlafend im Körper verbracht? Kann eine Nacht gewacht werden, so dass erkennbarer wird, wann ein Rückholprogramm gestartet wird? Kann eine Knotenpunktpersönlichkeit den Körper soweit kontrollieren, dass keine andere Persönlichkeit in die Körperpräsenz kommt, ohne dass sie es bemerkt? Darüber könnte möglicherweise Kontakt zu den Persönlichkeiten aufgenommen werden, die nachtaktiv sind und am ehesten für die nächtlichen Täterkontakte zuständig sind.

Am nächsten Morgen kann der Körper sorgsam untersucht werden, wieweit sich Verletzungen finden, die amnestisch für die Alltagspersönlichkeiten anderen Persönlichkeiten im nächtlichen Täterkontakt zugefügt worden sein können. Ein Besuch bei einer Ärzt_in am folgenden Tag kann Beweise dokumentieren lassen, die die Täterwelt nicht gern bei Ärzt_innen sieht.

Die Alltagspersönlichkeiten können prüfen, wieweit sich etwas in der Wohnung oder an der Kleidung seit dem Vorabend verändert hat. In der Regel werden Kleidung und Wohnung noch von den Persönlichkeiten wieder hergerichtet, die im Täterkontakt waren. Nach einem Täterkontakt duschen diese Persönlichkeiten, waschen verschmutzte Kleidung bei Bedarf oder werfen sie weg. Wenn die Alltagspersönlichkeiten tatsächlich Veränderungen morgens feststellen können, kann dies bedeuten, dass die nachtaktiven Persönlichkeiten ihnen damit einen Hinweis geben wollten. Dieser Hinweis kann unterstützend gemeint sein, kann aber auch eine Drohung beinhalten.

Einen wichtigen Aspekt des Außenschutzes stellt die Weitergabe wichtiger Informationen an mehrere Helfer_innen dar. Ein Netzwerk von Helfer_innen ist ohnehin erforderlich, um den äußeren Schutz umzusetzen, und sollte nur vertrauenswürdige Menschen beinhalten. Ein einzelner Täter in einem solchen Netzwerk kann die Kooperation des Netzwerks nachhaltig stören bis zerstören und wird im Übrigen alles an die Täter weitergeben, was im Netzwerk besprochen wird.

Die Betroffene kann wesentliche Informationen in ein vertrauenswürdiges Netzwerk geben, die die Täter dort nicht haben wollen – zu Namen von Tätern, Tatorten und strafrechtlichen Handlungen der Täter. Innere Informant_innen werden dies noch lange Zeit an die Täter weitergeben, entweder aus noch bestehender Loyalität heraus oder um den Tätern damit deutlich zu machen, dass sie sich zurückhalten müssen, wenn sie keine Anzeige riskieren wollen. Geteiltes Wissen ist also wertvoll und wäre das nicht der Fall, hätten die Täter nicht derart nachhaltig die Schweigegebote ins Innensystem der Persönlichkeiten installieren müssen. Vieles von dem, was die Täter konsequent verboten und bestraft haben, kann für einen Ausstieg eine große Bedeutung und hohen Wert haben. Ich habe auch Fälle erlebt, in denen gute Helfer_innennetzwerke von Tätern auch in unserer Alltagswelt gestört wurden, indem aktive Helfer_innen in ihren beruflichen Positionen plötzlich nicht mehr mitarbeiten durften und sich dazu nicht einmal äußern konnten. Solche Interventionen lassen sich nicht verhindern und deren möglicher Hintergrund lässt sich leider auch nicht beweisen. Allerdings helfen uns Informationen Betroffener zur Zugehörigkeit manch anderer Personen in der Gesellschaft zum Täterkreis, um zumindest Hypothesen zu solchen Hintergründen von Störaktionen entwickeln zu können.

Als hilfreich hat sich ein Anti-Suizid-Vertrag herausgestellt, den die Betroffene selbst schreibt und in dem sie dafür sorgt, dass er keine Lücken enthält, durch die sie ihn nicht einhalten müsste. Formulierungen bedeuten in der Täterwelt anderes als in den Alltagskontakten. Sie enthalten oft Unklarheiten, Halbwahrheiten oder Formulierungen, die andere Deutungen zulassen, die uns nicht einfallen würden, weil wir die Welt der Täter nicht kennen. Inhalt dieses Vertrages sollte in jedem Falle sein, dass die Betroffene sich nicht selbst töten will und dass alle Tod bringenden Handlungen, auch wenn sie sie selbst ausüben würde, nicht von ihr gewollt, sondern durch konditionierte Reaktionen erfolgen, die Täter aus der organisierten Rituellen Gewalt bei ihr installiert haben. Hinzu kommt eine Schweigepflichtsentbindung für die Therapeut_in oder anderweitige Helfer_innen über den Tod hinaus, die jene berechtigt, sich mit allen erlangten Informationen über die Betroffene und ihren Täterkreis an die Polizei zu wenden.

An dieser Stelle sei an die Schutzbriefe erinnert, die bei allen Helfer_innen hinterlegt werden können, soweit diese damit einverstanden sind. Darüber hinaus sollten Schutzbriefe an weitere Personen gegeben oder verschickt werden, über die die Betroffene nicht informiert wird. Dadurch wird abgesichert, dass die Betroffene den Tätern nicht alle Adressaten der Schutzbriefe mitteilen kann. Dann lohnt es sich für die Täter nicht, die Briefe bei parallel erfolgenden Einbrüchen bei den Helfer_innen zu stehlen. In die Schutzbriefe gehören Informationen, die über die Beteiligung der Familie an strafbaren Handlungen hinausgehen. Im Rahmen der Sippenhaft würden die Täter die Verhaftung und Bestrafung von Familienmitgliedern durchaus in Kauf nehmen und die Betroffene trotzdem abfangen, in den Suizid triggern oder zu töten versuchen. Sollten Familienmitglieder verhaftet werden, werden sie von höher rangigen Tätern dahingehend unter Druck gesetzt, nichts über die Mitgliedschaft in der Tätergruppe verlauten zu lassen, wenn sie ihr Leben behalten wollen. In den Schutzbriefen müssen stattdessen Daten enthalten sein, die hochrangige Täter um keinen Preis zur Polizei gelangen lassen wollen.

Ohne einen allmählichen *inneren Ausstieg* einer Betroffenen aus dem Täterkontakt hilft keine noch so gut gemeinte und gut geplante Hilfe von außen. Die äußere Hilfe kann schwierige Phasen besser bewältigen lassen und Manches vorübergehend erleichtern. Lebt eine Betroffene beispielsweise in einem Betreuten Wohnen mit einer Nachtwache, kann sie gefährliche Nächte mit der Nachtwache verbringen. Die Gegenwart eines anderen Menschen verhindert den Ablauf des Rückholprogramms, da die Täterkontakte nicht auffallen sollen. Innere Programmierer_innen dürfen die Programme nicht aktivieren. Persönlichkeiten, die einen Schutz von außen nie erlebt und nie für möglich gehalten haben, können die Erfahrung machen, dass Menschen durchaus helfen und schützen können und die Vorhersagen der Täter nicht immer und unbedingt zutreffen müssen.

Der innere Ausstieg beinhaltet, dass jede Persönlichkeit lernen muss, sich nicht mehr an die gelernten Vorgaben der Täter zu halten. Bei manchen Persönlichkeiten müssen die Auslösereize für konditionierte Rückkehrhandlungen herausgefunden und gelöscht werden. Bei weitaus mehr Persönlichkeiten geht es darum, die emotionalen Bindungen an Mitglieder der Tätergruppe zu lockern und so weit aufzulösen, dass diese Persönlichkeiten nicht mehr zu Täterkontakten gehen, um diese Menschen zu sehen und gegebenenfalls schützen zu wollen. Täterloyale Persönlichkeiten, die lebenslang nur die Täterwelt kennen und sich ein anderes Leben nicht vorstellen können, müssen bereit sein, sich mit der gesellschaftlichen Welt zumindest soweit auseinanderzusetzen, dass sie den anderen Persönlichkeiten ein Leben dort mit ermöglichen wollen, auch wenn sie selbst am Leben in der Außenwelt nicht teilnehmen möchten. Hier sei noch einmal auf die Knotenpunktpersönlichkeiten verwiesen, für die fast alle Persönlichkeiten Vieles tun würden, wenn sie darum gebeten werden. Besonders die kleinen Knotenpunktpersönlichkeiten wie die erste Spaltung und einige weitere scheinen über eine gute Überzeugungskraft den täterloyalen Persönlichkeiten gegenüber zu verfügen. Knotenpunktpersönlichkeiten mit der Grundemotion Liebe können Kontakt zu Knotenpunktpersönlichkeiten mit der Grundemotion Wut aufnehmen. Diese kleinen Knotenpunktpersönlichkeiten sind früh entstanden und kennen sich noch weitgehend untereinander. Sie können gemeinsam vermittelnd tätig werden.

Die therapeutische Arbeit beginnt beim Ausstieg mit den Alltagspersönlichkeiten. Diese müssen Kontakt zu weiteren inneren Persönlichkeiten aufnehmen, dafür trennende Traumata und innere Mauern und Abgründe überwinden. Eine nächste Persönlichkeit kann wiederum von sich aus Kontakt zu weiter innen befindlichen Persönlichkeiten aufnehmen. Die Stafette der Ausstiegsfrage kann immer weiter nach innen gereicht werden. Über Knotenpunktpersönlichkeiten kann sie nicht nur in einer Linie, sondern gleichzeitig über mehrere innere Wege immer weiter gereicht werden. Aus der Ausstiegsfrage der Alltagspersönlichkeiten kann ein Schneeball werden, der eine innere Lawine auslösen kann. Parallel zu diesem schönen Bild mag aber auch noch einmal betont werden, wie schwer und belastend jede Überwindung eines inneren dissoziativen Spalts sich durch die inneren Mauern und Abgründe sowie durch die konditionierten Reaktionen, Denk- und Bewertungsmuster und alle weiteren Effekte der erlebten Mind Control Methoden gestalten kann.

Irritierend kann es auf Helfer_innen wirken, wenn sie einer Persönlichkeit gegenüber sitzen, die aus voller Überzeugung sagt, der Ausstieg sei gelungen, „sie" gingen nicht mehr zu den Tätern. Eine unerfahrene Helfer_in mag mit in die Erleichterung und die Glücksgefühle dieser Persönlichkeit einstimmen. Leider bedeutet diese für diese Persönlichkeit absolut glaubhafte Aussage oft nicht, dass keine anderen Persönlichkeiten weiter in die Täterkontakte gehen. Nach meiner Erfahrung ist es wichtig, vorsichtig auf diese Möglichkeit hinzuweisen, indem man nachfragt, ob sie das für alle Persönlichkeiten des Innensystems sagen könne. Dies macht der Persönlichkeit in der Körperpräsenz die Fragestellung deutlich, dass die sichere und glaubhafte Aussage zum gelungenen Ausstieg nur sie selbst und weitere schon bekannte Persönlichkeiten betrifft.

Dementsprechend definiere ich das Ende des Täterkontakts folgendermaßen: „Täterkontakt ist beendet, wenn alle Persönlichkeiten eines Innensystems bekannt sind und sich im Kontakt mit einer oder mehreren anderen Persönlichkeiten befinden und darüber sicher gestellt werden kann, dass jede einzelne Persönlichkeit keinen direkten oder indirekten Kontakt mehr zu den Tätern aufnimmt. Indirekte oder direkte Zugriffe der Täter müssen unmöglich geworden sein." (Fliß 2016, 47 f.) Anhand dieser Definition lässt sich nachvollziehen, dass ein Ausstieg einen langwierigen Prozess darstellt, dessen Ende über lange Zeit nicht abgesehen werden kann. Somit ist auch der Ausgang eines Ausstiegsversuchs erst dann erkennbar, wenn der Täterkontakt von allen Persönlichkeiten beendet wurde. Je größer und verzweigter das Innensystem einer Betroffenen ist, desto mehr Persönlichkeiten betrifft die Ausstiegsfrage.

Der innere und der äußere Ausstieg setzen in der Regel bei den Alltagspersönlichkeiten an, die allmählich das parallele Leben in der Täterwelt bemerken und sich davon weg bewegen wollen. Dazu gehören die allmähliche Distanzierung und schließlich der Kontaktabbruch zu der gesamten eigenen Familie, die in der Regel ebenfalls in den Täterkreis involviert ist, sowie zu langjährigen Freund_innen und Bekannten, für die das aller Wahrscheinlichkeit nach ebenfalls gilt. Auch Partner_innen sind zumeist selbst im Täterkreis. Es ist in der Regel sehr unwahrscheinlich, dass die Täter zugelassen hätten, dass sich die Betroffene im Alltag aus dem Täterkreis hinaus bewegt hat. Die Mitglieder einer Tätergruppe verbringen auch das Alltagsleben miteinander, leben dort ihre Freundschaften, Partnerschaften und wesentlichen sozialen Kontakte. Nur sehr täterloyalen Mitgliedern erlaubt die Tätergruppe Kontakte zu nicht Mitgliedern – und das auch eher nur, wenn dies letztlich den Täterinteressen dient.

Der Abbruch lebenslanger Bindungen fällt den Betroffenen schwer, was absolut nachvollziehbar ist. Er ist aber nicht vermeidbar, wenn eine Betroffene wirklich den Täterkreis verlassen will. Es mag daran erinnert werden, dass für Familie und Freund_innen die Sippenhaft gilt und dass sie schwerer und öfter bestraft werden, wenn eine Betroffene in diese sozialen Zusammenhänge zurückkehrt, um diese Menschen zu schützen.

Erst der Ausstieg aus den bisherigen Alltagskontakten einer Betroffenen lässt einen äußeren Schutz vor Täterkontakten sinnvoll erscheinen und rechtfertigt die damit verbundene Mühe von Helfer_innen. Wenn eine Betroffene sich dafür nicht entscheiden kann und will, macht der Außenschutz meiner Ansicht nach keinen Sinn. Nach dem Abbruch der Alltagskontakte folgen noch viele weitere wesentliche Schritte wie der Ausstieg aus den Ritualen und aus dem Menschenhandel. Diese beiden erforderlichen Ausstiegsprozesse werden im Verlauf dieses Kapitels noch näher beschrieben werden.

10.3 Deprogrammierung

„Programme sind aufgelöst und laufen nicht mehr automatisiert ab, wenn alle daran beteiligten Persönlichkeiten ihre damit verbundene Traumatisierung durchgearbeitet haben, die Trigger und Auslöser gelöscht und die Persönlichkeiten im Hier und Heute orientiert sind." (Fliß 2012, 340) Folgt man dieser Definition, wird erkennbar, dass zahlreiche Traumabearbeitungen bereits einen deprogrammierenden Effekt haben. Jede Traumabearbeitung beinhaltet die therapeutische Arbeit an einem Flashback einer bestimmten Persönlichkeit, der eine von den Tätern konditionierte Reaktion beinhaltet. Ist diese konditionierte Reaktion Bestandteil einer Kette eines Programms, so wird sie durch die Traumabearbeitung zumindest modifiziert und im besseren Falle gelöscht. Es wurde bereits darauf hingewiesen, dass innere Programmierer_innen die gelöschten Reaktionen wieder aktivieren können, indem sie die betreffende Persönlichkeit im Inneren in die dort abgebildete ehemalige traumatische Situation wieder hinein zwingen und sie darüber retraumatisieren können.

Dennoch hat diese Persönlichkeit im therapeutischen Kontakt eine neue Erfahrung gemacht: Sie kann sich zumindest kurzfristig besser fühlen, sie musste nicht absolut zwangsweise und unverrückbar diese konditionierte Handlung durchführen. Sie hat diese Handlung unterbrechen können und die damit verbundene körperliche und emotionale Entlastung einmal erlebt. Wenn diese Persönlichkeit erneut innerlich ins Trauma verbannt wird, nimmt sie diese neue Erfahrung mit.

Es bleibt fraglich, wie diese Persönlichkeit diese Erfahrung bewertet. Wird sie dadurch ermutigt, bei einem nächsten Versuch, aus dem Trauma herauszukommen, nachhaltiger und aktiver zu werden als vorher? Oder wird sie durch die nachfolgende innere Retraumatisierung entmutigt und in ihrem gelernten Denken bestärkt, dass ein Entkommen doch nie möglich sein wird? Wird sie im Inneren von anderen Persönlichkeiten getröstet und ermutigt, die sich bereits für einen konsequenten Ausstieg entschieden haben? Wird eine Programmierer_in, die in diesem Moment noch täterloyal und überzeugt die Retraumatisierung vornimmt, mit der Zeit auch über einen Ausstieg und eine Veränderung ihrer Aufgaben nachdenken – eher für den Ausstieg und in Zusammenarbeit mit weiteren Programmierer_innen – oder bleibt sie täterloyal und verhindert auch weiter jeden Schritt in Richtung eines Ausstiegs? Wie lange mag es unklar bleiben, welche Haltung die zahlreichen Programmierer_innen letztendlich zeigen?

Dieselben Fragen stellen sich, wenn die Täter die Betroffene nach Traumabearbeitungen im nächsten Täterkontakt direkt retraumatisieren. Täter zögern in diesen Situationen ebenso wenig, jegliche Brutalität in aller Konsequenz dafür einzusetzen, wie sie dies in der bisherigen Lebensgeschichte der Betroffenen getan haben.

Ich habe im Laufe der therapeutischen Arbeit mit Betroffenen in unterschiedlichen Phasen eines Ausstiegsprozesses beide Varianten immer wieder erlebt. Lange wird es vorne im System der Persönlichkeiten wenig bis gar nicht erkennbar, wie sich der gesamte Prozess entwickeln wird. Über lange Zeiten arbeiten engagierte Persönlichkeiten gemeinsam mit der Therapeut_in an den Traumata und an der Deprogrammierung, ohne zu wissen, ob dies zu einem Ausstieg führen kann. Dennoch bin ich der festen Überzeugung, dass neue und gute Erfahrungen einen Sinn im Leben eines Menschen machen, zumindest soweit, wie dies auch von einer Betroffenen selbst als sinnvoll und hilfreich bewertet werden kann. Selbst wenn eine Betroffene nicht aussteigt und die Traumatherapie abbricht und entmutigt sein mag, weil sie die Begrenztheit ihrer Möglichkeiten realisieren musste, wird sie andere Kontakt- und Beziehungserfahrungen aus einer Therapie mitnehmen können – wenn sie es sich selbst eingestehen kann.

Bei Abbrüchen von Ausstiegen habe ich beide Varianten erlebt. Manche Betroffene greifen auf die gelernten Täterstrategien zurück und wollen der Therapeut_in die Schuld für das Scheitern zuschreiben. Sie erklären sie für unfähig oder unzureichend bemüht. Diese Argumente haben Betroffene lebenslang von den Tätern gehört und wenden sie nun selbst an. In solchen Fällen ist dies nicht immer besprechbar, aber manchmal kann es vorsichtig reflektiert werden. In anderen Fällen konfrontieren sich Betroffene mutig und schmerzhaft mit der eigenen Grenze, an der sie nicht weitergehen wollen. Diesen Schmerz kann die Therapeut_in in einem sorgsamen Abschied teilen und ihre Entscheidung mit den mit Sicherheit nachvollziehbaren Gründen respektieren. Dass ein Mensch vor der Grausamkeit der Täter und oft auch wesentlicher Persönlichkeiten des eigenen Innensystems kapituliert, kann ich persönlich gut nachvollziehen und nachempfinden.

Eine Deprogrammierung ist also ein langandauernder und mühsamer Prozess. Er beinhaltet nicht nur die konkrete therapeutische Bearbeitung der Traumata von vielen Persönlichkeiten, sondern im Wesentlichen eine Veränderung des Denkens und Bewertens, das die Täter mit ihren Mind Control Methoden nachhaltig geprägt und festgelegt haben.

Je mehr Persönlichkeiten an den Traumabearbeitungen und an der Überprüfung bisheriger Denk- und Bewertungsmuster mitarbeiten, desto besser geht die Deprogrammierung voran. Neben den Programmierer_innen sind auch die Knotenpunktpersönlichkeiten mit ihren vielfältigen Einflussmöglichkeiten im Innensystem von großer Bedeutung. Insbesondere die kleinen KPP können sich im Innensystem weitgehend bewegen und Kontakt zu vielen Persönlichkeiten aufnehmen. Für „die Kleinen" setzen sich auch Programmierer_innen ein, selbst wenn sie gelernt haben, die kleinen Persönlichkeiten extrem zu fordern, sie nicht zu schonen und unfreundlich mit ihnen umzugehen. Bei einer ausstiegswilligen Betroffenen zeigt sich mit der Zeit, dass auch diese harten Programmierer_innen sich für die ihnen zugeteilten kindlichen Persönlichkeiten verantwortlich fühlen – nicht nur für deren Erfüllung ihrer von den Tätern zugewiesenen Aufgaben, sondern auch für deren Wohl und Wehe. Bei einem Ausstiegsprozess schicken diese Programmierer_innen vertrauenswürdige kindliche Persönlichkeiten zunächst in den therapeutischen Kontakt, um ihn und die damit verbundenen Chancen zu prüfen. Wir können sicher sein, dass hinter einer kleinen kindlichen Persönlichkeit in der Körperpräsenz eine ältere Persönlichkeit steht, die sie sofort wieder ins Innere zurückholen kann, wenn sie dies für richtig hält. Entsprechend steht hinter einer kleinen Persönlichkeit aus einem täterloyalen Bereich des Innensystems eine einflussreiche Programmierer_in dieses Bereichs, die mit zuschaut, zuhört und prüft.

Läuft ein Programm mit mehreren Ketten aktuell ab, reihen sich viele Traumabearbeitungen aneinander. Dies beinhaltet eine enorme Anstrengung für eine Betroffene und die aktivierten Persönlichkeiten dieses Programms. Es sollte nach Möglichkeiten im Innensystem gesucht werden, das Programm zumindest vorübergehend zu stoppen, so dass es nicht komplett „durchläuft". Programmierer_innen können Programme in der Regel ebenso stoppen wie anstoßen. Ist eine einflussreiche Programmierer_in eines laufenden Programms aber nicht bereit, diesen Stopp einzusetzen, kann im Innensystem nach Persönlichkeiten gesucht werden, die Einfluss auf ihre Haltung nehmen könnten oder den Stopp kennen. An dieser Stelle können kleine Persönlichkeiten und generell die KPP hilfreich sein. Mithilfe möglichst vieler Persönlichkeiten kann nach Informationen im Inneren gesucht werden, welche Kette als nächste anlaufen könnte und welcher Auslöser damit verbunden ist. Wenn dies deutlich werden kann, kann bereits vorweg mit Persönlichkeiten der nächsten Kette traumatherapeutisch gearbeitet werden, so dass die nächste Kette nicht mehr anläuft.

Sicherlich kann eine einflussreiche Programmierer_in auch ohne diese bearbeitete Kette das Programm weiter anstoßen, so dass es doch weiter läuft. Vielleicht denkt sie aber nach, ob sie das wirklich umsetzen oder noch etwas abwarten will, wie sich die Deprogrammierung weiterentwickelt. Vielleicht überlegt sie auch, dem Ausstieg eine Chance zu geben und hilft bei der Deprogrammierung. Es kann lange dauern, bis solche Veränderungsprozesse von Programmierer_innen zu den Alltagspersönlichkeiten gelangen. Programmierer_innen halten sich nach meiner Erfahrung über lange Zeit beide Möglichkeiten frei und „spielen ein doppeltes Spiel", sowohl mit der Therapeut_in als auch mit den Tätern. Sie legen sich nicht fest und erklären sich sowohl der Therapeut_in als auch den Tätern gegenüber mit logischen Argumenten. Den Tätern mögen sie sagen, dass sie dem Ausstieg ohnehin keine Chance einräumen und kleine Erfolge der Alltagspersönlichkeiten umso nachhaltiger wieder zunichte gemacht werden könnten, je mehr sie sich für einen Ausstieg anstrengen. Der Therapeut_in mögen sie sagen, dass sie den

Tätern gegenüber noch nicht alles offenlegen könnten, um selbst noch ausreichend funktional für die Mitarbeit zu bleiben.

Je mehr Programmierer_innen die Auflösung der Programme unterstützen, desto mehr inneres Wissen über die Art und Zusammensetzung der Programme wird frei. Wenn hochrangige und wichtige Programmierer_innen sich zusammenschließen und ihr Wissen über die Programme zusammentragen, bleibt nur noch Weniges unbekannt und unberechenbar, nämlich das, was die Täter auch diesen Programmierer_innen nicht mitgeteilt haben. Damit sichern sich die Täter einen letzten Einfluss auf die Programme und eine Kontrolle über die ansonsten sehr eigenständigen Programmierer_innen.

Eine Betroffene sagte einmal, für diese betreffenden Programmierer_innen sei es wichtig, „ihre Animositäten untereinander beiseite zu legen und im Gesamtinteresse zusammenzuarbeiten". Damit meinte sie die Themen, mit denen die Täter diese Programmierer_innen gegeneinander aufgehetzt und nachhaltig voneinander getrennt haben. Diese Bearbeitung kann möglicherweise auch später noch nach einem gelungenen Ausstieg erfolgen, wenn es um die restlichen noch unverarbeiteten Traumatisierungen geht. Oder die betreffenden Programmierer_innen arbeiten diese Themen miteinander im Inneren ab, ohne die Therapeut_in einzubeziehen. Sie wissen nicht nur um die Programme und deren Installation und Inhalte, sondern wissen mehr über die Schritte einer Deprogrammierung als wir Therapeut_innen nach langen Berufsjahren verstanden haben. Wesentlich erscheint nach meiner Erfahrung die Bearbeitung der Knotentraumata, das heißt der Traumata, die ausgehend von einer Knotenpunktpersönlichkeit die Abspaltung und Konditionierung vieler weiterer Persönlichkeiten beinhaltet haben.

Auch die zumeist kleinen Persönlichkeiten der Programmketten verfügen über ein Wissen um das Programm, wenn dies auch begrenzt sein mag. Manche etwas ältere Persönlichkeiten einer Kette, beispielsweise in einem Entwicklungsalter von 5 Jahren, kennen kindliche Persönlichkeiten desselben Programms aus anderen Ketten und können Kontakt mit ihnen suchen.

Wenn ein Hungerprogramm läuft, sind alle daran beteiligten Persönlichkeiten gegen das Essen konditioniert, wenn auch die Motive unterschiedlich sein mögen. Eine kindliche KPP, die nicht essen mag, kann im Innensystem nachsehen, welche kindliche Persönlichkeit ebenfalls das Essen verweigert. Sie kann außerdem nach kindlichen Persönlichkeiten suchen, die essen können, auch wenn es ihnen schwer fallen mag.

Jede thematische Bearbeitung enthält Themen aus Programmen. Beispielsweise kann die gezielte Bearbeitung von einzelnen Themen wie Ekelerfahrungen Verbindungen zwischen Persönlichkeiten ermöglichen, die in verschiedenen Bereichen des Innensystems platziert sind. Selbstverletzungsimpulse können verschiedene Hintergründe und Motive beinhalten: Selbstbestrafung, Spannungsreduktion, Todeswunsch und viele mehr. Im Innensystem kann nach allen Persönlichkeiten gesucht werden, die sich selbst verletzen wollen oder dies im gegebenen Fall tun würden. Darüber können Verbindungen zwischen Persönlichkeiten aktiviert oder reaktiviert werden, die in verschiedene Ketten des Autoaggressionsprogramms eingebunden sind. Im Anti-Hilfe-Programm finden sich viele Persönlichkeiten, die in den verschiedensten Situationen gegen jegliche Hilfe aus der Gesellschaft konditioniert wurden. Diese grundsätzliche und nur den Tätern nützliche Haltung kann im Innensystem beleuchtet und diskutiert werden.

Es wurde in der Beschreibung der Programme bereits darauf hingewiesen, dass ein durchlaufendes Suizidprogramm besonders ernst genommen werden muss. Wenn das finale Programm mit den Hauptprogrammierer_innen der verschiedenen Todesformen anläuft, ist nach meiner Erfahrung konsequente Hilfe von außen erforderlich, um den Ablauf zu unterbrechen.

Es sei ergänzt, dass es manchmal auch hilfreich zu sein scheint, manche Programmketten gezielt durchlaufen zu lassen, so dass jede Persönlichkeit scheinbar ihre Aufgabe erfüllt hat und wieder nach innen geht. Diese Variante kann nach meiner Erfahrung von einer Betroffenen aber nur gewählt werden, wenn von außen oder noch besser durch innere Programmierer_innen gewährleistet werden kann, dass die Teilhandlungen der Persönlichkeiten der Kette nicht komplett ausgeführt werden müssen. Damit ist ein Programm aber noch nicht gelöscht, sondern wird von inneren Persönlichkeiten als erfolgreich absolviert bewertet und damit wieder deaktiviert. Das Programm kann zu einem späteren Zeitpunkt erneut aktiviert sein und möglicherweise konnten bis dahin zwischenzeitlich bessere Voraussetzungen für ein Löschen erarbeitet werden.

Auch ohne eine Nachprogrammierung und die vielfachen Bestrafungen von Tätern bei Ausstiegsversuchen ist eine nachhaltige Deprogrammierung anstrengend und an manchen Stellen gefährlich. Die inneren Programmierer_innen halten sich an die von den Tätern gesetzten Aufgaben und lassen Programme an- und durchlaufen und müssen diese Haltung überdenken. Eine Traumabearbeitung auch nach Ende eines Täterkontakts löst die Programme aus, die ebenso abgearbeitet werden müssen wie bei noch bestehendem Täterkontakt. Die Deprogrammierung ausgedehnter innerer Programme ist mit zahllosen Traumabearbeitungen verbunden und dauert ebenfalls sehr lange. Es ist aber durchaus erleichternd und Mut machend, wenn von außen nicht mehr bestraft und nachprogrammiert wird. In einem solchen nach meiner Erfahrung eher seltenen Fall liegt die Motivation für diesen langwierigen Prozess nur bei den Persönlichkeiten selbst. Sie befinden sich nicht mehr unter dem schädigenden Einfluss der Täter, leiden aber noch am nachhaltigen Effekt von deren Mind Control Methoden in ihrem Inneren, die ohne eine entsprechende Veränderung das gesamte weitere Leben grundlegend negativ beeinflussen. Ohne eine innere Freiheit kann auch im Außen kein freies Leben geführt werden.

Diese Beschreibung einer Deprogrammierung beinhaltet einen möglichen Weg einer Betroffenen – letztlich können die inneren Programmierer_innen jeder Betroffenen am besten entscheiden, wie dieser individuelle Weg verlaufen könnte. Jede Betroffene geht nach meiner Erfahrung einen eigenen Weg, den wir begleiten und unterstützen können. Wichtig finde ich es für uns als Therapeut_innen, zu einem gewissen Teil in diesen Plan einbezogen und darüber informiert zu werden, sobald dies den inneren Programmierer_innen möglich wird. Wir benötigen ein Mindestmaß an Orientierung, wie dieser Weg verlaufen könnte, auch wenn wir nicht über alle Details informiert werden müssen.

10.4 Ausstieg aus den Ritualen

Die brutalen und unmenschlichen Rituale scheinen in den meisten Fällen einen wesentlichen Grund für Betroffene aus der organisierten Rituellen Gewalt darzustellen, sich daraus befreien und dies nicht mehr miterleben zu wollen. Betroffene berichten uns von grauenhaften Bildern aus Ritualen. Sie müssen in verschiedenen Rollen daran teilnehmen, als Opfer für sexualmagische Rituale mit brutalen Vergewaltigungen, meist durch mehrere Täter, aber auch in Rollen von Priestern schwarzer Messen oder als brutale Vergewaltiger und Mörder in der Rolle des Satans. Und „nur" das regelmäßige Zuschauen dieser konsequenten Brutalitäten von Menschen gegen andere wehrlose Menschen traumatisiert jedes Mal wieder.

Wenn wir uns derartige Details anhören, um die Belastungen der betreffenden Persönlichkeiten einer Betroffenen zu teilen und sie damit zu entlasten, werden wir zu indirekten Zeug_innen dieser Gräueltaten. Wir müssen sorgsam auf uns selbst achten, um nicht sekundär traumatisiert zu werden. Es kann vorkommen, dass wir ebenso wie die Betroffenen Alpträume mit grausamen Inhalten bekommen. Bilder, die wir auch nur in der Vorstellung mit Betroffenen geteilt haben, können im Alltag plötzlich aufleuchten und uns belasten. Wir müssen ebenso wie die Betroffenen diese Bilder zulassen und mit uns selbst daran arbeiten, sie allmählich verblassen zu lassen und diese Zeugen_innenschaft in unser eigenes Menschen- und Weltbild zu integrieren.

Mein persönliches Bild des „guten Menschen" hat sich über diese jahrzehntelange Arbeit mit Betroffenen nachhaltig verändert. Ich glaube nach wie vor daran, dass kein Kind mit dem Ziel geboren wird, zum grausamen und eiskalten Täter zu werden. Alle Kinder müssen zu diesen Grausamkeiten gezwungen werden – ansonsten wären die Täter nicht derartig auf ihre Mind Control Methoden angewiesen, um ihre Ziele zu erreichen. Ich empfinde es inzwischen aber so, dass es „das Böse" im Menschen tatsächlich gibt und dass Erwachsene dies bei Kindern züchten und ausformen können, wenn sie nur genug Macht und Kontrolle über die Kinder haben. Wieweit dieses Kind dann als erwachsener Mensch wirklich weitgehend mit diesen Grausamkeiten einverstanden sein mag, stellt sich nach meiner Erfahrung oft erst spät im traumatherapeutischen Prozess heraus. Aus meiner Sicht bleibt die Frage lange Zeit bestehen: wie sieht das Verhältnis zwischen Gut und Böse in jedem dieser Menschen aus? Und wie stark sind die lebensbejahenden und liebenden Anteile in jedem dieser Menschen? Welche Seite wird sich durchsetzen? Und wie stark wirkt die Angst? Wie stark hat ein Kind ein ganzes Leben die tiefe Überzeugung in sich bewahrt, dass es nicht richtig ist, was die Täter ihm vorleben und wozu sie es zwingen?

Vor vielen Jahren habe ich diese Frage an eine Betroffene gerichtet. Es war für mich nicht greifbar und innerlich nicht nachvollziehbar, wie es bei ihrer extrem brutalen Lebensgeschichte in einer hochrangigen Täterfamilie möglich geblieben ist, sich damit letztlich nicht zu identifizieren. Eine kindliche Persönlichkeit antwortete mir ernsthaft: „Wenn du immer wieder vor eine solche Frage gestellt wirst, ob du das willst oder ob du das nicht willst, musst du jedes Mal sehr genau überlegen, was du wirklich willst! Und das haben wir alle getan." Diese Antwort beeindruckt mich noch heute.

Der Ausstieg aus den Ritualen ist in der Regel das erste Ziel einer Betroffenen, wenn die Alltagspersönlichkeiten ihr Parallelleben in der Täterwelt realisiert haben, auch wenn sie selbst seit langer Zeit bei Ritualen nicht mehr in der Körperpräsenz waren. Der Weg bis zum Beenden der Teilnahme an Ritualen ist lang und beinhaltet alles, was bisher für Ausstieg und Therapie beschrieben wurde. Die Täter haben die Betroffene über lebenslange Schwüre an den Satanismus und die Zugehörigkeit zum Täterkreis gebunden. Aus Tätersicht ist dies unumkehrbar, und Täter tun alles, um eine Abkehr zu verhindern. Jeder Mensch, der zum Täterkreis gehört, hat zu den Ritualen und allen dazu gehörenden Vorbereitungen zu erscheinen. Dafür sorgen die Täter nachhaltig. Ihre selbst definierte Allmacht über ihre Mitglieder beruht auf absolutem Gehorsam, zu dem auch die Teilnahme an den Ritualen gehört. Erscheinen nicht alle geforderten Mitglieder des Täterkreises oder bemüht sich eine Betroffene um eine Abwendung von den Tätern, wird sie von anderen Mitgliedern abgeholt, bei Bedarf gewaltsam. In der Regel wird dies aber eher unauffällig für die Gesellschaft über Trigger gewährleistet, die das Rückholprogramm aktivieren.

Diese gezielten Maßnahmen der Täter werden ohnehin erst bedeutsam, wenn die Persönlichkeiten, die für das Einhalten feststehender Treffen zuständig sind, nicht mehr dorthin gehen und außerdem verhindern, dass andere Persönlichkeiten des Rückholprogramms sich auf den Weg machen. Dass eine solche Weigerung erst durch einflussreiche Persönlichkeiten des Innensystems umgesetzt werden kann, erschließt sich nach allem, was bisher zu Denkmustern, Bewertungen, Konditionierungen und Programmabläufen deutlich geworden ist.

Es sei an dieser Stelle an die Strukturen eines Innensystems erinnert und dass die Kultpersönlichkeiten sich recht weit hinten im System befinden. Die meisten von ihnen haben keinerlei Kontakt zur gesellschaftlichen Welt und kein Interesse am Kontakt zu anderen Menschen. Viele von ihnen haben einen kindlichen Entwicklungsstand und sind auf ihre Funktionen und Rollen in den Ritualen begrenzt. Einen Kontakt zu den Kultpersönlichkeiten aufzubauen, beinhaltet für eine Betroffene, dass sie bereits viele Kontakte ins Innensystem aufnehmen konnte. Die Alltagspersönlichkeiten und mindestens die wichtigen KPP unter ihnen, die nie oder nur sehr früh im Leben mit den Kultinhalten konfrontiert waren, müssen sich ihnen zuwenden und sie akzeptieren können. Diese vorderen Persönlichkeiten sind das Grauen aus den Ritualen nicht oder nicht mehr gewöhnt und reagieren mit Entsetzen und Abwehr auf die Kultpersönlichkeiten. In der Therapie ist es nach meiner Erfahrung wichtig, ihnen die Rolle dieser hinteren Persönlichkeiten im System zu erklären und ihnen deutlich zu machen, dass die Kultpersönlichkeiten ihnen diese Funktionen abgenommen haben und sie selbst nur deshalb ganz oder über lange Zeit davor verschont geblieben sind.

Ich erlebe die hoch angespannten und dunkel wirkenden Kultpersönlichkeiten als am extremsten belastet. Sie haben keinerlei Vertrauen in Menschen und meist wenig bis kein Interesse daran, Kontakt mit Menschen aufzunehmen. Ihnen stellt sich die Frage, welche Rolle sie in einem freien Leben haben könnten, wenn ihr gesamtes bisheriges Erleben im Rahmen von Funktionen in Ritualen stattfand. Ich finde es immer wieder eindrucksvoll, wenn Kultpersönlichkeiten selbst in den therapeutischen Kontakt kommen und bereit sind, zumindest an einem freien Leben für die Persönlichkeiten mitzuarbeiten, die sich dies wünschen.

Kultpersönlichkeiten haben einen hohen Rang im Innensystem und sind mächtig. Ohne sie ist nach meiner Erfahrung ein Ausstieg aus dem Täterkreis nicht möglich. Ich erlebe es als Entlastung für Betroffene und in der Fortsetzung auch für meine Arbeit im therapeutischen Prozess, wenn eine Betroffene im Täterkreis nicht in Rituale eingebunden war. Dies kann verschiedene Gründe haben und kommt wahrscheinlich eher selten vor, ist aber möglich. Eine Gruppierung kann sich aufgelöst oder sich mit einer anderen Gruppe zusammengeschlossen haben, so dass eine Betroffene nicht mehr funktional für die neue Konstellation war. Oder eine Betroffene oder ein Familienmitglied und damit die gesamte Familie wurden als unwürdig klassifiziert, aus den Ritualen ausgeschlossen und von den Tätern nur noch für andere gewinnbringende Funktionen wie den Menschenhandel eingesetzt.

Viele Betroffene haben einen ausgeprägten Wunsch, dass sie zu einer dieser wenigen Ausnahmen gehören könnten. Ob dies der Fall ist, kann letztlich aber nur deutlich werden, wenn ein Kontakt zu den Kultpersönlichkeiten hergestellt werden konnte, die selbst über den Stand der Betroffenen in den Ritualen informieren. Die Regel ist nach meiner Erfahrung leider eher, dass eine Teilnahme an den Ritualen konstant stattgefunden hat.

10.5 Ausstieg aus dem Menschenhandel

Nach einem Ausstieg aus den Ritualen scheint alles zunächst insgesamt gelungen für eine Betroffene und in der Fortsetzung auch für uns in unserer therapeutischen Arbeit. Und ja: es ist schon viel und Wesentliches geschafft! Die meisten Programme sind zumindest so weit entschärft, dass sie nicht mehr durchlaufen. Es hat einen hoffentlich nachhaltig wirksamen Deal mit den Tätern gegeben, so dass sie die Betroffene nicht mehr über Trigger zu den Ritualen zwingen oder sie persönlich abholen.

Ein solcher Deal muss im Übrigen nach Rückmeldung Betroffener unbedingt enthalten, dass der Körper der Betroffenen „im Urzustand" erhalten bleiben muss. Täter nutzen leider jede Lücke eines solchen Deals, um die Betroffene noch nachhaltig zu schädigen, damit sie trotz eines gelungenen Ausstiegs ihres Lebens nicht froh werden soll. Ein Aids-Virus, eine irreversible Schädigung des Nervensystems oder gar eine brutale Beschneidung können einer Betroffenen das Leben wesentlich erschweren oder gar zu einem frühen Tod ohne direkten Zugriff der Täter führen.

Schutzbriefe mit wesentlichen für die Täter gefährlichen Informationen haben zu diesem Zeitpunkt hoffentlich ihren gewünschten Effekt erzielt, eine Netzwerkarbeit professioneller Helfer_innen wirkt helfend und schützend und schreckt die Täter zusätzlich ab. Bis zu diesem Punkt auf dem Weg der Therapie sind zahllose Traumabearbeitungen erfolgt. Viele innere Kontakte und Kooperationen sind zwischen den Persönlichkeiten entstanden. Innere Mauern konnten überwunden und neue Wege im Innensystem gebaut werden. Eine grundlegende Veränderung des Innensystems wurde erarbeitet und viele Persönlichkeiten haben sich weiter entwickelt und ihr Denken, Fühlen und Handeln überprüft und konstruktiv verändert.

Als Therapeut_in dachte auch ich lange Zeit, dass damit der Weg eigentlich beendet wäre. Ich wurde eines Besseren belehrt. In einigen Fällen wurde deutlich, dass der Täterkontakt weiter lief – nicht mehr zu den Ritualen, aber weiter in den Menschenhandel. Das Thema der Prostitution scheint mir inzwischen für einen endgültigen Ausstieg noch schwerer zu wiegen als die grausamen Rituale. Ich fand und finde das persönlich nach wie vor kaum vorstellbar, habe es aber in der Arbeit mit Betroffenen erlebt, wie scham-

und schuldbesetzt sie allein das Aussprechen dieses Themas erlebten. Die Betroffenen können sich vorstellen, dass wir Helfer_innen gut nachvollziehen können, dass sie die Grausamkeiten der Rituale beenden wollen. Sie befürchten aber offenbar, dass wir kein Verständnis dafür aufbringen können, dass sie scheinbar selbstbestimmt in die Prostitution gehen. Daher verschweigen sie diesen Bestandteil ihres Lebens in der Täterwelt lieber. Erst wenn wir verstehen, warum Betroffene auch noch über den Ausstieg aus den Ritualen hinaus für die Täter in die Prostitution gehen, können wir die Hintergründe nachvollziehen und bei einem Ausstieg auch aus diesem Bereich unterstützen.

Erst im Laufe der Jahre wurde für mich erkennbar, dass offenbar jede einzelne Persönlichkeit sexuell traumatisiert und konditioniert wird. Sexuelle Gewalt trifft die Seele, Ursula Wirtz (2001) betitelte ihr Buch aus gutem Grund mit „Seelenmord". Sexuelle Gewalt dringt ins Körperinnere ein und beinhaltet körperliche und emotionale Grenzüberschreitungen neben den sexuellen.

Wenn alle Persönlichkeiten auch sexuell missbraucht werden, ist den Tätern an dieser maßgeblichen Stelle das Schweigen der meisten bis hin zu allen Persönlichkeiten gewiss. Die allgemeine Datenlage zeigt die Dunkelziffer bezüglich Anzeigen nach Erfahrungen sexueller Gewalt an. Ein Grund mag in den geringen Aussichten liegen, dass ein Täter von deutschen Gerichten nach einer Anzeige tatsächlich verurteilt wird. Die Verurteilungsquote liegt nach Informationen des Unabhängigen Beauftragten für Fragen des sexuellen Kindesmissbrauchs nach erfolgten Anzeigen dann noch weit unter der Anzeigenquote (https://www.hilfeportal-missbrauch.de/informationen/uebersicht-sexueller-missbrauch/zahlen-und-fakten.html).

Wesentlich für alle sexuell missbrauchten und vergewaltigten Menschen sind in der Regel die Schamgefühle, die das Sprechen erschweren und es für die meisten von ihnen unmöglich machen. Opfer erleben immer auch die Schuldgefühle, die eigentlich die Täter haben müssten, die sie in fast allen Fällen aber nicht haben, weil sie die Verantwortung und Schuld für ihre Taten nicht übernehmen. Schuldgefühle geben einem Opfer außerdem zumindest die Illusion, in irgendeiner Weise aktiv an der Gewaltsituation beteiligt gewesen zu sein. Opfer suchen verzweifelt im Rückblick nach Möglichkeiten, wie sie die Situation hätten verhindern können. Schuldgefühle verhindern die reale Wahrnehmung absoluter Hilflosigkeit und Ohnmacht in der Opfersituation, die sich für die Opfer noch aussichtsloser anfühlen als die Schuldgefühle, die immerhin noch die Illusion eigener Handlungsfähigkeit beinhalten.

Bei der generellen Skrupellosigkeit der Täter aus der organisierten Rituellen Gewalt ist nicht davon auszugehen, dass die Opfer überhaupt eine Chance haben, dass die Täter irgendeine Verantwortung übernehmen – im Gegenteil: den Opfern wird im Rahmen der Mind Control gezielt und immer wieder die Schuld für alles zugeschrieben.

Die Betroffenen übernehmen diese Bewertung und schweigen nachhaltig, auch und vor allem über die sexuellen Gewalterfahrungen.

Die sexuelle Konditionierung erfolgt in Kreisen der organisierten Rituellen Gewalt in der Regel sehr früh. Sexuelle Erregung wird (bereits bei Babys, s. Katz 2014) gezielt erzeugt. Sexuelle Reaktionen des Kindes erfolgen auf die Stimulierungen und können vom Kind nicht verhindert werden. Der Körper reagiert.

Meistens sind die Auslöser im Zusammenhang mit Angst und Stress zu finden, an die die Täter die sexuelle Erregung koppeln. In weiteren Konditionierungen wird die sexuelle Erregung an die verschiedensten Handlungen in Verbindung mit gelernten Bewertungen geknüpft. Wird eine kindliche Persönlichkeit sexuell stimuliert, wenn sie tanzen muss, lernt sie vermutlich über wiederkehrende Worte der Täter, dass sie dies selbst wolle und die Betrachter mit ihrem Tanzen selbst sexuell erregen wolle. Sie sei selbst ja erregt und „eben eine kleine Lolita und eine frühreife kleine Schlampe, die es nicht anders haben will". Die kindliche Persönlichkeit erlebt die Reaktion des Körpers und identifiziert sich in Ermangelung alternativer Erfahrungen selbst mit der „Lolita" und der „kleinen Schlampe". Es mag nachvollziehbar sein, wie schwierig es für diese Persönlichkeit ist, im Verlauf eines Therapieprozesses über diese Konditionierung zu sprechen und ihre eigene Bewertung auch nur im Ansatz in Frage oder zur Diskussion zu stellen. Hilfreich sind dann nach meiner Erfahrung eher eigene Persönlichkeiten der Betroffenen, die ihr aus dem Inneren heraus erklären, wie diese körperliche Reaktion und die gelernte Bewertung zustande gekommen sind. Nur, wenn diese Haltung auch aus dem Inneren der Betroffenen heraus bestätigt werden kann, kann nach meiner Erfahrung eine korrigierende und mitfühlende Rückmeldung einer Therapeut_in wirklich ankommen und ernstgenommen werden.

Sexuell konditionierte Reaktionen verschiedenster Ausformungen können von den Tätern vielfach zur Ausbeutung der Betroffenen genutzt werden. Die Täter sind selbst sexuell auf Gewalt konditioniert, wenn sie selbst im Täterkreis aufgewachsen sind. Ihre eigenen sexuell gierig konditionierten Persönlichkeiten reagieren sich an den gerade gewünschten kindlichen Persönlichkeiten der eigenen Kinder auch im Alltagsleben ab. Dies scheint nach Berichten Betroffener bis zu einem gewissen Maße im Täterkreis üblich und innerhalb der Familien und der direkten Bekannten und Freunde der Familie erlaubt zu sein, allerdings mit der Begrenzung, damit nicht die Funktionalität des gesamten Kindes für den Täterkreis zu beeinträchtigen. Hier zeigt sich der Hintergrund des von vielen Betroffenen geschilderten Inzests über Generationen der Familien hinweg.

Die Persönlichkeiten einer Betroffenen werden also zur Befriedigung von Familienmitgliedern im Alltag sexuell missbraucht, aber auch für die verschiedensten Wünsche von „Kunden" in der Prostitution und Kinderpornografie. Da die Täter die absolute

Kontrolle über die Kinder haben, sind den Brutalitäten und Perversionen von Kundenwünschen keine Grenzen gesetzt. Bei vielen Betroffenen finden sich für alle Varianten von Kunden Persönlichkeiten, die darauf konditioniert sind, alles zur vollsten Zufriedenheit des Kunden auszuführen, was dieser erwartet. Darunter fallen alle Varianten des Sado-Maso-Bereichs, der Nekrophilie (sexuelle Gewalt an Leichen) oder der Sodomie (sexuelle Gewalt an Tieren oder an Kindern durch darauf konditionierte Tiere), um nur einige Beispiele zu nennen. Eine Betroffene berichtete, eine ihrer Persönlichkeiten sei darauf konditioniert, sich verletzen und foltern zu lassen. Die einzige Einschränkung für den Kunden liege darin, sie nicht töten zu dürfen. Für eine solche Gewalt würden von Kunden Summen im fünfstelligen Euro Bereich gezahlt.

Persönlichkeiten werden in den Täterkreisen nicht nur auf Opfersituationen sexuell konditioniert, sondern auch auf eigenes Täterverhalten. In den meisten Innensystemen finden sich pädophil, nekrophil und sodomisch konditionierte Persönlichkeiten und auch solche, die bei Tötungen in einem Blutrausch sexuell erregt reagieren. Diese Ausformungen sind für Betroffene kaum anzunehmen und schwer zu bearbeiten.

Für pornografisches Material, das teuer unter dem Ladentisch und im Internet vertrieben wird, können alle genannten Ausformungen sexuell konditionierter Reaktionen der Betroffenen von den Tätern verwendet werden. Persönlichkeiten werden für Filme in entsprechend gestalteten Situationen angetriggert und zeigen die konditionierte Reaktion, als Opfer oder als Täter. Die Täterkreise drohen Betroffenen, die aussteigen wollen, in der Regel mit der Weitergabe solcher Filme an die Polizei. Da auf den Filmen nicht erkennbar wird, wie eine Persönlichkeit angetriggert wird und wie sie in die Körperpräsenz wechselt, sieht die Betroffene eine echte Gefahr in dieser Drohung. Auf dem Film wirkt sie, als wäre ihre konditionierte Reaktion und Handlung selbstbestimmt. Es mag sogar Filme geben, die den Wechsel deutlich machen und damit darstellen, wie die Betroffene sich vom freundlichen Menschen in ein „Monster“ verwandelt. Die Betroffene hat Angst und lässt sich einschüchtern, weil sie erlebt hat, dass die Täter ihre Drohungen in den meisten Fällen umsetzen. Hilfreich ist eine Information für die Betroffene, dass die Täter bei einer Anzeige angeben müssten, woher sie einen solchen verbotenen Film haben. Und Täter würden dabei riskieren, selbst in die Ermittlungen der Polizei zu geraten. Mir ist bisher kein Fall bekannt, in dem die Täter eine solche Drohung umgesetzt hätten.

Es seien beispielhaft noch verschiedene konditionierte Reaktionen erwähnt, um das Ausmaß des Leids der Betroffenen sowie der zu bearbeitenden Traumata zu verdeutlichen. Es scheint konditionierte schnelle und mehrfache Orgasmen zu geben sowie Koppelung an erlittenen Schmerz und damit an Masochismus, an sadistische Handlungen gegen andere Menschen bis hin zu Tötungen, an pädophile Impulse und solche zur Nekrophilie und zur Sodomie in beiden Rollen, als Täter und als Opfer. Eine sexuelle Reaktion einer kindlichen Persönlichkeit kann an eine Selbstbewertung einer überhöhten Bedeutung gekoppelt sein, so dass sie stolz auf ihre Reaktion zu sein scheint. Eine andere Persönlichkeit kann darauf konditioniert sein, emotional zugewandt und dienend zu reagieren, verbunden mit eigener sexueller Erregung. Eine weitere Persönlichkeit mag gelernt haben, sich mit aller Macht bei sexueller Stimulierung gegen einen Orgasmus zu wehren, so dass der Kunde in der Prostitution eine Art Sieg erlebt, wenn die Persönlichkeit sich letztendlich nicht mehr wehren kann, weil der Körper reagiert. Wieder eine andere Persönlichkeit mag gelernt haben, schnell mit einem Orgasmus zu reagieren – damit „es schnell vorbei" ist. Dies bedient einen Kunden, der bei einem Opfer eine schnelle sexuelle Reaktion sehen will.

Eine andere Persönlichkeit mag eine vorübergehende Entlastung von allen körperlichen und emotionalen Anspannungen nur über einen Orgasmus erlebt haben und verzweifelt die Täter dafür aufsuchen, um wenigstens kurzzeitig eine Entlastung zu erleben, und sei es, um weiter konsequent und ausreichend funktional am Ausstieg mitzuarbeiten. Diese Notsituation erfordert einen Täterkontakt, weil die Persönlichkeit sich aus Schuld- und Schamgefühlen an niemanden anders wenden würde, und damit werden wieder eine Bestrafung und ein Nachprogrammieren für die Täter in diesem Kontakt gewährleistet.

Allen Persönlichkeiten ist gemeinsam, dass sie sich für die eigenen Reaktionen schämen und sich schuldig fühlen, auch die Persönlichkeiten, die wissen, wie die Konditionierungen zustande gekommen sind. Sexuelle Konditionierungen werden nach meiner Erfahrung von Betroffenen nicht direkt benannt, sondern allenfalls umschrieben. Die Betroffenen bemühen sich darum, sich ihre damit verbundene Belastung möglichst nicht anmerken zu lassen. Informationen von Therapeut_innen, dass dieses Vorgehen der Täterkreise bekannt ist, können dabei helfen, dass eine Betroffene dieses scham- und schuldbesetzte Thema zumindest nicht ganz ausklammert.

Meistens gehen Betroffene weiter in den Menschenhandel, auch wenn sie aus den Ritualen bereits ausgestiegen sind. Die betreffenden Trigger wirken noch, weil sie im Rahmen der bisherigen Ausstiegsarbeit nicht berücksichtigt wurden. Dies ist wichtig zu wissen, um gegebenenfalls danach zu fragen. Ansonsten können wir eine solche Betroffene allenfalls bei einem Teilausstieg begleiten und unterstützen und uns weiter in einer Illusion bewegen, dass dies nun alles gewesen sei. Unseren Wunsch, dass mit dem Ausstieg aus den Ritualen nun endlich alles vorbei sein möge, kann ich absolut nachvollziehen. Ich habe auch über viele Jahre nicht gewusst, wie wichtig der Ausstieg auch aus dem Menschenhandel ist, bis eine Betroffene es gewagt hat, mich darauf anzusprechen.

Sexuelle Konditionierungen können *selbstverständlich nicht in der Therapie* über Traumakonfrontationen gelöscht werden, wohl aber von der Betroffenen allein. Das Löschen der konditionierten Reaktionen funktioniert ebenso wie das Löschen aller anderen konditionierten Reaktionen. Programmierer_innen wissen das und können das selbst im eigenen privaten Umfeld mit den betreffenden Persönlichkeiten umsetzen.

10.6 Abschied von eigenen Kindern in der Täterwelt

Die frühen und oft zahlreichen Geburten eigener Kinder wurden im Kapitel zu einer typischen Lebensgeschichte Betroffener aus der organisierten Rituellen Gewalt bereits erwähnt. Es wurde ebenfalls benannt, dass Betroffene offizielle und registrierte Kinder in unserer Gesellschaft nur großziehen dürfen, wenn sie ausreichend täterloyal sind und den Tätern damit gewährleisten, dass sie diese nächste Generation in deren Sinne erziehen. Dies bedeutet für die Betroffene, die eigenen Kinder von Geburt an im Alltag zu konditionieren und zu programmieren. Offizielle Kinder werden in der Regel auch erst geboren, wenn dies dem dafür typischen gesellschaftlichen Lebensalter entspricht. Meistens gewährleistet eine ebenfalls in den Täterkreis involvierte Partner_in die Kontrolle über die Loyalität und Funktionalität der Betroffenen für die Täter.

Infolge des meist kindlichen Übergewichts der Mädchen und zusätzlicher Hormonbehandlungen werden aber oft schon ab dem Alter von etwa 10 Jahren eigene Kinder geboren, die die Betroffene nicht selbst großziehen darf. Auch Mehrlingsgeburten können darunter sein. Diese Kinder werden in andere Familien fremdadoptiert oder werden in die Lager gebracht. Mit diesen eigenen nicht registrierten und damit offiziell nicht existenten Kindern wird die Betroffene im Verlauf des Ausstiegs massiv unter Druck gesetzt. Oft muss sie zur Strafe für ihre Illoyalität mehrere eigene nicht registrierte Kinder zur Strafe töten.

Eigene Kinder sind das stärkste Druckmittel der Täter gegen die Betroffene, so ist meine Erfahrung. Damit die Kinder nicht immer wieder und immer weiter dafür eingesetzt und gequält werden, ist es sinnvoll, dass die Betroffene sich konsequent und nachhaltig von ihnen distanziert. Dann lohnt es sich für die Täter nicht, die Kinder weiter als Druckmittel einzusetzen.

Diese Distanzierung bedeutet einen lebenslang andauernden Abschied einer Betroffenen von ihren eigenen Kindern. Sie wird ihre registrierten und fremdadoptierten Kinder in der Gesellschaft nicht treffen können, da sie nicht als ihre leiblichen Kinder anerkannt sind. Bis zum endgültigen Ausstieg hat sie die Kinder noch bei Täterkontakten gesehen. Auch wenn die Kinder die Betroffene selbst als Verräter_in verhöhnt haben mögen, so hatte die Betroffene doch zumindest einen gelegentlichen Kontakt zu ihnen und wusste, dass sie noch lebten. Bei einem endgültigen Abschied weiß sie nicht mehr, wie es den Kindern geht und was aus ihnen im Verlauf des Lebens wird.

Die Hoffnung, wenigstens die offiziell in der Gesellschaft lebenden Kinder zu sich holen zu können, kann nur langsam losgelassen werden. Die von Geburt an ebenfalls konditionierten Kinder werden im Rahmen eigener Rückholprogramme selbst wieder zu den Tätern zurückkehren und ihre leibliche Mutter verraten. Die Alltagspersönlichkeiten der Kinder wissen ohnehin nicht, dass ihre Mutter im Alltag nicht ihre leibliche Mutter ist und werden sich massiv gegen ein Bemühen der Betroffenen wehren, sie aus der bisherigen Familie herauszuholen. Nur die Hoffnung bleibt, dass viele Persönlichkeiten der Kinder den Ausstieg ihrer leiblichen Mutter mit der Zeit nicht mehr als Verrat am Täterkreis ansehen, sondern ihn als Vorbild für eigene Ausstiegsbemühungen nehmen könnten.

Im Rahmen der Therapie wird das Thema Abschied und Trauer immer wieder bearbeitet. Es können symbolische Abschiedsgespräche mit einem eigenen Kind geführt werden, in denen die Trauer und alle damit verbundenen Emotionen ausgedrückt werden können. Abschiedsbriefe können geschrieben und Bilder gemalt werden, die nicht abgeschickt werden. In der Wohnung können Bilder oder stellvertretende Bilder oder Symbole für die lebenden und die toten Kinder aufgestellt werden, um ihrer zu gedenken.

10.7 Plan für den endgültigen Ausstieg

Zu diesem Zeitpunkt können allmählich Pläne zur endgültigen Absicherung gegen die Täter entwickelt werden. Die Frage, wie die Täterkreise dazu bewegt werden könnten, die Betroffene endgültig in Ruhe zu lassen, hat in der Regel bereits einen großen Teil des Ausstiegsprozesses und der Deprogrammierung begleitet. Im Inneren konnten allmählich Informationen zu den Täterkreisen, zu beteiligten Personen und zu Tatorten und Taten frei werden. Diese Informationen müssen daraufhin geprüft werden, wieweit sie ausreichen, um die Täter so konsequent unter Druck zu setzen, dass eine Weitergabe dieser Informationen an die Behörden derart bedrohlich für sie wäre, dass sie lieber von der Betroffenen ablassen. Informationen über beteiligte Familienmitglieder reichen nach meiner Erfahrung meistens nicht aus, es sei denn, Familienmitglieder sind in wesentlichen gesellschaftlichen Positionen, in denen die Täter sie gern weiter sehen möchten. Es geht bei diesen Vereinbarungen mit den Tätern grundlegend darum, dass wichtige Personen mit ausreichender Macht im Täterkreis ein Interesse daran haben, dass die Informationen der Betroffenen nicht bekannt werden. Diese wichtigen Personen können innerhalb des Täterkreises dafür sorgen, dass niemand mehr auf die Betroffene zugreift und eigene Interessen daran zurückstellen muss. Oft handelt die Familie eine Zeitlang dennoch dem zuwider, weil sie im Rahmen der Sippenhaft degradiert und bestraft wurde. Wird ein solcher weitere Übergriff durch die Familie aber wichtigen Tätern bekannt, sorgen diese dafür, dass auch die Familie sich von nun an zurückhält.

Nach meiner Erfahrung gibt es auch andere Gründe, weshalb Täter eine Betroffene loslassen, unabhängig von einer getroffenen Vereinbarung. Betroffene haben mir beispielsweise berichtet, dass in einem Fall polizeiliche Ermittlungen nach der Anzeige einer mutigen Betroffenen geführt wurden, die auch zur Erhebung von Beweisen führten. Täterkreise sollen dafür gesorgt haben, dass die Ermittlungsergebnisse nicht weiter verwendet wurden. Der Betroffenen wurde das negative Ergebnis der Ermittlungen mitgeteilt, was ihr weitreichendes Helfer_innensystem wiederum von ihr erfuhr. Hätten die Täter danach weiter auf die Betroffene zugegriffen, hätte dies den offiziellen Ermittlungsergebnissen widersprochen. Die Betroffene wurde von da an dauerhaft in Ruhe gelassen. Das falsche offizielle Ermittlungsergebnis mag den Tätern wesentlich mehr genützt haben als die weitere Ausnutzung der Betroffenen, denn nun konnte offiziell ein Beispielfall kundgetan werden, in dem eine Betroffene von Taten und Tatorten berichtet hatte, was sich aber nach den Ermittlungen allesamt als nicht wahr herausgestellt habe.

Eine andere überzeugte und mutige Betroffene mit ausreichendem Wissen über Täter, Taten und Tatorte mag im Täterkreis so niedrig rangig gewesen sein, dass die Täter nach einer entsprechenden Vereinbarung mit der Betroffenen „bald" von ihr ablassen, sobald sie merken, dass sie über die Programme nicht mehr zugreifen können und aktive Übergriffe immer offensichtlicher und damit beweisbarer werden. „Bald" beinhaltet in einem solchen Fall aber nicht eine kurze zeitliche Dimension, sondern dass nach dem üblichen langjährigen und harten Ausstiegsprozess erst zu diesem Zeitpunkt des langen Weges die Abwägung der Kosten und Nutzen durch die Täter zu einem Rückzug führt.

Eine wieder andere überzeugt und konsequent am Ausstieg arbeitende Betroffene mag von niedrigem Rang im Täterkreis sein und kaum über wesentliches Wissen verfügen. Wenn sie den harten Ausstiegsprozess bewältigt hat, können die Täter nicht mehr von ihr profitieren. Das Innensystem ist derart verändert und der eigene Wille jeder Persönlichkeit in selbstbestimmte Entscheidungen und Handlungen so weit umgesetzt, dass die Betroffene keine der bisherigen Aufgaben der Täterwelt umsetzen würde.

Zu diesem Zeitpunkt des Ausstiegs ist diese grundlegende Veränderung des Innensystems bei allen Betroffenen erfolgt. Allerdings können die Täter manche Betroffene dennoch weiter zu niedrigen Tätigkeiten einsetzen, und sei es im Menschenhandel. Eine Betroffene kann zu diesem Zeitpunkt aber möglicherweise auch eine Anzeige gegen die Täter leisten, wenn diese erneut auf sie zugreifen. Auch dies bedeutet ein Risiko für die Täter, was diese gut gegen ihren noch zu erwartenden Nutzen abwägen und gegebenenfalls lieber von weiteren Übergriffen absehen.

Diese Abwägungen und möglicherweise noch viele weitere Überlegungen bezüglich zu erwartender Reaktionen der Täter sind zu diesem Zeitpunkt des Ausstiegsprozesses immer wieder Thema. Parallel dazu wird gemeinsam erarbeitet, wie eine endgültige Sicherheit der Betroffenen schrittweise hergestellt und geprüft werden könnte. Die Betroffene kann allmählich unbegleitet einige kleine Wege umsetzen. Wenn innere Informant_innen dies den Tätern nicht mehr mitteilen und auch das Rückholprogramm nicht mehr aktiv wird, müssten die Täter die Betroffene konstant beobachten lassen, um jeden solcher Wege für Zugriffe zu verwenden. Dies müsste sich für die Täter noch lohnen. Die Betroffene macht nun hoffentlich die ersten Erfahrungen eigener und ungefährlicher Wege in die Gesellschaft hinein.

Wege können anfangs telefonisch begleitet werden. Eine Helfer_in bleibt beispielsweise mit ihr im telefonischen Kontakt, so dass sie jederzeit die Polizei informieren kann, falls die Betroffene attackiert werden sollte. Wenn die Betroffene auf Wegen weiterhin von Tätern beobachtet und begleitet wird, kann sie einen Umgang mit noch eingesetzten und funktionierenden Triggern üben, die von Tätern noch gesetzt werden können. In späten Phasen des Ausstiegs berichten Betroffene von manchen Triggern, die ihnen bisher nicht bekannt waren. Sie sind von ihren inneren Reaktionen darauf überrascht und schockiert. Aber wie mehrere Betroffene mutig sagten: jeder noch erlebte Trigger der Täter kann eine Hilfe darstellen, ihn von nun an zu erkennen, ihn gezielt zu neutralisieren und die damit verbundene Reaktion zu löschen.

Manchmal werden noch Persönlichkeiten im Innensystem aktiviert, die lange im Verborgenen und von den anderen Persönlichkeiten vergessen worden waren, weil sie schon viele Jahre lang nicht mehr im inneren Kontakt mit ihnen waren. Dies betrifft die „Reserveleute", wie ich sie nenne. Sicherlich ist es sinnvoller, wenn die Reserveleute bereits im Rahmen der Traumatherapie gefunden und für eine Teilnahme am Ausstieg motiviert werden konnten. Solange das gesamte Innensystem aber noch nicht zusammengekommen ist und innere Orte noch im Verborgenen liegen, kann eine Betroffene noch nicht sicher sein, ob und welche vergessenen Persönlichkeiten sich noch im Inneren befinden, die möglicherweise den Tätern noch gehorchen und ihre alten Aufgaben erfüllen würden. In einigen Fällen triggern Täter zum Ende des Ausstiegsprozesses diese Persönlichkeiten noch an und versuchen letzte Zugriffe auf die Betroffene.

Führt eine auf diese Weise aktivierte Persönlichkeit die Betroffene doch noch einmal zu den Tätern, können neue Verletzungen erfolgen, die eine Betroffene danach aber hoffentlich bei ausreichender Bearbeitung des Anti-Hilfe-Programms von Ärzt_innen dokumentieren lassen und für eine Anzeige verwenden kann. Ob die Täter dieses Risiko eingehen, erscheint zu einem späten Zeitpunkt des Ausstiegs zumindest fragwürdig.

Finden sich noch wesentliche Persönlichkeiten bei ersten unbegleiteten Wegen, die noch zu den Tätern gehen oder von ihnen abgerufen werden können, mag es sinnvoll für die Betroffene sein, zunächst wieder nur in Begleitung aus dem Haus zu gehen, bis die mit den aufgetauchten Persönlichkeiten verknüpften Traumata und Konditionierungen bearbeitet wurden. Zu diesem Zeitpunkt des Ausstiegs geht es für die Betroffene nun um Alles: die Persönlichkeiten müssen zusammenhalten und kooperieren, egal, was die Täter noch versuchen. Die Täter werden von ihr ablassen müssen, wenn es bei einer konsequenten und guten inneren Kooperation der Persönlichkeiten schon bald keine Möglichkeiten mehr für sie gibt, auf die Betroffene zuzugreifen.

Auch wenn die Täter eine Betroffene zu diesem Zeitpunkt nicht mehr abfangen und verschleppen, können sie sie noch quälen: indem sie ihr Fotos oder Videos von Bestrafungen oder Tötungen ihrer Kinder oder anderer ihr wichtiger Menschen zeigen. Manchmal schicken Täter noch Pakete mit grausamem Inhalt. Beispielsweise ein Zuschicken von Fotos der Betroffenen aus dem Menschenhandel kann aber auch als Beweis behalten und gegebenenfalls gegen die Täter verwendet werden. Zusendungen von Leichenteilen oder toten Tieren können noch heftige Reaktionen bei der Betroffenen auslösen, die wiederum bearbeitet werden müssen. Solche Sendungen tragen selbstverständlich keinen Absender und können keinem konkreten Täter zugeordnet werden. Nach meiner Erfahrungen müssen sich Betroffene mit solchen Sendungen aber eher in Anfängen des Ausstiegs auseinandersetzen als zu diesem späten Zeitpunkt.

Nach zunächst kleinen unbegleiteten Wegen kann der Radius der Wege bei guten Erfahrungen nun allmählich weiter ausgedehnt werden. Die Betroffene erlebt, draußen zu sein und eigenständig bestimmen zu können, wohin sie geht und was sie machen möchte. Bisher waren jegliche Wege immer von den Tätern bestimmt – ob eine Betroffene gerade eine erlaubte kurze freie Zeit ohne eine Aufgabe der Täter hatte oder ob sie mit dem Weg eine Funktion erfüllen sollte. Die Bewegungsfreiheit in der Gesellschaft ohne jeglichen Einfluss der Täter muss geübt werden, eine Betroffene muss sich an diesen völlig unbekannten Umstand gewöhnen.

Manche Betroffene möchte ihren Namen nach einem Ausstieg ändern, um nicht mehr den Namen der Täterfamilie tragen zu müssen. Sie hat immer wieder erlebt, Namen von den Tätern für die Persönlichkeiten zugeteilt bekommen zu haben. Nun möchte sie möglicherweise endlich über den eigenen Namen bestimmen. Sie kann bei der Beantragung eines selbst gewählten Vor- und Nachnamens unterstützt werden. Therapeut_innen können Bescheinigungen darüber ausstellen, dass die Betroffene in ihrer Familie und gegebenenfalls auch im Täterkreis derart viel Gewalt ausgesetzt gewesen ist, dass allein der bisherige Name immer wieder daran erinnert und zu psychischer Belastung führt.

Namensänderungen werden von manchen Betroffenen auch während des Ausstiegs gewünscht. Wenn dieser Wunsch von Alltagspersönlichkeiten ausgesprochen wird, denken sie zu diesem frühen Zeitpunkt oft noch wie wir auch: dass eine Namensänderung vor den Tätern schützen könnte. Solange aber auch nur eine Persönlichkeit des Innensystems noch Kontakt zu den Tätern hat, werden diese von ihr eine Veränderung des Namens und gegebenenfalls auch des Wohnorts und der Adresse erfahren. Die Mühe einer Namens- und Wohnortänderung lohnt sich meiner Erfahrung nach zu diesem Zeitpunkt noch nicht, jedenfalls bietet sie keine Absicherung gegen die Täter. Wenn eine Betroffene dies dennoch wünscht, weil sie auch zu einem frühen Zeitpunkt des Ausstiegs schon über einen selbstbestimmten Namen verfügen möchte, kann sie selbstverständlich auch dann dabei unterstützt werden.

10.8 Restliche Traumabearbeitung, Trauerprozess, Neuorientierung und Perspektiven

Nach diesem langen Weg einer intensiven Traumabearbeitung inklusive einer Deprogrammierung ist eine Betroffene sehr erschöpft. Sie war über lange Zeit ohnehin extremen Belastungen ausgesetzt – über die harte therapeutische Arbeit an erinnerten Extremtraumata und meistens zusätzlich über die brutalen Strafaktionen der Täter im Ausstiegsprozess. In der Regel konnte sie über lange Phasen kaum essen und schlafen und musste ständig innere Arbeit leisten.

Ein Ende des Ausstiegs macht zunächst nicht glücklich – dies scheint eher ein Wunsch von uns Therapeut_innen zu sein. Wir mögen uns froh und erleichtert fühlen, und das sicher mit Recht, denn auch wir haben harte Arbeit geleistet, therapeutisch und menschlich. Wir waren ständig im Risiko, sekundär traumatisiert zu werden, und mussten eine Balance finden zwischen dem, was wir emotional mittragen konnten und wollten, und auch dem, was wir an Therapiestunden und sonstiger Unterstützung anbieten konnten, ohne selbst in einen Erschöpfungszustand zu geraten.

In der Rolle der Begleiter_in können wir die Entlastung des gelungenen Ausstiegs wahrnehmen, aber dies ist wohl zunächst nur unsere eigene Entlastung. Die Betroffene fällt nach meiner Erfahrung zunächst in ein äußeres und inneres Loch. Sie hat in der Regel über mehrere Jahre hinweg nur dieses eine Ziel im Bewusstsein gehabt: das Ende der Gewalt und der Involvierung in die Täterkreise. Und was ist nun? Was bedeutet nun ein Leben in Freiheit? Selbst wenn über eine kurze Zeit auch bei der Betroffenen ein Gefühl von Befreiung und Glück entstanden sein mag, folgt die Ungewissheit auf dem Fuße: was kann und soll sie nun mit ihrem eigenen Leben machen?

Es macht Sinn, bereits gegen Ende der intensiven Traumabearbeitung an einer möglichen weiteren Perspektive zu arbeiten. Die Betroffene benötigt je nach Alter eine Möglichkeit, eine Ausbildung zu beginnen, ihren ehemaligen Beruf wieder aufzunehmen oder eine berufliche Umorientierung anzugehen. Da sie ihr Leben zumeist ausschließlich auch im Alltag in Täterkreisen verbracht hat, braucht sie alternative soziale Kontakte, ein neues soziales Umfeld, neue Aufgaben, die sie allesamt selbst bestimmen kann – und nun auch muss.

Zu diesem Zeitpunkt hat sie in der Regel über die zahlreichen Informationen innerer Programmierer_innen und anderer Persönlichkeiten gelernt, Täter auch in der Gesellschaft zu erkennen und sich von ihnen auch im Alltag fernzuhalten. Sie kann neue soziale Kontakte gezielt eingehen – aber Freundschaften und gute Bekanntschaften sowie Freizeitaktivitäten im Kreise anderer Menschen müssen erst aufgebaut werden und sich über eine längere Zeit bewähren. Lebenslang gelerntes Misstrauen gegen Menschen mag diesen Prozess erschweren. Die Betroffene fühlt sich mit ihrer Lebensgeschichte „anders" und „fremd" unter Menschen, die nicht im Täterkreis aufwachsen mussten. Sie fühlt sich in vielen Situationen unverstanden und muss sehen, wie sie mit diesen Unterschieden ausreichend gut zurechtkommen kann. Kann sie aushalten, dass es anderen Menschen in deren Leben immer besser ging und geht? Möchte sie mit anderen Menschen über ihre eigene Geschichte sprechen oder möchte sie das für sich behalten? Wie oft wird sie über Vieles schweigen, wenn andere Menschen über ihre Erlebnisse sprechen?

Eine Betroffene hat keine Lebensgeschichte anzubieten, ohne die Involvierung in die Täterkreise zu benennen, sie hat keinen Kontakt zu ihrer Familie, sie hat keine guten alten Freund_innen. Sie ist in der Regel zunächst alleine, außer wenn sie im Therapie- und Ausstiegsprozess bereits neue Kontakte aufbauen konnte. Sie muss sich immer wieder mit ihrem Anderssein auseinandersetzen. Immer wieder wird sie an traumatische Erlebnisse erinnert, immer wieder trauert sie um Menschen, um verlorene Lebenszeit. Manche Betroffene fragt sich zu diesem Zeitpunkt, warum diese hart erarbeitete Freiheit so schwierig mit Leben zu füllen ist. Solche Momente machen erneut deutlich spürbar, wie brutal das Leben im Täterkreis war. Es ist im Außen vorbei, ein „Vorbei" im Inneren kann nur langsam entstehen und sich mit Inhalten füllen.

Dieser Neuorientierungsprozess unterscheidet sich außerdem darin, ob eine Betroffene sich entschieden hat, ein Leben als Gruppe von Persönlichkeiten zu führen, oder ob ein Integrationsprozess vieler oder aller Persönlichkeiten stattgefunden hat. Eine weiter bestehende innere Gruppe muss gemeinsam herausfinden, welche Persönlichkeiten das Leben im Außen führen möchten und wer dabei welche Bereiche leben und umsetzen kann und möchte. Das Innensystem hat sich im Verlauf der Traumabearbeitung und der Deprogrammierung verändern und umstrukturieren müssen. Dies galt zunächst dem Ausstieg, mag sich aber noch nicht ausreichend für ein Leben in Freiheit eignen. Viele Persönlichkeiten müssen einen eigenen Sinn im nun völlig anderen Leben finden und entscheiden, was ihr Anteil dabei sein soll. Persönlichkeiten, die ohnehin nichts mehr mit Menschen zu tun haben möchten, bleiben möglicherweise in inneren Räumen, die sie nun so gestalten können, wie sie es sich selbst wünschen. Die Persönlichkeiten des Alltagsteams oder mehrerer Alltagsteams werden vermutlich eher den Alltag gestalten. Bezüglich der beruflichen Orientierung muss die Gruppe demokratisch entscheiden, wer welchen Beruf ausüben soll und damit für die finanzielle Lebensgrundlage sorgen soll und kann.

Nach einer Integration benötigt eine Betroffene nach meiner Erfahrung noch viel Zeit für weitere Traumabearbeitungen, da über die Integration für den nun einzelnen Menschen sämtliche erlebte Traumata im Gedächtnis verfügbar sind und durch Vieles spontan angetriggert werden können. Eine weiter bestehende Gruppe von Persönlichkeiten kann Traumata im Inneren selbst noch weiter getrennt halten, ob vorübergehend oder sogar dauerhaft. Nach einer Integration stehen die Herausforderungen einer eigenen Lebensgestaltung in Freiheit genauso an wie bei einer Gruppe von Persönlichkeiten. Dies muss in einer völlig ungewohnten Existenzform bewältigt werden. Die Betroffene kennt nur das Gruppenleben, seitdem sie denken kann. Sie mag sich allein und seltsam einsam ohne die anderen Persönlichkeiten fühlen, auch wenn sie die mit der Integration auch verbundene Entlastung positiv erleben mag, sich nun nicht mehr ständig austauschen zu müssen, um Entscheidungen zu treffen und um einfach etwas zu tun.

Je nach Alter mag es nicht mehr allzu viele Möglichkeiten für ein Berufsleben geben. Dann muss entschieden werden, wie das Leben finanziell gesichert werden kann, ob über eine Rente, über soziale Hilfen oder über Gelder der Opferentschädigung. Dafür muss ein Antrag gestellt und vom Versorgungsamt bewilligt werden. Dieser Prozess dauert nach meiner bisherigen Erfahrung mehrere Jahre und erfordert in der Regel eine Begutachtung der Betroffenen mit der Frage, wieweit ihre Aussagen glaubhaft seien. Meines Wissens nach gestaltet es sich immer noch sehr schwierig, den Hintergrund der organisierten Rituellen Gewalt anzugeben. Solange die Existenz dieser Gruppierungen in unserer Gesellschaft noch nicht anerkannt ist, besteht das Risiko für die Betroffene, dass allein diese Benennung dazu führt, dass ihre Aussagen als Phantasien abgetan werden können. Außerdem mag eine für den endgültigen Ausstieg aus dem Täterkreis getroffene Vereinbarung mit den Tätern beinhalten, dass sie dies nicht erwähnen darf. Möglich bleibt in manchen Fällen die Angabe eines verstorbenen Familienmitglieds als Täter. Würde ein noch lebender Täter benannt, würde ein Versorgungsamt ihn und auch weitere Familienmitglieder befragen. Die Familie würde möglicherweise erneut Druck auf die Betroffene ausüben, was nicht erstrebenswert erscheint. Wenn eine Betroffene im Verlauf ihres Lebens im Täterkreis allerdings bereits mutig einen Täter angezeigt hat, der sie im gesellschaftlichen Alltag attackiert hat, mag sie eher eine Chance auf Bewilligung einer finanziellen Entschädigung haben. In jedem Einzelfall müssen Chancen und Widrigkeiten sorgsam abgewogen werden. Es ist zu hoffen, dass sich perspektivisch das gesellschaftliche Wissen um die Zusammenhänge organisierter Ritueller Gewalt so weit verbreitet hat, dass finanzielle Unterstützungen jedweder Art angefragt werden können und eine Chance auf Bewilligung haben.

Es stellen sich viele weitere Fragen für das nun selbst bestimmte und freie Leben: möchte eine Betroffene, sei es als Gruppe oder als einzelner Mensch, eine Partnerschaft führen oder lieber darauf verzichten? Möchte sie und kann sie je nach Alter noch eigene Kinder – nun in Freiheit – bekommen? An welchem Ort der Welt möchte sie leben? Welche Interessen möchte sie in ihrer Freizeit verfolgen? Bei einer weiter bestehenden inneren Gruppe von Persönlichkeiten muss sie in einem demokratischen Entscheidungsprozess herausfinden, wer wieviel Zeit für Wünsche und Bedürfnisse im weiteren Leben erhalten kann. Was alles ist wesentlich für ein insgesamt ausreichend ausgewogenes und erfülltes Leben?

Eine Betroffene, die im Täterkreis einen eher niedrigen Rang hatte, muss lernen, sich anderen Menschen absolut gleichwertig zu fühlen, sich nicht mehr allzu sehr anzupassen und unterzuordnen und sich dieselben Rechte wie allen anderen Menschen zuzugestehen. Eine andere Betroffene, die im Täterkreis einen hohen Rang hatte, muss lernen, dass diese besondere Bedeutung im Täterkreis nicht für das Leben in der Gesellschaft gilt. Auch sie muss sich umorientieren. Jede Betroffene muss sich aus alten inneren Strukturen allmählich hinaus bewegen und sich weiter entwickeln und einen eigenen Platz in der Gesellschaft finden. Dabei kann jede von ihnen die in der Täterwelt gelernten Fähigkeiten nun für ein selbstbestimmtes Leben einsetzen und sich möglicherweise zwischen verschiedenen beruflichen Ausrichtungen und Freizeitfreuden entscheiden. All dies liegt nun in ihrem eigenen Ermessen.

In dieser Phase kann die Betroffene eine weitere therapeutische Unterstützung meistens noch gut gebrauchen, auch wenn dies nicht mehr ganz so wesentlich erscheint wie in der Zeit des Ausstiegs. Diese Phase sollte aus meiner Sicht noch begleitet und unterstützt und in ihren Anforderungen an die Betroffene nicht unterschätzt werden.

Allmählich steht nun aber auch der Abschied von den professionellen Helfer_innen an. Dies gestaltet sich manchmal sehr bewegend für beide Seiten. Die Betroffene musste Vertrauen zu den Helfer_innen aufbauen, diese wiederum mussten sich sehr intensiv mit der Betroffenen auseinandersetzen. Beziehungen wurden aufgebaut, die phasenweise menschlich sehr intensiv waren und die nicht einfach „locker" beendet werden können. Die Betroffene muss wieder und nun in ihrem freien Leben Abschied nehmen, nachdem sie dies vielfach im Ausstieg musste. Dies fällt nicht leicht. Wir als Helfer_innen müssen die Betroffene gehen lassen, sie im Weiteren ihren eigenen Weg finden lassen und ihr vertrauen, dass ihr dies gelingen wird. Das gesamte Helfer_innennetzwerk sollte aus meiner Sicht ebenfalls einen gemeinsamen Abschied mit der Betroffenen aus dem bewährten Zusammenhang finden. Meine Erfahrung ist, dass ein zumindest kleines gemeinsames Abschiedsfest stattfinden sollte, um den Abschied aus der bisherigen Zeit nicht nur bewusst, sondern auch emotional spürbar werden zu lassen.

Nun ist das Ziel eines langen und harten Weges erreicht: Die Betroffene ist frei und sie lebt!

11. Handwerkszeug für Psychotherapie und Ausstiegsbegleitung (Schramm)

Wie bereits in der Einleitung ausgeführt, habe ich kein umfassendes Therapiekonzept erstellt. Das folgende Kapitel setzt sich aus einzelnen Texten zusammen, die praxiserprobte Werkzeuge für die konkrete Arbeit mit Aussteiger_innen anbieten, um die Vielfalt der Methoden zu erweitern und das Sicherheitsgefühl der psychosozialen Unterstützer_innen zu verbessern.

11.1 Innensystem Coaching als Arbeitshaltung

Für die fachliche Unterstützung von gezielt aufgespaltenen Menschen ist eine klare Arbeitshaltung von Seiten der professionellen Begleiter_innen sehr hilfreich. Sie dient zur Orientierung für das ganze Innensystem und schafft Transparenz und Sicherheit. Transparenz und Sicherheit in Kontakten ist das Gegenteil der von Täterseite produzierten und gewünschten Beziehungserfahrungen. Über diese alternative Kontaktgestaltung können viele Innenpersönlichkeiten erste gute Beziehungserfahrungen ausprobieren oder sie aus der Tiefe des Systems mit Skepsis und Interesse beobachten. Sie bieten später eine Basis für das notwendige Arbeitsbündnis, das sich nach und nach mit immer mehr Innenpersönlichkeiten entwickeln wird. Nebenbei reduziert diese Arbeitshaltung die Wahrscheinlichkeit von Verwicklungen und Verstrickungen ins vielgestaltige und vielschichtige Innensystem. Diese ganz vermeiden zu wollen, halte ich in der Begleitung von komplex aufgespaltenen Menschen allerdings für unrealistisch. Verwicklungen und Verstrickungen werden vorkommen. Hilfreich ist, sie gemeinsam mit dem Innensystem zu identifizieren und zu klären, damit sie nicht dauerhaft den Ausstiegsprozess behindern.

Wir sitzen einem Menschen gegenüber und die Körpergrenze der Klient_in ist wie bei jedem Menschen unsere Blickbarriere. Nach innen können wir nicht schauen. Was im Inneren geschieht, können wir manchmal ahnen oder spüren, aufgrund der traumatherapeutischen Vorerfahrung mit anderen Betroffenen als Hypothese vermuten, manches wird uns berichtet, vieles aber nicht. Unser Fachwissen zu organisierter Ritueller Gewalt, unsere Vorstellungskraft über die Tiefe und Komplexität von inneren Landschaften und virtuellen Welten und unsere eigenen Berufs- sowie Lebenserfahrungen bestimmen, was wir für möglich halten. Wir gehen in Resonanz mit dem Gegenüber, bleiben aber trotzdem außen vor. Mit *Innensystem Coaching* meine ich aus der Außenperspektive die klare, wohlwollende, ermutigende Anleitung eines komplex aufgespaltenen Menschen mit vielen getrennten Innenpersönlichkeiten zur Selbstentwicklung des vielgestaltigen Innensystems mit den Zielen umfassender Co-Bewusstheit, durchgängiger Innen-Kooperation und kompletter Selbststeuerung im zukünftigen Leben. Kurz lässt sich der Ansatz auch als Hilfe zur Selbsthilfe beschreiben. Zu diesem Ansatz passen und gehören die gängigen Grundhaltungen und Umgangsformen der Psychotraumatologie: Kontakt auf Augenhöhe und Humor, das Eingestehen von Fehlern und sich entschuldigen, hin und wieder das eigene Ohnmachtserleben und das eigene Nichtwissen benennen. Dem Innensystem Vertrauen zu schenken, ist hilfreich, und sich parallel berechtigte Zweifel zu gestatten und diese im Bedarfsfall vorwurfsfrei zu benennen, ebenso. Aussagen von Betroffenen aus einer Hemmung heraus nicht kritisch zu hinterfragen oder ihnen grundsätzlich alles en Detail zu glauben, ist eher schädlich, denn es ist nicht authentisch.

Das komplexe, vielschichtige Innensystem besitzt umfangreiches *Expert-Innen-Wissen.* Dieses Expert-Innen-Wissen liegt in voneinander getrennten, oft noch komplett dissoziierten Speichern vor. Dieses Erfahrungswissen bietet die Grundlage für zunehmende gemeinsame Bewusstheit. Miteinander geteilte Bewusstheit ist die zentrale Bedingung für einen gelingenden Ausstieg. Die Entscheidung für jeden Entwicklungsschritt liegt beim Innensystem, denn der Mensch, der sich um den Ausstieg aus einem lebensbedrohlichen Gewaltsystem bemühen will, muss mit den Entscheidungen leben können – und das heißt auch oft die brutalen Bestrafungen oder die massiven Drohungen bei Ungehorsam durchstehen. Daher können unsere Interventionen lediglich Vorschläge sein. Das Innensystem entscheidet, welche Vorschläge angenommen werden, was als hilfreich erlebt wird und was nicht. Ablehnen zu dürfen, ohne Sanktionen zu erleben, ist eine neue und wichtige Erfahrung, die das Erleben von Selbststeuerung stärkt. Zunehmende Selbstverantwortung ist ein vordringliches Ziel in Begleitungen von gezielt aufgespaltenen Menschen. Fachlich kompetente Begleitung von außen sollte daher nur einen begrenzten Einfluss haben.

Methodisch ist das *Fragen ins Innensystem* für mich die zentrale Technik geworden – vor allem bei DDNOS ohne Wechsel: Woran sollen wir heute weiterarbeiten? Wer kann Informationen nach vorne geben? Was ist gerade passiert? Worauf sollten wir heute besonders achten? Genau explorierende Fragen sind eine wichtige Voraussetzung zum Verständnis – innen wie außen. Was wir als Außenstehende besser vom Innensystem verstehen, dient auch den Innenpersönlichkeiten zum eigenen besseren Verständnis. In Therapieprozessen sollten wir uns immer wieder ernsthaft fragen, ob wir mit den erhaltenen Antworten ein besseres Verständnis für das Gesamtgefüge erhalten haben. Wenn nicht, kann das kommuniziert werden. Kommentare von Innenpersönlichkeiten wie „Diese Unos sind nicht die Hellsten" sind mit gesundem Humor gut aushaltbar.

Und irgendwer vom Innensystem weiß es genauer oder kann es besser ausdrücken. Switche sind dafür nicht notwendig, aber sie können helfen. Von innen lässt sich alles Hilfreiche auch nach vorne in die Außenwelt zu uns transportieren, ohne dass die entsprechende Persönlichkeit in den Körper kommen muss. Dies entspannt vor allem Innenpersönlichkeiten von der sogenannten dunklen Seite bzw. aus den tieferen Schichten des Systems. Und es bleibt bei DDNOS der Weg der Wahl, da diese Systeme sich mit Switchen im Alltag schwer tun.

Weiterhin kann zur Sammlung und Strukturierung des Expert-Innen-Wissens folgendes Handwerkszeug helfen: das Erstellen einer Liste der Innenpersönlichkeiten nach Entstehungsalter sowie deren Aufgaben früher und heute, die Errichtung eines als ausreichend sicher erlebten Innenteam-Raums für die Klärung von Zielen und anstehenden Schritten in der Behandlung und das Ausfüllen einer Innenwelt-Außenwelt-Landkarte im Verlauf zur Verdeutlichung und Differenzierung der Systemstrukturen.

11.2 Die Innenwelt-Außenwelt-Landkarte

Die Nutzung von Inneren Landkarten zur Darstellung intrapsychischer Welten hat sich meiner Ansicht nach zu Recht als ein Standardvorgehen in der psychotherapeutischen Arbeit etabliert. Für die komplexen Innenwelten bei hoch dissoziativen Menschen sind sie als Strukturierungshilfe unverzichtbar geworden. Auch für Menschen, die ihre Ego-States besser verstehen und steuern lernen möchten, ist das gemeinsame Erstellen einer Inneren Landkarte sehr nützlich. In meiner Praxis arbeite ich häufig mit verschiedenen Varianten an der Flipchart, mit selbstbeschrifteten Namens-Zetteln auf dem Boden, Holzmurmeln, Gesichterkarten u. a. Denn der gemeinsame distanzierende Blick auf die nach außen verlagerte und damit kommunizierbare Innenwelt erlaubt Erkenntnisgewinn mit einem interessiert-forschenden Blick. Die Beobachter-Perspektive wird hier wie sonst auch im psychotraumatologischen Kontext (z. B. bei der Bildschirmtechnik) als stabilisierende Distanzierungstechnik genutzt. Innere Landkarten können diagnostisch und therapeutisch eingesetzt werden. Im Verlauf eines Prozesses verändern sie sich und werden an die aktuellen Erkenntnisse angepasst. Nach einem beendeten Prozess können sie im Rückblick den eigenen zurückgelegten Weg zu mehreren Zeitpunkten dokumentieren. Und in Fall-Supervisionen erleichtern sie das Verständnis der nicht anwesenden Patient_innen bzw. deren Innenwelten.

Im letzten Jahrzehnt habe ich Kolleg_innen in Fortbildungen und Supervisionen im Umgang mit dieser Transparenz fördernden und damit aufdeckenden Methode bei hoch dissoziativen Menschen als zögerlich erlebt. Es bestehen Ängste, Klient_innen zu verunsichern oder anzutriggern. Das Risiko halte ich für begrenzt. Wenn Betroffene zu uns kommen und nach fachlicher Unterstützung fragen, haben zumindest Teile des Innensystems großes Interesse, gesehen und verstanden zu werden. Und es wird uns nur das gezeigt, was gezeigt werden darf, wenn wir die Verantwortung für die Selbst-Enthüllung bei dem Menschen lassen, der zu uns kommt. Die tieferen Schichten im Innensystem sind den alltagsnahen Innenpersönlichkeiten oft jahrzehntelang nicht bekannt, daher werden sie auch nicht auf den ersten Landkarten verzeichnet. Aber aus den tieferen Schichten können alltagsferne Innenpersönlichkeiten aus den Parallelwelten schon in Ruhe mit Neugier und Skepsis diese Strukturierungshilfe „da vorne" gut beobachten und sich eigene Meinungen bilden. Für spätere Kontakte nach innen in die Tiefe, wenn es wirklich um die Frage des Kontaktabbruchs zu den Täterkreisen geht, ist so ein indirekter Kontaktfaden hilfreich.

Für längerfristige stabilisierende (Ausstiegs-)Begleitung im Beratungssetting kann eine Innere Landkarte im Vorfeld auch bei der Klärung helfen, was die Klient_in braucht, was im Beratungsrahmen geleistet werden kann, wo die Grenzen sind und wo zusätzliche traumatherapeutische Unterstützung notwendig ist.

Ich möchte also dazu ermutigen, diese Methode bei der Begleitung, Beratung und Therapie von Menschen mit DIS auf dem Hintergrund organisierter Ritueller Gewalt anzuwenden. Für diese Menschen nutze ich ein schlichtes Arbeitsblatt mit 4 Quadranten. Diese Vorlage kann vergrößert als Grundlage der System-Selbst-Erforschung dienen. Offen angeleitet bietet sie den unterschiedlichsten Innenpersönlichkeiten die Möglichkeit, sich zu positionieren. Die einzelnen Kontakte zur Außenwelt und miteinander in der Innenwelt können ebenfalls dargestellt werden. Das kann helfen, innen von außen zu unterscheiden, Vergangenes vom Heutigen. Der Überblick für das Gesamtsystem wird besser und die Sicherheitsrisiken werden klarer.

Noch eine Anmerkung im Vorfeld: Es kann und muss nicht darum gehen, alle Innenpersönlichkeiten und alle beteiligten Personen in der Außenwelt ausfindig zu machen und zu verzeichnen. Es geht bei dieser Methode viel mehr um einen groben Überblick, der ein Gesamtverständnis erleichtern kann. Vielen Innenpersönlichkeiten fehlt gezielt die Bewusstheit für die anderen Quadranten. Daher ist es bei dieser Arbeit sinnvoll, immer wieder nebenbei zur heutigen Zeit und zum Ort zu orientieren.

Die mittlere senkrechte Trennlinie markiert die Körpergrenze zwischen allen Innenpersönlichkeiten und der gegenwärtigen Außenwelt. Die mittlere waagrechte Linie markiert die Wahrnehmungs- und Erinnerungsbarriere im Inneren zwischen Alltagswelt und Parallelwelt/en wie nächtliches Kultleben, Sexarbeit, Drogenschmuggel. Es ist realistischer, von mehreren Parallelwelten auszugehen und die untere Zeile noch mehrfach waagrecht zu unterteilen, da zwischen den Parallelwelten ebenfalls strikte Wahr-

	Innenwelt	Außenwelt
Alltagswelt	1	2
Parallelwelt/en	3	4

Abbildung 1: Arbeitsblatt Innenwelt-Außenwelt-Landkarte

nehmungsbarrieren installiert wurden. Dies kann jederzeit ergänzt werden. Ich empfehle die Landkarte ab Din A3. Zum Einstieg kann nach einer kurzen Erläuterung der Tabelle folgende Einladung nützlich sein:

Wer möchte, kann sich selbst auf der Karte einzeichnen und sich damit einen Platz geben! Es ist in Ordnung, Symbole, Namen oder Buchstaben als Platzhalter zu wählen. Es ist möglich, andere Innenpersönlichkeiten einzuzeichnen, wenn diese das gestatten. Gruppen darzustellen ist auch in Ordnung. Manche werden verschiedene Orte auf dieser Karte kennen – sie können sich auch mehrfach einzeichnen oder ihre Wege mit Linien verbinden.

Die vier Quadranten stehen für die aufgeteilten inneren und äußeren Lebensräume: Im 1. Quadranten, dem linken oberen Feld, befinden sich die Innenpersönlichkeiten, die alltagsnah sind und lange denken, sie seien die einzigen, die es gibt. Von der unteren Zeile wissen sie oft nichts. Sie bekommen mehr vom Außenalltag mit und sind mit manchen Außenmenschen in Kontakt. Entlang der senkrechten Trennlinie zwischen Innen- und Außenwelt befinden sich hier die Außenpersönlichkeit/en (= Host, ANPs) Sie sind an der Alltagsstruktur, der Berufsausübung, in der Partnerschaft oder als Elternteil beteiligt.

In den 2. Quadranten, das rechte obere Feld, gehört die Herkunftsfamilie, so wie sie heute auf der Alltagsseite existiert. Die eigene Familie, Partnerschaft bzw. das eigene soziale Umfeld haben hier auch Platz. Das rechte obere Feld nach und nach mit unterstützenden Menschen und Tieren zu füllen, kann zu einer anhaltenden Stärkung werden. Es steht dann eine Alternative zur Täteraussage „Keiner wird dir je glauben oder helfen!“ im Raum. Als Therapeut_in gehöre ich in diesen Quadranten und meine Aufgabe ist es, einen guten Kontakt zum 3. Quadranten herzustellen.

In den 3. Quadranten, das linke untere Feld, gehören die Gruppen und Ebenen des Inneren Systems, die von den Täterringen für gezielte Tätigkeiten und Aufgabengebiete geschaffen wurden. Hier befinden sich die konditionierten Innenpersönlichkeiten, täterloyale Innenpersönlichkeiten, Innen-Programmierer_innen. Hier befinden sich viele Innenpersönlichkeiten, die von der Alltags-Außenwelt gar nichts wissen. Sie sind oft ziemlich irritiert, beängstigt oder sauer, wenn sie vom 2. Quadranten aus angesprochen werden.

Der 4. Quadrant, das rechte untere Feld, ist potentiell von den Tätergruppen besetzt, auch wenn es oft lange leer bleibt. Es kann nicht so einfach ausgefüllt werden, denn einerseits existieren massive Schweigegebote und andererseits wissen die meisten Innenpersönlichkeiten nur einen Teil der ganzen Wahrheit. Ich halte es jedoch für wichtig, dass dieser Quadrant deutlich von uns als psychosozialen Unterstützer_innen benannt wird, denn wir unterliegen keinem Schweigegebot. Und wir können das rechte untere Feld als das benennen, wofür es bis zu einem vollzogenen Ausstieg steht, so dass alle innen es hören können: es beinhaltet die Fremdsteuerungszentrale des eigenen Lebens.

	Innenwelt	Außenwelt
Alltagswelt	Alltagsteam mit Funktionen: die Tochter und Enkelin, die Partnerin, die Freundin, die Versorgerin des Körpers, die Berufstätige, Beobachter_innen	Herkunftsfamilie, Partnerschaft, alte Freund_innen, neue Freund_innen, Beruf / Ausbildung / Studium der Berater, die Therapeutin, die Krankengymnastin
Parallelwelt/en	Wächter, Berichterstatter, Sexarbeiter_innen, Soldat_innen, Drogenkuriere, Kultloyale Innenpersönlichkeiten, Interne Programmierer_innen, interne Führungsgruppe	Organisierte Kriminalität, Menschen- und Drogenhandel, Kult militärisches Mind Control

Abbildung 2: Beispielhaft ausgefüllte Innenwelt-Außenwelt-Landkarte

Solch eine Innenwelt-Außenwelt-Landkarte zu erstellen, kann Monate und viele Termine dauern. Dieses Arbeitsblatt ist zweidimensional und berücksichtigt somit weder die Tiefendimension noch die Zeitachse. Individuelle kreative Wege können helfen, diese Begrenzungen zu überschreiten. Dieses Arbeitsblatt kann einen Ausstiegsprozess langfristig begleiten und strukturieren, indem nach und nach fehlende Schichten ergänzt, neue Orte und die ausstiegsunterstützenden Innenpersönlichkeiten immer besser vernetzt werden.

11.3 Deprogrammierung im Innenteam

In diesem Kapitel stelle ich an einem Fallbeispiel entlang einen Ansatz zur kompletten Deprogrammierung im Innensystem vor, der auf der zentralen Bedeutung des Expert-Innen-Wissens von gezielt aufgespaltenen und programmierten Menschen beruht. Eingebettet in einen stabilen traumatherapeutischen Rahmen überlässt diese Vorgehensweise die Verantwortung für die genaue Gestaltung und das Tempo der stufenweisen Deprogrammierung über systematische Desensibilisierung den Persönlichkeiten im System des gezielt aufgespaltenen Menschen. Die Auflösung der verketteten konditionierten Verhaltenszwänge, die an verschiedene Innenpersönlichkeiten gebunden wurden, findet bei diesem Ansatz nicht direkt in den Therapiesitzungen, sondern zwischen den Therapiesitzungen statt. Regelmäßige Traumabearbeitungen finden dagegen in den Therapiesitzungen statt. Es folgt die Verlaufsschilderung einer abgeschlossenen Therapie mit dem Einverständnis einer ehemaligen Klient_in, wobei Details zum Schutz verändert wurden.

11.3.1 Der traumatherapeutische Prozess

Wöchentlich 100 Minuten Therapiezeit über einige Jahre waren für diesen Ausstiegsprozess notwendig. Das kassenbewilligte Stundenkontingent über eine tiefenpsychologisch fundierte Psychotherapie war hilfreich, aber nicht ausreichend. Eine Unterbrechung der Therapietermine über 14 Tage hinaus kam in der gesamten Zeit nicht vor. Zusatztermine oder Telefonkontakte in den wöchentlichen Telefonsprechstunden zur Krisenintervention waren eine Option, die aber kaum in Anspruch genommen wurde. Über das erste Jahr entwickelte sich in der Psychotherapie eine stabile Arbeitsbeziehung, wobei der Schwerpunkt auf der genauen Diagnostik der Traumafolgestörungen nach bereits erinnerter innerfamiliärer Gewalt lag. Vom Ausmaß der dissoziativen Aufspaltungen der Identität wussten die Alltagspersönlichkeit der Klient_in und damit auch die behandelnde Psychotherapeutin wie häufig noch nichts. Es entstand nach und nach ein vertrauensvoller Kontakt zu einigen Innenpersönlichkeiten, auch zu einigen täterloyalen Persönlichkeiten der ersten inneren Schicht. Über die Monate hinweg wurde das Wissen über die Innensystem-Struktur zusammengefügt und durch die Hand des Außenkörpers auf eine Art Landkarte gezeichnet. Die psychotherapeutische Aufgabe war in dieser Phase vor allem die Moderation von außen zwischen unterschiedlichen Innenpersönlichkeiten und der Alltagspersönlichkeit. Spezielle Aufgaben einiger Innenpersönlichkeiten im Täterkontext wurden benannt sowie die Stellung der Herkunftsfamilie in der Hierarchie der ideologischen Gruppierung. Der Kontakt zu einzelnen Innen-Programmierer_innen etablierte sich durch die direkte Ansprache nach innen. Von anhaltendem Täterkontakt wurde realistischerweise ausgegangen.

11.3.2 Die Phase der Traumabearbeitung

Nach gemeinsamer Absprache begann im 2. Jahr die umfassende Phase der regelmäßigen Traumakonfrontation bzw. -bearbeitung. Die Alltagspersönlichkeit war stabil und sehr entschlossen, zu wissen, was alles ohne ihr Wissen in den letzten Jahrzehnten geschehen war. Der Erinnerungsarchivar im Innensystem wurde zur zentralen Kontaktperson zur Psychotherapeutin. Er wählte die Erinnerungsszenen im Vorfeld aus, so dass sie die Alltagspersönlichkeit und die zu der jeweiligen Gewaltszene zugehörigen Innenpersönlichkeiten nicht überfluteten, aber ein klareres Bild von den erlebten, aber bis dato komplett abgespaltenen Gewalterfahrungen und den Täterzusammenhängen der Parallelwelten ermöglichten. In den Therapiestunden fanden über vier Jahre hinweg mehr als 100 Traumakonfrontationen statt. Sie wurden vom Archivar des Innensystems ausgewählt und mit mir als Therapeutin vor der jeweiligen Durcharbeitung besprochen. Viele davon waren Knotenpunkttraumata, wie Claudia Fliß sie nennt.

Während eines zur Krisenintervention vereinbarten Psychiatrieaufenthaltes, der der Selbstsicherung diente, fand im zweiten Jahr der Behandlung im Innenteam gemeinsam mit der Alltagspersönlichkeit eine intensive Entscheidungsphase über mehrere Wochen statt. Danach wurde die Ausstiegsentscheidung konsequent umgesetzt und von dem Zeitpunkt an eingehalten. Erst in der letzten Therapiephase wurde mir berichtet, dass ein besonders demütigender Täterübergriff, der vor dem Klinikaufenthalt stattgefunden hatte und zu diesem Zeitpunkt erstmals von vielen Innenpersönlichkeiten miterlebt wurde, der konkrete Auslöser für die gemeinsame konsequente Ausstiegsentscheidung war. Er brachte das Fass zum Überlaufen und führte zum kollektiven „Jetzt reicht`s!".

Ein bewusstes, innen abgehaltenes hilfreiches Ritual „gemeinsam über den Graben zu springen", das eine Vielfalt-Mitarbeiterin im Rahmen einer telefonischen Beratung vorgeschlagen hatte, markierte das Ende der alten und den Anfang einer neuen Lebensphase. Es gab von dem Zeitpunkt an kein persönliches Treffen mehr mit den Tätern. Von den familiären und professionellen Tätern aus gab es in der Folge vielfältige Bedrohungs-, Bespitzelungs- und Rückholversuche.

Im Innenteam wurde von diesem Zeitpunkt an in regelmäßigen Treffen die zukünftig wünschenswerte Struktur miteinander ausgehandelt. Demokratische Prinzipien, ein klares Stimmrecht, Gewaltfreiheit als Grundlage, der Schutz der Innenkinder, der Umgang mit Regelverstößen und Konsensentscheidungen bei besonders wichtigen Themen wurden vereinbart. Auf einer Liste der Innenpersönlichkeiten wurde markiert, wer wie stark programmiert und wer wie leicht und auf welche Weise anzutriggern war. Besonders gefährdete Innenpersönlichkeiten bekamen Plätze weiter innen im System, wenig fremdsteuerbare Persönlichkeiten Plätze nahe der Körpergrenze. Viele Innenpersönlichkeiten wollten eigene Vornamen für die neue Lebensphase und die Alltagspersönlichkeit suchte für sie schöne und sichere Vornamen aus. Sie wurden mir in der Therapie mitgeteilt und dort auch einzeln laut ausgesprochen.

Eine durchgängige Außensicherung wurde konsequent umgesetzt: Die Wohnung wurde mit neuen Schlössern gesichert und von allen Triggern befreit, vieles an Kleidung, Geschenken und Dekoration wurde weggeworfen, die Post wurde umgeleitet, das Telefon für Wochen ausgestöpselt und Außentermine wurden nur in Begleitung wahrgenommen. Das Stoppen der Programme wurde von den Innen-Programmierern etabliert und in der Therapie besprochen und erprobt. Die Außenpersönlichkeit entschied sich im Sinne einer „Klausur" dafür, mindestens zwei Jahre ohne Erwerbsarbeit zu akzeptieren, damit sich alle entsprechend in die gesicherte Wohnung zurückziehen konnten. Eine Zeitberentung wurde erwirkt. So musste während der folgenden Monate der Deprogrammierung der Schlaf-Wach-Rhythmus nicht beachtet werden und es war möglich, 20 Stunden lang innen an den komplexen Programmketten und -schleifen zu arbeiten und danach 20 Stunden am Stück zu schlafen. Innenpersönlichkeiten wurden für den Schutz des Körpers eingeteilt, um rechtzeitig heikle Verhaltensweisen im Körper zu verhindern. Um die Erfüllung der körperlichen Grundbedürfnisse kümmerte sich weiterhin die Alltagspersönlichkeit. Sie wurde von den Deprogrammierungen getrennt gehalten und erlebte sie zu ihrer Entlastung nicht direkt mit. Sie ertrug in dieser anstrengenden Phase vor allem die große Müdigkeit und tiefe Erschöpfung im Körper.

11.3.3 Die Innen-Deprogrammierung über Systematische Desensibilisierung

Zur Vorbereitung der Auflösung der zwanghaften Verhaltensketten erklärten die Innen-Programmierer_innen der ersten Schicht dem Innenteam der ersten Schicht und den jeweils betroffenen Innenpersönlichkeiten die einzelnen Schritte. Sie erklärten: „Die in Programm A involvierten Innenpersönlichkeiten werden gleich nacheinander von mehreren schützenden Innenpersönlichkeiten bzw. Helfern umgeben. Sie werden für einige Minuten noch mal den hohen Handlungsdruck von früher spüren, müssen dieses Verhalten aber heute und in Zukunft nie mehr zeigen. Sie bekommen Hilfe und werden nie mehr bestraft. Sie werden spüren, wie der Handlungsdruck langsam nachlässt, bis sie frei von ihm sind."

Dann triggerten die Innen-Programmierer_innen der ersten Schicht die erste Sequenz des Programmes A an, die erste konditionierte Innenpersönlichkeit A spürte den Handlungsdruck, gab ihm nicht nach und wurde dabei von anderen Innenpersönlichkeiten gehalten, so dass sie sich nicht mehr allein damit fühlen musste. Sie erlebte neben dieser Hilfe den Unterschied zwischen früher und heute, denn es erfolgte keine Strafe. Sie erhielt stattdessen Unterstützung und Zuspruch. Die Sequenz musste mehrfach ablaufen, bis der Handlungsdruck niedrig genug war. Die ehemals konditionierte Innenpersönlichkeit A konnte sich dann zurückziehen und erholen. Falls sie sich schlecht fühlte, hatte sie die Aufgabe, sich zur Sicherheit sofort bei Inneren Helfer_innen zu melden.

Es folgte die zweite Sequenz von Programm A und danach alle weiteren, bis Programm A komplett gelöscht und nicht mehr anzutriggern war. Wenn eine Programmeinheit aufgelöst war, wurde der zugehörige Grundlagentext, mit dem das Programm installiert wurde, umgeschrieben und vom Innenteam gemeinsam neu gelernt. Erst zuletzt wurden die Programme, die an die Innen-Programmierer_innen geknüpft waren, gelöscht, damit viele andere bereits programmfreie Innenpersönlichkeiten helfen konnten.

Nach einer Pause halfen die Innen-Programmierer_innen der ersten deprogrammierten Schicht denen der nächsttieferen Schicht im Innensystem bei demselben Prozess, indem sie ihr Erfahrungswissen mit ihnen teilten und sie unterstützten. Die Deprogrammierung dauerte für die erste Schicht etwa 9 Monate, für die zweite Schicht 3 Monate und für die dritte und vierte Schicht jeweils 1 Monat. Ohne die Gruppe der Innen-Programmierer, die ihr Wissen und ihre Erfahrungen miteinander und füreinander eingesetzt haben, wäre dieser Weg nicht gangbar gewesen.

In der Folge der ersten Deprogrammierungen wurden innerhalb der Therapie auf Anfrage von einzelnen sich einsam fühlenden Innenpersönlichkeiten einige themenzentrierte Selbsthilfegruppen im Inneren zum Umgang mit Schuldgefühlen oder Ekel eingerichtet, die sich von dem Zeitpunkt an wöchentlich in kleiner Runde trafen. Im Anschluss an die komplette Deprogrammierung der ersten Schicht benannten viele Innenpersönlichkeiten das Bedürfnis, den für sie persönlich am stärksten belastenden Aspekt der von ihnen durchlebten Gewalterfahrungen einmal im Therapieraum vor mir und der Außenpersönlichkeit zu benennen und dadurch auch innen miteinander zu teilen und zu ergänzen. Diese mehrmonatige Nacharbeitsphase war emotional sehr dicht und wichtig für die verschiedenen Persönlichkeiten. Und sie erwies sich auch als klärend für das Zusammensetzen des Erinnerungspuzzles. Nach dieser Phase, in der alle ihr größtes persönliches Leid formuliert und es miteinander geteilt hatten, begann nebenbei und zuerst für die Alltagspersönlichkeit ganz unmerklich die Integration von vielen Innenpersönlichkeiten. Einige Wochen später waren von allen Innenpersönlichkeiten nur noch ein Viertel getrennt vorhanden. Viele dissoziative Barrieren waren nicht mehr notwendig und begannen sich folglich aufzulösen. Die Behandlung dauerte auch danach noch an.

11.3.4 Diskussion des Ansatzes

Ein offensichtlicher Vorteil der Innen-Deprogrammierung liegt in der Stärkung der Eigenmacht durch die Erfahrung der gemeinsamen Selbst-Steuerung. Innenteam und Alltagspersönlichkeiten arbeiten zusammen und nach und nach wächst das Vertrauen zueinander. Innen-Programmierer_innen, Bewacher_innen, täterloyale Persönlichkeiten und Helfer_innen bündeln ihr Expert-Innen-Wissen. Sie nutzen die unter Folter erworbenen Kompetenzen zum ersten Mal in ihrem Leben für sich selbst und die eigene Befreiung. Darin liegt eine große Kraft, denn die Bündelung der vielfältigen Kompetenzen wirkt aus sich heraus integrierend. Instabile Innenpersönlichkeiten erhalten Unterstützung von stabileren und wissende Innenpersönlichkeiten informieren weniger wissende. Man kümmert sich umeinander. So bewegt sich das Innenteam durch den neuen Umgang weg von der alten menschenverachtenden Doktrin. Dieser Ansatz fördert das Selbstbewusstsein der einzelnen Persönlichkeiten und stärkt das Selbstvertrauen des ganzen Menschen in sich selbst.

Von Vorteil finde ich bei diesem Vorgehen außerdem die begrenzte Bedeutung der Therapie. Für manche zentralen Prozesse ist sie notwendig, für andere zentrale Prozesse nicht unbedingt. Es beugt dem Eindruck vor, dass ein Leben ohne professionelle Hilfe auf Dauer nicht möglich ist. Die unbewusste Übertragung der altgelernten Haltung „Ohne uns kannst du nicht überleben!“ auf Teile des Helfer_innennetzes halte ich insgesamt in der Ausstiegsbegleitung für ein großes Risiko. Die gute Beziehung und die sichere Bindung an die Psychotherapeut_in sind über einen mühsamen Ausstiegsprozess von mehreren Jahren natürlich eine zentrale Stütze. Aber das Gelingen eines Ausstiegs hängt von dem Menschen selbst ab, der alle Risiken kennt und ihn trotzdem wagt. Und ich finde es sinnvoll, schon im Ausstiegsprozess so viel wie möglich zur Selbstermächtigung beizutragen.

Ein weiterer Vorteil liegt in der Nutzung der Zeit. Deprogrammierungen in den Therapiestunden können schon mal mehrere Stunden entweder am Stück oder über mehrere Wochen hinweg für ein Programm erfordern. Je komplexer und vielschichtiger die Innensysteme sind, desto zeitaufwändiger ist die Deprogrammierung der einzelnen Schichten. Darauf sind das Stundenkontingent der Krankenkassen und das Budget von Selbstzahler_innen nicht ausgelegt. Für die ebenso wichtige weitergehende psychotherapeutische Arbeit bleibt parallel zu einer Innen-Deprogrammierung genug Zeit. Diesen Weg habe ich als kraftschonend und damit auch meiner Selbstfürsorge zuträglich erlebt.

Das notwendige Expert-Innen-Wissen zur eigenständigen Deprogrammierung haben mit hoher Wahrscheinlichkeit viele Aussteiger_innen. Mittlerweile habe ich dazu mehrere Innen-Programmierer_innen befragt, die diese Einschätzung teilen. Eine Voraussetzung für diese Art der Deprogrammierung ist der komplette Kontaktabbruch zu allen familiären und professionellen Tätern. Hierzu bedarf es einer großen Entschlossenheit von mehr als 50 % aller Innenpersönlichkeiten inklusive der zentralen Steuerungsinstanzen im Innensystem. Ohne die Kooperation mit einigen täterloyalen bzw. täteridentifizierten Persönlichkeiten ist diese Entscheidung nicht zu halten. Eine explizite Kontaktaufnahme der Therapeut_in zu bedeutsamen Innenpersönlichkeiten der tieferen Schichten ist notwendig. Weiterhin sind eine gut entwickelte Innen-Kooperation, die Einbindung der Innen-Programmierer_innen und eine hohes Maß an Selbst-Verantwortlichkeit für die eigene Absicherung wichtige Faktoren für das Gelingen.

Eine Begrenzung ergibt sich nach Aussagen Betroffener und meiner Erfahrung in Therapieprozessen durch das Entstehungsalter der Programmierungen. Für die gezielt aufgespaltenen Menschen, die als Kleinkinder in den 60er und 70er Jahren oder früher programmiert wurden, kommt diese Vorgehensweise als Option in Frage. Von den Menschen, die als Kleinkinder in den 80er und 90er Jahren und später programmiert wurden, haben nach meiner Erfahrung viele gezielt aufgespaltene Menschen nur noch einzelne grundlegende Programmierungen mit Verhaltensketten erlebt. Wenn als Basis der Programmierungen mit virtuellen Parallelwelten oder dreidimensionalen beweglichen Körpern gearbeitet wurde, ist die stufenweise systematische Desensibilisierung unzureichend.

Problematisch kann für Aussteiger_innen außerdem sein, die eigene Existenz für eine solche Vorgehensweise über die notwendige Zeitspanne finanziell und personell abzusichern. Es fehlen in Gesellschaft und Gesundheitssystem dafür angemessene Hilfsstrukturen. Ein abgesicherter, fremdfinanzierter Aufenthaltsort für zwei Jahre mit einem eigenen, ruhigen Zimmer würde sehr helfen. Der Energieaufwand zur Außensicherung würde sinken und für die Innensicherung zur Verfügung stehen.

Als Fazit bleibt mein Motto: Kein Weg taugt für alle! Aber jeder Weg kann für einzelne Menschen eine passende Unterstützung sein. Je vielfältiger die Ansätze sind, die wir den Menschen zur Auflösung ihrer Programmierungen vorschlagen, desto eher können sie ihren individuellen Weg entwickeln und ihn mit unserer Unterstützung beschreiten.

11.4 Programme stoppen

Ich möchte für dieses Kapitel bewusst die Unterscheidung zwischen dem akuten Stoppen von bereits aktivierten Programmen und dem grundlegenden Löschen der Programme treffen. Der Bedarf, laufende Programme zu stoppen, tritt für Aussteiger_innen regelmäßig in ihrem Leben auf. Und für Ausstiegsbegleiter_innen stellt sich dadurch unter großer Angstspannung die Frage, ob und wie sie dabei helfen können. Meiner Ansicht nach gehört das kleinschrittige, langwierige Löschen der oft komplex verschachtelten und ineinander verdrehten Programmketten ausschließlich in den traumapsychotherapeutischen Kontext. Dieser Sicherheitsrahmen ist wichtig, denn das Löschen von Programmstrukturen greift invasiv in die psychische Welt eines Menschen ein und geht oft mit einer belastenden Konfrontation mit den bis dato oft dissoziierten Progammentstehungsszenen einher. Für diese Arbeit ist traumatherapeutisches Handwerkszeug für die Bearbeitung von Komplextraumata eine Voraussetzung. Das kurzfristige und vorübergehende Stoppen von Programmabläufen kann und sollte aus meiner Sicht von allen Ausstiegsbegleiter_innen unterstützt werden – natürlich auch von den Trauma-Psychotherapeut_innen. Ich gehe für das Programme stoppen wieder vom Innensystem-Coaching als Ansatz aus.

11.4.1 Hintergründe zu Programmen

Hochprogrammierte Menschen leben jahrzehntelang mit mehreren parallel laufenden Programmen, derer sie sich nah am Alltagssystem und der Körpergrenze noch gar nicht bewusst sind. Berichte werden zum Beispiel von Reporter-Persönlichkeiten einmal wöchentlich an die Täter über Telefon erstattet, Termine für nächtliche Treffen werden von Fahrer-Persönlichkeiten eingehalten und vieles mehr. In der Tiefe des Innensystems gibt es Innenpersönlichkeiten, die darüber Bescheid wissen. Ausstiegsversuche aktivieren zusätzliche Programme. Diese Programme laufen parallel zum Ausstiegsversuch und begleiten ihn oft über Wochen oder Monate. Zu Beginn des Ausstiegs erfahren die professionellen Begleiter_innen nur gelegentlich von den Auswirkungen, wenn die Aussteiger_in zum Beispiel über das Gefühl von Fremdsteuerung, über unbeeinflussbares Essverhalten oder unerklärliche Schmerzen klagt oder von ihrem ihr selbst merkwürdig erscheinenden Zwangsverhalten berichtet.

Das Wissen, wie Programme gestoppt werden können, wird den Innen-Programmierer_innen, die sich um den reibungslosen Ablauf der Programme kümmern sollen, von den Tätern bei der Abrichtung mit installiert. Die Innenprogrammierer_innen der unterschiedlichen inneren Ebenen, manche Helferinstanzen und die Knotenpunktpersönlichkeiten wissen um die Programm-Stopper, wie ich sie nenne. Viele laufende Programme lösen daher in der Tiefe des Systems weniger Panik aus. Die Alltagspersönlichkeiten sind meist amnestisch für diese Programme und das zugehörige Innenwissen und daher verständlicherweise stärker in Panik. Da wir als Unterstützer_innen vor allem zu Beginn der Ausstiegsbegleitung häufiger mit den alltagsnahen Persönlichkeiten zu tun haben, überträgt sich die Panik leicht auf uns. Hier halte ich es für zentral, immer wieder einen Schritt zurückzutreten und kurz innezuhalten. Wir – und auch die alltagsnahen Persönlichkeiten der Betroffenen – kennen nur einen kleinen Teil des komplexen Innensystems.

Das Risiko, das umfassende, aber aufgespaltene Expert-Innen-Wissen zu unterschätzen, ist groß. Abgesehen davon sollen 98 % aller Programmierungen nicht zum Tod führen. Abzugrenzen ist hiervon das finale Selbsttötungs-Programm, das aber erst aktiviert wird, wenn die Tätergruppen wirklich davon ausgehen, dass ihr Mitglied nicht mehr zurückzugewinnen ist. Die meisten anderen Programme sollen vielmehr lebenslang die fehlerfreie Funktionstüchtigkeit dieses Menschen gewährleisten. Und sie dienen weiterhin dazu, der Klient_in die eigene Ohnmacht und die anhaltende Abhängigkeit von der Tätergruppe deutlich zu machen. Es wurde ihr von diesem Menschen von klein an vermittelt, ohne die Gruppe nicht lebensfähig zu sein. Programmverursachte Krisen sind für die Aussteiger_in Wiederholungserfahrungen, die unter anderem die Erinnerung an die alten Botschaften festigen sollen. Die altvertraute Ohnmacht und Panik werden uns in Ausstiegsbegleitungen indirekt nach außen weitervermittelt. Und wir reagieren nachvollziehbarerweise selbst mit Ohnmachts- und Panikerleben. Daher ist ein bewusstes kurzes Innehalten von uns eine zentrale Unterbrechung der angstgesteuerten Programmkette und damit auch ein Modell für die Klient_in. Unsere Panik ist von Täterseite gewünscht. Sie soll das Vertrauen der Klient_in in uns unterminieren und unser Vertrauen in die Kompetenzen der Klient_in und in uns selbst gleich mit.

Aus diesen Ausführungen ergeben sich folgende entlastende Konsequenzen für die Ausstiegsbegleitung: Laufende Programme müssen in 98 % der Fälle nicht sofort gestoppt werden. Der starke Handlungsdruck entsteht durch die hochschießende Angstspannung in uns. Wir auf der Helfer_innenseite versuchen damit, unser Ohnmachtserleben zu verhindern. Wir können dreimal durchatmen, kurz innehalten und uns um unsere Angstregulierung kümmern (s. kurze Übungen in 15.2.6.). Erst dann wenden wir uns an die klärenden Instanzen des Innensystems und begleiten die Klärung, bis das Programm gestoppt ist. Wir müssen Programme nur ganz selten selbst stoppen.

11.4.2 Innensystem-Coaching zum „Programme Stoppen"

Im Vorfeld helfen – wie immer in diesem Kontext – Transparenz und Offenheit. Es ist sinnvoll, mit der Aussteiger_in das Thema der Programme und programminduzierter Krisen anzusprechen. Es hilft, eigene Informationen dazu ins System der Aussteiger_in zu geben und die innere Auseinandersetzung zum Thema „Programme stoppen" anzuregen. Ein gemeinsamer Termin bei der behandelnden Therapeut_in zu diesem Thema kann auch unterstützend und klärend sein. Hier kann der Umgang der Traumatherapeut_in mit der Vorgehensweise der anderen psychosozialen Unterstützer_innen zum Thema Programmierungen abgestimmt werden. Dies ist oft sinnvoll, da noch so wenig etabliertes aktuelles Handlungswissen zum Umgang mit Programmierungen existiert.

Eine schrittweise Innen-Außen-Klärung kann auf Krisenfälle, die mit sehr hoher Wahrscheinlichkeit eintreten werden, vorbereiten. Es hilft, die Innen-Programmierer_innen schon mal klar und respektvoll anzusprechen und zu benennen, dass man auf ihre Unterstützung angewiesen sein wird. Die Innen-Programmierer_innen selbst wissen das nur zum Teil. Das gezielte Benennen und Anerkennen ihrer wichtigen Rolle für einen gelingenden Ausstieg erleichtert meiner Erfahrung nach die spätere Kooperation.

Bei der Bewältigung einer akuten programminduzierten Krise erhält die Klient_in Klärungshilfe von außen, damit sie ihr Expert-Innen-Wissen bündeln und es dann zu ihren eigenen Gunsten nutzen kann. Sie kann ihre Programme selbst stoppen. In der Tiefe des Innensystems wissen das Innenpersönlichkeiten, und die alltagsnahen Persönlichkeiten lernen es nach und nach. Folgende kurze Fragen ins Innensystem sind hilfreich:

- Welches Programmthema ist aktiviert?
- Wie lange läuft es schon? Muss es genau jetzt gestoppt werden? Wieso?
- Welche Innenpersönlichkeiten kennen den Stopper dieses einen Programmes: Helfer-Instanzen, Beobachter_innen, Innen-Programmierer_innen, Knotenpunktpersönlich-keiten oder andere?

- Welcher Art ist der Stopper: Geste, Berührung, Worte, Melodie, Geräusch? Oder ein Mix?
- Wie und von wem kann der Stopper innen gesetzt werden?
- NUR wenn das nicht geht: Wie kann ich den Stopper von außen setzen?

Alternativ kann eine knappe, entschiedene Bitte mit ernsthaftem Aufforderungscharakter an die Innen-Programmierer_innen formuliert werden, den passenden Stopper zu setzen. Dies ist der schnellste und effektivste Weg. Ich zitiere an dieser Stelle gern Alison Millers: „Turn it off!" (= „Stell es ab!") – dies sei oft sehr wirkungsvoll.

Er geht leichter, wenn einzelne Innenprogrammierer_innen ihre alten Aufgaben bereits leid sind und sich Kontakt nach vorne zur ihnen bis dato fremden Seite der Außenwelt wünschen. Es ist hilfreich, wenn diese Innenprogrammierer_innen sich bereits ein eigenes Bild von den Begleiter_innen gemacht haben. Mein Eindruck ist mittlerweile, dass vielen vermeintlich noch komplett täterloyalen Inneninstanzen im Erwachsenenleben irgendwann völlig klar ist, wie sehr sie mit ihrem Wissen und ihrem Körper ausgebeutet wurden und werden, wie unmenschlich sie behandelt werden und andere behandeln müssen. Diejenigen der gezielt gespaltenen und programmierten Menschen, die in der Überzahl ihrer Innenpersönlichkeiten Befürworter des Lebens in der organisierten Rituellen Gewalt sind und bleiben, versuchen keine ernsthaften Ausstiege. Und wir lernen sie nicht im Ausstiegskontext kennen, sondern allenfalls in unserem Alltag, ohne ihren Hintergrund zu erfahren, wobei er manchmal zu erahnen ist.

11.4.3 Merkmale für gestoppte Programme

Wenn Programmketten unterbrochen sind, sind die Veränderungen plötzlich und deutlich spürbar. Das zwanghafte Handeln hört sofort auf. Der massive Druck lässt augenblicklich nach. Eine starke Entlastung des gesamten Innensystems wird benannt und für Unterstützer_innen im Außen spürbar. Innen-Außen-Kontakte sind wieder leichter möglich. Wir als Begleiter_innen lassen in einer typischen Gegenübertragungsreaktion locker, entspannen uns kurz und ein gemeinsamer Blick zur Auswertung der krisenhaften Situation bzw. Phase wird möglich: Was war da los? Was hat geholfen? Manche Aussteiger_innen haben mir versichert, sich alleine mit gestoppten Programmen ausreichend absichern zu können. Meiner Erfahrung nach ist letztlich aber die Durcharbeitung der grundlegendsten Programmierungsszenen in der Traumatherapie der beste Garant für dauerhafte Sicherheit vor erneut antriggerbaren Programmen. Sie greifen dann nachhaltig nicht mehr.

11.5 Umgang mit der ideologischen Indoktrinierung

In der Arbeit mit Aussteiger_innen aus dem Kontext organisierter Ritueller Gewalt und im Austausch mit deren Ausstiegsbegleiter_innen rückt immer wieder die ideologische Indoktrinierung als wichtiger Wirkfaktor in den Blick. Den Kindern, die in diesen Gruppen aufwachsen, wird von klein an eine Sichtweise der Welt und der eigenen Bedeutung in dieser Welt vermittelt, die von unserer gegenwärtig normativ üblichen Alltagssicht stark abweicht. Dieses Menschen- und Weltbild beeinflusst das eigene Handeln und die Bewertung der Lebenserfahrungen stark. Ausstiegsbegleiter_innen halten die zugrundeliegenden Ideologien je nach eigenem Weltbild für mehr oder weniger bedeutsam. Und sie gehen unterschiedlich stark davon aus, dass die Mitglieder dieser Gruppen wirkliche „Gläubige" sind. Wir können es von außen nicht wissen, denn die linientreuen Mitglieder dieser Gruppen schildern uns nicht ihre Sicht der Welt.

Aus meiner beruflichen Erfahrung sind die ideologischen Botschaften der totalitären Gruppen im Innensystem von Betroffenen in unterschiedlichen Schichten unterschiedlich stark verinnerlicht. In den alltagnahen Persönlichkeiten von gezielt aufgespaltenen Menschen ist von der faschistischen und/oder satanistischen Ideologie meist wenig zu entdecken. Die Außenpersönlichkeiten sind oft entsetzt, wenn sie nach und nach bewusster dafür werden, welche destruktiven Haltungen zum Menschsein in tiefen Schichten ihrer Gesamtpersönlichkeit bei einzelnen Gruppen von Innenpersönlichkeiten existieren. Für diese Gruppen von Innenpersönlichkeiten dagegen ist z. B. die satanische Doktrin die einzig sinngebende. Denn sie sind nur im rituellen Kontext vorn im Körper und kennen nur diese Wirklichkeit. Abgesehen davon scheint ihnen das demokratische, gewaltfreie Ideal der Alltagswelt auch oft fad und nicht zu Unrecht oft geheuchelt. Besonders im Kontakt mit diesen täterloyalen, von der Täterideologie überzeugten Innenpersönlichkeiten ist die eigene Klarheit hilfreich. Daher möchte ich im Folgenden die verschiedenen Wirkfaktoren, die uns in dieser Arbeit begegnen, systematisieren.

11.5.1 Wirkung der totalitären Gruppenstruktur

Gruppen aus der organisierten Rituellen Gewalt funktionieren wie gewaltgeprägte Großfamilien und/oder angstdominierte Sippen. Sie sind gekennzeichnet durch eine starke, existenziell erlebte Bindung. Die Bindungen der Gruppenmitglieder untereinander sind mit Aufträgen von gegenseitiger Beobachtung und Bewachung gekoppelt. Angst vor Denunzierung prägt das Miteinander. Inzestgrenzen sind nach Bedarf der

Gruppe außer Kraft gesetzt. Diese Gruppen sind klar hierarchisch organisiert. Eine Führungsspitze steuert die Belange und das Machtgefälle nach unten ist beträchtlich. Das Ziel der Mitglieder weiter unten in der Pyramide ist der Aufstieg, der auch als Belohnung für erlittene Schmerzen oder ausgeführte Straftaten in Aussicht gestellt wird. In die Führungsspitze kommen sie dadurch aber nicht, sondern werden allenfalls seltener zum Opfer. Die Weltsicht dieser Gruppe ist einheitlich und die gemeinsame Sprache wird darauf abgestimmt. Viele Formulierungen können nur von Mitgliedern verstanden werden, was wiederum die Bindung stärkt. Es entwickelt sich von Kindheit an ganz systematisch ein Doppelleben, aufgeteilt in Gruppenleben und Alltagsleben. Genaue Regeln für das eine und das andere Leben werden unter Gewaltanwendung gelernt und lebenslang verinnerlicht. Sie sind dauerhaft und fehlerfrei einzuhalten. Die Regeleinhaltung wird gegenseitig kontrolliert und Regelverstöße ziehen brutale Strafen nach sich. In der Folge wird die eigene menschliche Fehlerhaftigkeit abgespalten. Eine Überprüfung der Sinnhaftigkeit der Regeln und Normen ist nicht vorgesehen und kommt nicht in Frage. Unterwerfung wird von klein an trainiert, erwartet und hergestellt. Bei Abweichungen vom vorgegebenen Verhalten steigt der Gruppendruck. Kontaktabbrüche und diverse Repressalien begleiten Distanzierungs- oder Ausstiegsversuche.

11.5.1.1 Wirkfaktoren bei faschistischen Gruppen

Diese Gruppen sind patriarchal angelegt. Die Mitglieder fühlen sich als Elite der Gesellschaft, obwohl viele Mitglieder in der Realität große Schwierigkeiten haben, sich im Alltagsleben erfolgreich zu behaupten. Macht durch Überlegenheit ist das Ziel. Die militärische Sprache, ritualisierte Abläufe bei Gruppentreffen und spezielle Feiertage (Geburts- oder Todestage der verstorbenen Vorbilder) einen diese Gruppen. Eine hohe Loyalität wird gefordert und positiv bestätigt. Körperliche Abhärtung gilt als Voraussetzung zur dauerhaften Zugehörigkeit. Ähnlichkeit ist Trumpf, Unterschiedlichkeit ist angstbesetzt. Schwächen und bedrohlich Fremdes werden abgelehnt, in der eigenen Persönlichkeit verborgen, nach außen delegiert und bei anderen Menschen bekämpft. Ein Verräter ist jeder, der abweichendes Gedankengut formuliert und/oder Gruppennormen in Frage stellt. Gegen Verräter wird hart vorgegangen. Aussteiger-Organisationen, die es für diesen Bereich immerhin gibt, schildern massive Repressalien bei Distanzierungsversuchen.

11.5.1.2 Wirkfaktoren bei religiösen Sekten

Hier ist die Spitze der Hierarchie von nicht-menschlicher Natur. Ein allmächtiger Gott fordert eine grundsätzliche Unterordnung der Sektenmitglieder. Und ein expliziter Guru oder eine ausgewählte Riege menschlicher Vertreter meist männlichen Geschlechts mit einem direkten Draht zu Gott übersetzen den anderen Gruppenmitgliedern die Forderungen und Verhaltensregeln im Detail. Dies geschieht wieder in Ritualen, die die Bindung stärken und eine Nähe innerhalb der Gruppe erzeugen. Die Verantwortung für das eigene Leben mit seinen komplexen, anstrengenden Entscheidungsprozessen, Handlungen und resultierenden Handlungsfolgen wird komplett an die menschlichen Vertreter der Gottheit abgegeben. Die Sehnsucht nach Regression auf eine kindliche Stufe wird über diesen Weg leicht erfüllt. Für Sektenmitglieder gibt es ein exklusives Erlösungsangebot für die Zeit nach dem eigenen Sterben, was die grundmenschliche latente Todesangst mildert und der Todessehnsucht ein Ziel bietet. Durch ein theoretisches Erklärungsmodell mit hoher Ernsthaftigkeit wird die sinnhafte Einordnung der eigenen Existenz erleichtert. Gerecht erlebte Restriktionen bei Regelverstößen regulieren die eigenen Schuldgefühle.

11.5.1.3 Zusätzliche Botschaften bei satanistischen Gruppen

Bei satanistischen Gruppen aus der organisierten Rituellen Gewalt gelten die Wirkfaktoren der totalitären Gruppen, der faschistischen Gruppen und der Sekten. Zusätzlich werden aber noch andere Botschaften vermittelt. Es wird gelehrt, dass die Welt in eine Tag- und eine Nachtseite gespalten ist. Im Alltag auf der Tagseite gilt es, sich unauffällig zu verhalten und sich den gängigen Normen anzupassen. Auf der Nachtseite, die in der Tiefe des Innensystems repräsentiert ist, gelten andere Regeln. Althergebrachte Rituale steuern das Miteinander. Einzelne Herrscherfamilien bestimmen über die Generationen hinweg über die Belange ihrer Mitglieder. Die unteren Ränge kennen ihre Führung nicht persönlich, denn Geheimhaltung und Schweigegebote minimieren den Kontakt und Austausch. Doktrin ist, dass das Böse in Menschen ausgelebt werden will und soll. Das Böse auszuleben macht stark und mächtig. Kinder und Frauen stehen dafür in Ritualen als Opfer zur Verfügung. Durch Leiden und Quälen steigt man in Stufen auf und nähert sich als Ziel Satan an. Oben zu stehen ist stark und gut, unten zu bleiben ist schwach und zu vermeiden. Manche Gruppen streben die Unsterblichkeit durch die Aufnahme von Säuglingsblut an. Gutmenschen in der Alltagswelt werden als schwach und lächerlich eingestuft. Sie halten nichts aus und sind nicht ernst zu nehmen. Liebevolle, wohlwollende Zuwendung und Unterstützung existieren nicht als positive Werte. Gleichwertigkeit in Beziehungen ist negativ bewertet.

11.5.2 Einige intrapsychische Auswirkungen

Die intrapsychischen Auswirkungen sind unterschiedlich je nach Rolle und Aufgabe im Innensystem eines Menschen mit DIS. Aber die meisten Persönlichkeiten nähern sich diesem Thema im Verlauf einer Traumapsychotherapie nur unter massiver Angstspannung. Schweigegebote hemmen den Austausch im Inneren und nach außen. Ein erhöhtes Risiko bei der Bearbeitung dieses Themas, Bestrafungsprogramme anzutriggern, ist aus der Sicht der Begleiter_innen ernst zu nehmen. Alltagsnahe Persönlichkeiten sind selbst nicht durch diese totalitäre Ideologie geprägt. Sie wissen über lange Zeit nichts von der Existenz dieses gewaltbereiten und menschenverachtenden Weltbildes in manchen Schichten des Innensystems. Sie haben daher verständlicherweise oft Mühe, diese zur eigenen Weltsicht und dem eigenen Menschenbild oft diametral entgegengesetzte Sichtweise als im weitesten Sinne zur Gesamtpersönlichkeit zugehörig anzuerkennen. Je liberaler, basisdemokratischer, friedensbewegter, buddhistischer oder christlicher das eigene Weltbild getönt ist, desto fremder und oft auch bedrohlicher wird die eingeimpfte totalitäre Ideologie in anderen Bereichen des Innensystems empfunden.

Täterloyale Innenpersönlichkeiten stehen einer Auseinandersetzung mit der Doktrin zu Beginn meist sehr skeptisch und ablehnend gegenüber. Sie nehmen das Schweigegebot sehr ernst und wollen sich keinesfalls als Verräter fühlen. Der Verlust ihres Platzes in der Tätergruppe schmerzt sie mehr als andere Persönlichkeiten. Immerhin haben sie dort als Erwachsene auch Macht erlebt und sie waren nicht mehr grundsätzlich bei den Unterlegenen. Die Opfererfahrungen sind von ihnen abgetrennt gespeichert. Manche haben im Kult wichtige Funktionen eingenommen, die Selbst-Bestätigung geben und die Identität stützen. Später im Verlauf der Bewusstwerdung über das Geschehene sind sie oft erschüttert und verlieren vorübergehend den Boden unter den Füßen, wenn sie kritisch zu denken beginnen und sich klarmachen, wie sie belogen und betrogen wurden. Sobald sie die Ausbeutung registrieren, der sie als Gesamtpersönlichkeit ausgesetzt sind, brauchen sie Austausch und Unterstützung von innen und außen. Mit ihnen steht oder fällt meiner Erfahrung nach ein Ausstieg. Sie auf die andere Seite einzuladen ist ein entscheidender Schritt.

Oft gibt es bei Aussteiger_innen schon jahrzehntelang verborgene ideologiekritische Innenpersönlichkeiten, die darauf hoffen und warten, dass eine Distanzierung und ein Ausstieg stattfinden. Diese Persönlichkeiten schildern Schlüsselsituationen, in denen sie als älteres Kind oder Jugendliche begonnen haben, heimlich und vor den Täteraugen verborgen ein eigenständiges Menschenbild zu entwickeln. Im Jugendalter wanken alle ideologischen Vorgaben leichter. Dieses menschliche Entwicklungsalter hat unter anderem die Aufgabe inne, alte Muster zu prüfen und in Frage zu stellen, um Fortschritte anzuregen und neue Wege zu beschreiten. Erwachsene gehören in dieser Lebensphase auf ihre Glaubwürdigkeit hin überprüft. Und der Abgleich mit der Alltagswelt anderer Jugendlicher ist von Seiten der Tätergruppe auch immer schwerer zu unterbinden. Auch aus diesen Gründen sind die Konditionierungen und Programmierungen bis dahin üblicherweise längst abgeschlossen.

Es ist eine typische Auswirkung ideologischer Indoktrination, sich zwischen der alt vertrauten Ideologie und der neuen, noch instabilen Weltsicht hin und her zu bewegen. Dieser Vorgang wird als Floating bezeichnet und begleitet den Ausstiegsprozess über Monate oder Jahre. Floating hat seinen Sinn bei der Identitätsklärung und -findung und bedarf der wohlwollenden, wenig wertenden Begleitung.

11.5.3 Schritte zur eigenen Weltsicht

Die Entwicklung einer eigenen Weltsicht, die nach und nach für möglichst viele Persönlichkeiten stimmig ist, stärkt die Innen-Kooperation, fördert die Selbststeuerung und kann auch Innenpersönlichkeiten aus tieferen Schichten helfen, etwas leichter in der Alltagswelt anzudocken. Sich eine eigene Sicht der Welt zu erarbeiten ist ein Abgrenzungsprozess, ein Weg in die Autonomie, bei dem sich ein Mensch seinen Denk- und Vorstellungsraum zurückerobern kann. Sich zum ersten Mal im Leben eine eigene Sicht der Welt zu erobern ist zudem auch eine Möglichkeit, sich mit der Welt zu verbinden und ihr eine neue Bedeutung für das eigene Leben zuzuschreiben. Wie kann dieser konstruktive Prozess gefördert werden?

11.5.4 Die Reflexion der eigenen Rolle

Zuallererst tun wir als Psychotherapeut_innen gut daran, unsere eigene Weltsicht und unsere berufliche Rolle achtsam zu reflektieren: Wie sehe ich meine berufliche Aufgabe in der Arbeit mit ideologisch indoktrinierten Menschen? Wie ist meine Weltsicht heute? Woran glaube ich, was lehne ich rigoros ab? Wie beeinflusst das den Therapieprozess? Es wäre nützlich, dieser Komponente der therapeutischen Arbeit in Supervisionsgruppen regelmäßig Raum einzuräumen, denn die bewusste Wahrnehmung dieser interaktionellen Komponente zwischen den Ausstiegsbegleiter_innen und den Betroffenen halte ich für einen wichtigen Baustein, wenn es um die Auflösung der alten ideologischen Indoktrinierungen geht. In jeden beratenden, begleitenden oder therapeutischen Prozess fließt das eigene Weltbild mit ein. Es ist als Psychotherapeut_in aus guten Gründen unüblich, sich dazu gegenüber Patient_innen zu äußern. Auch in Behandlungen von Menschen mit dem Hintergrund organisierter Ritueller Gewalt muss es nicht explizit thematisiert werden, aber es sollte den Wegbegleiter_innen gerade in diesem Arbeitskontext deutlich bewusst sein. Welche für mich sinnhafte Weltsicht prägt heute mein Leben? Welche Ansichten habe ich aus meiner Kindheit übernommen, welche abgelehnt oder erweitert?

Manchmal hilft es gerade ideologietreuen Innenpersönlichkeiten, die über neue Sichtweisen der Menschen und der Welt Gedanken nachzudenken beginnen, auf Anfrage etwas über die eigene Weltsicht zu erzählen – dann aber immer mit dem Tenor versehen: So kann man es sehen, muss es aber nicht! Hier ist meiner Ansicht nach ganz besondere Vorsicht geboten, denn das Risiko einer erneuten fremdgesteuerten ideologischen Prägung ist hoch. Ideologisch indoktrinierte Menschen haben ein Recht auf eine eigenständige Suche und Wahl einer für sie sinnhaften Weltsicht als gemeinsamen Nenner der Persönlichkeiten des Innensystems.

11.5.5 Hilfreiche Interventionen

Wenn es im therapeutischen Prozess für die Betroffenen an der Zeit ist, sich der Auseinandersetzung mit diesem Thema zu widmen, können folgende Hinweise diesen Teil des Weges begleiten:

- Es hilft, sich miteinander eine Selbst-Erlaubnis zu einer grundlegenden Skepsis vor Welterklärungsmodellen aller Art zu geben. Je einfacher, desto skeptisch.
- Parallel dazu ist eine Selbst-Erlaubnis einer grundlegenden Sehnsucht nach einer sinnhaften Weltsicht hilfreich, das eigene Leben sinnvoll einzuordnen.
- Das Überprüfen der alten Ideologie gelingt erst dann ernsthaft, wenn die damit verbundenen Programme von innen gestoppt werden können oder bereits gelöscht sind.
- Das Überprüfen und in Frage stellen der alten Ideologie geht leichter vonstatten, wenn im Innensystem ein Wahrnehmen unterschiedlicher Sichtweisen innerhalb der Innenwelt und auch innerhalb der Außenwelt vereinbart wurde.
- Die Differenzierung zwischen eigenen Haltungen einzelner Innenpersönlichkeiten und der alten Doktrin entwickelt sich über eine stetige, achtsame Suche.

- Die Erforschung historischer und aktueller Weltanschauungen, Philosophien und Religionen kann bei der Suche helfen.
- Ein kleinster gemeinsamer Nenner in einem großen Innenteam reicht als erster Schritt auf diesem Weg völlig aus.
- Die aktuelle Weltsicht darf sich in der Zukunft weiterentwickeln. Sie ist nicht in Stein gemeißelt – im Gegensatz zur alten Doktrin.

Es braucht Zeit und Geduld für diesen inneren Auseinandersetzungsprozess. Wertedebatten sind in vielen Arbeitsteams insofern gefürchtet, als sie aufwendig sind. Sie kosten Zeit und Energie, sie erzeugen Reibung und aktivieren verborgene Konflikte. Wenn man sie ernsthaft führt, sind sie aber auch besonders tragfähig und integrativ. Das gilt für Innenteams bei gezielt aufgespaltenen Menschen ebenso wie für Außenteams in diversen beruflichen Kontexten.

Manchen Kolleg_innen und manchen Betroffenen wird im Verlauf einer psychotherapeutischen Behandlung deutlich, dass die Suche nach einer neuen sinnhaften Weltsicht nicht im Rahmen der Psychotherapie stattfinden kann oder sollte. Diese Aufgabe gehört ja auch klassischerweise nicht zum Kerngeschäft von Psychotherapeut_innen. An solch einem Punkt ist es hilfreich, die Aussteiger_innen bei der Suche nach Alternativen zu beraten: Wie umgehen mit diesem Klärungs- und Findungsbedarf, wohin mit der uns Menschen innewohnenden Suchbewegung? An wen kann man sich in der Region auf sichere Art und Weise wenden, um sich auf neue Art sinnhaft zu erleben? Gibt es vertrauenswürdige religiöse bzw. spirituelle Instanzen wie einen Pfarrer oder eine buddhistische Meditationslehrerin? Engagiert sich ein Verein für nachhaltige regionale Landwirtschaft oder Menschen mit Einschränkungen? Sind Kampfkunst- oder Yogalehrer_innen in der Lage, Betroffene angemessen zu begleiten? Gibt es regional bekannte Risikogruppen wie z. B. gurulastige Sekten, die „verlorene Seelen" auffangen? Gute Informationen können die Vorauswahl erleichtern und das Expert-Innen-Wissen unterstützen. Die Begleitung eines Erstkontaktes durch eine vertraute Person kann die Schwelle für Betroffene senken.

Meiner Erfahrung nach ist es für ideologisch indoktrinierte Menschen wirklich bedeutsam, den grausamen und leidvollen ersten Teil ihres Lebens auch hinsichtlich der Weltsicht oder Glaubenshaltung von der Zeit nach dem Ausstieg zu differenzieren. An dieser Stelle möchte ich mein Motto wiederholen: Kein Weg taugt für alle! Wenn diese Ebene des menschlichen Seins allerdings ignoriert wird und lediglich ein Vakuum im Inneren der Persönlichkeit bestehen bleibt, kann eine echte Neuorientierung in Richtung Zukunft kaum gelingen.

12. Selbstwert als Schlüsselbegriff in der Therapie (Prins)

12.1 Zur Entwicklung des Selbstwertgefühls

Der lange Weg der Deprogrammierung, der Traumaverarbeitung und schließlich des Ausstiegs im Verlauf des Therapieprozesses wurde in den vorherigen beiden Kapiteln beschrieben. In diesem Kapitel möchte ich einige praktische und unterstützende Ideen für diesen Prozess anbieten. Ich möchte dies anhand des Prinzips eines Positiven Gefühls eines eigenen Selbstwerts tun.

Prinzipien von Gleichwertigkeit, Autonomie und eines positiven Selbstwertgefühls sind für Menschen, die in einer Welt der organisierten Rituellen Welt aufwachsen, unbekannt oder stellen eine allenfalls unerreichbare Illusion dar. Einerseits ist die Rede von völliger Unfähigkeit und Unterworfensein, von absoluter Minderwertigkeit, andererseits von völliger Macht und Herrschaft, von absoluter Überlegenheit. Diese Aufteilung wird auch im Inneren der Betroffenen vollzogen.

Ohne Ausnahme ist es ein langer Weg, Klient_innen dabei zu begleiten hin zu einem inneren und äußeren menschenwürdigen Dasein. Claudia Fliß benennt als Ziel: die Betroffene ist frei und sie lebt! Sylvia Schramm spricht vom inneren Demokratisierungsprozess. Unabänderlich verbunden damit ist ein positives Selbstwertgefühl auf der Basis von Gleichwertigkeit.

In ihrem ersten Buch, das 1964 erstmals mit dem Titel „Conjoint Family Therapy" erschien, beschreibt Virginia Satir, eine der Gründer_innen der Familientherapie, ein positives Gefühl von Selbstwert der Familienmitglieder als Kerneigenschaft einer gesunden Familie (Satir 1970, niederländische Übersetzung, S. 50). Dieses Prinzip ist durchgängig der Kern ihrer Arbeit geblieben und ist faktisch eine Selbstverständlichkeit innerhalb aller therapeutischen Strömungen und aller Bindungstheorien geworden. Um ein positives Selbstwertgefühl zu entwickeln, braucht ein Kind:

- körperliche Sicherheit und eine angenehme Umgebung: ausreichende Wärme, Nahrung, körperliche Nähe, Respekt für den Raum und die Grenzen des Kindes.
- Kontinuität in den Beziehungen, einen liebevollen Umgang und Verlässlichkeit in Bezug auf das Verhalten der Bezugspersonen.
- Einfluss nehmen können auf das, was mit ihm/ihr passiert. Wenn es Hunger hat und weint, kommt jemand, um es zu füttern; wenn es jemanden anlacht, wird zu-

rückgelacht; daraus entwickelt sich auch das Gefühl von eigener Einflussnahme sowie als Teil davon die Erfahrung von Verbundenheit mit anderen.
- Struktur und Vorhersehbarkeit erleben, einen Unterschied zwischen angenehm und unangenehm machen können und dürfen, eine Wahl treffen können und dürfen.
- Wertschätzung seitens der Bezugspersonen dafür, wie er/sie ist; sein dürfen, wie man ist.

Die Autonomie des Kindes wird übereinstimmend mit dem Alter stimuliert in einem Kontext, in dem die eigene Art und Verbundenheit ausbalanciert sind. Die Basis hierfür ist ein Klima von Sicherheit, in dem sich eine sichere Bindung entwickeln kann. Die Hauptbestandteile eines positiven Selbstwertgefühls sind:
- Wertschätzung für sich selbst: ich bin gut, so wie ich bin; hiermit verbunden: das selbstverständliche Recht auf die eigene Existenz und auf den dazu gehörenden Raum und auf Grenzen. Dazu gehört auch die Selbstakzeptanz, auch von weniger starken Seiten und von gemachten Fehlern.
- die Erfahrung von Kompetenz und Sinnhaftigkeit: das Gefühl haben, mit dem Leben zurechtzukommen und etwas Positives zur Welt um sich herum beizutragen.
- die Erfahrung von Autonomie und die Fähigkeit, eine Verbundenheit mit anderen herzustellen.

Bei sehr vielen Menschen ist das positive Selbstwertgefühl unvollständig entwickelt oder beschädigt worden. Für Betroffene von organisierter Ritueller Gewalt gilt dies in extremem Ausmaß. Ihre Welt besteht sowohl im Inneren als auch im Äußeren aus Herrschern und Unterworfenen. Alle positiven Werte und damit auch ein positives Selbstwertgefühl werden umgedreht. Ihr Leben ist aufgebaut aus Verdrehungen. Die Welt steht auf dem Kopf.

Mein erster Arbeitsplatz war bei einer Erziehungsberatungsstelle. Während der Persönlichkeitsdiagnostik zeichnete ein Mädchen einen Baum, vollständig mit Wurzeln, Stamm und Verästelungen. Allerdings stand der Baum auf dem Kopf, die Wurzeln ragten in die Luft. Ich wusste damals nicht, wie ich das interpretieren sollte und auch meine erfahreneren Kolleg_innen hatten keine passende Erklärung dafür. Wenn ich mir das Mädchen nun vor Augen führe, wie ich sie erinnere und auch die Familiendynamik, habe ich einen starken Verdacht, dass es um organisierte Rituelle Gewalt ging.

Im therapeutischen Prozess begleiten wir Klient_innen dabei, sich eine Welt für sich selbst zu schaffen (innerlich und äußerlich), in der die Unwahrheiten und Verdrehungen zurechtgerückt werden und in der sie ein positives Bild von sich selbst entwickeln können. Ein positives Selbstwertgefühl kann dabei als Kernziel einer Therapie angesehen werden.

Ich beschreibe einige Themen, die mit dem Selbstwertgefühl zusammenhängen und die in der Therapie bearbeitet werden.

12.2 Sicherheit, Raum und Grenzen

Einen eigenen Raum, das bewusste Recht auf einen eigenen Raum mit Respekt für den Raum eines anderen zu haben, ist für Betroffene unbekannt. Allein das Benennen dessen kann eine starke Reaktion auslösen. Es ist wichtig, damit konsequent achtsam umzugehen, an erster Stelle dadurch, wie wir im Kontext der Therapie mit der Klient_in umgehen. Claudia Fliß beschreibt im Kapitel 3.4 wie sich die Klient_in einen Platz im Therapieraum aussuchen kann, auf dem sie sitzen möchte. Dies ist ein schöner Ausdruck für diesen Respekt eines Raums für die Klient_in.

In der Täterwelt wird gerade dem sogenannten inneren sicheren Ort, der in verschiedenen Therapierichtungen als therapeutisches Hilfsmittel eingesetzt wird, Gewalt angetan. Zielstrebig werden innere sichere Orte kreiert, die später zu Orten der Gewalt gemacht werden. Wenn wir über Sicherheit und innere sichere Orte sprechen, kann dies als Trigger wirken. Ich sehe dies nicht als Grund an, dieses Thema innerhalb einer Therapie zu vermeiden, sondern dies genau deshalb als Möglichkeit zur Heilung zu nutzen.

Es kann auch sein, dass die Klient_in durch eine Nahtoderfahrung eine Sicherheit über die Grenze des eigenen Lebens hinweg erfahren hat und dies als inneren sicheren Ort zur Verfügung hat. Daneben ist es wichtig, dass auch im aktuellen Leben das Erleben von Sicherheit entstehen kann.

Gerade durch die Entscheidung, sich aus der Täterwelt zu befreien, wird die aktuelle Sicherheit ernsthaft bedroht. Dann ist es besonders wichtig, Sicherheit, Raum und Grenzen als ein unverrückbares Recht immer vor Augen zu haben. Das Thematisieren der Begriffe eines eigenen Raums, von Grenzen und Sicherheit sehe ich als gute Möglichkeit, das eigene Leben im Hier und Jetzt in einem positiven Sinn zu verändern. Dies ist durch eine zielgerichtete und konsequente Umsetzung in eine stabile Erfahrung von Sicherheit und Raum möglich.

Ich benenne einige Möglichkeiten:

Die Klient_in kann im Therapieraum einen symbolischen sicheren Ort kreieren. Welche Bestandteile hat Sicherheit für sie, was dient als Schutz? Dies kann mit Hilfe von symbolischem Material geschehen. Sie kann dem jedes Mal, wenn sie kommt, eine Form geben. In meinem Therapieraum ist eine Vielzahl von symbolischem Material vorhanden, das verwendet werden kann, und die Klient_in kann selbst auch Material dafür mitbringen. Es ist praktisch, ein hohes Brett oder einen Schrank zu haben, wo Platz ist, um z. B. eine Korb, eine Dose hinzustellen, in denen die Bestandteile des persönlichen sicheren Ortes einer Klient_in verschlossen und aufbewahrt werden können. Das steht dann in jeder Therapiestunde zur Verfügung. So wird die Erfahrung von Sicherheit und Raum immer verfestigt. Dies wirkt auch unterstützend bei der Traumabearbeitung.

Manchmal ist es so, dass auch gerade therapeutisches Material für eine Klient_in als Trigger wirkt, weil sie damit in der Täterwelt traumatisiert wurde. Es kann dann geschaut werden, was für diese Klient_in am hilfreichsten ist.

Auch das Einrichten eines eigenen Platzes zu Hause, der Sicherheit symbolisiert, kann das Bewusstsein eines geschützten eigenen Raums verstärken. Wichtig ist dabei, dass es dazu eine innere Übereinstimmung gibt und dass alle Persönlichkeiten diesen Platz respektieren. Darauf muss explizit geachtet werden. Wenn es noch unsicher ist, ob dies möglich ist, ist es besser, dies auf eine spätere Phase zu verschieben, so dass einer neuen inneren Traumatisierung vorgebeugt wird.

Dies ist an sich ein wichtiger Teil des inneren Prozesses eines wechselseitigen Respekts. Wenn dieser ausreichend sicher entwickelt ist, so dass das Risiko innerer Übergriffe nicht mehr besteht, kann die Beschäftigung mit Sicherheit und Raum auch zu einem inneren besseren Kennenlernen und zu einem Kontaktaufbau beitragen. Es ist auch wichtig, zu prüfen, inwieweit die eigene Wohnung wirklich sicher ist. Wenn sich die Täterwelt noch Zugang dazu verschaffen kann, ist es besser, dies in der Situation zu Hause noch nicht umzusetzen.

Verschiedene innere Persönlichkeiten können für sich selbst einen eigenen Platz überlegen und ihm möglicherweise eine Form geben. Dies kann durch Zeichnen, das Herstellen einer Collage oder auf eine andere Art geschehen. Auf diese Weise kann untereinander auch ausgetauscht werden, was von den verschiedenen Persönlichkeiten als angenehm und sicher erlebt wird. Vor allem kindliche Persönlichkeiten haben oft Freude daran, sich damit zu beschäftigen, und es kann gleichzeitig eine Möglichkeit sein, auch spielerische Elemente zu integrieren.

Eine Klient_in hatte ein Bild eines großen gemeinschaftlichen Eis, in dem Platz für viele Eier für verschiedene Persönlichkeiten war. Jede_r, die/der dies wollte, konnte kundtun, wie er/sie dieses eigene Ei eingerichtet haben wollte, bezogen auf die Farbe, einen Klang und was sich darin befinden sollte. Als diese Informationen gesammelt worden waren, habe ich eine Tonaufnahme gemacht, in der für jede_n der eigene sichere Ort beschrieben wurde. Das konnte zu Hause angehört werden. Auf diese Weise entwickelte sich das Bewusstsein von Raum, Sicherheit, und gleichzeitig lernten die inneren Persönlichkeiten mehr übereinander und Verbindungen konnten aufgebaut werden, es konnten

Türen in die Eier eingebaut werden und man konnte gegenseitig zu Besuch kommen. Absprachen untereinander über Anklopfen, das Recht, ja oder nein zu sagen, verstärkten das Bewusstsein eines eigenen Verfügungsrechts und von Respekt untereinander.

Es ist möglich, das Bild eines Baums oder Strauchs für einen inneren sicheren Ort zu wählen. Claudia Fliß beschreibt in Kapitel 8 die Struktur von Abspaltungen von Persönlichkeiten in Form eines Baums oder Strauchs. Dieses Bild kann auch als heilendes Bild verwendet werden: in diesem Baum kann es für jede Persönlichkeit einen sicheren Ort geben, der eine eigene Form erhalten kann. Wurzeln können stärker werden und Licht und Sonne können einen Zugang finden (Symbol für den therapeutischen Prozess). So kann der Baum sich entwickeln.

Wichtig bei all dem ist, dass wir als Therapeut_in selbst nicht die Rolle der Beschützer_in auf uns nehmen, auch nicht imaginativ. Diese Grenze muss sorgsam beachtet werden. Ich habe einmal den Fehler gemacht, in die Retter_innenrolle zu gehen und mich selbst als Wächterin der Kinder auf der Tonaufnahme zu bezeichnen. Diese Persönlichkeiten hatten dies so aufgefasst, dass ich sie auch tatsächlich beschützen würde. Als in der Realität erneut Gewalt stattfand, war das Vertrauen in mich weitgehend zerbrochen. Es war sehr viel Einsatz gefragt, insbesondere Hilfe von erwachsenen inneren Persönlichkeiten, um das Vertrauen wiederherzustellen.

Sicherheit innerhalb der therapeutischen Beziehung beinhaltet, dass wir präsent sein und bleiben können bei allem, was die Klient_in uns wissen lässt. Dies wird innen registriert und eröffnet die Möglichkeit, selbst innerlich an die Arbeit zu gehen.

Im Buch der Hoffnung (2015, 14 f.) haben Paula & Co dies im Gedicht „Geh mit uns" wunderbar in Worte gefasst:

Geh mit uns
Für unsere BegleiterInnen

Bitte schau nicht weg
Wenn wir uns weigern
Dir auch nur einen kurzen Blick zu schenken
Behalte uns
Im wohlwollenden Auge
Aber starre nicht
Sondern betrachte
Aufmerksam von der Seite
Wenn du uns siehst
Können wir nicht
Unsichtbar sein

Bitte lauf nicht davon
Wenn das Chaos uns
Zerspringen lässt
Bleibe dort
Wo du bist
Steige nicht mit ein
In unsere innere Achterbahn
Sondern verfolge den Lauf der Dinge
Achtsam und verlässlich
An deinem Platz
Und sprich über das
Was passiert

Bitte höre uns zu
Während es
Aus uns heraus redet
Und versuche
Zu begreifen
Was wir sagen
Und was wir meinen
Lausche auch
Dem Schweigen
Und erlaube dir
Ein gemeinsames Tönen

Bitte zeige deine Hände
Ohne falsche Karten
Offen und berührbar
Lass uns die Wahl
Sie zu erfassen
Oder nicht
Und reiche sie uns
Auch dann
Wenn wir nicht
Hinschauen

Bitte frage uns Dinge
Und sei bereit
Für unbequeme Antworten
Fürchte dich nicht
Vor Erkenntnissen

Oder der Stille
Es schadet uns nicht
Wenn du mutig bist

Bitte begegne uns herzlich
Mit deinen Gefühlen
Und deinem Wesen
Wir lernen das leben
Doch nicht nur
Aus Büchern
Gehe in Kontakt
Mit dem
Was in dir ist
Und was in uns ist
Indem du
Fühlst

Bitte gib uns nicht auf
Auch dann nicht
Wenn unser Entsetzen
Deinen Atem stocken lässt
Und unsere Wunden
Endlos langsam heilen
Trau uns Leben zu
Damit wir
Uns selbst trauen

Bitte geh mit uns
Nicht für uns
Nicht vor uns
Nicht hinter uns
Bitte geh
MIT UNS

12.3 Beziehungen, Unterschiede und Entscheidungen

Betroffene wurden in jeder Hinsicht in ihrer Wahrnehmung der Welt getäuscht. Auch die inneren Persönlichkeiten, die als verlängerter Arm der Täterwelt Kontrolle ausüben, handeln nicht aus einer eigenen Entscheidung heraus. Alison Miller bezeichnete die inneren Programmierer_innen während eines 5-tägigen Workshops in Stuttgart (Stuttgart 2014, persönliche Aufzeichnungen) als „für dumm verkaufte Kinder".

Selbst wahrnehmen zu lernen, darauf zu vertrauen und aufgrund dessen Entscheidungen für das eigene Leben zu treffen, ist ein Thema, bei dem der kognitive Aspekt zusammen mit der Sinneswahrnehmung eine wichtige Rolle spielt. Allen Sinneswahrnehmungen wurde Gewalt angetan durch Täuschung und Folter. Es wurde nicht gelernt, einen adäquaten eigenen Bezug herzustellen und eine Situation einzuschätzen. Es besteht eine große Zwietracht der Persönlichkeiten untereinander in der Wahrnehmung und im Denken.

Die Situation im Hier und Jetzt, auch in der therapeutischen Beziehung, bietet viele Möglichkeiten für neue Erfahrungen. Wir können in unserem Vorgehen als Ganzes aufmerksam dafür sein und manchmal schenkt uns der „Zufall" solche Möglichkeiten. So ging beispielsweise vor Jahren eine Klient_in, die noch nicht lange bei mir in der Therapie war und von der ich zu dem Zeitpunkt noch nicht wusste, dass sie eine Betroffene war, nach Hause, als das Wetter sehr schlecht war. In dem Moment, als sie aus dem Praxisraum herauskam, stieg mein Mann gerade in sein Auto und sah sie. Er bot ihr spontan an, sie zum Bahnhof zu bringen, damit sie nicht durch das schlechte Wetter laufen musste. Ich sah ihr Zögern und sagte: „Sie müssen nicht mitfahren, wenn sie nicht möchten." Sie hat es tatsächlich nicht getan. Später hat sie mir erzählt, dass dies ein entscheidender Moment in der Therapie gewesen war. Es war das erste Mal, das sie erlebte (und innen wurde dies wahrgenommen), dass ihr eine Entscheidungsfreiheit angeboten wurde und ihre Entscheidung ohne Konsequenzen respektiert wurde.

So gibt es auch berührende Momente, wenn zum Beispiel eine kindliche Persönlichkeit sich zum ersten Mal traut, im Therapieraum eine eigene Bewegung zu machen und zögernd eine Hand ausstreckt, um ein Kuscheltier anzufassen und die Sanftheit zu fühlen. Solche Momente sind der Anfang neuer Erfahrungen, die sich ausbreiten und auch ins tägliche Leben integriert werden können. Je mehr Persönlichkeiten in den therapeutischen Prozess einbezogen sind, können beruhigende Erklärungen (aber auch adäquate Warnungen) und ein vorsichtiges Ausprobieren durch die Betroffene selbst stattfinden. So entwickelt sich gleichzeitig eine interne Kooperation. Auf diese Weise können Wahrnehmungen miteinander geteilt und intern können gemeinsame Entscheidungen getroffen werden. Die Nasen bewegen sich immer mehr in dieselbe Richtung.

Je mehr Betroffene es wagen, ihre Welt auszudehnen und andere Kontakte einzugehen, machen sie auch Erfahrungen mit anderen Menschen, die verwirrend wirken. Es besteht eine Tendenz dazu, die Welt in Gut und Schlecht einzuteilen. Wenn die Entscheidung getroffen ist, dass die Welt der Täter schlecht ist, ist die selbstverständliche Schlussfolgerung, dass die „normale" Welt gut sein muss. Wenn sie merken, dass Menschen auch im „normalen" Leben manipulieren oder sich auf andere Weise unangenehm verhalten, wissen sie sich keinen Rat und neigen dazu, sich selbst als Ursache dieses Verhaltens anzusehen – wie es ihnen beigebracht wurde.

In buddhistischen Kreisen spricht man in Fällen von Fehlverhalten von Menschen von „Verwirrung", und ich sehe dies als hilfreiche Terminologie an, um den Unterschied zwischen gezieltem bösartigem Verhalten und unangenehmem Verhalten zu verdeutlichen. Es ist auch wichtig, dass die Betroffene erkennen lernt, dass es nicht ihre Verantwortung ist, wenn der andere sich so verhält, sondern dass dies zum anderen gehört.

In ihrem 1970 erstmals erschienenen Buch „De pragmatische Aspekten van de menselijke communicatie" ((Watzlawik, Beavin & Jackson 2001; Übersetzung: Die pragmatischen Aspekte der menschlichen Kommunikation) beschreiben die Autor_innen die Prinzipien der Kommunikation auf der Inhalts- und der Beziehungsebene. Wenn ein Elternteil auf eine Frage eines Kindes nach der Erlaubnis, irgendwohin zu gehen, zum Kind sagt: „Tu, was du selbst möchtest" und dies in einem freundlich gemeinten Ton sagt, gibt es kein Problem; das Kind erhält wirklich den Raum vom Elternteil, selbst zu entscheiden; Inhalt und Beziehung sind in Übereinstimmung miteinander. Wenn der Elternteil dies in einem bösen, strafenden Ton sagt, gibt es eine Diskrepanz zwischen dem Inhalt und dem, was auf der Beziehungsebene kommuniziert wird. Man spricht von einer paradoxen Kommunikation.

Wenn es möglich ist, dazu in eine Metakommunikation zu gehen, muss kein Problem entstehen. Wenn das Kind beispielsweise sagen könnte: „Ich verstehe es nicht; du sagst, dass ich tun kann, was ich möchte, aber deine Stimme klingt böse.", und der Elternteil ernsthaft darauf eingeht, wird eine Klärung möglich. Wenn dies in der Beziehung zum Elternteil nicht möglich ist, solche Fragen zu stellen, gerät das Kind in eine unmögliche Position, in der es, was auch immer es entscheidet, immer das Gefühl hat, einen Fehler zu machen. Das Gefühl eines eigenen Werts wird ausgehebelt.

Betroffenen organisierter Ritueller Gewalt wird per definitionem die Möglichkeit verweigert, Fragen danach zu stellen, was der andere meint, und jede an sie gerichtete Kommunikation wirkt auf der Beziehungsebene Selbstwert zerstörend. Hinzukommend ist es verboten, dies auch nur wahrzunehmen. Sie geraten dadurch schnell in Verwirrung, wenn im Kontakt mit anderen Menschen die Sprache ist von Unklarheit und

Paradoxien zwischen dem Inhalt, den jemand ausdrückt, und dem, wie es gemeint ist, und dies löst erneut Angst aus.

Ich habe gemerkt, dass das Lernen dieses Unterschieds hilfreich ist und das Gefühl von Eigenkompetenz dadurch gestärkt wird. Es kann auch gut wirken, dies im Rollenspiel zu üben, und gleichzeitig können Humor und spielerische Elemente einen Platz bekommen.

Für uns als Therapeut_innen ist es wichtig, klar zu sein in dem, was wir kommunizieren und wie wir es tun.

12.4 Selbstwertschätzung/Selbstwertgefühl

Das Selbstwertgefühl ist bei den Betroffenen sehr verletzlich. Insbesondere wenn sie zu grauenhaften Handlungen gezwungen werden und konsequent als Botschaft bekommen haben, das selbst zu wollen und auch so sein zu wollen, gibt es Persönlichkeiten, die das auch wirklich glauben.

Traumaverarbeitung und dabei klar zu bekommen, wie und in welchem Kontext diese Verhaltensketten und die dazu gehörenden Persönlichkeiten sich entwickelt haben, ist wesentlich. Dann kann beispielsweise deutlich werden, dass eine Persönlichkeit, die es übernommen hat, eine Folter auszuführen, und die sich dabei als zugehörig zur Täterwelt erlebt hat, damit dazu beigetragen hat, dass eine andere Persönlichkeit die Unschuld für das innere System bewahren konnte.

Gefühle von Reue und Trauer dürfen dabei Raum finden, und auch das Bewusstsein, dass die andere Persönlichkeit unter den gegebenen Umständen getan hat, was ihr möglich war. Untereinander kann auf diese Weise Verständnis und Wertschätzung wachsen, und dies wirkt sich auf das Selbstwertgefühl des inneren Systems als Ganzem aus.

12.5 Die eigene Art

In allen Bereichen wurde die Betroffene zu Bewertungen gezwungen, die nicht authentisch sind. Worte erhalten in der Täterwelt eine andere Bedeutung über daran gebundene Trigger und Aufträge. Kinderlieder werden verformt und dazu missbraucht, die Kinder in scheinbar „angenehmen Momenten“ zu indoktrinieren und Aufträge zu verstärken. Farben haben innerhalb der Rituale eine andere Funktion bekommen und werden als Trigger eingesetzt und lösen eine Belastung aus. Alle Bewegungen einer Betroffenen wurden gesteuert, sodass sie der Täterwelt dienen.

Durch Erkenntnisse und neue Erfahrungen können Betroffene entdecken, was für sie selbst passend ist. Auch interne Unterschiede im System der Persönlichkeiten werden dabei respektiert und gewürdigt. Zur eigenen Art gehört auch das Bewusstsein der eigenen Integrität, die im Kern des Menschen selbst immer erhalten geblieben ist und als Fragment in jedem Teil bewahrt wurde. Jedes Stückchen eines zerbrochenen Spiegels reflektiert das Ganze. Im Buch der Hoffnung (2015) finden wir das wie folgt beschrieben: „Jedes Stückchen zeigte das Ganze der Teile. Alles, was sie war, wurde widergespiegelt, konnte angeschaut werden und dadurch konnte sie sich selbst sehen. Sie konnte wieder ganz werden, wieder ganz sein." (Regina Rex 2015, 39).

Für die Klient_in, die bereits einen langen Weg im Prozess der Selbstbefreiung gegangen ist, habe ich die Themen in ihrer Reihenfolge zusammengefasst in einem Manifest, inspiriert durch die „Allgemeine Erklärung der Menschenrechte". Diese „Universelle Erklärung des eigenen Wertes" ist in das Buch der Hoffnung aufgenommen worden. Darin steht, wie sich die verschiedenen Persönlichkeiten zu diesem Zeitpunkt zum Inhalt dieser Erklärung verhielten. Der Text im Buch der Hoffnung bezog sich auf diese Klientin.

Für eine breitere Verwendung habe ich zwischenzeitlich die Formulierung an allgemeinere Begriffe angepasst. Der Text dieses Manifests ist für alle, die dies möchten, anwendbar. Jede_r kann die eigenen Erkenntnisse und an die eigenen Verhältnisse anpassen. Essentiell dabei ist, dass alle Formulierungen so gewählt sind, dass sie auf den eigenen Wert verstärkend wirken.

Wo im Rahmen von Programmierung und Mind Control alle Menschenrechte umgedreht werden, werden sie an dieser Stelle in Würde wiederhergestellt.

12.6 Universelle Erklärung des eigenen Wertes

Ich darf sein

Es ist gut, dass ich da bin, dass ich existiere, dass ich lebe

Ich akzeptiere mich selbst mit allem, was ich bin und was ich erlebe: mit den Dingen, mit denen ich mich gut fühle, *und* mit den Dingen, die ich gern anders gewollt hätte oder anders hätte tun wollen, und mit den Dingen, die ich noch tun will

Ich habe ein Recht auf meinen eigenen Raum

Ich fülle meinen Raum mit meiner eigenen Energie

Ich strahle aus, wer ich bin

Ich habe das Recht auf Respekt von jedem anderen

Ich habe das Recht, die Verwirrung des Anderen beim Anderen zu lassen; ich lasse mich nicht in Verwirrung bringen

Ich habe das Recht zu entscheiden, zu welchen Menschen ich gehören will und zu welchen nicht

Ich habe das Recht zu entscheiden, woran ich mich beteiligen will und woran nicht

Ich habe das Recht, über meine eigene Fähigkeiten zu verfügen und wie ich sie verwende

Ich stehe auf meinen eigenen Füssen auf meinem eigenen EXISTENZGRUND

Ich habe meine eigene Wahrnehmung

Was ich sehe: Ich habe meine eigene Sicht

Was ich höre: Ich habe mein eigenes Gehör

Was ich fühle: Ich habe mein eigenes Gefühl

Was ich rieche: Ich habe meinen eigenen Geruchssinn

Was ich schmecke: Ich habe meinen eigenen Geschmack

Was ich erlebe: Ich habe meine eigene Lebensorientierung

Ich vertraue auf meine Wahrnehmung

Darauf höre ich

Danach richte ich mich

Wenn es ein Problem gibt, darf ich die Lösung wissen, die zu mir passt, und danach handeln

Ich vertraue auf meine Integrität

Ich mache einen Unterschied zwischen dem *WAS* der andere sagt, tut

Und *WIE* der andere das in Beziehung zu mir meint; ich lasse mich nicht von unterschwelligen Botschaften beeinflussen

Niemand hat das Recht, in meinen Raum zu kommen

Niemand hat das Recht, mir Leid anzutun, mich als minderwertig zu behandeln

Niemand hat das Recht, zu erwarten, dass ich mich nach seinen/ihren Erwartungen richte

Ich spreche meine eigenen Worte

Ich singe mein eigenes Lied

Ich habe meine eigene Farbschattierung

Ich habe meine eigenen Bewegungen

Ich handle nach meinen eigenen Erkenntnissen

Ich forme mein eigenes inneres System – Ich bin autonom – Ich bin EINZIGARTIG

Das ist verankert im Wissen gut zu sein. Darin erlebe ich mich selbst.

Das ist meine Basissicherheit. Das nimmt mir niemand wieder weg.

Das weiß ich für jetzt und für allezeit! Ich weiß, wer ich bin und wofür ich stehe!

13. Die Bedeutung körperorientierter Methoden (Fliß)

Einleitung (Prins)

In diesem Kapitel wird beschrieben, was Täter dem Körper Betroffener von Beginn des Lebens an zufügen. Eine Abwendung und Leugnung des eigenen Körpers ist in der Regel die Folge. Außerdem wirken Trigger, die ein Wiederleben verursachen, auch auf der körperlichen Ebene, und auch der Körper befindet sich jedes Mal erneut im traumatischen Zustand.

In diesem Kapitel werden konkrete Möglichkeiten aufgezeigt, wie in der Rolle der Therapeut_in der körperliche Zustand in die Behandlung integriert werden kann. Dabei wird auch beschrieben, wie dies auf eine sorgsame Weise mit einer Betroffenen besprochen und auf sie angepasst werden kann.

Die Anwendung körperorientierter Verfahren hat die folgenden Funktionen:

1. Körperliche Berührung: als tröstende Berührung, aber auch: lernen, Nähe zu erleben, über die Berührung in Kontakt mit dem eigenen Körper kommen können, und lernen, auf eine positive Weise mit ihm umzugehen.
2. Die Methoden können bei einem Wiedererleben, das sich auch im Körper manifestiert, eine Hilfe anbieten, sich zu bewegen und dabei zu spüren, dass dies möglich ist, sowie unterstützend dabei wirken, einen Kontakt zum Hier und Jetzt herzustellen. Sie beinhalten auch eine positive Erfahrung, Einfluss auf die eigenen Körperfunktionen zu haben, und vergößern auf diese Weise das Gefühl von Eigenkompetenz.
3. Die Wahrnehmung der Körpersprache einer Betroffenen: Du kannst deine Wahrnehmung auf eine Weise ansprechen, dass die Betroffene dies selbst wahrnehmen lernt, und, wenn nötig, Veränderungen umsetzen kann in der Haltung, in der Atmung und in der Bewegung. Dies ist hilfreich für einen Bewusstwerdungsprozess dem eigenen Körper gegenüber und für einen Lernprozess dazu, was der Körper braucht.

Körperorientiertes Arbeiten fügt eine wichtige Dimension zu unserer Arbeit hinzu. Für uns als Therapeut_in sind dabei die Wahrnehmung des eigenen Körpers, das Erleben von Raum, Grenzen und Bedürfnissen essentiell von Bedeutung.

Nimm dir beim Lesen dieses Kapitels regelmäßig immer wieder etwas Zeit, um nachzuspüren, wie dein Körper sich fühlt und was er braucht. Geht es darum, sich eben zwischendurch zu entspannen, durchzuatmen, frische Luft zu schnappen, sich zu bewegen? Achte sorgsam darauf und tue in einem solchen Moment, so kurz er auch sein mag, etwas, das sich für dein körperliches Wohlbefinden gut anfühlt.

13.1 Der Körper als Ort aller traumatischen Situationen

Der Körper ist immer wieder der Ort der Gewalt, nicht nur bei den brutalen Folterungen im Rahmen der Konditionierung und Programmierung der Kinder in der organisierten Rituellen Gewalt, sondern auch in jeglicher Weise in allen traumatischen Situationen. Die Haut des gesamten Körpers, alle Muskeln, das gesamte Gewebe werden ständig verletzt. Körperliche Anspannungen sind innerhalb weniger Monate im Leben eines Kindes bereits chronisch geworden. Die Täter wollen genau diesen Effekt erreichen: Über die Anspannungen hält das Kind mehr aus, es spannt sich gegen den Schmerz an und lernt die Erwartungen der Täterwelt auch körperlich zu erfüllen: hart sein, keine Schwäche zeigen und damit auch keinerlei Schmerz. Kinder werden auch dazu gezielt abgerichtet.

Körperliche Anspannungen entstehen außerdem dadurch, dass das Kind nie genug gehalten, getragen, liebevoll gestreichelt oder getröstet wird. Das Kind selbst darf seine Hände nicht nach seinen eigenen Bedürfnissen verwenden, um Bezugspersonen liebevoll zu berühren, es darf ihre Nähe nicht über ein Greifen suchen, seine Arme nicht ausstrecken. Alle normalen Bedürfnisse eines Kindes beziehen immer auch seinen Körper ein. Es lernt brutal, dass es niemals eigenständig und impulsiv nach seinen Bedürfnissen handeln darf, sondern dass es sich daran halten muss, was ihm täglich und konsequent über Bestrafungen und Befehle zu gewünschtem Verhalten vermittelt wird.

Es geht darüber hinaus auch um die Augen und all das Grausame, was Kinder mitansehen müssen. Mitglieder dieser Kreise dürfen nie wegschauen und Kinder werden gegebenenfalls gezwungen, die Augen offen zu halten. Sie sollen sich seitens der Täter daran gewöhnen, das Grauen ohne jegliche Reaktion anzusehen. Notfalls werden ihnen die Augen mit Klammern offen gehalten. Unter anderem dadurch entstehen die schlitzartigen Augen der Kultpersönlichkeiten nach deren Berichten. Die Ohren müssen die Schreie der Opfer und auch die eigenen Schreie anhören, bis die Kinder gelernt haben, selbst nicht mehr zu schreien und auf Schreie anderer Menschen nicht mehr zu reagieren. Der Mund wird über das Ekeltraining gequält, bis das Kind auch auf Ekelhaftes nicht mehr erkennbar reagiert. Dasselbe gilt für die Nase und den Geruchssinn. Auch die Zähne werden von den Tätern in ihre Konditionierungen einbezogen. Kein Bereich des menschlichen Körpers wird verschont, die Täter „besetzen“ ihn an jeder nur möglichen Stelle mit ihren Erwartungen.

Die brutale sexuelle Konditionierung wurde im vorhergehenden Kapitel ausreichend beschrieben. Dass diese Methoden der Abrichtung dem Körper schaden, ist selbstredend. Auch in diesem Zusammenhang entstehen ausgeprägte körperliche Anspannungen, die in allen bereits genannten Situationen durch die damit verbundene Angst weiter verstärkt werden.

Diese wenigen Details zu den Qualen, die der Körper einer Betroffenen lebenslang erlitten hat und bei fortgesetztem Täterkontakt weiter erleiden muss, müssen hier aus meiner Sicht zumindest so weit angedeutet werden, dass erkennbar wird, wie wesentlich der körperliche Zustand einer Betroffenen neben ihren emotionalen und kognitiven Belastungen beeinträchtigt war und ist. Die Betroffene lehnt ihren eigenen Körper in der Regel ab, weil sie ihn in allenfalls minimalen Situationen ihres Lebens positiv erleben durfte. Und auch diese Situationen waren von den Tätern gewollt und gesteuert, weil das Kind von damals sonst nicht überlebt hätte. Eine Betroffene realisiert dies im Rückblick durchaus selbst, wenn sie mit genügend eigenen Persönlichkeiten im Kontakt ist und die Prinzipien der Konditionierung und Programmierung erfassen kann. Die Betroffene verbindet ihre Körperwahrnehmung mit Qualen, Schmerzen, Anspannungen, belastenden Erinnerungen an Folter und sonstige Gewalt, Ekel sowie Vernachlässigung und lehnt ihn selbst ab. Darüber hinaus hat sie lernen müssen, den eigenen Körper gezielt zu verletzen. Selbstverletzung wurde ihr seitens der Täter als erlaubte Möglichkeit vermittelt, eigenständig gegen übermäßige körperliche Anspannungen anzugehen. Die Regeln, wieweit sie den Körper dabei verletzen darf sowie in welcher Region, wurden ihr ebenfalls von den Tätern vorgegeben. Durch die Reduktion körperlicher Anspannungen über Selbstverletzung wird die Funktionalität des chronisch angespannten Körpers für die Aufgaben der Täterwelt erhalten.

Parallel zur Ablehnung dem Körper gegenüber hat die Betroffene auch gelernt, wie sie ihn zu versorgen und zu pflegen hat. In vielen Täterkreisen herrscht peinliche Sauberkeit, die auch den Körper einbezieht. Nur bei regelmäßigen Säuberungen der Hände und weiterer Körperregionen können Folgen der erlittenen Gewalt an sich selbst und auch der erzwungenen Gewalt gegen andere Menschen beseitigt werden. Im Menschenhandel ist ebenfalls Sauberkeit gefragt. So wie die Betroffenen lernen müssen, den Körper bei Verletzungen selbst zu versorgen, lernen sie auch, wie oft sie ihre Hände zu waschen haben, wie peinlich jeglicher Fleck beseitigt werden und der Fußboden und andere verunreinigte Bereiche von Räumen zu säubern sind. All dies dient dem Verbergen erkennbarer Hinweise auf strafbare Handlungen an und mit den Betroffenen. Betroffene kommen in der Regel sauber und gepflegt in unsere Therapien. Ausgenommen scheinen nur sehr niedrig rangige Familien zu sein, die in einem entsprechenden sozialen Umfeld leben, in dem Sauberkeit nicht üblich ist und eine in Täterkreise involvierte sozial schwache Familie eher durch die eigene Unsauberkeit und Unordnung nicht auffällt.

Eine liebevolle Beziehung zum eigenen Körper und eine gute Selbstfürsorge sind in der Folge einer solchen Lebensgeschichte mit dem Körper nicht mehr vorstellbar. Eine Betroffene wird mit allen verfügbaren Möglichkeiten eine Wahrnehmung des Körpers vermeiden. Auch Berührungen anderer Menschen stehen für sie in ihrer Lebensgeschichte nahezu immer in Verbindung mit negativen Erlebnissen, auch dies wird sie zu vermeiden versuchen. Betroffene geben bei Begrüßungen ungern die Hand und halten nach meinem Eindruck grundsätzlich eine größere körperliche Distanz ein als andere traumatisierte Menschen. Viele von ihnen sitzen in meiner Praxis am liebsten im Sessel, in dem niemand anders Platz nehmen kann, selbst wenn der Sessel ihnen den Blick auf den Fluchtweg zur Tür verstellt. Allerdings steht der Sessel am dichtesten an der Tür im Vergleich zu den beiden Sofas der Einrichtung des Therapieraums. Mit einem Schmunzeln kann er manchmal als sichere Bastion bezeichnet werden.

Für einen Abbau der Selbstverletzungen, des oft selbst gewollten Hungerns, für die notwendige Reduktion der chronischen körperlichen Anspannungen und für eine bessere Beziehung zum gesamten Körper muss die Beziehung einer Betroffenen zum eigenen Körper unbedingt verbessert werden. Diese Sichtweise wird von den Betroffenen in der Regel nicht geteilt. Eine Zuwendung zum eigenen Körper beinhaltet eine sofortige Erinnerung an zahllose negative Erlebnisse mit eben diesem Körper. Entsprechend kann die Beziehung zum Körper nur sehr allmählich verbessert werden. In einer Therapie kann dieses grundlegende menschliche Thema immer wieder „nebenbei“ benannt und seine Bedeutung betont werden. Eine Betroffene erlebt, dass ein anderer Mensch mit seinem eigenen Körper anders und besser umgeht, wenn wir dies vorleben. Über unser Mitgefühl für ihren gequälten Körper, das sie selbst nicht empfinden kann, kann sie langsam und vorsichtig wahrnehmen, dass dieser liebevolle und zugewandte Umgang mit dem Körper wichtig für sie ist – wie für jeden Menschen.

13.2 Die Methode der Körperpsychotherapie

Die Geschichte der Körperpsychotherapie ausführlich zu beschreiben, würde den Rahmen dieses Buches sprengen. Dazu sei auf die beiden sorgsam ausgearbeiteten Artikel von Ulf Geuter im Psychotherapeuten Journal verwiesen, der Zeitschrift der Psychotherapeutenkammer (Geuter 2006). Einige wesentliche Grundlagen mögen aber Raum finden, um die eindrucksvolle Wirksamkeit dieser effektiven Methode zu verdeutlichen, die bei sorgsamer Anwendung und Akzeptanz einer Klient_in ausgesprochen hilfreich in der Traumatherapie sein kann.

In einem Artikel, den ich gemeinsam mit einer ehemaligen Klientin in Trauma & Gewalt veröffentlicht habe, habe ich geschrieben: „Auch im therapeutischen Kontext liegt es nahe, dass Probleme und Symptome traumatisierter Menschen im Zusammenhang mit Berührungen stehen – mit fehlenden positiven Berührungen oder negativ erfahrenen Berührungen oder einer Kombination aus beidem. Durch die weitgehend sprachlich orientierte Form der meisten Psychotherapiemethoden werden Berührungen jedoch kaum thematisiert." (Fliß & Konstantin, 2008, S. 97)

Berührungen werden von manchen Traumatherapeut_innen grundsätzlich abgelehnt und mit einem kompletten Verbot belegt. Damit wird zwar durchaus auf mögliche negative und schädigende Aspekte falscher Berührungen oder solchen zu einem falschen Zeitpunkt hingewiesen. Dieses Risiko muss selbstverständlich immer sorgsam beachtet werden. Klient_innen müssen konsequent danach gefragt werden, ob Berührungen möglich und erlaubt sind. Lehnt eine Klient_in jegliche Berührungen aus verständlichen Gründen ab, ist dies absolut zu respektieren.

Gleichzeitig werden mit einem grundsätzlichen Verbot und einer ethischen Belegung von Berührungen in der Traumatherapie aber auch deren hilfreiche Möglichkeiten ausgeschlossen, das Kind wird mit dem Bade ausgeschüttet. So definiert die ehemalige ISSD (International Society for The Study of Dissociation, heute DGTD) in ihren „Richtlinien zur Behandlung der Dissoziativen Identitätsstörung bei Erwachsenen" den Umgang mit Berührungen in einer psychotherapeutischen Behandlung folgendermaßen: „Körperkontakt mit einer Klient_in ist als Behandlungstechnik grundsätzlich nicht zu empfehlen." (ISSD 2006, S. 73) Immerhin wird der Einsatz körperorientierter Methoden über eine zusätzliche mit Posttraumatischen Belastungsstörungen vertraute Körpertherapeut_in oder eine Masseur_in diskutiert sowie, ob begrenzter Körperkontakt (Hand halten, Arm der Klient_in berühren) nach vorheriger Absprache mit der Klient_in für den Erhalt des Kontakts zwischen Therapeut_in und Klient_in hilfreich sein könnte, um den Kontakt zur aktuellen Realität zu erhalten.

Gleichzeitig wird diese Möglichkeit sofort wieder in Frage gestellt und auf deren mögliche Schädlichkeit nachhaltig hingewiesen mit der Begründung, dass die Absicht oder Bedeutung von Berührungen von der Klient_in missverstanden werden könnten. Dieser Hinweis mag eine noch unsichere Therapeut_in eher abschrecken, als dass sie über die Vorteile von Berührungen nachdenken mag, denn ihrer Klient_in schaden möchte sie sicherlich auf keinen Fall. Um kein solches Risiko einzugehen, wird sie lieber auf Berührungen verzichten und sich an die warnende Empfehlung der Abstinenz halten.

Diese Auswirkungen habe ich 2008 so formuliert: „Leider können durch dogmatisch ablehnende Standpunkte gegenüber körperlichen Berührungen in der Traumatherapie hilfreiche Methoden verloren gehen, die als Ressourcen dienen und bei der Trauma-Konfrontation gezielt eingesetzt werden können." (Fliß & Konstantin 2008, S. 99)

Seidler (2008, S. 81) schrieb in seinem Vorwort zur Zeitschrift Trauma Gewalt, in der dieser Artikel erschien: „Nach der heilsamen Bedeutung körperlichen Berührungen in der Therapie zu fragen, ist ein großes Tabuthema. Wo Tabus wirksam sind, kann der Bereich des Wissens nicht erweitert werden. Stattdessen entsteht ein Dunkelfeld, und Tabubrecher, die ja auch Protagonisten sein können, verlieren in der Regel a priori, vor jedweder Prüfung, den Schutz ihrer professionellen community. Hier soll keinem unreflektierten Tabubruch das Wort geredet werden. Aber wir sind froh, dass Claudia Fliß und Katharina Konstantin sich mit ihrem Artikel „Berührungen in der Traumatherapie" dieses Themas – sehr reflektiert – annehmen."

Solche Worte wirken wohltuend auf uns in der Rolle solcherart Protagonist_innen, die wir uns darüber hinaus durch die Auseinandersetzung mit der organisierten Rituellen Gewalt und deren schädigenden Folgen für die Betroffenen mit Veröffentlichungen über die therapeutische Arbeit hinaus immer wieder klar positionieren. Das schafft wenige Freund_innen und viele Feind_innen. Betroffenen, die sich zu ihrer Lebensgeschichte bekennen und sich öffentlich dazu äußern, widerfährt dasselbe und das nicht nur von Täterseite, sondern auch von vielen anderen Menschen, die die Augen lieber vor den Grausamkeiten verschließen wollen, die mitten unter ihnen stattfinden. Dazu werde ich mich im Kapitel 15 zu den Belastungen und Gefährdungen der Helfer_innen noch ausführlicher äußern, auch zu den Reaktionen unserer therapeutischen Community auf unsere Arbeit.

Berührungen werden inzwischen von Vertretern verschiedener Therapiemethoden in ihrer effektiven Wirkung anerkannt und deren sorgsamer Einsatz wird befürwortet. In der Körperpsychotherapie nahm Wilhelm Reich als wesentlicher Protagonist der Berührungen diese Rolle in der grundsätzlich eher körperfeindlich eingestellten Psychoanalyse ein. Das klassische Setting lässt die Therapeut_in hinter der Klient_in sitzen, die auf einem Sofa liegt. Die Klient_in ist durch die liegende Position und indem sie der Therapeut_in den Rücken zukehren muss, sogar von einem Augenkontakt getrennt. Reich durchbrach dieses Setting und wandte sich seinen Klient_innen direkt zu. Er berichtete von positiven Effekten des Einsatzes von Berührungen (in Boadella 1981). Die folgenden Generationen von Körperpsychotherapeuten, beginnend mit Alexander Lowen als Schüler von Freud, entwickelten den Einsatz von Berührungen weiter (Lowen 1987). Boadella und Boyesen differenzierten die Methodik weiter aus (Boadella 1991, Boyesen 2004), Berührungen wurden in einen gezielten Therapieprozess integriert.

Tilmann Moser (2006) beschreibt einen langsamen Wandel der Psychoanalyse bezüglich des Umgangs mit Berührungen. Langlotz-Weis (2006) benennt für die Verhaltenstherapie eben diesen allmählichen Wandel, den auch Moser für die Psychoanalyse feststellt. Insbesondere in der Schematherapie kommen Berührungen reflektiert und ausgewählt zum Einsatz, vertreten beispielsweise durch Eckehard Rödiger, der dies in Fallbeispielen demonstriert (Workshop auf einer Tagung der Schematherapie in Mannheim). Langlotz-Weiß (2006, S. 127 f.) schreibt zur Aufgabe der Therapeut_in: „… mit dem Erlebnis des Schemas Worte zu finden bzw. Emotionen und Körperempfindungen mit Kindheitserinnerungen in Verbindung zu bringen." Dies lässt sich auf Erinnerungen jedweder Art übertragen, ob Erlebnisse traumatisch oder auf andere Weise schädigend gewirkt haben.

Langlotz-Weiß beschreibt in ihrem Buch weiterhin Downings Modell der affektmotorischen Schemata als genetisch programmierte Schemata, „die genetisch programmiert seien und in der präverbalen Phase des Säuglings sowohl Zuwendung und Bindung (Ärmchen strecken, Blickkontakt) als auch, zeitlich etwas später, Abgrenzung und Autonomie (sich steif machen, Abwendung des Kopfes) umsetzen würden. Solange diese Schemata in guter fließender Interaktion zwischen Bezugsperson und Säugling beantwortet werden, können sie sich nach Downing weiterentwickeln und ausdifferenzieren. Werden sie aber nicht beantwortet (gelöscht) oder sogar sanktioniert (bestraft), verschwinden sie nicht etwa von allein, sondern müssen – zunächst körperlich – aktiv unterdrückt werden, entweder mit Anspannung oder mit schlaffer Lähmung. Downing nennt diese Körperreaktionen „Körperabwehr" (in Fliß & Konstantin 2008, S. 98).

Wer erinnert sich an dieser Stelle nicht an den gezielt destruktiv wirkenden Umgang der Täter aus der organisierten Rituellen Gewalt mit den Grundbedürfnissen ihrer Kinder, der in Kapitel 7 zu den Methoden der Mind Control und ihrer systematischen Umsetzung beschrieben wurde? Täter wissen ganz offensichtlich um diese Zusammenhänge von Körper und Psyche. Sie nutzen eben diesen Zusammenhang zur gezielten Abrichtung ihrer Kinder.

Der Zusammenhang von Körper und Psyche wird in allen körperorientierten Theorien betont. Belastungen wie Entlastungen finden kognitiv, emotional und körperlich statt. Eine Veränderung auf einer der drei Ebenen hat Effekte auf die zwei weiteren Ebenen. Insbesondere Boadella betont die Beachtung der Reaktionen der Klient_innen auf jeder der drei Wahrnehmungsebenen und benennt die Notwendigkeit, jederzeit alle drei Ebenen gezielt einzubeziehen, insbesondere dann, wenn die Klient_in selbst eine der Ebenen außer Acht lässt.

Berührungen können auch durch Worte erfolgen. Wenn direkte Berührungen nicht möglich und nicht gewünscht sind, kann die jeweilige körperliche Reaktion angesprochen und für die Klient_in gespiegelt werden, die dies insbesondere in einem aktivierten Flashback meistens nicht wahrnimmt. Mimik, Gestik, Körperhaltung und Bewegungen können benannt und mit der Klient_in besprochen werden. Sie kann verbal dabei unterstützt werden, ihren Körper zu entlasten und auch auf der Körperebene nach Alternativen zu angespannten Reaktionen suchen. Die verbale Ansprache von Körperreaktionen dürfte auch für die absoluten Gegner des Einsatzes von direkten Berührungen in der Traumatherapie akzeptabel sein.

Die aktuellste klare Positionierung für den sorgsamen Einsatz von Berührungen in der Traumatherapie erinnere ich von der Jahrestagung der DeGPT in Innsbruck im Jahre 2015 zum Thema Trauma und Körper, auf der Ellert Nijenhuis in seinem Vortrag am Ende gezielt und massiv formulierte, dass er Berührungen einsetze, wenn dies notwendig und sinnvoll sei, und dass es ihm wichtig sei, das auch öffentlich kundzutun: ein weiterer Protagonist aus der Traumatherapeut_innen Community.

Juhan (1992, S. 131) beschrieb die Auswirkungen geistiger und körperlicher Zustände auf die Haut: „Die Haut ist nicht weiter entfernt vom Gehirn als die Oberfläche eines Sees von seinen Tiefen: beides sind verschiedene Orte in einem ungeteilten Medium. `Peripher` und `zentral` sind nur räumliche Unterscheidungsmerkmale – Bezeichnungen, die uns mehr schaden als nützen, wenn sie uns dazu verführen, zu vergessen, dass das Gehirn eine funktionelle Einheit ist, vom Cortex über die Fingerspitzen zu den Zehen. Wer die Oberfläche berührt, bewegt die Tiefe."

Betroffene organisierter Ritueller Gewalt lassen die eigene Körperebene aus nachvollziehbaren Gründen grundsätzlich außer Acht. Wenn wir Therapeut_innen sie ebenfalls vernachlässigen, geht eine wesentliche menschliche Wahrnehmungs- und Reaktionsebene konsequent verloren. Berührungen erreichen nicht nur den Körper, sondern immer auch die Psyche, und dies gilt für die negativen wie für die positiven Berührungen. Täter aus der organisierten Rituellen Gewalt wissen das – eben darum beziehen sie die körperliche Ebene bei ihren Konditionierungen immer ein. Wenn wir diese Ebene für den notwendigen Verarbeitungsprozess nicht einbeziehen, bleibt aus meiner Sicht ein grundlegender Wirkfaktor der Schädigungen der Täter für die Betroffene völlig unberücksichtigt und die körperlichen Belastungen und ihre Auswirkungen auf die Psyche bleiben voraussichtlich lebenslang bestehen.

Dass das klar formulierte Einverständnis der Klient_in die grundlegende Voraussetzung für den Einsatz von Berührungen darstellt, sollte sich von selbst verstehen. Auch die therapeutische Beziehung muss von einem so ausgeprägten Vertrauen geprägt sein, dass diese Erlaubnis für die Klient_in möglich wird und hilfreich für sie sein kann. Das Erleben von Hilflosigkeit und Ohnmacht aus den traumatischen Situationen darf sich nicht wiederholen, ebenso wenig dürfen Berührungen die Erfahrungen von Grenzverletzungen und Machtmissbrauch oder gar sexuelle Grenzverletzungen wiederholen. Auch dies versteht sich von selbst. Eine Klient_in kann Berührungen nur dann als hilfreich erleben, wenn sie genau das Gegenteil der bisherigen Erfahrungen erlebbar machen lassen: unterstützend, die Selbstwahrnehmung fördernd, den Flashback beendend oder lindernd, tröstend und stärkend. Positive Berührungen beinhalten den freundlichen und zugewandten menschlichen Kontakt, den Betroffene nur selten erlebt haben, und wenn, dann bisher in der Regel nur wieder in Verbindung mit Eigeninteressen ihres Gegenübers aus der Täterwelt oder aus dem Menschenhandel.

Eigeninteressen der Therapeut_in müssen definitiv ausgeschlossen sein. Ein solches Eigeninteresse kann auch schon darin bestehen, dass sie einen starken Impuls hat, ihre Klient_in tröstend zu umarmen. Wenn die Klient_in diesen Impuls der Therapeut_in als hilfreich erlebt, wirkt die tröstende Umarmung in eben diesem Sinne. Lehnt die Klient_in diese Umarmung jedoch ab, bleibt der Impuls der Therapeut_in, so gut gemeint wie er auch sein mag, nur in ihrem Eigeninteresse, auf das sie aus meiner Sicht keinerlei Anrecht hat. Diese beiden Varianten gut zu unterscheiden, mag nicht immer leicht sein. In einem guten und immer wieder von Fragen der Therapeut_in und Rückmeldungen der Klient_in geprägten therapeutischen Kontakt sollte diese Unterscheidung aber möglich werden.

Im Gegenzug dazu hat auch die Klient_in der Therapeut_in gegenüber keinerlei Recht auf ein ausschließliches Eigeninteresse. Wenn sie umarmt und getröstet werden möchte, kann sie dies formulieren. Die Therapeut_in kann dies ebenso wie die Klient_in jederzeit verneinen, wenn sie dies nicht für richtig hält oder selbst nicht möchte. Therapeut_innen sind auch Modelle für einen adäquaten und selbstbestimmten beiderseitigen Umgang mit Berührungen und persönlichen Grenzen dabei. Betroffene aus der organisierten Rituellen Gewalt haben keine adäquaten Erfahrungen damit sammeln können und können dies in einem guten therapeutischen Kontakt lernen.

In einem Fall wünschte eine Klient_in in den Therapiestunden von mir, ihre kindlichen Persönlichkeitsanteile in den Arm zu nehmen. Diesen zunächst verständlichen Wunsch habe ich solange gern umgesetzt, wie es sich auch für mich passend und richtig anfühlte. Mit der Zeit wurde aber deutlich, dass sich dieser Wunsch seitens der Klient_in immer mehr zu einer Forderung entwickelte und sie selbst als Erwachsene die Therapiestunden nicht mehr für eine Traumabearbeitung nutzen wollte. Es fehlte hier aus meiner Sicht die allmählich notwendige Verantwortungsübernahme erwachsener Persönlichkeitsanteile für die Bedürfnisse der kindlichen Persönlichkeitsanteile.

In diesem Falle wäre dies aus meiner Sicht nicht einmal schwer umsetzbar gewesen, weil es sich nicht um eine Dissoziative Identitätsstörung und eine komplette Trennung zwischen ausgeprägten Persönlichkeiten handelte. Die Klient_in konnte mit ihren erwachsenen Anteilen ihre kindlichen Anteile gut wahrnehmen und hatte den zunächst verständlichen Wunsch nach einer begrenzten Nachbeelterung (Young & Klosko 2005), der vorübergehend beantwortet werden kann, aber als Lernprozess für eine erwachsene Verantwortungsübernahme für die Erfüllung eigener Bedürfnisse dienen sollte. Diese Verantwortungsübernahme vermied die Klient_in und forderte stattdessen eine unbegrenzte Nachbeelterung ihrer kindlichen Anteile durch mich, was sich für mich ab einem bestimmten Punkt nicht mehr richtig und nicht mehr stimmig anfühlte.

Nicht nur in diesem Beispiel wird deutlich realisierbar und auch spürbar, wie sorgsam der Einsatz von Berührungen daraufhin geprüft werden muss, inwieweit er förderlich und hilfreich für die Klient_in und ob er auch für die Therapeut_in umsetzbar ist. Nicht nur im Umgang mit Berührungen gilt aus meiner Sicht der Satz, den ich in meiner körpertherapeutischen Ausbildung als wesentlichen Grundsatz von David Boadella gelernt habe: „Wer braucht was zu welchem Zeitpunkt?“ Dies gilt es in klarer Kommunikation mit der jeweiligen Klient_in und auch mithilfe der eigenen Gegenübertragung immer wieder sorgsam herauszufinden.

13.3 Die Anwendung in der Praxis

Nachdem der Rahmen des Einsatzes körperorientierter Methoden mit der Klient_in sorgsam geklärt und festgelegt wurde, können körperpsychotherapeutische Elemente insbesondere bei Traumakonfrontationen hilfreich angewendet werden. Der Körper einer Betroffenen als stetiger Ort der Gewalt in ihrem Leben zeigt in seiner Position und in seinem Ausdruck in einem aktivierten Flashback an, wie es ihm in der traumatischen Situation erging. Die kognitive und emotionale Entlastung erfolgt zum einen durch die Orientierung im Hier und Heute, die verbal erfolgt. Der Körperzustand aus dem Flashback kann aber zusätzlich zur kognitiven und emotionalen Realisierung der Klient_in, dass die Situation des Flashbacks nicht aktuell stattfindet, gezielt reorientiert werden. Das aktuelle Körperbewusstsein kann in eine bewusste Selbstwahrnehmung gelangen. Die traumatische Situation findet auch körperlich im aktuellen Moment nicht statt.

Eine erstarrte Haltung kann in Bewegung gebracht werden, damit die Klient_in wieder spüren kann, dass der Körper aktuell in einer besseren Verfassung sein kann als in der traumatischen Situation. Selbst körperliche Lähmungen aus einem Flashback können beseitigt werden, indem die Muskeln der gelähmten Körperregion durch eine Berührung oder durch ein vorsichtiges Bewegen von außen innerviert werden. Die Muskeln „wachen“ auf und lassen sich wieder bewegen. Wenn dieser verbesserte Zustand eine Weile bewusst wahrgenommen wird – kognitiv wie körperlich – kann er in der Regel gehalten werden.

Bei einer Betroffenen betrifft jeder körperliche Zustand jeweils die Persönlichkeit, die sich in der Körperpräsenz befindet. Die Persönlichkeit wurde in dem gelähmten Zustand von den Tätern ins Innere verbannt und verblieb dort mitsamt der Lähmung. Wenn sie wieder in die Körperpräsenz gelangt, erscheint sie zusammen mit der Lähmung. Kann die Lähmung mit dieser Persönlichkeit in einer Therapiestunde aufgelöst werden, nimmt sie bei einem nächsten Wechsel ins Innensystem diesen beweglichen Körperzustand mit nach innen und kann sich jederzeit wieder bewegen, im Inneren wie im Außen – es sei denn, dass die Täter oder innere Programmierer_innen sie retraumatisieren und die körperliche Lähmung wieder herstellen. In diesem Beispiel gilt jedoch wie bei vielen anderen, dass die Persönlichkeit die bewusste Erfahrung gemacht hat, dass der körperliche Lähmungszustand nicht endgültig, sondern nur Bestandteil einer Trauma Erinnerung und aufhebbar ist.

Wenn eine Betroffene sich in einer traumatischen Situation nicht wehren konnte und durfte, können in der Therapiesituation die auch damals vorhandenen Impulse zur Wehrhaftigkeit körperlich ausgedrückt werden. Sie kann gegen Matten schlagen und treten, ihre Wut und Wehrhaftigkeit dem Boxsack zeigen und die Täter auch verbal mit Worten und Schreien symbolisch abwehren. Die damit verbundene Entlastung findet auf allen Ebenen statt: körperlich, kognitiv und emotional.

Erinnert eine Persönlichkeit eine Situation, in der sie beispielsweise in einer Kiste eingesperrt war und sich nicht mehr bewegen konnte, geht sie auch körperlich spontan in diese Körperposition. Die Therapeut_in kann sie ansprechen und sie bitten, einen Bewegungsversuch zu unternehmen, um zu spüren, dass sie den Körper aktuell bewegen und die Lage verändern kann. Wenn dies nicht gelingt, kann die Therapeut_in mit vorhergehender Erlaubnis den Körper oberflächlich abstreichen und dabei sagen, dass die Kiste entfernt wird und die Persönlichkeit sich nun wieder bewegen kann. Dies kann auch für erlebte Konditionierungen gegen Berührungen eingesetzt werden, in denen der kindliche Körper mit einer ätzenden Paste eingestrichen wurde. Der Körper schmerzt im aktivierten Flashback von der Paste, auch wenn er nicht berührt wird, aber ganz besonders bei Berührungen.

Die Berührung der Haut durch das leichte Abstreichen macht unter der Kleidung intensiver spürbar, dass im aktuellen Moment keine Kiste den Körper umschließt und dass er nicht mit ätzender Paste eingestrichen ist – anders, als wenn dies nur verbal vermittelt wird. Der Körper spürt im aktiven Flashback die Kiste oder den Schmerz von der ätzenden Paste, auch wenn die Ohren die alternative Information der Therapeut_in hören können. Auf vergleichbare Weise können wir den Körper kurz ein wenig anheben, indem wir unter die Schultern fassen, wenn die Klient_in auf dem Boden liegt, weil sie sich im Flashback in einem Grab liegend wähnt.

Lichtüberflutungen, die eine Persönlichkeit geblendet und irritiert haben, können beendet werden, indem die Therapeut_in mit einer gezielten Beobachtung der Persönlichkeit symbolisch einen Schalter betätigt und dazu sagt, dass das Licht nun aus sei. Ähnlich kann mit Körperflashbacks verfahren werden, in denen eine Persönlichkeit Stromstößen ausgesetzt war. Sowohl ein symbolisches Ausschalten des Stroms als auch eine Orientierung des Körpers im Hier und Heute durch orientierende alternative Berührungen können den extrem schmerzhaften Körperzustand umgehend beenden. Einer Persönlichkeit kann geholfen werden, indem ihr kurzzeitig Augen oder Ohren zugehalten werden, wenn sie sich durch Licht oder Knallgeräusche oder triggernde Klänge überflutet fühlt. Sie kann daraufhin selbst Augen oder Ohren zuhalten und die Erfahrung machen, wie sie sich selbst helfen kann, wenn es ihr gelingt, aus dem Freeze Zustand des Flashbacks hinaus eine Bewegung zu versuchen.

Eine deprivierte kleine Persönlichkeit kann in den Arm genommen und eine Weile gehalten werden, damit sie erstmals erleben kann, dass sie sich darüber selbst wahrnehmen kann, statt sich in die Welt geworfen zu fühlen, ohne jegliche körperliche und emotionale Grenze. Die körperlichen Grenzen der Therapeut_in bieten ihr kurzfristig die körperlichen Grenzerfahrungen an, die sie in der Kindheit in liebevollen und wärmenden Umarmungen einer Bezugsperson hätte finden sollen.

Der Körper repräsentiert in einem Flashback den Zustand der ehemals traumatischen Situation. Oftmals ist leicht zu erkennen, was der Körper anzeigt. Wenn wir Therapeut_innen unserer Wahrnehmung vertrauen und nachfragen, ob wir in einer bestimmten Weise helfen können, ist es nach meiner Erfahrung nicht so schwierig, gemeinsam mit der Klient_in das Richtige für diesen Moment und für diese alte aktivierte Situation herauszufinden. Wir können uns vorstellen, was wir tun würden, wenn wir ein Kind in einer solchen Situation in unserem gesellschaftlichen Alltag vorfinden würden. Der normale menschliche Impuls hat eine gute Chance darauf, passend für die Betroffene und für ihre jeweilige Persönlichkeit zu sein. Wenn wir vorsichtig damit beginnen, solche Impulse ernst zu nehmen und Betroffene nach deren Nützlichkeit zu fragen, lernen wir ebenso wie die Betroffene, herauszufinden, was für sie im gegebenen Moment hilfreich ist und was nicht. Eine fundierte Weiterbildung in einer körperpsychotherapeutischen Methode kann Sicherheit und zahlreiche hilfreiche Techniken vermitteln, sowohl im sogenannten Körperlesen als auch in gezielten Interventionen. Dies ist unbedingt zu empfehlen.

Katharina Konstantin (2008, 104) schrieb aus ihrer eigenen Erfahrung mit körperorientierten Methoden: „Therapie bedeutet für mich auch, sich auf ein gemeinsames

Geschehen einzulassen. Ich bin davon überzeugt, dass unser (damit meint sie ihre Persönlichkeiten; die Verfasserin) Verarbeitungsprozess ohne körperliche und emotionale Beteiligung der Therapeut_in nicht möglich gewesen wäre. Vieles davon mündete nach der Integration in ein altersgemäßes erwachsenes Bedürfnis nach körperlicher und emotionaler Nähe zu anderen Menschen. Für mich war hierfür zunächst ein sicherer, klar strukturierter therapeutischer Rahmen und ein menschlich und fachlich kompetentes Gegenüber notwendig. Von anderen Traumatisierten weiß ich, dass sie einen Teil dieser neuen Erfahrungen von Anfang an vor allem in Freundschaften und mit LebensgefährtInnen realisieren."

14. Netzwerkarbeit (Fliß)

14.1 Funktion von Unterstützung

Nicht nur für die Betroffene ist die langwierige und komplexe Traumabearbeitung – meistens in Verbindung mit einem allmählichen Ausstieg aus dem Täterkreis – extrem belastend, sondern auch für die Psychotherapeut_in und alle weiteren Unterstützer_innen, ob mit einem professionellen Arbeitsauftrag oder aus privater Motivation. Aus meiner Erfahrung schlussfolgere ich persönlich, dass eine Psychotherapeut_in ebenso wenig wie eine andere Unterstützer_in eine Betroffene allein begleiten sollte. Die inhaltlichen und zeitbezogenen Belastungen lassen sich auf einer Schulter nur schwer und unter dem Verlust eigener Lebensqualität tragen. Die Verteilung aller Belastungen auf mehrere Schultern ist nicht nur sinnvoll, sondern dringend notwendig.

Eine Betroffene muss sich in der Regel bei einem Ausstieg aus sämtlichen bisherigen sozialen Kontakten lösen, die meistens aus Menschen bestehen, die ebenfalls in den Täterkreis involviert sind. Die Betroffene ist dringend auf neue zwischenmenschliche Erfahrungen angewiesen, die sie in vielen Fällen über lange Phasen hinweg nur über die Kontakte mit professionellen Unterstützer_innen gewinnen kann. Eine Betroffene ist mit einem Ausstieg derart belastet und gefordert, dass sie nach meiner Erfahrung keine Kraft dafür hat, sich parallel dazu noch um neue soziale Kontakte zu kümmern. Dies ist nach meiner Erfahrung erst zu einem sehr späten Zeitpunkt des Ausstiegs und der Traumabearbeitung möglich (s. Kapitel 10.8). Neue zwischenmenschliche Erfahrungen werden durch mehrere Unterstützer_innen weitreichender und vielfältiger möglich als mit nur einer Unterstützer_in.

Betroffene berichten den Tätern über lange Zeit hinweg regelmäßig, was in den unterstützenden professionellen und privaten Kontakten stattfindet. Die Täter sind also gut über die Situation informiert. Eine Unterstützer_in im Alleingang befindet sich nach meiner Erfahrung in einer gefährlichen Situation. Wenn sie sich nicht über die Therapie austauscht, nicht einmal über eine Supervision oder Intervision, weiß niemand, dass und woran sie mit einer Betroffenen arbeitet. Täter gehen dann kaum bis kein Risiko ein, die Unterstützer_in unter Druck zu setzen, sie zu bedrohen oder sie in Lebensgefahr zu bringen. Täter sind in ihren Vorgehensweisen geschickt und wissen, wie sie eine Unterstützer_in ausschalten können, ohne dass dies eine juristische Untersuchung nach sich ziehen würde. Hier sei beispielsweise ein Unfall genannt oder ein Überfall, der als Raub getarnt wird, u. Ä.

Wissen die Täter aber über die Informant_innen der Betroffenen, dass eine Unterstützer_in sich unter Beibehaltung des Datenschutzes regelmäßig mit Kolleg_innen über den Fall austauscht, müssen sie damit rechnen, dass ein unvorhergesehener Todesfall einer Unterstützer_in von Kolleg_innen in einen Zusammenhang mit ihrer Arbeit gebracht und polizeiliche Ermittlungen nach sich ziehen könnte. Ein Netzwerk wirkt also schützend gegen die Täter.

Ein gut kooperierendes Netzwerk bietet einer Betroffenen ebenfalls mehr Sicherheit. Sie kann wesentliche Informationen zu den Tätern mehreren Vertrauenspersonen mitteilen. Auch diese Vorgehensweise wird den Tätern von ihren inneren Informant_innen mitgeteilt. Täter haben durch die Verteilung gefährlichen Wissens auf verschiedene Unterstützer_innen keine Kontrolle mehr darüber. Sie müssen damit rechnen, dass dieses Wissen über verschiedene Mitglieder eines unterstützenden Netzwerks an die Polizei gelangen kann, wenn die Betroffene vorweg ihr Einverständnis mit diesem Schritt für eine definierte Bedrohungssituation gegeben hat.

14.2 Eigenes Netzwerk für jede Betroffene

Die Arbeit in Netzwerken dient also neben dem inhaltlichen und menschlichen Austausch auch dem Selbstschutz aller Unterstützer_innen. Nach meiner Erfahrung ist ist sinnvoll, eine Erlaubnis der Betroffenen für einen Austausch zu erhalten und bei Bedarf mit den weiteren Unterstützer_innen Kontakt aufnehmen zu können. Die Betroffene sollte darüber informiert werden. Am besten hat es sich bewährt, sie auch bei bestehender Schweigepflichtsentbindung vorweg über die Inhalte zu informieren, die besprochen werden sollen. Auch über den Verlauf des Gesprächs sollte sie im Nachhinein genau unterrichtet werden. Betroffene sind in ihrem Leben von den Tätern immer wieder infam hintergangen, belogen und betrogen worden, dass ihr Wunsch nach allen Informationen zu sich selbst absolut nachvollziehbar ist.

Am besten hat sich eine Kooperationsform herausgestellt, in der in angemessenen Zeitabständen Netzwerktreffen gemeinsam mit der Betroffenen durchgeführt werden. Sie ist selbst mit anwesend und kann das Gespräch gern selbst moderieren und damit den Gesprächsverlauf wesentlich mitbestimmen. Ihre eigenen Fragen und Anliegen können vorweg gesammelt und vorbereitet werden. Mitglieder des Netzwerks können im Rahmen der Einladung um eine Sammlung ihrer Fragen und Anliegen für das Netzwerktreffen gebeten werden. Die Moderation des Netzwerktreffens kann selbstverständlich auch von einem anderen Mitglied übernommen werden.

Ein Netzwerk kann in verschiedenster Zusammensetzung sinnvoll sein. *Ärztliche Mitbehandler_innen* sollten unbedingt einbezogen sein. Wichtig ist nach meiner Erfahrung eine gute medizinische und psychiatrische Mitbehandlung für die Zeit des Ausstiegs und der Traumatherapie. Die Bearbeitung von Flashbacks während der Traumatherapie beinhaltet in der Regel auch die körperliche Ebene. Es können starke und nicht einschätzbare körperliche Symptome auftreten, die in ihrer Auswirkung auf den aktuellen körperlichen Zustand oft schwer einschätzbar sind. Wenn eine Persönlichkeit aus dem Inneren in die Körperpräsenz kommt, die in der ehemals traumatischen Situation in einer katastrophalen körperlichen Verfassung war, überflutet sie die Alltagspersönlichkeit/en mit diesem Körpergefühl. Bleibt diese körperliche belastete oder sogar körperlich kranke Persönlichkeit länger in der Körperpräsenz, wirkt sich ihre körperliche Verfassung über längere Zeit auf den aktuellen Körperzustand aus. Eine medizinische Abklärung und Behandlung kann erforderlich werden. Der Vorteil liegt dann darin, dass die belastete Persönlichkeit direkt körperlich behandelt wird und dies zu einem Heilungsprozess für sie selbst führen kann. Wenn diese Persönlichkeit wieder ins Innere zurückgeht, hat ihre bisherige körperliche Belastung nachgelassen oder sie ist sogar völlig gesund geworden.

Besonders wichtig ist eine medizinische Mitbehandlung bei laufenden Essprogrammen, insbesondere beim Hungerprogramm. Wenn eine Betroffene über lange Zeit nicht essen kann, kann eine Unterstützung bei der Ernährung notwendig werden. In einigen meiner Fälle wurde dies vorübergehend über eine Astronautennahrung, über eine Magensonde oder über Infusionen umgesetzt. Insbesondere beim laufenden Trinkprogramm entsteht eine lebensbedrohliche Gefährdung, der umgehend entgegen gewirkt werden muss. Manchmal sind stationäre Maßnahmen zur Lebenserhaltung unumgänglich. Hat eine Betroffene eine Vertrauensbeziehung zu einer Ärzt_in aufgebaut, kann sie leichter deren Empfehlung einer guten und geeigneten stationären Behandlung folgen. Eine gute Kooperation der ambulant behandelnden Ärzt_in mit einer Klinikstation kann die Angst einer Betroffenen vor der Klinik reduzieren und den Behandler_innen der Klinik hilfreiche Impulse für eine adäquate Behandlung geben. Man kann zurzeit keineswegs voraussetzen, dass sich ärztliche Kolleg_innen mit laufenden Programmen und deren Effekten auf Betroffene aus der organisierten Rituellen Gewalt auskennen.

Die Unterscheidung, wieweit körperliche Beschwerden und Symptome aktuell oder eher auf einem psychosomatischen Hintergrund zu interpretieren sind, kann oft schwer eingeschätzt werden. Psychologische Psychotherapeut_innen sind auf den medizinischen Fachverstand angewiesen und sollten aus meiner Sicht sorgsam auf die medizinische Mitbehandlung achten. Wegen der Anti-Hilfe-Programme fällt es Betroffenen in der Regel schwer, ärztliche Behandlungen wahrzunehmen, und sie müssen oft darauf hingewiesen und dazu ermutigt werden. Positive Erfahrungen mit Ärzt_innen bieten eine gute Möglichkeit, die Anti-Hilfe-Programme zu identifizieren und deren Auswirkungen zu reduzieren. Ein hilfreiches Konzept zur medizinischen Behandlung findet sich bei Ludwig (2010). Eine Teilnahme der behandelnden Ärzt_in am Netzwerk erscheint demzufolge sinnvoll und hilfreich. Die Zeitmöglichkeiten unserer ärztlichen Kolleg_innen sind sehr begrenzt. Wenn sie nicht am Netzwerktreffen teilnehmen können, können sie im Nachhinein informiert und ihre Eindrücke können wiederum ins Netzwerk getragen werden.

Psychiatrische Mitbehandlungen sind mindestens hilfreich, wenn nicht sogar dringend notwendig. Manchmal helfen Medikamente vorübergehend oder längerfristig, die Auswirkungen von Flashbacks etwas zu reduzieren. Wenn das Schlafprogramm aktiviert ist, können Medikamente manchmal den Schlaf unterstützen. Eine zu Komplextrauma erfahrene Psychiater_in kennt sich mit der Wirkung verschiedener Medikamente aus und kann am ehesten mit einer Betroffenen herausfinden, welches Medikament bei ihr wirksam sein könnte. Manchmal wirken Medikamente leider nicht, aber einen Versuch ist es aus meiner Sicht unbedingt wert, um die hohen Belastungen einer Betroffenen durch die laufenden Programme etwas zu reduzieren.

Psychiater_innen haben einen höheren professionellen Status als Psychologische Psychotherapeut_innen. Diese Tatsache kann man gern diskutieren und kritisieren, aus meiner Sicht ist es für die Betroffene aber letztlich wesentlich, ihr in einer guten professionellen Kooperation die bestmöglichen Bedingungen anzubieten. Eine psychiatrische Bescheinigung über die Notwendigkeit weiterer Maßnahmen wie eines Betreuten Wohnens, einer Rechtsbetreuung oder anderer ambulanter psychiatrischer Hilfen wirkt erfahrungsgemäß nachdrücklicher als eine psychologische Stellungnahme, unabhängig von den fachlichen Inhalten. Manche weitere Maßnahmen können ohnehin nur von Ärzt_innen und Psychiater_innen verordnet werden.

Physiotherapie und *Ergotherapie* können in manchen Phasen des Ausstiegs und der Traumatherapie eine notwendige Unterstützung für eine Betroffene bieten.

Betroffene im Ausstieg benötigen nach meiner Erfahrung möglichst viel Schutz im Außen (siehe Kapitel 10). Ein *Betreutes Wohnen* ermöglicht in vielen Fällen einen gewissen Schutz gegen die Täter über die Institution, die zumindest in gewissem Maße abschreckend auf die Täter wirkt, die direkte Zugriffe auf Betroffene in der Wohnsituation weniger wagen. Das Wohnen in einer Wohngruppe beinhaltet die Möglichkeit, dass eine Betroffene bei einem Verlassen der Wohnung und bei der Rückkehr beobachtet werden könnte. Wenn dies zu Nachfragen führen würde, kann es eine Betroffene innerlich daran hindern, wegzugehen. Nichts darf nach außen auffallen – das ist eins der obersten Gebote der Tätergruppe und kann in einer geschützten Wohnsituation sehr hilfreich für einen Ausstieg wirken. Über längere Phasen des Ausstiegs benötigen Betroffene eine Begleitung bei Wegen außerhalb der Wohnung als Schutz gegen die Täter. Täter können bei Begegnungen mit einer Betroffenen unauffällig Persönlichkeiten triggern, die mit ihnen mitgehen, oder sie können direkt auf Betroffene zugreifen, wenn sie sich nicht mitten unter vielen Menschen befindet.

Mitarbeiter_innen eines Betreuten Wohnens sind in der Regel in vielerlei Hinsicht wichtige Begleiter_innen im anstrengenden Alltag einer Betroffenen. Oft haben Betreuer_innen viele Fragen dazu, wie sie eine Betroffene im Alltag am besten unterstützen können. Gerade für die tägliche Begleitung ist die Beleuchtung der eigenen Möglichkeiten und Grenzen von Betreuer_innen aus meiner Sicht sehr wichtig. Ich sehe einen großen Unterschied darin, ob wir Therapeut_innen die Betroffene eine bis mehrere Stunden pro Woche sehen und mit ihr arbeiten, oder ob eine Kolleg_in im Betreuten Wohnen täglich mit den Belastungen einer Betroffenen konfrontiert ist.

Wenn die Betroffene zur Schule geht oder eine Ausbildung macht, zur Arbeit geht oder einer anderweitigen Beschäftigung am Tage nachgeht, kann sie für eine „täterfreie Zeit" sorgen. Unter vielen Menschen ist sie geschützt, Täter greifen nicht zu, weil es auffallen würde. *Lehrer_innen, Ausbilder_innen oder Arbeitsanleiter_innen* können ebenfalls an Netzwerktreffen teilnehmen.

Sämtliche Fragen und Anliegen sollten bei einem Netzwerktreffen zur Zufriedenheit aller Mitglieder besprochen werden. Hinzu kommt ein Austausch über die aktuelle Situation der Betroffenen und die nächsten zu erwartenden Themen, Schritte und Probleme. Verschiedene und divergierende Meinungen, die aus den verschiedenen Arbeitsaufträgen und individuellen Unterschieden resultieren, sollten gehört und Diskussionen sollten möglich sein. Meistens gibt es bei dieser komplexen Problematik ohnehin keine perfekten Lösungen. Und mehrere Augen sehen Verschiedenes, mehrere Köpfe denken über andere Möglichkeiten nach, und bei einem Respekt für die Andersartigkeit aller Mitglieder und einer Wertschätzung für die Unterschiedlichkeit können völlig unerwartete und neue Ideen und Lösungsvorschläge entstehen.

Wichtige Unterschiede finden sich nach meiner Erfahrung hinsichtlich der Belastbarkeit und Bereitschaft, Aufgaben zu übernehmen. Die jeweiligen Grenzen der Mitglieder sollten genau angesehen, respektiert und akzeptiert werden, auch wenn dies manchmal schwierig sein kann. Auch das „schwächste" Glied einer Gruppe hinsichtlich der Belastbarkeit hat eine Bedeutung. Manchmal haben Menschen mit einer geringeren Belastbarkeit ein besseres Gespür für vernünftige Grenzen und können uns auf eine mögliche Selbstüberforderung hinweisen. Auch wenn eine Betroffene einen Ausstieg nur mit hohen Anforderungen an sich selbst bewältigen kann, bedeutet das nicht, dass dazu auch alle Unterstützer_innen verpflichtet werden können. Umgekehrt muss sicherlich gemeinsam darauf geachtet werden, dass die Belastungen einigermaßen „fair" verteilt werden. Jedem

Mitglied des Netzwerks obliegen die Selbstverantwortung und damit die Notwendigkeit, die eigenen Möglichkeiten und Grenzen wahrzunehmen und zu benennen. Eine persönliche Grenze mag auch darin liegen, sich gegen eine weitere Unterstützung einer Betroffenen zu entscheiden. Dies muss respektiert werden, denn es hilft der Betroffenen nicht, wenn ein Mitglied des Netzwerks sich überfordert fühlt oder wenn seine Mitarbeit den eigenen Wünschen völlig entgegensteht. Betroffene aus der organisierten Rituellen Gewalt haben oft genug erlebt, nicht unterstützt zu werden und nicht gewollt zu sein. Sie entwickeln umgehend Schuldgefühle, weil sie andere Menschen zu sehr belasten. Diese negativen Erfahrungen einer Betroffenen sollten im Rahmen eines Netzwerks nicht fortgesetzt werden.

14.3 Probleme in Netzwerken

Wie für jede andere professionelle Kooperation gilt also auch für diese Netzwerke, dass die einbezogenen Kolleg_innen der verschiedensten Professionen gut zusammenarbeiten können sollten. Offenheit und Transparenz sind hilfreich – für die individuellen Möglichkeiten und ebenso für die Grenzen. Wenn dies nicht stimmig ist, ist eine Netzwerkarbeit nach meiner Erfahrung nicht hilfreich und kann sich stattdessen destruktiv auf die Betroffene und auch auf die Mitglieder des Netzwerks auswirken.

Wenn mehrere Menschen zusammenarbeiten, gibt es immer Probleme und Konflikte. Und bei einem derart belastenden Thema wie der organisierten Rituellen Gewalt muss man erst recht davon ausgehen, dass es nicht nur immer angenehm und gut in der Kooperation sein kann. In der Regel bildet sich im Kontakt untereinander vieles ab, was sich auch im Inneren einer Betroffenen abspielt: Spaltungen in Gut und Böse, in die verschiedenen Rollen von Opfern, Täter_innen und Retter_innen, es finden sich Widersprüche, Gegensätze, das Thema Schuld taucht auf u. Ä. Dieser Übertragungsmechanismus sollte in einem Netzwerk wiederholt besprochen und immer wieder ins Bewusstsein geholt werden. Probleme und Konflikte in der Zusammenarbeit sollten nicht nur auf der inhaltlichen, sondern auch auf dieser Übertragungsebene beleuchtet werden. Mit einem guten Bewusstsein über diese typischen Mechanismen lassen sich manche Konflikte eher von einer Meta Ebene aus betrachten, und es kann eher gemeinsam nach einer Lösung gesucht werden, die für alle Beteiligten möglich sein könnte.

Dieser Faktor kann nicht sorgsam genug immer wieder ins Bewusstsein geholt werden, denn diese gefährlichen Mechanismen können nicht nur Netzwerke zerstören, die sich zur Unterstützung einer Betroffenen zusammengefunden haben, sondern auch Netzwerke, die sich aus Kolleg_innen zusammensetzen, die sich professionell austauschen und konstruktiv zusammenarbeiten möchten.

Netzwerke, in denen es um die Unterstützung einer Betroffenen geht, können nicht funktionieren, wenn sich unter den Beteiligten ein Mitglied befindet, das selbst in die Tätergruppe involviert ist.

Dies ist nach meiner Erfahrung keineswegs selten der Fall. Tätergruppen haben ein Interesse daran, möglichst vollständig über die Ausstiegsbemühungen einer Betroffenen informiert zu werden. Wenn eine Betroffene sich einem Netzwerk anvertraut und Inhalte mitteilt, werden diese von involvierten professionellen oder auch privaten Unterstützer_innen eines Netzwerks an die Täter weiter gegeben. Zu Beginn eines Ausstiegsbemühens sind in der Regel noch nicht die Persönlichkeiten einer Betroffenen beteiligt, die eine professionelle Unterstützer_in als zugehörig zur Täterwelt erkennen könnten. Demzufolge kann es eine längere Zeit dauern, bis eine Betroffene über die Zugehörigkeit eines Netzwerkmitglieds zur Täterwelt informieren kann.

Innerhalb einer Stadt oder einer Region spricht es sich nach meiner Erfahrung unter den Betroffenen und auch unter professionellen Unterstützer_innen mit der Zeit herum, wenn Kolleg_innen jeglicher Berufsrichtung in den Täterkreis involviert sein sollen. Besonders vorsichtig sollte man sein, wenn dieselbe Rückmeldung von verschiedenen Betroffenen und Kolleg_innen unabhängig voneinander erfolgt. Die Zugehörigkeit von Kolleg_innen kann nicht bewiesen werden, man kann aber eine weitere Kooperation mit ihnen vermeiden und sich um andere Kooperationen bemühen.

Eine Mitarbeit in einem solchen Netzwerk mit einer Betroffenen beinhaltet für jedes Mitglied oft einen inneren Konflikt zwischen Angst und Vertrauen. Ohne Vertrauen ist keine Kooperation möglich, Angst ist aber nicht vollständig auszuschalten, solange die Vertrauensbasis aller Mitglieder eines Netzwerks miteinander nicht stabil genug ist. Nach meiner Erfahrung hat es sich als sinnvoll erwiesen, in professionellen Zusammenhängen zu kooperieren, die sich bereits bewährt haben, und von neuen Versuchen mit Kolleg_innen abzusehen, mit denen eine Zusammenarbeit – aus welchen Gründen auch immer – in einem anderen Fall nicht funktioniert hat.

Grundsätzlich sollten Inhalte des Netzwerktreffens nicht nach außen getragen werden, eine wechselseitige Schweigeverpflichtung sollte abgesprochen werden. Wenn dann doch einige Inhalte nach außen gelangen, bleibt die Frage offen, ob Persönlichkeiten der Betroffenen die Täter informiert haben, oder ob die Inhalte über ein anderes Mitglied des Netzwerks an die Täter gelangt sein könnten. Das Risiko „undichter Stellen“ sehe ich als besonders gegeben, wenn sich private Unterstützer_innen aus dem bisherigen sozialen Umfeld einer Betroffenen am Netzwerk beteiligen wollen. In der Regel kann die Betroffene ihre bisherigen sozialen Kontakte bezüglich einer Täterinvolvierung erst zu einem späteren Zeitpunkt des Ausstiegs ausreichend sorgsam prüfen. Demzufolge sollte man aus meiner Sicht eher auf private Unterstützer_innen im

Netzwerk verzichten, es sei denn, sie sind als zuverlässig bereits bekannt und vertraut. Tätergruppen können versuchen, von außen funktionierende Netzwerke zu stören oder zu zerschlagen. Diese Möglichkeit haben Täter insbesondere, wenn im Netzwerk ohnehin ein „Maulwurf" agiert und/oder wenn professionelle Unterstützer_innen für ihre Mitarbeit keine ausreichende Rückendeckung von ihren Vorgesetzten erhalten. In einem Angestelltenverhältnis sollte die Notwendigkeit einer ausreichenden Unterstützung durch Vorgesetzte beachtet werden.

Die Mitarbeit in einem Netzwerk bedeutet zusätzliche Zeit und Arbeit, zu der man bereit sein muss, damit eine gute Kooperation gelingen kann. Eine gelingende Zusammenarbeit tut aber gut, entlastet und macht Mut und Hoffnung – nicht nur der Betroffenen, sondern auch den Unterstützer_innen. Und sie ermöglicht gemeinsame Lernprozesse zum Thema organisierter Ritueller Gewalt und zu guten Kooperationsprozessen!

14.4 Netzwerk als Modell für die innere Kooperation der Betroffenen

Trotz aller genannten Schwierigkeiten kann ein Netzwerk sehr wohl funktionieren und besonders für eine Betroffene sehr hilfreich sein. Sie erlebt, dass mehrere Menschen in unterschiedlichen Professionen ihr glauben und sie unterstützen. Eine gute Kooperation von Unterstützer_innen inklusive einer sorgsamen Beachtung der oben dargestellten Probleme kann einer Betroffenen ein gutes Modell einer funktionierenden Kooperation bieten. Sie erlebt im Inneren über ihr gesamtes Leben hinweg heftige Konflikte zwischen den Persönlichkeiten. Sie muss brutale Probleme und Konflikte der Persönlichkeiten untereinander angehen und mühsam an einer inneren Kooperation großer Gegensätze arbeiten. Wenn sie in einem Netzwerk miterlebt, dass ein gewisses Ausmaß an Problemen und Konflikten normal ist und dass gemeinsam mit einem Respekt für die Grenzen jedes Mitglieds sowie für Unterschiede und Widersprüche der Mitglieder untereinander Lösungen gefunden werden können, kann sie Mut und Zuversicht entwickeln, dass ihr dies im Inneren mit der Zeit auch gelingen kann.

Sie erlebt weiterhin, welche Konfliktlösestrategien funktionieren können. Sie selbst hat in ihrer Lebensgeschichte keine Vorbilder für demokratische Prozesse erleben können. In ihrem Leben ging es im Außen wie im Inneren um Macht und Gewalt, um Herrschaft oder Unterwerfung. Ein Netzwerk, das die Prinzipien demokratischer Prozesse umsetzt, bietet einer Betroffenen das beste Modell für den erforderlichen „inneren Demokratisierungsprozess" (Schramm 2015).

15. Wie geht es uns? (Fliß, Schramm)

15.1 Belastungen und Gefährdungen der Unterstützer_innen (Fliß)

Wer das Buch bis hierher gelesen hat, ist vermutlich selbst bereits in vielerlei Hinsicht belastet: allein von der Grausamkeit und Kälte der Täter und der emotionslosen Planung und Umsetzung der gezielten Spaltung von Kindern von Geburt an. Manche Beispiele, die aus meiner Sicht notwendig waren, um nachvollziehen zu können, dass diese Vorgehensweise der Täter tatsächlich funktionieren kann, mögen Kopfschütteln und Tränen hervorgerufen haben. Die Belastungen der Betroffenen sind vielleicht etwas verständlicher und damit im Ausmaß der Wirkung auf ihre gesamte Lebensgeschichte kognitiv erfassbar und emotional spürbar geworden.

Möglicherweise hat es beim Lesen auch eigene Körperreaktionen gegeben, wenn man die zahllosen und weitreichenden Aspekte des Themas nahe an sich heran gelassen hat. Körperliche und emotionale Anspannungen, eine kognitive Abwehr gegen die Realisierung und eine generelle Überforderung mögen immer mal wieder aufgetreten sein. Es mag beim Lesen oft schwierig gewesen sein, sich die Grenze zwischen der eigenen Lebenssituation in unserer Gesellschaft und dem Grauen, das aus der Täterwelt über das Erleben und Berichten der Betroffenen in unsere eigene Welt schwappt, zu ziehen und nach Möglichkeit immer wieder aufzubauen.

Riki Prins hat aus gutem Grund ihr Kapitel zur Selbstfürsorge allen weiteren Kapiteln voranstellen wollen und immer wieder im Laufe des Buches auf die Notwendigkeit einer guten und bewusst gestalteten Selbstfürsorge hingewiesen.

15.1.1 Das Miterleben in der Begleitung

Diese Beschreibung enthält grundlegende Aspekte, die alle Unterstützer_innen bei ihrer Begleitung einer Betroffenen über die gesamte Zeit hinweg erleben. Vor allem eine erste Begleitung einer Betroffenen führt nach meiner Erfahrung zu einer derartigen eigenen Überlastung, dass die Arbeitsinhalte über lange Zeit hinweg ins eigene Leben dringen, sich im Bewusstsein ständig aufdrängen, Ängste und Alpträume auslösen und kaum bis gar nicht aus dem eigenen Kopf und Herzen zu verbannen sind. Eine sekundäre Traumatisierung ist die Folge. Wenn wir uns zum eigenen Schutz nicht umgehend von einer Betroffenen und dem damit verbundenen Arbeitsauftrag schockiert abwenden, haben wir keine Alternative, als uns damit gezielt auseinanderzusetzen und einen Umgang damit zu finden.

Persönlich habe ich es über die vielen Jahre hinweg als eine Art Gewöhnung erlebt, nicht im Sinne von Abstumpfung, sondern in Form eines Lernprozesses, mit den eigenen Reaktionen sorgsam umzugehen und innere und äußere Grenzen zu entwickeln. Ich habe gezielt daran gearbeitet, für mich selbst hilfreiche Methoden anzuwenden, die in der Traumatherapie eingesetzt werden, und weitere Möglichkeiten zu finden, die hilfreich für mich waren.

Bei grausamen Bildern, die ich vor meinem inneren Auge sah, wenn Betroffene von einer Konditionierungssituation berichteten, habe ich mich selbst innerlich auf einen Abstand begeben und sie auf einen entfernten Bildschirm projiziert. Wenn die Bilder nach einer solchen Sitzung spontan wieder auftauchten, habe ich mir bewusst gemacht, wohin dieses Bild gehört: zu den Erfahrungen der Betroffenen und in die vergangene Therapiesitzung. Ich habe mir vorgestellt, dass Wasser über die Bilder fließt und sie langsam verschwimmen lässt.

Der Umgang mit intensiven Emotionen fällt mir schon lange nicht mehr schwer. In meiner Körperpsychotherapie Ausbildung wurde ich daran gewöhnt, dass heftige Gefühle auftreten, eine hohe Welle schlagen und wieder gehen. Der Lernprozess in dieser Ausbildung mag nicht immer sorgsam oder gar schonend gewesen sein, sondern besonders zu Beginn erschreckend und überfordernd, aber ich habe schnell erkannt, dass die intensiven emotionalen Prozesse hochgradig effektiv und heilend wirkten. Wenn sich der Körper entspannt, die Emotionen sich beruhigen und auch das Bewusstsein die Zusammenhänge erfassen und zuordnen kann, erfolgt auf allen Ebenen eine spürbare Entlastung. Diese Vorgehensweise entspricht den erforderlichen Traumakonfrontationen in der therapeutischen Arbeit mit Betroffenen aus der organisierten Rituellen Gewalt, und ich konnte sie direkt auf diese intensiven Traumabearbeitungen übertragen.

Das indirekte Miterleben der wiederholten Interventionen der Täter gegen die Betroffene auf ihrem Ausstiegsweg finde ich jedes Mal wieder sehr belastend. In diesen Situationen gibt es keine beruhigenden Worte für die Betroffene und für mich selbst, dass die Grausamkeiten der Täter in der Vergangenheit liegen. Wir erleben in der Begleitung die körperlichen Verletzungen der Betroffenen und ihre heftigen kognitiven, emotionalen und körperlichen Reaktionen bei laufenden Programmen und anderen Flashbacks mit, die von den Tätern aktuell angetriggert werden. Wir können ihr nicht wirklich helfen, wir können sie nicht retten, können sie vor den Tätern nicht schützen. Die meisten infamen Methoden der Täter sind nicht justiziabel, weil nicht beweisbar. Wenn eine Betroffene eine körperliche Verletzung medizinisch versorgen lassen kann, gibt es zumindest einen Beweis für diese Verletzung.

Ob es sich im Einzelfall beweisen lässt, dass diese Verletzung nicht selbst zugefügt worden sein kann, ist meistens fraglich, zumal die Betroffenen von den Tätern in Selbstverletzungen von klein auf trainiert wurden. Sie haben sich in ihrer Lebensgeschichte in der Regel oft selbst massive Verletzungen zugefügt und manches davon ist in irgendwelchen Akten dokumentiert. Dennoch sollten aktuelle Verletzungen dokumentiert werden, weil sie möglicherweise nach einem Ausstieg von einer Betroffenen gegen die Täter verwendet werden können. In der Regel erlebe ich es aber eher so, dass solche Dokumentationen in den Verhandlungen mit den Tätern zu deren Loslassen als Argumente eingesetzt werden: wenn die Täter die Betroffene in Ruhe lassen, bleiben die Beweise im Gegenzug in den Akten der Ärzt_innen.

Bei der aktuellen Lage des (Un)Wissens von weiten Kreisen der Polizei und Justiz zu den infamen Manipulationsstrategien der Täter gegen ihre Opfer macht man sich voraussichtlich eher lächerlich, wenn man einen Übergriff der Täter gegen eine Betroffene über die Effekte der Mind Control erklären möchte. Ich erlebe es im Gegensatz dazu persönlich als sehr entlastend, wenn eine Polizist_in sich mit dem Thema organisierter Ritueller Gewalt ernsthaft auseinandersetzt. Glücklicherweise gibt es auch solche Erfahrungen. Eine junge Polizistin sagte einmal, dass man im Bereich des Menschenhandels bei der Polizei von solchen Fällen wisse, dass man es aber nicht so weit beweisen könne, dass kostenträchtige Ermittlungen von der Staatsanwaltschaft bewilligt würden.

An dieser Stelle wären die Betroffenen selbst gefragt, solchen engagierten Polizist_innen zuzuarbeiten. Dies wiederum ist nur erst nach einem Ausstieg denkbar, wenn ausnahmslos alle Persönlichkeiten der Betroffenen den Kontakt zu den Tätern abgebrochen haben und die Täter keine Möglichkeit mehr haben, auf sie zuzugreifen. Bisher habe ich diese Möglichkeit in Ausstiegsprozessen als Planung und Mut machende Perspektive von Betroffenen gehört, die nach den Schrecknissen und Belastungen eines gelungenen Ausstiegs aber kein Thema mehr waren. Betroffene waren danach ausreichend damit beschäftigt, einen eigenen Platz im Leben, in der Gesellschaft zu finden und mit dem Blick zurück auf die bisherige Lebensgeschichte zurechtzukommen, der bei einem Zusammenfinden des gesamten Innensystems nicht mehr abgespalten und wegen seiner Massivität und Nachhaltigkeit auch nicht verdrängt werden kann. Ich wünsche es allen Betroffenen aus ganzem Herzen, diese Chance auf ein Leben in Freiheit auf eine endlich mögliche gesunde Weise zu ergreifen und das bisherige Leben hinter sich zu lassen. Das ist nach meinem Empfinden das Wesentliche für jeden einzelnen Menschen, der in einem solchen grausamen Rahmen aufwachsen und leben muss.

Die Betroffenen hätten allerdings aus meiner Sicht eine realistische Chance, Straftaten der Täterwelt aufzudecken und beweisbar zu machen. Betroffene scheinen sich teilweise auch bereits im Ausstiegsprozess miteinander zu verständigen und an einer zumindest anteiligen Aufdeckung solcher Untaten zu arbeiten, beispielsweise im Bereich der Kinderprostitution. Manchmal berichten Betroffene von solchen Kontakten untereinander und von anonymen Informationen an die Polizei, die zur Aufdeckung von Pornografie Ringen geführt hätten. Darunter fallen auch Aufdeckungen, von denen wir in der Presse erfahren. Wir können dies weder nachvollziehen noch beweisen, da wir nicht erfahren, von wem Hinweise auf solche Aktivitäten an die Polizei gelangt sein mögen. Aber allein diese Möglichkeit erlebe ich persönlich als entlastend, weil sich darin die Stärke und Kompetenz von Betroffenen zeigt, die nicht in der Opferrolle verharren, sondern sich wehren, auch wenn sie harte Strafen erwarten, solange sie noch im Zugriff der Täter sind.

Zu dieser wehrhaften und konsequenten Haltung mancher Betroffener sei auf einige Texte im Buch der Hoffnung (Fliß & Prins 2015) verwiesen, die dies hautnah verdeutlichen. Hier beispielhaft ein Auszug aus dem Text „Weitergehen oder Weiterträumen" von Paula & Co: „Was wäre, wenn wir sie benennen würden, unsere neuzeitlichen KriegsverbrecherInnen, deren Massaker uns und Andere in Schutt und Asche legten? Wenn wir auf sie zeigen würden, die Strippenzieher und Marionettenfolterer, die für Kinderfolter zahlenden Kunden, die Bewusstseinskontrolleure?" (S. 55/56)

Letztlich ist es aber nicht die Aufgabe der Betroffenen und auch nicht die von uns Unterstützer_innen aus dem Gesundheits- und Sozialsystem, die Täter den Strafverfolgungsbehörden auszuliefern, sondern es ist eine gesamtgesellschaftliche Verantwortung, diese grausamen und menschenverachtenden Straftaten aufzudecken und nicht weiter durch Wegschauen zu dulden! Die Justiz hat die Aufgabe, Straftaten aufzudecken und kriminelle Kreise, auch solche aus der organisierten Rituellen Gewalt zu zersprengen, Täter gerecht zu bestrafen und damit endlich deutlich zu machen, dass auch solche Untaten in einer Demokratie nicht geduldet werden. Ein Gerichtsverfahren, das zu einer Verurteilung hochrangiger Täter führen würde, hätte erstmals einen abschreckenden Effekt auf die Täter, die sich nach wie vor in unserer Gesellschaft unentdeckt frei bewegen können.

Dass dies bisher nicht erfolgt ist, ist aus meiner Sicht dem Einfluss der Täterkreise in weiten Kreisen unserer Gesellschaft zuzuschreiben. Von solchen Untaten zu wissen und nichts dagegen tun zu können, ohne eine Betroffene zu gefährden, muss in unseren Professionen ausgehalten und von uns selbst immer wieder innerlich ausbalanciert werden. Mir hilft das Bewusstsein meines eigenen Arbeitsauftrags: Ich bin Psychotherapeut_in und meine Aufgabe besteht im Angebot einer Traumatherapie für eine Betroffene, die in den meisten Fällen eine Ausstiegsbegleitung mit beinhaltet. Es wäre wünschenswert, wenn unsere Unterstützer_innen Netzwerke mit der Zeit auch Mitglieder von Polizei und Justiz enthalten könnten, die mit ihren Möglichkeiten unterstützen würden – ohne das Leben der Betroffenen zu gefährden. Dazu müssten – vermutlich gemeinsam – erst Konzepte entwickelt werden, die aus meiner Sicht durchaus machbar wären.

15.1.2 Aktionen der Täterkreise gegen Unterstützer_innen

Die Täter haben in jede Betroffene viel Zeit, Geld und Mühe „investiert" und profitieren in vielerlei Hinsicht von ihr. Es wurde bereits viel dazu geschrieben, wie Täter eine Betroffene am Ausstieg zu hindern versuchen. Täter versuchen nach meiner Erfahrung aber auch, uns in den jeweiligen Professionen daran zu hindern, die Betroffenen zu unterstützen.

Sie greifen indirekt über Betroffene auf uns zu, indem sie uns zeitlich und auch menschlich an alle Grenzen bringen. Manche von uns resignieren oder ziehen sich nach reiflicher Überlegung und Überprüfung im verständlichen Interesse der Selbstfürsorge oder mit sinnvoller Rücksicht auf ihre Partner_innen und Familien aus der Unterstützung Betroffener zurück, sobald sie erfasst haben, was damit verbunden ist. Eine solche Entscheidung ist aus meiner Sicht absolut nachvollziehbar und zu respektieren. Nach meiner bisherigen Erfahrung zeigt es sich aber als destruktiv für eine Betroffene und für weitere Unterstützer_innen, wenn eine konsequente Unterstützung zunächst zugesagt wurde und plötzlich wieder zurückgenommen wird. Eine wichtige Stütze fällt weg und die Belastungen müssen von den anderen Unterstützer_innen und vor allem von der Betroffenen mit getragen werden.

Vielleicht kann das vorliegende Buch auch in dieser Hinsicht hilfreich sein, indem es deutlich zu machen versucht, was eine Begleitung und Unterstützung einer Betroffenen bei ihrem Ausstieg und bei der Traumabearbeitung beinhaltet. Eine Entscheidung gegen eine eigene Unterstützung zu einem frühen Zeitpunkt wirkt aus meiner Sicht nicht derart enttäuschend und verstörend für alle Beteiligten wie zu einem späteren Zeitpunkt. Sicherlich ist es insbesondere bei unzureichenden bis fehlenden Erfahrungen mit diesem extremen Thema nicht immer möglich, den für alle Beteiligten „richtigen" Zeitpunkt für einen „Ausstieg" aus dem Thema zu erfassen, und ein „Ausstieg" einer Unterstützer_in muss immer erlaubt sein und respektiert werden. Eine Überlastung, die über eigene Grenzen geht und deshalb destruktiv wirkt, kann in einem Unterstützer_innen Netzwerk eher bewusst wahrgenommen und besprochen werden. Auch in dieser Hinsicht ist die Netzwerkarbeit aus meiner Sicht wichtig und hilfreich.

Täter greifen auch auf andere Weise über Betroffene auf uns zu: sie schicken uns Betroffene in die Praxen oder Einrichtungen, die einen Wunsch nach einem Ausstieg benennen, letztlich aber nur die Unterstützer_innen stressen und gefährden wollen. Manche Betroffene kommen in unserer Praxen und appellieren an unseren Arbeitsauftrag und sind letztlich aber keineswegs motiviert, sondern in weiten Teilen ihres Innensystems täterloyal. Sie können uns zu Fragen und Vorgehensweisen „verführen", die sie uns zu einem späteren Zeitpunkt vorwerfen. Wir können Beschimpfungen, Vorwürfe, aggressive Aktionen und insbesondere Schuldzuweisungen erleben. Auch aus diesem Grund habe ich zu einem früheren Zeitpunkt des Buches auf die notwendige anfängliche Prüfung der Motivation und des Arbeitsauftrages hingewiesen. Täter und täterloyale Betroffene wissen unsere Hilfsbereitschaft anzusprechen und uns zu sinnloser Selbstüberforderung bis hin zu fachlich nicht akzeptablen Fehlern zu bewegen. Sie stellen sich als hilflos dar und dies in absolut glaubhafter Weise, denn sie sind letztlich immer auch Opfer der Täterwelt, auch wenn sie sich zu einer loyalen Haltung entschieden haben.

Es kann nicht nachdrücklich genug darauf hingewiesen werden: Halten Sie sich an alle formalen und inhaltlichen Regeln und Vorschriften, rechnen Sie immer korrekt ab, bleiben Sie im psychotherapeutischen Setting, auch wenn es an einigen Stellen an diese extremen Fälle angepasst werden muss. Gehen Sie keine unnötigen Risiken ein. Unser beruflicher Rahmen mit all seinen Vorgaben schränkt uns manchmal ein, er bietet uns aber auch einen juristischen und fachbezogenen Schutz. Sprechen Sie mit Kolleg_innen unter Beibehaltung der Schweigepflicht über solche Fälle und sagen Sie den Betroffenen, dass Sie dies tun. Wenn wir uns an all das halten, liefern wir täterloyalen Betroffenen keinen Angriffspunkt.

Wir müssen über lange Zeit davon ausgehen, dass alle Betroffenen den Tätern fast alles berichten, was wir sagen und was sie in unseren Praxen beobachten. Auch nicht täterloyale Betroffene werden dazu gezwungen, und auf diesem Wege erreichen die Informationen die Täterwelt und werden in deren Interessen ausgewertet und gegebenenfalls gegen uns verwendet. Diesen indirekten Weg in die Täterwelt können wir selbst auch dafür nutzen, den Tätern grundlegende Informationen zukommen zu lassen, was sich für sie an Interventionen nicht lohnt. Das kann uns Steuerprüfungen oder ähnliche Kontrollaktionen ersparen.

Besonders schwierig erlebe ich die Arbeit mit Betroffenen, bei denen mit der Zeit eine ausgeprägte und tiefgehende Spaltung zwischen Gut und Böse in ihrem Innensystem erkennbar wird. Anfangs haben wir meistens mit den Alltagspersönlichkeiten zu tun, die ähnlich wie wir schockiert, erschrocken und mit großer Abwehr gegen die Täterwelt reagieren. Ihnen ist absolut zu glauben, dass sie all das zutiefst ablehnen und aussteigen wollen. Wir handeln also völlig adäquat, wenn wir ein therapeutisches oder anderweitiges Unterstützungsangebot machen. Für uns ist ebenso wie für die vorderen Persönlichkeiten der Betroffenen manchmal über lange Zeit nicht erkennbar, wie sich die hinteren Persönlichkeiten zum Ausstiegsziel verhalten werden. Bei einer tiefen Spaltung zwischen Gut und Böse besteht nach meiner Erfahrung in der Regel keine Chance auf einen Ausstieg, täterloyale Persönlichkeiten beherrschen das gesamte Innensystem grundlegend und verhindern dies.

Eine schwierige Situation entsteht nicht nur für eine Betroffene, wenn sie ihre eigene Unmöglichkeit eines Ausstiegs erkennt, sondern auch für uns. Wir sollten uns immer wieder bewusst machen, dass wir eine Betroffene nicht aktiv retten können, selbst wenn wir das wollen und uns dafür extrem engagieren würden. Die Effekte der Mind Control in den Systemen der Persönlichkeiten können nur von den Betroffenen selbst allmählich überprüft und verringert werden. Wir können sie dabei nachhaltig unterstützen, können aber keinen Einfluss auf die Entscheidung jeder Persönlichkeit nehmen. Dazu haben wir aus meiner Sicht auch keinerlei Recht.

In der letztlich traurigen Arbeit mit solchen Betroffenen habe ich unterschiedliche Erfahrungen gemacht. Einige wenige Betroffene haben sich in der Therapie der Erkenntnis bewusst und schmerzhaft gestellt, dass ein Ausstieg nicht umsetzbar war, und wir konnten gemeinsam nach einem Umgang damit suchen. Dies mündete in einen schmerzhaften Abschiedsprozess, der nicht nur für die Betroffene kognitiv und emotional schwer auszubalancieren war. Dennoch halte ich diesen Weg für gut und menschlich für richtig und wichtig, da auf diese Weise zumindest noch der gegenseitige Respekt erhalten bleibt.

Andere, aber nur wenige Betroffene haben aus verständlicher Verzweiflung heraus ihre gesamte Enttäuschung und Wut gegen mich gerichtet. Es gab vorwurfsvolle Briefe voller typischer Argumentationen aus der Täterwelt. Damit müssen wir einen Umgang finden, denn wir sind selbst ja ebenfalls betroffen über die negative Entwicklung. Vorwürfe und Schuldzuweisungen – typische Strategien der Täterwelt – wirken nicht nur auf Betroffene, sondern auch auf uns. Eine Selbstüberprüfung ist immer sinnvoll und auch in solchen Fällen. Ich empfehle auch hier wieder nachdrücklich einen Austausch mit anderen Unterstützer_innen und im Rahmen von Supervision und Intervision. Gemeinsam mit Kolleg_innen können wir eine mögliche eigene Beteiligung am negativen Prozess prüfen und von Reaktionen abgrenzen, die die oft malignen Rückmeldungen aus der Täterwelt in Person der Betroffenen in uns ausgelöst haben. Ich habe es mit der Zeit als entlastend erlebt, dass die Vorwürfe und Schuldzuweisungen sich derart gleichen, dass man die Rückmeldungen zusammenwerfen und wahllos herausgreifen kann, was verschiedene enttäuschte Betroffene geschrieben haben. Glücklicherweise sind diese

Fälle nicht so zahlreich. Sie treten aber auf und ich finde es wichtig, darauf vorbereitet zu sein und einen Umgang damit zu entwickeln.

Wir neigen dazu, in den Betroffenen nur die Opfer zu sehen – und nicht die Täter in ihnen. Dieser Satz stammt ursprünglich nicht von mir, sondern von meiner sehr geschätzten Kollegin und Freundin Ute Timmermann, die mir dies immer mal wieder rückmeldete. Besonders in einem Fall habe ich diese Rückmeldung nicht ernst genug genommen. Dieser Fall endete damit, dass die Betroffene letztlich immer mehr körperlich und emotional abbaute, als ich sie – auf ihren Wunsch und auch auf den Wunsch aller anderen Unterstützer_innen inklusive der Krankenkasse – weiter begleitete, obwohl ein Ausstieg nicht mehr in Sicht war und therapeutische Arbeit nicht mehr umgesetzt werden konnte. Die Betroffenen konnte auf diese Weise zumindest weiter im Gesundheitssystem gehalten werden. Leider nahm sie zum Ende hin die Terminangebote nicht mehr wahr und sprengte damit den letzten Anknüpfungspunkt: das formale Setting der Psychotherapie. Noch zwei Jahre später wurde ich über sämtliche Telefone, auch nach einem Wechsel der privaten Rufnummer, und über E-Mails massiv gestalkt.

Auch in diesem Fall galt es wie so oft: es war schwer beweisbar. Da der Name der Betroffenen beim Stalking aber immer wieder nachweisbar auftauchte, war ein Zusammenhang mit dem beendeten Fall nicht ganz auszuschließen. Erst eine Anzeige wegen Stalking hat dem abgeholfen, indem eine Telefonnummer tatsächlich nachverfolgt und die Besitzer_in damit konfrontiert werden konnte. Danach wurde es sofort ruhig. Das Stalking war beendet. In solchen Fällen kann ich dementsprechend nur zu einer umgehenden Anzeige raten. Die Vermutung, dass sich die Situation nach einer Weile der Entladung von Wut und Enttäuschung – gegen mich wieder beruhigen würde, bewahrheitete sich nicht. In anderen Fällen habe ich mit diesem zurückhaltenden Vorgehen durchaus auch gute Erfahrungen gemacht. Man sieht aber und das nicht nur in diesem Beispiel: die bisherigen Erfahrungen gelten nicht so ohne weiteres, wenn es um Betroffene aus der organisierten Rituellen Gewalt geht.

Dieses Beispiel ist sicherlich recht extrem, und es muss keineswegs in allen Fällen zu solchen extremen Erfahrungen kommen. Ich weiß aber auch von anderen Kolleg_innen, die sich anfangs in Fällen sehr engagiert haben, dass sie in gefährliche Situationen geraten sind. Eine Kollegin fuhr einmal mit einer Betroffenen im Rahmen einer therapeutischen Exposition in deren Auto mit. Die Betroffene wechselte plötzlich ihre Persönlichkeit und begann eine halsbrecherische Fahrt über die Autobahn. Diese Kollegin hatte aus meiner Sicht im Vorfeld durchaus schon ein Gespür für die gefährlichen Persönlichkeiten dieser Betroffenen entwickelt, hielt aber aus meiner Sicht zu lange an ihrem Blick auf das Opfer und dessen Not fest. So brachte sie sich wider besseres Wissen selbst in Gefahr. Glücklicherweise ging diese Fahrt gut aus, und die Kollegin nahm anschließend Abstand von der Klientin, wenn auch schweren Herzens.

Andere Kolleg_innen arbeiten unbedacht oder anfangs sicher auch völlig unwissend allein mit einer Betroffenen, ohne sich mit anderen Kolleg_innen auszutauschen. In einem solchen Fall können die Täter sogar das Leben einer Kolleg_in gefährden, ohne dass ein plötzlicher Unfall einem solchen Hintergrund zugeordnet werden könnte. Mir wurde von gelösten Radkappen am eigenen Auto berichtet, von angestochenen Autoreifen, die auf der Autobahn platzten. Eine Fremdeinwirkung ist in einem solchen Fall kaum bis gar nicht nachzuweisen, und falls doch, wird die Urheber_in kaum ermittelt werden können. Wenn wir den Betroffenen immer wieder nebenher verdeutlichen, dass wir uns austauschen, tragen sie dies an die Täter weiter, die mit polizeilichen Ermittlungen rechnen müssen, wenn sie eine Unterstützer_in tatsächlich aus dem Wege schaffen wollen.

Täter gehen Risiken für sich selbst möglichst nur so weit ein, wie sie sie kalkulieren können. Wissen um involvierte Täter und Tatorte sichert nicht nur die Betroffenen ab, sondern auch uns. Wenn Täterkreise wissen, dass wir über solches Wissen verfügen, können sie nicht ausreichend abschätzen, was passieren wird, wenn sie uns gefährden oder gar umbringen wollen.

Täter sind infam und einfallsreich und diese Eigenschaften setzen sie nicht nur gegen die Betroffenen ein, sondern nach Möglichkeit auch gegen uns. Psychoterror ist eine typische Methode, uns in Angst und Schrecken zu versetzen. Täter beobachten, folgen uns, fahren uns auf allen möglichen Fahrten hinterher. Mir ist dies im Verlauf der Jahre immer mal wieder aufgefallen. Ich habe auch den Eindruck gewonnen, dass die Täter dies durchaus so umsetzen, dass wir es merken müssen. Es lässt sich bei solchen Aktionen nichts im Sinne von Stalking oder Beobachtung oder Verfolgung nachweisen, da jede Situation für sich durchaus auch zufällig sein kann. Anzeigen lohnen sich in diesen Fällen nicht, wohl aber ein Ignorieren dieser Methoden. Wenn wir über ein Netzwerk und kollegialen Austausch geschützt sind, tun uns die Täter nichts an. Diese Aktionen machen aber anfänglich Angst und können massiven Stress, Schlaflosigkeit, überhöhte Wachsamkeit und übertriebene Beobachtung anderer Menschen auslösen. Selbst Ereignisse, die man vorher nicht beachtet hätte, werden nun auf die Möglichkeit geprüft, wieweit es sich um eine Täteraktion handeln könnte. Dies entsteht aufgrund der erhöhten Wachsamkeit und eines natürlichen Selbstschutzmechanismus: die Amygdala, der Feuermelder des limbischen Systems meldet auch bei uns mögliche Bedrohungen. Die Amygdala kann allein durch eine (Fehl)Bewertung einer Situation aktiviert werden. Auch hier wieder der Hinweis: tauschen Sie sich vertrauensvoll mit Kolleg_innen aus und prüfen Sie Ihre Reaktionen auf Angemessenheit.

Psychoterror wirkt also zunächst. Man kann aber lernen, sich davon abzugrenzen, diese Täter Aktionen zunehmend zu ignorieren. Wenn die Täter keinen Effekt auf uns registrieren können, lohnt es sich für sie nicht mehr, Leute und Geld einzusetzen, um uns Angst zu machen. Eine ehemalige Klientin sagte mir einmal, ich solle mir vorstellen, dass Leute aus dem Täterkreis ihre Tage im Auto auf Wegen hinter mir verbringen müssen, die sich diese Tagesgestaltung nicht ausgesucht hätte. Eine ihrer Persönlichkeiten versuchte mir einen humorvollen Blick darauf zu vermitteln. Dieser innere Jugendliche sagte: „Sie müssen wohl sehr wichtig für die Täter sein, dass sie so viel investieren. Wenn Sie das tun, scheinen Sie gute Arbeit zu machen." Ein anderer und auch manchmal schwarz humoriger Blickwinkel auf solche Ereignisse scheint hilfreich und sinnvoll zu sein.

Schwieriger kann es werden, wenn jemand aus dem Täterkreis unerkannt privat Kontakt zu uns aufnimmt. Wir lernen im Berufsleben und auch im Privatleben in den verschiedensten Zusammenhängen neue Leute kennen. Täter können auf diesem Wege loyale Mitglieder in unser Leben „einschleusen", die uns ihre freundlichen Seiten zeigen, uns letztlich aber beobachten, aushorchen oder gar stressen wollen. Diese Möglichkeit soll aber nun keine Paranoia gegenüber neuen Kontakten auslösen. Täter fallen auf, sie verhalten sich nicht durchgängig so wie Menschen, die mit diesen Täterzusammenhängen nichts zu tun haben. Wenn wir unserem gesunden Menschenverstand trauen und seltsame Erlebnisse mit dem betreffenden Menschen hinterfragen, werden wir entweder eine plausible und normale Erklärung erhalten oder die Person zieht sich aus unserem Leben zurück.

Viele Jahre therapeutische Begleitung und Unterstützung von Betroffenen aus der organisierten Rituellen Gewalt verändern den Blick auf die Menschen und auf die Welt. Das lässt sich aus meiner Sicht nicht verhindern, Erfahrungen prägen und verändern uns Menschen eben. Und wenn wir gute und effektive Arbeit mit Betroffenen machen, werden Täter reagieren, weil es ihren Interessen widerspricht. Sie setzen alles ein, was ihnen zur Verfügung steht – solange sie nicht in den Fokus polizeilicher Ermittlungen geraten.

Und nicht immer erschließt es sich mir, warum Täter manche Dinge tun. Erforderlich finde ich das letztlich nicht, alles zu verstehen, was in Täterköpfen vorgehen mag. Ich möchte das auch gar nicht wissen. Ich ziehe mich immer wieder bewusst und gezielt auf meinen Arbeitsauftrag zurück: Psychotherapie.

15.1.3 Weitere Erfahrungen

Gegen mich wurde bereits zweimal Beschwerde bei der Psychotherapeutenkammer eingereicht mit Vorwürfen, Klient_innen nicht ausreichend zu unterstützen oder ihnen sogar zu schaden. Ein Zusammenhang mit einer gezielten Täteraktion lässt sich wie in einigen vorgenannten Fällen nicht belegen.

Eine ehemalige Klientin wollte mich über eine Beschwerde zwingen, ihr weitere Therapiestunden weit über die Richtlinientherapie hinaus zu geben, in denen sie ihre kindlichen Anteile über viele Stunden hinweg getröstet haben wollte. Traumabearbeitungen schob sie immer wieder auf und fand für sich selbst schlüssige Begründungen dafür. Die Vermeidung von Traumabearbeitungen ist durchaus verständlich und tritt nicht selten auf. Daraus werden in der Regel aber keine Forderungen an die Therapeut_in abgeleitet. Eine Beschwerde bei der Psychotherapeutenkammer kann der Therapeut_in allenfalls Stress verursachen, zerstört aber die Basis jeder vorherigen therapeutischen Beziehung. An eine Fortsetzung der Therapie ist wie in diesem Fall dann nicht mehr zu denken. Zum Schutz dieser ehemaligen Klientin wird auf nähere Einzelheiten zu diesem Fall verzichtet.

In einem zweiten Fall wurden von medizinischen Kollegen in einer Beschwerde an die Psychotherapeutenkammer meiner Meinung nach Argumente der False Memory Bewegung verwendet in Form einer Befürchtung, ich könnte Klient_innen schaden, indem ich ihnen solche Inhalte suggeriere: „Ich möchte Sie auf einige mir bekannte Informationen zu Frau Fliß aufmerksam machen, die bei mir in der Zusammenschau zu der Sorge führen, dass im Rahmen individueller Psychotherapie dissoziative Störungen verstärkt, vielleicht sogar induziert werden könnten." Die Kollegen meinten zu wissen, dass es Kreise organisierter Ritueller Gewalt in der Region nicht gebe und machten dies an einem Fall fest, den ich therapeutisch begleitet habe: „Ich halte die Annahme, dass es in (Ortsbenennung wurde weggelassen, die Autorin) eine in dieser Weise organisierte rituelle Gewaltanwendung geben könnte, nicht für plausibel." (Unterlagen liegen vor)

Es kann uns also ähnlich ergehen wie den Betroffenen selbst: uns wird nicht geglaubt, wenn wir die Existenz organisierter Ritueller Gewalt benennen, wir werden nicht nur persönlich in Frage gestellt, sondern auch beruflich. Vergleichbar habe ich in den 90er Jahren die Bewegung „Missbrauch mit dem Missbrauch" erlebt. Bis zu diesem Zeitpunkt hatten derart viele Betroffene über erlebten sexuellen Missbrauch berichtet, dass ihre Aussagen gesamtgesellschaftlich ernst genommen werden mussten. Dies führte zu einer Gegenbewegung, die damals weniger die Betroffenen in Frage stellte, sondern die BeraterInnen und TherapeutInnen, die ihnen glaubten und mit ihnen arbeiteten. Manche Fachleute wurden in den 90er Jahren im Rahmen langwieriger Gerichtsprozesse schwer geschädigt, was ihren Ruf betraf. Seitdem grassiert der Vorwurf, wir würden unseren Klient_innen derartige Inhalte suggerieren, immer mal wieder durch die Fachwelt und vor allem durch die Medien. Ich habe mich schon damals gefragt, in welcher Weise und vor allem warum wir Klient_innen Inhalte suggerieren sollten, von denen sie nicht selbst berichten. Schon damals tauchte der Begriff „False Memory" auf. Die darüber verbreiteten Zweifel an der Fachkompetenz mancher Professioneller führten zu Ängsten und einem Rückzug und oft sinnloser Vorsicht von Therapeut_innen, Berater_innen, Lehrer_innen und anderer Professioneller, die mit Menschen arbeiten, wenn vor allem Kinder von sexuellen Übergriffen berichteten.

Aber inzwischen ist durch die Aufdeckung sexueller Gewalt in Internaten und in kirchlichen Zusammenhängen endgültig das Ausmaß sexueller Gewalt greifbar und glaubhaft geworden. Zahllose Betroffene von sexueller Gewalt meldeten sich bei der Telefonischen Hotline, die Christine Bergmann in Berlin einrichtete. Auf diesen Anrufen basiert ihr ausführlicher Bericht, in dem unter anderem auch die Existenz Rituellen Missbrauchs benannt wird, nachdem derart viele Frauen von solchen Erfahrungen anonym berichtet hatten.

Zwanzig Jahre hat es gedauert zwischen dem Beginn der Aufdeckung des Ausmaßes sexueller Gewalt in unserer Gesellschaft bis zu diesem Bergmann-Bericht. Dazwischen agierte die False Memory Bewegung, letztlich ohne Erfolg. Jetzt erleben wir diese Wellen erneut in Bezug auf die gesellschaftliche Aufdeckung organisierter Ritueller Gewalt, die neben anderen Unmenschlichkeiten extreme sexuelle Gewalt beinhaltet. Wenn es wieder nur insgesamt zwanzig Jahre dauert, bis nach der zurzeit wieder auftauchenden False Memory Bewegung die Wahrnehmung und Anerkennung der Existenz dieser extremen Gewaltform mitten unter uns folgt, können wir aus meiner Sicht zufrieden sein.

Eine Betroffene sagte recht entspannt, als die ersten Aktivitäten der False Memory Bewegung zum Thema der organisierten Rituellen Gewalt deutlich wurden, dass sie dies erwartet habe. Wenn diese Bewegung aktiv werde, bedeute das die Notwendigkeit dieser Gegenbewegung, und diese wiederum werde nur erforderlich, wenn Bereiche der Gesellschaft die Existenz dieser Gewaltform wahrnehmen und sich damit auseinandersetzen würden. False Memory sei nicht erforderlich, wenn ohnehin niemand Notiz davon nehme, was über Jahrhunderte hinweg so gewesen sei. Auch diese Bemerkung der Betroffenen lässt auf eine bessere Zeit in der Zukunft hoffen, in der ausstiegswillige Betroffene organisierter Ritueller Gewalt mehr und adäquate Hilfsangebote bekommen, die zurzeit kaum existieren.

Beide gegen mich gerichtete Beschwerden wurden übrigens vom Schlichtungsausschuss der Psychotherapeutenkammer negativ beschieden. Dieser Ausgang wurde in beiden Fällen von meinen jeweiligen Anwält_innen vorhergesehen. Auch mir selbst erschien dieses Vorgehen gegen mich nicht erfolgsträchtig. Dennoch: solche Beschwerden machen Angst, binden Energie und Zeit und verursachen Stress – eine typische Täterstrategie.

Sowohl für mich selbst als auch für die hinzugezogene Anwältin war die Reaktion des zuständigen Mitglieds des Schlichtungsausschusses der Psychotherapeutenkammer im zweiten Fall nicht verständlich: mir wurde abschließend geraten, meine Worte sorgsam zu wählen „Allerdings entstand im (Schlichtungs-, Ergänzung der Autorin)Ausschuss der Eindruck, dass Frau Fliß's Äußerungen gegenüber Dritten in dem Maße missverständlich sein könnten, dass aus ihnen auf die von Dr. ... geschlossenen Mutmaßungen geschlossen werden könnten. Wir empfehlen Ihrer Mandantin sich diesbezüglich vielleicht klarer und unmissverständlicher zu äußern." (Unterlagen liegen vor).

Warum wurde mir geraten, mich so auszudrücken, dass es nicht zu Missverständnissen kommen könnte? Warum wurden die Kollegen nicht gefragt, ob das Missverstehen möglicherweise auf deren eigener Seite gelegen haben könnte?

Diese Rückmeldung ließ sich aus meiner Sicht nicht konkret auf den Inhalt der Beschwerde beziehen. Man kann nun trefflich mutmaßen, was damit gemeint sein könnte, denn es wurde nicht definiert, um was es ging. Wann, wo und wie sollte ich meine Worte sorgsamer wählen? Soll ich möglicherweise nicht mehr in der Öffentlichkeit über dieses Thema sprechen, soll ich dazu nicht mehr schreiben? Oder was war damit gemeint?

Ich habe es persönlich als Drohung empfunden, über deren Hintergrund man ebenso trefflich Hypothesen bilden kann, die aber letztlich nur Hypothesen bleiben können. Ich kenne weder die betreffenden ärztlichen Kollegen, noch den Kollegen aus dem Schlichtungsausschuss persönlich. Es erschließt sich mir bis heute nicht, warum sie derart mit mir verfahren sind. Niemand von ihnen hat auf dem sonst üblichen kollegialen Weg ein Gespräch mit mir zu solchen „Befürchtungen" gesucht. Das hätte ich sinnvoll und angemessen gefunden, wenn denn schon negative Eindrücke welcher Art auch immer über meine Arbeit entstanden sein mögen.

Dass eine Kooperation mit solchen Kollegen nicht mehr sinnvoll sein kann, versteht sich von selbst. Neben aller Angst und allem dadurch verursachten Stress stärkt ein solcher Umgang mit mir eher mein Bewusstsein, wie wichtig und notwendig es ist, meine Meinung zu allem zu sagen, was mir persönlich wichtig ist – auch zum Thema organisierter Ritueller Gewalt. Ich finde es persönlich wichtig und notwendig, offen darüber zu sprechen und für eine Verbreitung des Wissens zu diesem Thema zu sorgen, das wir von den Betroffenen vertrauensvoll erhalten und das wir darüber hinaus in der Unterstützungsarbeit erarbeitet haben.

Andrew Carnegie sagte: „Wenn wir unsere Feinde hassen, geben wir ihnen eine große Macht über unser Leben: Macht über unseren Schlaf, unseren Appetit, unsere

Gesundheit und unsere Geistesruhe." (http://www.nur-zitate.com/zitate/kategorie/Feinde/seite-3) Ich empfinde es in Bedrohungssituationen jeglicher Art neben der inhaltlichen Prüfung als besonders hilfreich, mir deutlich zu machen, dass diese Aktionen nicht nur mir Stress verursachen, sondern den Betreffenden selbst ebenfalls, welche Gründe auch immer sie für ihr Vorgehen haben mögen. Ich möchte ihnen nicht so viel Macht über mich einräumen, auch wenn ich nicht verhindern kann, dass solche Attacken mich natürlich treffen und Stress und Angst verursachen: Das ist menschlich.

Thornton Wilder sagte: „Unseren Feinden haben wir viel zu verdanken. Sie verhindern, dass wir uns auf die faule Haut legen." (ebenda) Ergo arbeite ich weiter auf meine vertraute sorgsame Weise mit Betroffenen. Und ich spreche und schreibe weiter über alles, was mir persönlich wichtig erscheint und was ich in unserer demokratischen Gesellschaft im Rahmen der freien Meinungsäußerung sehr wohl tun darf.

15.2 Typische Ausstiegskrisen zwischen Angst und Vertrauen (Schramm)

Ausstiegsprozesse werden häufig von dramatischen Krisen begleitet, die auch bei den Unterstützer_innen zu anhaltenden hohen Belastungen führen. In diesen Phasen ist es im Helfernetz besonders schwierig, sich von der existentiellen Bedrohung der Aussteiger_in zu distanzieren, um nicht vollständig mit im Sog der Angst zu versinken. Dann wird es besonders schwer, in der Außenwelt weiterhin einen guten Halt und von außen einen klärenden Draufblick anbieten zu können. Das Vertrauen ins mögliche Gelingen des Ausstieges kann vorübergehend komplett verlorengehen. Wenn wir in diesen Ausstiegskrisen als Begleiter_innen mit in der Angst verharren, so dass das Vertrauen in ein mögliches Gelingen des Ausstiegs völlig aus dem Blickfeld gerät, ist das natürlich ganz im Sinne der Täterkreise. Erstarrte Angst schwächt die Aussteiger_in und das Helfernetz. Unsere Aufgabe als Begleiter_in liegt in diesen Krisenzeiten zuallererst in der Selbstwahrnehmung und Selbststeuerung unserer Gefühle und Befindlichkeit. Eine Voraussetzung hierfür besteht im Senken unserer eigenen Angstspannung. Drei Arten von Krisen befördern den Sog der Angst besonders und treten in den meisten Ausstiegsprozessen auf:

15.2.1 Bewusstheitsbedingte Krisen

Wenn sich die dissoziativen Barrieren nach und nach verringern, wird das Wissen bei der Aussteiger_in über das kaum vorstellbare Ausmaß der erlebten Missachtung und Vernachlässigung, der körperlichen und psychischen Gewalt sowie der Ausbeutung immer mehr Innenpersönlichkeiten und auch den Alltagspersönlichkeiten zugänglicher. Ebenso rücken für viele Innenpersönlichkeiten und die Alltagspersönlichkeiten, die davon nichts wussten, erzwungene bzw. programmierte, durch den Außenkörper ausgeführte Gewalttaten in den Blick. Täterloyale, machtbewusste Innenpersönlichkeiten, die sich für unverletzt hielten, erkennen entsetzt, dass sie belogen wurden und ebenso früh im Außenkörper extremer Gewalt ausgesetzt waren wie die von ihnen abgelehnten inneren Gewaltopfer.

Diese bewusste Wahrnehmung und Anerkennung der herrschenden Gewaltstrukturen der Täter, denen man von Lebensbeginn an ausgesetzt war, ist eine Voraussetzung, um einen Ausstieg ernsthaft bewältigen zu können. Gleichzeitig stellt dies aber extrem hohe Anforderungen an die intrapsychischen Bewältigungsmechanismen von Menschen, da die vormals dominierende Abspaltung als Schutzmechanismus nicht mehr so zuverlässig wie früher genutzt werden kann.

15.2.2 Täterzugriffbedingte Krisen

Die Tätergruppe registriert bei ihrem Mitglied sehr genau erste Zeichen von unzuverlässigem Verhalten. Ein Telefonat wurde nicht geführt wie gefordert, eine Mail verzögert und mit fadenscheinigem Inhalt beantwortet oder ein verpflichtendes Treffen wurde erst gar nicht besucht. Bei potentiellen Aussteiger_innen lässt der antrainierte Gehorsam nach und damit sinkt die absolute Kontrolle der Täter über diesen Menschen. Wenn das Mitglied meistens dennoch zu den Pflichtveranstaltungen der Gruppe kommt, werden danach jeweils massive Bestrafungen vorgenommen. Die Verachtung über den Verrat wird formuliert und über demütigende Gewalthandlungen vermittelt.

Wenn Täterzugriffe bereits aktiv gemeinsam vom Innenteam verhindert werden können, wird versucht, diesen Menschen im Alltag in ungeschützten Situationen für eine halbe Stunde „wegzufangen", um ihn zu quälen und zu demütigen. Eine kurze Re-Programmierung wird vorgenommen, um das Mitglied wieder auf die Spur zu bringen. Die Unterwerfung unter die früh verinnerlichten Regeln soll wieder gefestigt werden. Und den psychosozialen BegleiterInnen wird gezeigt, dass sie ihre Klientinnen nicht vor Leid bewahren können, wie sehr sie sich auch bemühen. Die vermeintliche Allmacht der Gruppe und die vermeintliche Ohnmacht der Betroffenen und der Unterstützer_innen sollen demonstriert werden. Es folgen verständlicherweise auf beiden Seiten Einbrüche von Mut- und Hoffnungslosigkeit.

15.2.3 Programminduzierte Krisen

Spätestens wenn sich das Gruppenmitglied aus Sicht der Täter trotz massiver Drohungen und dem erneuten Zufügen von Gewalt immer unzuverlässiger verhält, steigt die Anzahl der aktivierten Programme. Sie werden von innen oder außen ausgelöst und sollen das Mitglied wieder an seinen Platz in der Gruppe zurückholen. Es soll spüren und wieder 100%ig glauben, dass ein eigenständiges Leben ohne die Gruppe nicht möglich ist. Möglichst vielen Innenpersönlichkeiten sollen die als kleinen Kindern implantierten Überzeugungen von völliger Ohnmacht und Lebensunfähigkeit ohne die Gruppe wieder ins (Körper-) Gedächtnis gerufen werden. Überflutungen mit körperlichen Schmerzen können hier ansetzen.

Die in dieser Phase erhöhte Suizidgefahr dient nicht zum Töten, sondern zum Zermürben der Aussteiger_in und ihrer Helfer_innen. Spitzel aus der Gruppe werden für die Aussteiger_in abgestellt und beobachten jeden Schritt ihres Alltags. Sie gehen verdeckt die üblichen Wege mit und versuchen per Programmiergesten oder -geräusche, dafür geschaffene Innenpersönlichkeiten anzutriggern, die dann nach vorn in den Körper switchen und mitkommen sollen. Das Innenteam der Aussteiger_in erlebt das Ausmaß der Fremdsteuerung nun viel bewusster und mit stärkerem Leidensdruck.

15.2.4 Symptome und Klärung der Krisen

Die Symptome dieser krisenhaften Zuspitzungen ähneln sich. Panik und Todesangst treten bei den Aussteiger_innen verstärkt auf. Die grundlegende Versorgung des Körpers mit Flüssigkeit, Nahrung und Schlaf ist problematisch. Selbstverletzungen und/oder Fremdverletzungen, die teilweise schwer zu unterscheiden sind, nehmen zu. Schmerzen am ganzen Körper behindern das klare Denken und Handeln der Aussteiger_in. Der Sog der Todesangst kombiniert mit Ohnmachtsgefühlen und dem Empfinden von Ausweglosigkeit beeinträchtigen auch die Unterstützer_innen. Das ist aus meiner Erfahrung nicht komplett zu verhindern. Eine kognitive Einordnung dieser Art Krisen sorgt oft für eine erste Erleichterung. Sie lässt sich am besten durch die genaue Exploration des Innensystems der Aussteiger_in erreichen.

Hier gilt es wieder, das vorhandene Expert-Innen-Wissen zu befragen. Die genaue Exploration zur Unterschiedsbildung ist der erste Schritt: Was passiert aktuell? Wer leidet woran? Um was geht es? Welche schmerzhafte innere Auseinandersetzung findet aktuell statt? Welche Innenpersönlichkeiten benötigen gerade Begleitung? Welches Programm läuft? Wer kann es zeitnah stoppen? Welche Täterübergriffe haben aktuell stattgefunden? Sind sie nachweisbar und kann man sie anzeigen?

15.2.5 Angsterleben im Helfer_innennetz

In diesen zugespitzten Krisenzeiten tauchen bei den Begleiter_innen alle grundlegenden Zweifel und Unsicherheiten noch einmal in der ganzen Schärfe auf: Wird sie es überleben? Werden die Täter meine Klient_in am Ende zerstören? Taugt das hinterlegte Material als Sicherung? Bringe ich mich und die meinen in Gefahr? Hätte ich doch früher die Polizei einschalten sollen? Ist ein Ausstieg wirklich zu schaffen? Bin ich eigentlich fachlich kompetent genug für Ausstiegsbegleitungen? Wäre eine Einweisung in die Psychiatrie ein besserer Schutz gewesen? Wie soll dieser Mensch danach mit dem ganzen Wissen weiterleben? Bin ich stark genug gegen diese große destruktive Kraft? Das Ausmaß der Destruktivität wird sehr deutlich. Bei den Unterstützer_innen bleibt das Stresslevel anhaltend erhöht. Das Mitempfinden von Todesangst, Panik, Vernichtungsangst und Ohnmachtsgefühl gehört mit zur Ausstiegsbegleitung. Als Unterstützer_innen besteht eine unserer Aufgaben darin, diese bei uns resultierenden Ängste genau wahrzunehmen und uns nicht entmutigen zu lassen. Zu unseren Aufgaben gehört auch, die Ängste der Aussteiger_innen mit auszuhalten, ohne sie sofort abstellen zu wollen.

Stellvertretendes existentielles Angsterleben beeinträchtigt allerdings auf die Dauer Körper und Geist. Daher sollte unser Ziel im Interesse der Aussteiger_in und in unserem eigenen Interesse sein, nicht zu lange mit in der Angst stecken zu bleiben. Ein kleiner Schritt von der Angst in Richtung Vertrauen kann die ganze Dynamik schon positiv verändern. Dazu sollten wir in der Lage sein, unsere eigene Angstspannung zu senken. Manchmal kann in diesen Phasen eine sehr schnelle, geradezu gehetzte Gegenbewegung im Denken oder Handeln als Rettung erscheinen. Die Aussteiger_in wird noch heute in die Klinik eingewiesen. Sie muss in den nächsten Stunden untertauchen. Wir gehen gleich zur Anwält_in. Umgehend soll die Deprogrammierung beginnen und sofort wird zusätzlich die Psychiater_in eingeschaltet. In Supervisionen höre ich dann in gehetztem Ton „Wie auch immer, aber das muss sofort geschehen!“ oder bekomme mit schreckgeweiteten Augen geschildert „Zum Nachdenken ist jetzt keine Zeit! Es geht um Leben und Tod.“

In diesem angstgetriebenem Modus treffen wir Menschen keine guten Entscheidungen. Und das ist durchaus im Sinne der Tätergruppen. Als Abwehr unserer miterlebten Ohnmacht ist die hektische Gegenreaktion ein grundmenschlicher Angstvermeidungsversuch, der aber leider nicht dem Vorankommen im achtsamen, kleinschrittigen Ausstiegsprozess dient. Schnelle Lösungen oder einfache Antworten sollen uns wieder Kontrolle und Sicherheit vermitteln und dadurch einen stabilen Boden suggerieren. Leider ist der aber nicht tragfähig, denn wir sind keine Retter_innen. Wir können die Außenbedrohung nicht verhindern und die Macht der Tätergruppen nicht reduzieren. Da liegen beim nüchternen Blick auf die Sachlage unsere Grenzen. Es ist sinnvoll, sich diese Grenzen immer wieder klar zu machen, wenn in uns verständliche, aber wenig nützliche Rettungsimpulse aufsteigen. Der Mensch, der aus diesen komplexen Gewaltstrukturen aussteigen will, muss seinen eigenen Weg finden, um alles hinter sich zu lassen und wir helfen dabei. Aus dem täterkreierten Angstsog auszusteigen und unsere eigene Panik wieder zu senken, ist unsere Aufgabe. Aus der mitgefühlten Ausweglosigkeit wieder in die Ruhe zu kommen, ermöglicht auch der Aussteiger_in neue Erfahrungen. Da liegen unsere Kompetenzen. Wenn wir unsere Angstspannung gesenkt haben, können wir auch unsere eigene Intuition besser wahrnehmen. Mit Intuition meine ich das tiefe innere Wissen in allen Menschen, von dem ich ausgehe, und das manchmal auch als die Innere Weisheit bezeichnet wird.

Wir kennen aus unseren Leben und unseren Ausbildungen vielfältige Wege, um unser Angstniveau schnell und effektiv zu senken. Hier können wir zuerst ansetzen. Danach können wir in relativer Ruhe gemeinsam mit dem Expert-Innen-Wissen der Aussteiger_in nach Lösungen für die aktuellen Schwierigkeiten suchen. Wenn wir trotz der akut bedrohlichen Situationen innerlich kleine Schritte aus der Angst in Richtung Vertrauen gehen, dienen wir den Aussteiger_innen als Modell. Es gibt im Leben mehr als die Wahl zwischen schwarz und weiß, mehr als den richtigen Weg und die Strafe beim Abweichen als die unterschwellig suggerierte Wahl zwischen Leben und Tod. Es lohnt sich, mehrere Varianten zu überlegen, auf die eigene Intuition zu hören und das Expert-Innen-Wissen der Aussteiger_in zu befragen. Gemeinsam abgestimmte Entscheidungen über den nächsten passenden Schritt lassen sich so leichter finden.

15.2.6 Die 3-Minuten-Angstsenker

Ein stark erhöhtes Stresslevel mit Angstgedanken und Panikgefühlen kann extreme Reaktionen in zwei Richtungen auslösen: zu viel oder zu wenig Aktivierung in Körper und Geist. Ich nenne sie hier Angstlähmung und Angstdrehung. Die Angstlähmung zeigt sich über eine eingeschränkte Denkfähigkeit, eine dumpfe Selbstwahrnehmung und Körperstarre bei gleichzeitiger hoher innerer Anspannung. Die Angstdrehung meint den Zustand der wirbelnden, kreiselnden Gedanken, impulsiven Lösungsideen, schnell wechselnden Gefühlslagen und hektischen, fahrigen Bewegungen bei großer innerer und motorischer Unruhe. Um schnell aus der Angstlähmung oder der Angstdrehung herauszukommen, benötigt das psychovegetative Nervensystem zur Unterstützung neue Impulse. Oft kennen wir schon ein eigenes Vorgehen zum schnellen Angstsenken, das lediglich noch einmal bewusst als Hilfsmittel für Ausstiegskrisen im Inneren etabliert werden muss.

Ich kenne aus Supervisionen die kritische Anmerkung, dass die Angst um die Aussteiger_in ja berechtigt sei und deshalb nicht verschwinden dürfe. Diese Ansicht teile ich nicht. Natürlich ist die Angst berechtigt, deshalb muss ich mich ihr aber nicht anhaltend ergeben. Wenn die Begleiter_in aus falsch verstandener Solidarität mit im Sog der Angst und der Bedrohung um das Leben der Aussteiger_in verharrt, dient sie eher dem Tätersystem. Einige Innenpersönlichkeiten registrieren in diesem Fall genau, was sie von den Tätern als Ideologie jahrelang gehört haben: „Man muss sich aus Angst unterwerfen. Die Alltagsmenschen sind schwach und können nicht helfen, wenn es darauf ankommt."

Im Folgenden sind in Stichworten ein paar ausstiegserprobte Mini-Techniken zum kurzen Innehalten und Angst senken aufgeführt, die schnell wirken und überall jederzeit einsetzbar sind. Hilfreich ist, sie in Situationen mit mittlerem Angstlevel mal auszuprobieren und dann die individuell passenden im Inneren zu verankern. Sie lassen sich auch gut kombinieren.

- Verschnaufpause: Sich zurücklehnen und dreimal hintereinander tief durch die Nase einatmen und die Luft kraftvoll durch den Mund ausstoßen. Es verträgt sich gut mit lautem, selbstmitleidigem Seufzen.
- Bewusstes Denken: Sich gedanklich gezielt vor Augen zu führen: „Ich bin MEHR als meine Panik. Diese Angst ist nur EIN Teil von mir." Damit wird eine erste kognitive Distanzierung eingeleitet.
- Lockernde Bewegungen – alle mehrfach hintereinander ausführen: Hände zu Fäusten ballen und dann mit Schwung die Finger spreizen/aufstehen und sich strecken, dann stehend den Oberkörper nach vorne hängen und hin und herpendeln lassen/die Arme ausschütteln/sitzend beide Füße anheben und gegengleich drehen/sich die Beine und Arme abklopfen u. v. m.
- den Angstfinger strömen: Um die durch die Angst verursachte Energieblockade aufzulösen, wird ein Zeigefinger mit der anderen Hand ganz umfasst und leicht gehalten, bis er gleichmäßig leicht pulsiert. Bei Bedarf kann noch der andere Zeige-

finger geströmt werden. Diese Technik entstammt dem Jin Shin Jyutsu, einer traditionell japanischen Heilkunst mit hohem Selbsthilfeanteil.

- die Angst abfließen lassen: Die Angst visualisieren, die den Körper wie eine dunkle Flüssigkeit ausfüllt. Sie kann durch die Fußsohlen in den Boden abfließen. Im Körper kann parallel der sinkende Angstpegel vom Hals bis zur Sohle wahrgenommen werden.
- Autogenes Training/Progressive Muskelentspannung: Die gängigsten Entspannungsverfahren sind das Autogene Training nach Schultz und die Progressive Muskelentspannung nach Jacobsen. Sie sind in Krisen dann gut einzusetzen, wenn sie bereits gut geübt und dadurch automatisiert in Kurzform abrufbar sind. Die Krankenkassen bieten z.B. Kurse an, in denen diese Methoden innerhalb einiger Wochen zu lernen sind.
- Atmen in die hohlen Hände: Bei einer beginnenden Panikattacke reicht häufig mehrfaches Ein- und Ausatmen in beide hohlen Hände – so als würde man sich die kalten Hände zum Wärmen zusammen vor den Mund halten und kräftig hinein atmen.

Bei anhaltenden Angststörungen oder regelmäßigen Panikattacken empfehle ich dagegen dringend das Aufsuchen psychotherapeutischer Unterstützung. Durch die Intensität von Ausstiegsbegleitungen können eigene wunde Stellen und unzureichend verarbeitende biografische Belastungen deutlich werden und sich über psychische und psychosomatische Symptome aller Art zeigen. Es ist hilfreich, innerhalb von Helfer_innennetzen ein achtsames Auge für das Auftauchen solcher anhaltender Beschwerden bei Teammitgliedern zu haben und sich nicht zu scheuen, diese Eindrücke vorsichtig zu thematisieren. Die fürsorgliche Selbstwahrnehmung kann in den Ausstiegskrisen leicht zu weit in den Hintergrund geraten.

16. Unsere Gesellschaft und die Täter (Fließ)

Die Täter haben in diesem Buch bereits viel Raum eingenommen. Dies ist zum Verständnis der Probleme der Betroffenen und zum Nachvollziehen einer hilfreichen Arbeitsweise mit ihnen notwendig gewesen. Mehr Raum möchte ich den Tätern eigentlich nicht geben. In der Rolle der Therapeutin ist es auch nicht meine Aufgabe, mich mit den kriminellen Täterkreisen zu befassen. Dass eine gewisse Auseinandersetzung mit ihren Vorgehensweisen und Methoden leider doch erforderlich ist, ist vermutlich nicht nur im vergangenen Kapitel deutlich geworden.

16.1. Blick auf die Literatur

Andere Autor_innen haben sich mit den Täterkreisen bereits ausführlich auseinandergesetzt. So finden sich gut ausgearbeitete Informationen zu Kulten und ihrer Geschichte bei Grandt und Grandt (1995 „Schwarzbuch Satanismus“), bei Grandt (2000 „Satanismus, die unterschätzte Gefahr“), bei Smith (1994) und einiges auch bei Miller (2014). Auch der Beitrag von Harald Requardt (2014) „Unglaublich aber wahr – über die Schwierigkeit, Verrat zu realisieren“ zeigt historische Zusammenhänge der Täterwelt auf. So beschreibt Requardt unter anderem den Weg der Ergebnisse der Menschenversuche von Mengele im Konzentrationslager über den Vatikan zur CIA. In der therapeutischen Arbeit mit Betroffenen wird für mich die Anwendung solcher Ergebnisse von Menschenversuchen nicht nur hier und da deutlich, sondern erschreckend oft.

Thorsten Becker benennt als Ziel seines Kapitels „Rituelle Gewalt: Was wir über Gewalt ausübende, ideologische Kulte, Täter und Täterstrukturen wissen – eine Betrachtung“ im Handbuch Rituelle Gewalt (2010) in seiner Einleitung, „ ....um die Sichtweisen, Blickwinkel und Standpunkte zu schärfen und für eine Arbeit in diesem Bereich zu sichern. Ich tue das aus einer subjektiven Betrachtungsweise heraus.“ Nichts anderes können wir tun, als eine subjektive Sichtweise darzustellen, bis zu irgendeinem Zeitpunkt hoffentlich hieb- und stichfeste Beweise für das Vorhandensein und Agieren solcher Gruppierungen vorliegen. Eine Betroffene sagte hoffnungsvoll, dass die Zeit irgendwann komme, dass Betroffene ihre Beweise vorlegen werden. Vielleicht erleben wir dies noch mit, aber das erscheint mir nicht wesentlich. Wichtig finde ich, dass es offensichtlich inzwischen unter den Betroffenen eine solche Hoffnungslage und eine Entwicklung dahin zu geben scheint.

Interessierte Leser_innen werden gern auf vorhandene Literatur zu den Tätergruppen verwiesen. Auch diese Bücher und Texte verdeutlichen nachvollziehbar, wie die Täter mitten in unserer Gesellschaft leben und agieren und das schon seit langem in einer Art Parallelwelt – etwas, das wir von den Betroffenen immer wieder hören.

16.2 Betroffene berichten

Betroffene berichten, dass satanistische Kulte weite Kreise der organisierten Gewalt weltweit beherrschen und kontrollieren. Prostitution und Pornografie, inklusive der sexuellen Ausbeutung von Kindern und Jugendlichen, seien typische Nebenschauplätze der organisierten Rituellen Gewalt. Ob dies zutreffen mag oder nicht – dass der Einfluss der organisierten Rituellen Gewalt ausgeprägt zu sein scheint, ist in verschiedensten Veröffentlichungen immer wieder Thema. Dazu sei auf die Literaturliste des Buches verwiesen. Das bedeutet nun aber nicht, und auch das sagen Betroffene, dass die Täter einen großen Anteil der Gesellschaft ausmachen. Sie „passen" andererseits aber auch nicht „in einen Reisebus", wie ein Journalist auf einer Tagung die Zuhörerschaft glauben machen wollte.

Erschreckender finde ich es persönlich, wenn Betroffene uns Täterzugehörige aus allen Bereichen der Gesellschaft nennen und durchaus in maßgeblichen Funktionen, nicht nur in der Politik und in der Wirtschaft, sondern auch im Gesundheits- und Sozialsystem. Betroffene nennen uns im Rahmen ihrer Absicherung gegen die Täter auch Namen und Taten. Wenn verschiedene Betroffene, die noch dazu aus verschiedenen Regionen der Bundesrepublik kommen und sich nicht kennen, dieselben Täter benennen, wirkt dies durchaus glaubhaft auf mich.

Betroffene sagen, dass satanistische Kulte traditionsgemäß insbesondere in Regionen aktiv seien, die katholisch geprägt sind. Aber auch Regionen und Städte scheinen von kriminellen Täterkreisen in gewissem Ausmaß durchsetzt zu sein, in denen der Menschenhandel gut zu organisieren ist und florieren kann. Nach ihren Berichten scheint es die verschiedensten Gruppierungen zu geben, die von seit Jahrhunderten existierenden satanistischen Kulten bis hin zu kleinen Gruppierungen reichen und die eigenständig und anteilig Methoden aus der Täterwelt im kleinen Kreise anwenden würden. Es scheint also die verschiedensten Splittergruppen zu geben, die unterschiedlich „arbeiten". Es wird auch von Gruppen berichtet, für die die satanistische Ideologie nur ein Deckmantel für ihre sadistischen Handlungen sei. Die Geschichte habe über Kriege, Völkerwanderungen und weitere Aspekte immer wieder zu Zersplitterungen von Tätergruppen geführt. Teilfamilien hätten eigene Vorgehensweisen entwickelt. Die Tendenz, sich von einer größeren Organisation abzulösen, etwas „Eigenes“ zu entwickeln und selbst in hoher Position zu herrschen, scheint auch in der Täterwelt eine Bedeutung zu haben.

Betroffene berichten, dass es enge Verbindungen zwischen Kulten und rechtsradikalen und faschistischen Gruppierungen geben soll, auch manche Rockergruppen sollen involviert sein. Verbindend scheint insbesondere die Prostitution zu sein, die in unserem Land leider über die Legalisierung weiter Bereiche der Prostitution besonders floriert. Es scheint mir nachvollziehbar zu sein, dass auch Täterkreise der organisierten Rituellen Gewalt daran viel Geld verdienen, zumal sie ihre Kinder entsprechend konditionieren (siehe Kapitel 9.1.9. und 10.5).

Täter scheinen ihre Interessen in der Gesellschaft zielstrebig über ihre loyalen Mitglieder zu verfolgen und setzen dafür natürlich auch die Betroffenen ein, die sich um Hilfe an uns wenden. Täterkreise arbeiten zusammen, soweit es günstig für sie ist, rivalisieren ansonsten aber heftig miteinander. Sie halten also nicht so zusammen, wie es uns manchmal erscheinen mag, wenn wir ihre nachhaltigen Einflüsse auf die Betroffenen miterleben. Sie vernetzen sich weltweit, wozu das Internet unkontrollierbare Möglichkeiten zu bieten scheint. Jede einzelne Gruppierung und jedes einzelne ihrer Mitglieder ist aber vorwiegend mit den eigenen Vorteilen befasst, sie behandeln nicht nur die Betroffenen, die zu uns kommen, rücksichtslos und mit aller Härte, sondern sich allesamt wechselseitig in allen Kontakten miteinander. Der alte lateinische Satz „Divide et impera“ – teile und herrsche – scheint ein wesentliches Grundprinzip dieser destruktiven Täterwelt zu sein.

Nach außen darf nichts auffallen, das scheint auch eins der wesentlichen und allgemeingültigen Gesetze dieser gnadenlosen Welt zu sein. Wer sich nicht daran hält, muss mit den härtesten Konsequenzen rechnen, und Ungehorsam kann mit dem Tod oder in der Psychiatrie oder Forensik enden. Täter opfern bei Bedarf nicht nur die Betroffenen, die aussteigen wollen, sondern sich auch wechselseitig je nach eigenem Nutzen. Je höherrangiger ein Täter in einem Kult ist, desto mehr Macht besitzt er und desto mehr Einfluss kann er auf die gesamte Gruppe ausüben. Je höher die Position eines Täters in der Gesellschaft ist, desto mehr Macht kann er in dieser Funktion umsetzen und parallel dazu auch in der Täterwelt. Doch hier gilt auch: Je höher jemand steht, desto tiefer kann er fallen. Wenn Unregelmäßigkeiten bei einem Mitglied der Täterwelt in einer hohen gesellschaftlichen Position auffallen, kann es ihn sofort diese Funktion und auch seine bisherige hohe Position in der Täterwelt kosten. Je gefährlicher er für die Täterwelt werden kann, desto wahrscheinlicher wird sein Tod. Es scheint dann darauf anzukommen, welchen anderen Täter in welcher Position dieses gefallene Mitglied wiederum beeinflussen und erpressen kann, so dass es letztlich doch von den Tätern selbst geschützt wird und allenfalls seine hohen Positionen verliert.

Es mag auf verschiedene politische Affären verwiesen werden, die kurz in die Öffentlichkeit kamen, dann aber schnell wieder im Nichts verschwanden. Dies muss nicht immer mit der Täterwelt zusammenhängen, es kann aber durchaus auch mal der Fall sein. Betroffene berichten jedenfalls von den verschiedensten solcher Affären, in die Täter verwickelt gewesen sein sollen. Manchen erstaunt es so hier und da, wenn polizeiliche Ermittlungen „scheinbar" unzureichend durchgeführt werden oder wenn eine dauerhafte Zwiespältigkeit bestehen bleibt, wieweit es sich in Fällen von Zwangsprostitution mit oder ohne Todesfolge um Einzeltäter gehandelt haben soll oder nicht.

Ein solcher Fall wird von Guido Grandt und Udo Schulze in ihrem Buch „Staatsaffäre Kampusch" (2013) aufgegriffen. Die Autoren stellen ihre Fragestellung sorgsam dar, wieweit der Täter Wolfgang P. wirklich ein Einzeltäter war und welche Informationen aus den Ermittlungen nicht an die Öffentlichkeit gelangten. Die beiden Autoren waren offenbar sorgsam in ihrer Wortwahl, denn das Buch konnte veröffentlicht werden. Nach meinem Eindruck zeigen sich in diesem Fall Parallelen zum Fall Dutroux, von dem verschiedene Betroffene sagen, dass es hier nicht um einen Einzeltäter, sondern um einen Zusammenhang mit der organisierten Gewalt gegangen sein soll. Auch zum Fall Kampusch wissen Betroffene anderes beziehungsweise Weiteres zu berichten als das, was Kampusch selbst veröffentlicht hat.

Nähere Klärungen solcher Berichte zusammen mit den daraus sich ergebenden Hypothesen mögen aber auch an dieser Stelle der Polizei und Justiz und gern auch mutigen Journalist_innen überlassen werden. Ich bin froh, dass sich Journalist_innen wie Grandt und einige andere um eine Klärung solcher unklar wirkender Fälle bemühen und sich dieser Aspekte annehmen, so dass ich mich letztlich immer wieder auf meinen eigenen Arbeitsauftrag der Psychotherapie zurückziehen kann. Diese Bemühungen, insbesondere von mutigen Journalist_innen, tun manchen Betroffenen sehr gut, die darin ihre eigene Glaubwürdigkeit unterstützt sehen. Es hilft ihnen zu wissen, dass es Menschen gibt, denen die Handlungen der Täter innerhalb der Gesellschaft nicht gleichgültig sind und die sich aktiv engagieren, um Unrecht in unserer Gesellschaft aufzudecken.

Eine solche Distanzierung von der Frage, wie sich die Täterwelt gestaltet, ist schwieriger in unserer direkten Arbeit, wenn Betroffene uns von Täterzugehörigen in unserem eigenen fachlichen Umfeld berichten. Wenn es sich dabei um vorherige Behandler_innen oder um aktuelle Mitbehandler_innen handelt, finde ich es schwierig, einen guten Umgang damit zu finden. Letztlich müssen Betroffene selbst eine Lösung dafür entwickeln. Sie haben im Gesundheitssystem die freie Wahl ihrer Behandler_innen und können diese Möglichkeit bei solchen eigenen Erkenntnissen nutzen. Sie können zu Behandler_innen verwiesen werden und dorthin wechseln, die sich in anderen Fällen bereits als vertrauenswürdig herausgestellt haben.

Betroffene berichten unter anderem von Nachprogrammierungen in der Psychiatrie, in denen sie in Krisen Unterstützung suchten. Vergleichbare Berichte erhalten wir auch von ärztlichen und psychotherapeutischen Praxen, in denen die eigentlich geschützte Situation zu Strafmaßnahmen und Nachprogrammierungen genutzt wurde. Hinzu kommt, dass es keiner Folterwerkzeuge bedarf, um in einer Psychiatrie oder einer Praxis Schäden bei einer Betroffenen anzurichten. Täterinvolvierte Kolleg_innen können auf das Wissen innerhalb der Täterwelt über das Innensystem einer Betroffenen zurückgreifen und leicht nachkonditionieren und nachprogrammieren. Medizinische Geräte können nicht nur zu Untersuchungen verwendet, sondern manche können auch schädlich eingesetzt werden. Zu solchen Vorgehensweisen gibt es die verschiedensten Berichte Betroffener, die aus meiner Sicht ernst genommen werden sollten. Gespräche mit einer Betroffenen können sie dabei unterstützen, ihre eigene Wahrnehmung sorgsam zu prüfen und gegebenenfalls ihre Behandler_innen zu wechseln sowie eine unsichere stationäre Behandlung nicht erneut anzugehen.

Beweisen können wir all dies nicht und die Betroffenen können es sich im Ausstieg in der Regel nicht leisten, solche Übergriffe anzuzeigen, da die Strafen in der Täterwelt daraufhin noch härter und gefährlicher ausfallen können als es ohnehin der Fall ist. Solange sich im Innensystem noch eigene täterloyale Persönlichkeiten an die Regeln der Täter halten, kann es beispielsweise auch passieren, dass eine Betroffene eine Anzeige erstattet und eine andere Persönlichkeit die Aussage bald darauf wieder zurücknimmt.

Hinzu kommt, dass die Kriterien der Aussagepsychologie über die Glaubhaftigkeit von Zeugenaussagen bei sexuellen Gewaltdelikten bei Begutachtungen so interpretiert werden, dass eine Spaltung der Persönlichkeit das Gedächtnis derart beeinflusse, dass Betroffene letztlich nicht zeugentüchtig sein sollen. Dem widerspricht Breitenbach vehement und meiner Meinung nach absolut richtig und nachvollziehbar (in Breitenbach & Requardt 2013) und beschreibt eine auch nach meiner Erfahrung sinnvolle Umgangsweise mit Betroffenen. Sie stellt detailliert dar, warum Betroffene sehr wohl zeugentüchtig sein können.

Die offizielle Sichtweise der Aussagepsychologie führt bei einer Anzeige einer Betroffenen – auch nach Informationen engagierter Polizist_innen – dazu, dass bei vorliegender Diagnose einer komplexen Traumafolgestörung eine Begutachtung ihrer Aussage eingeleitet wird, bevor überhaupt ermittelt wird. Dies verschafft den Tätern ausreichend Zeit, mögliche Beweise verschwinden zu lassen.

Betroffene berichten auch, dass notwendige Maßnahmen durch verschiedenste Stellen unseres Gesundheits- und Sozialsystems manchmal von täterinvolvierten Mitarbeiter_innen erschwert bis verhindert werden. Dies kann sich auf notwendige medizinische Maßnahmen oder Betreuungen beziehen oder auch auf eine notwendige und berechtigte finanzielle Unterstützung durch staatliche Behörden. In solchen Fällen kann eine Betroffene darin unterstützt werden, dass sie die Notwendigkeit und Rechtmäßigkeit einer Maßnahme nachweisen kann. Das Vorhandensein eines Unterstützer_innen Netzwerks kann täterinvolvierte Mitarbeiter_innen aus dem Gesundheits- und Sozialsystem vorsichtig werden und sich daran erinnern lassen, welchen Arbeitsauftrag sie haben und nach welchen festgelegten Vorschriften Fälle zu behandeln sind. Die Gesetze gelten für alle Bürger_innen und somit auch für die Betroffenen. Mitarbeiter_innen haben danach zu entscheiden und zu handeln.

Eine oft miterlebte typische Strategie an solchen Stellen besteht in der Verzögerung einer Bearbeitung, im wiederholten Verschieben von Terminen oder in der Rückmeldung, ein Antrag oder eine angefragte Antwort seien gar nicht eingegangen. Hier können Betroffene nutzen, was jedem Mitglied unserer Gesellschaft offensteht: Briefe können per Einschreiben verschickt oder persönlich gegen Quittung abgegeben werden, Terminverzögerungen und sonstige nicht akzeptable Umgangsweisen können der vorgesetzten Stelle gemeldet werden. Leider lassen sich solche Vorgehensweisen täterinvolvierter Mitarbeiter_innen nicht grundsätzlich verhindern, man kann aber adäquat darauf reagieren und Betroffene können lernen und sich darin üben, sich zu wehren und ihre Bürger_innenrechte einzufordern.

Ein Mittel scheint als letztes, aber wirksamstes hilfreich zu sein: der Hinweis, dass man sich an die Presse wenden könne, um auf Unregelmäßigkeiten in der Arbeitsweise der jeweiligen Stelle hinzuweisen. Täter möchten auf keinen Fall in die Medien geraten, dies kann ihnen nicht nur an ihrem Arbeitsplatz schaden, sondern sie haben auch in der Täterwelt mit drastischen Konsequenzen zu rechnen. In der Täterwelt scheint es durchaus erwünscht zu sein, dass Betroffenen notwendige Hilfen und Maßnahmen auch in der Gesellschaft weitgehend verwehrt bleiben oder zumindest erschwert werden – doch auffallen soll dies nicht.

Dementsprechend scheint es wichtig zu sein, dass doch „etwas auffällt“, ohne dass die Betroffenen unbedingt dafür leiden müssen. Das Unwissen und der Unwille in unserer Gesellschaft, sich mit dieser brutalen Täterwelt auseinanderzusetzen, schützen die Täter nach wie vor weitgehend. Aber jede Information, die auf den verschiedensten Wegen in die Öffentlichkeit gelangt, verändert etwas. Wenn wir mit unserem Buch einen kleinen Teil dazu beitragen können, die Vorgehensweisen der Täter und ihre Skrupellosigkeit und Gnadenlosigkeit nachvollziehbar zu machen, und wenn wir mit therapeutischen Konzepten sowohl Betroffenen als auch Kolleg_innen Mut machen können, ebenfalls hilfreiche Angebote bereitzuhalten und sich ins Thema organisierte Rituelle Gewalt einzuarbeiten, sehe ich auch dies als kleinen Beitrag an.

Betroffene berichten, dass die Effekte der zunehmenden Öffentlichkeitsarbeit zur Existenz und zum Agieren der organisierten Rituellen Gewalt in der Täterwelt durchaus wahrnehmbar und spürbar seien. Täter hätten sich zu lange und zu hochmütig auf die Perfektion ihrer eigenen Manipulationsstrategien und ihrer sonstigen Vorgehensweisen verlassen. Sie hätten nicht mit so vielen gelingenden Ausstiegen gerechnet, nachdem dies über Jahrhunderte kaum möglich gewesen sei. Das macht Hoffnung.

17. Spiritualität

17.1 Christlicher Blick (Fliß)

Was ist Spiritualität eigentlich? Was meinen wir, wenn wir diesen Begriff verwenden? Spiritualität kommt von „Spiritus", das aus dem Lateinischen übersetzt „Geist" bedeutet. In der Philosophie können wir vermutlich so viele Interpretationen des Spiritus, des Geistes finden, wie es Theorien zu diesem Aspekt des Menschseins gibt. Meinen wir damit den menschlichen Geist, einen klugen und weitsichtigen Verstand, oder meinen wir etwas, das über das Menschliche hinausgeht?

Die Grausamkeiten, die in der organisierten Rituellen Gewalt aus Prinzip stattfinden, gehen in jedem Falle über das Menschliche hinaus, über das menschlich Vorstellbare – jedenfalls für unser Alltagsdenken und -erleben in einem Land, das seit vielen Jahrzehnten keinen Krieg mehr gesehen hat. Dieses über das Menschliche hinausgehende, das wir gern als unmenschlich bezeichnen, weil es unserer Vorstellung des Menschseins nicht mehr entspricht, ist offenbar aber weltweit ein Teil des Menschen, des Menschseins, der dunklen Seite des Menschen, seiner Fähigkeit zum absolut Bösen.

In meinem Teil des Kapitels zum Thema Spiritualität verwende ich die Begriffe, Bilder und Erlebnisweisen, die sich durch meinen persönlichen Bezug zur Spiritualität entwickelt haben. Aus meiner Sicht spielt es aber keine Rolle, welche Worte oder Bilder verwendet werden, sondern wesentlich erscheint mir, die Bedeutung der spirituellen Komponente der therapeutischen Arbeit wahrzunehmen und ihre hilfreichen und heilsamen Möglichkeiten nicht auszublenden, wenn diese Dimension für eine Betroffene erlebbar und hilfreich ist.

17.1.1 Spiritualität als Dreieckverbindung

In meiner Kindheit wurde uns Kindern seitens der katholischen Kirche der Geist Gottes, der Heilige Geist, als Taube gezeichnet, die über den Wassern schwebte. Dieses Bild habe ich immer noch vor Augen, wenn ich versuche, mir vorzustellen, was dieser Geist sein könnte, der über das Menschsein hinausgeht. Wenn wir eine gute Idee haben, eine Art Eingebung, oder wenn wir etwas Ungewöhnliches tun, weil es uns spontan richtig erscheint, und wenn dieses Tun eine bedeutsame positive Wirkung erzielt, sagen wir Katholiken, das sei vom Heiligen Geist gekommen. Dieser habe uns diese Idee eingegeben, auf diese Weise habe Gott in uns gewirkt.

Aber woher wollen wir wissen, dass dies tatsächlich so war? Zustimmung zu dieser Formulierung erlebe ich persönlich am ehesten dann, wenn ich von einem Gedanken oder einer Idee überrascht bin und selbst nicht nachvollziehen kann, woher dieser Gedanke oder diese Idee gekommen sein könnten. Dann erlebe ich den Begriff „Eingebung" persönlich als stimmig und passend. Wenn ich mich mit dieser Eingebung in einem inneren Frieden mit Gott fühle, erlebe ich diese Eingebung als vom Heiligen Geist kommend.

Der Begriff Eingebung beschreibt mein Erleben umso klarer, wenn ihr Inhalt tatsächlich auch für einen anderen Menschen im selben Moment wie mir selbst stimmig zu sein scheint. Dann bin ich tief beeindruckt und berührt. Die auch für den anderen Menschen passende Eingebung und ihr Inhalt scheinen eine Art Verbindung zwischen ihm und mir zu sein, die nicht über eine sonst übliche Kommunikation entstanden ist. Es hat zuvor keinen verbalen Austausch und auch keine sonstige Kommunikation miteinander gegeben, die diese Idee in ihrer gemeinsam erarbeiteten Entstehung erklären könnte. In einem solchen Moment fühlt es sich für mich so an, als wäre die Verbindung über einen dritten Punkt entstanden, der außerhalb meiner Person und der des anderen Menschen liegt.

Wenn dieses unerklärliche Verbindungsdreieck in einer intensiven Traumabearbeitung entsteht und eine Hilfe und Unterstützung für den anderen Menschen ermöglicht, erlebe ich diesen dritten Punkt als Gott, über den diese Eingebung möglich geworden ist. Als Jemand, die vom ersten bewussten Moment der eigenen Existenz des Menschseins mit der Bibel und mit der Kirche aufgewachsen ist, habe ich auf dem Hintergrund dieser existentiellen Prägung meines Denken und Handelns viele Zitate aus der Bibel im Kopf, wenn ich über solche „spirituellen Momente", wie ich sie erlebe, nachdenke. Mir fällt ein Satz aus dem Neuen Testament ein, den Jesus gesagt hat: „Wenn zwei oder drei in meinem Namen versammelt sind, dann bin ich mitten unter ihnen." So fühlt es sich für mich an, wenn ich im Rahmen einer Traumatherapie Stunde mit den grausamsten Inhalten plötzlich eine Idee habe, was hilfreich sein könnte. Diese Idee taucht auf, ohne dass ich selbst einen Zusammenhang zum vorherigen Verlauf der Stunde erkennen kann. In manchen Stunden erlebe ich solche Momente gemeinsam mit einer Betroffenen, man sieht sich an und erfasst das Gute und Unterstützende einer Idee spontan und zeitgleich.

Manche Betroffene erlebt selbst intensive spirituelle Momente und hat kein Problem damit, dies anschließend auch mit dem Begriff Spiritualität zu besprechen. Eine andere Betroffene reagiert im Weiteren nicht explizit verbal auf diesen Moment und ist nur froh und erleichtert, dass diese Idee angeboten wurde und hilfreich war. Ich selbst habe dann möglicherweise dieses spirituelle Dreieck nur allein erlebt. Da es nicht weniger hilfreich war, nehme ich die Wirkung meiner „Eingebung" dankbar an und freue mich für mich allein. In der Besprechung der bearbeiteten Trauma Inhalte benenne ich mein eigenes Erleben nicht, da es für die Betroffene offenbar nicht wichtig war oder in ihrem Erleben möglicherweise nicht einmal stattgefunden hat.

Nahtoderfahrungen bieten eine weitere Grundlage für spirituelles Erleben und werden von den verschiedensten Menschen aus den unterschiedlichsten Situationen heraus beschrieben. Betroffene aus der organisierten Rituellen Gewalt werden von den Tätern von klein an immer wieder Situationen ausgesetzt, die nahe am Tod stattfinden. Die ersten und auch viele weitere wesentliche Aufspaltungen der menschlichen Persönlichkeit in vielfache Splitter durch die Täter beinhalten Nahtoderlebnisse, weil das Überleben nur noch durch die Spaltung gewährleistet werden kann. Später scheinen brutale Situationen nicht mehr zwangsläufig mit einer Todesnähe verknüpft sein zu müssen, weil das Gehirn bereits darin trainiert zu sein scheint, bei höchster Bedrohung erneut zu spalten.

Meine eigene Nahtoderfahrung fand während einer Herzoperation in meiner Kindheit statt. Für einen kurzen Moment habe ich den von vielen anderen Menschen beschriebenen Tunnel erlebt, an dessen Ende ein unbeschreibliches Licht zu sehen war. Dieses Licht strahlt, wärmt und hat gleichzeitig eine Selbstverständlichkeit in sich, die eine vollständige Ruhe und einen inneren Frieden auslöst, ein Selbsterleben, das ich jederzeit wieder abrufen kann, wenn ich an diesen Moment zurückdenke. Dieses Gefühl jenseits aller Angst enthält einen Frieden, den ich auf andere Weise nicht erleben kann. Eben Alexander hat in seinem Buch „Blick in die Ewigkeit" (2013) beschrieben, dass die Ewigkeit als parallele Existenzform neben unserem Erleben besteht und immer um uns herum präsent ist. Diese Beschreibung erfasst die Ewigkeit so, wie ich sie persönlich auch erlebe: als jederzeit greifbare andere Existenzform, die über eine Nahtoderfahrung flüchtig erlebbar geworden ist.

Nahtoderfahrungen scheinen eine Verbindung zwischen Menschen herstellen zu können, die ansonsten schwerer möglich zu sein scheinen. In Traumatherapien wirkt sich dieses zwar zeitlich getrennt voneinander, aber inhaltlich gleich oder ähnlich Erlebte verbindend aus. Es gibt für beide Beteiligte der therapeutischen Situation, für die Klient_in und für die Therapeut_in einen Verbindungspunkt, der über die sonstige verbale und nonverbale Kommunikation hinausgeht. In solchen Momenten erlebe ich auch diese Dreieckverbindung, die auf eine andere und meist intensivere Weise dabei hilft, unvorstellbar Grausames, das ein anderer Mensch der Klient_in angetan hat, soweit aushaltbar zu machen, dass es auf allen drei erforderlichen Wahrnehmungsebenen –

kognitiv, emotional und körperlich – gemeinsam wahrgenommen und bearbeitet werden kann.

Manche Betroffene aus der organisierten Rituellen Gewalt berichten von intensiven „spirituellen“ Kontakten zu verstorbenen Menschen, zu denen sie eine Beziehung hatten und ein gewisses Maß an Bindung erlebt haben. Dies betrifft meistens eigene getötete Kinder oder getötete Menschen aus demselben Hintergrund, von denen eine Betroffene ein Mindestmaß an Positivem erfahren hat. Besonders eng werden diese spirituellen Verbindungen beschrieben, wenn eine Betroffene selbst indirekt oder direkt an der Tötung dieses Menschen beteiligt sein musste. In solchen Beschreibungen findet sich der dritte Punkt des Dreiecks ausgehend von der Klient_in bei diesem verstorbenen wichtigen Menschen. In solchen Momenten erlebe ich persönlich ebenfalls dieses spirituelle Dreieck, ohne aber erkennen zu können, wo der dritte Punkt genau liegt. In diesem Fall ist die „Eingebung“ nicht von mir, sondern von der Klient_in ausgegangen, aber für mich in der Wirkung ebenso erlebbar wie für sie selbst.

In einer Bearbeitung setzte sich eine Klient_in mit der erzwungenen Tötung eines Kindes auseinander. Mehrere beteiligte Persönlichkeiten tauchten in der Reihenfolge der damaligen qualvollen Tötung in der Körperpräsenz auf und ihre existentielle Not bei dieser ungewollten Tötung zeichnete sich bei jeder einzelnen Persönlichkeit in der gesamten Körperaushaltung und im Gesicht quälend ab. Diese Not tat mir „in der Seele weh“, meine Atmung veränderte sich und ich musste tief durchatmen, um durch diese Reaktion auch die Atmung der Klient_in wieder anzuregen, die die Luft angehalten hatte. Plötzlich sah die Klient_in zur Seite und in die andere Hälfte des Therapieraums hinein und nahm in stiller Form Kontakt zu etwas auf, was sich dort spürbar befand – spürbar auch für mich, wenn auch nicht sichtbar. Die Dreieckverbindung befand sich in diesem Moment im selben Raum und fühlte sich sehr dicht an, kaum aushaltbar und gleichzeitig so tiefgreifend hilfreich und berührend und erlösend für die Klient_in. Die Klient_in verblieb eine nicht greifbare Zeit in diesem Kontakt und ich blieb ebenso still sitzen, bis sie selbst diese Situation beendete, sich wieder mir zuwandte und still weinend berichtete, dass das Kind, das sie hatte töten müssen, in der anderen Raumhälfte gewesen sei. Sie habe es gesehen, hell und leicht und lächelnd und ob ich es auch gesehen hätte. Ich hatte es nicht gesehen, seine „geistige“ Präsenz aber gespürt. Für die Klient_in war mein anteiliges Miterleben auf bewegende Weise zusätzlich hilfreich: sie konnte ihr Erlebnis zumindest anteilig erstmals mit einem anderen Menschen teilen und die Existenz solcher Erfahrungen als wahr annehmen und für ihr weiteres Leben mitnehmen.

Eine andere und manchmal bedeutungsvolle Form einer Dreieckbeziehung mag für manche Betroffene besser über einen Priester (in der katholischen Kirche wird das Priesteramt leider nach wie vor nur an Männer vergeben) als über eine Therapeut_in möglich werden. Je nach den Erfahrungen, die eine Betroffene mit Kirchenangehörigen gemacht hat, kann sie sich möglicherweise einem Priester anvertrauen, der ihr helfen kann, die spirituellen Belastungen loszulassen. Nach meiner Erfahrung sollte es sich hierbei um einen Priester handeln, der sich mit den grausamen Erlebnissen der Betroffenen auseinandersetzen will und kann und auch die Dimension des spirituellen Missbrauchs erfassen und nachempfinden kann. Ich habe dies in einigen Fällen miterleben können, dass Gebete eines Priesters mit einer Betroffenen für sie eine intensivere innere Öffnung für das ermöglicht haben, was wir Erlösung nennen mögen. Andere Betroffene mögen für sich eine spirituell hilfreiche Dreieckverbindung über andere Menschen oder die Natur finden. Die Natur mit ihren Elementen und ihrer ganzen Schönheit, besonders an manchen Flecken der Erde, kann nach meiner Erfahrung eine wertvolle Nahrung für die Seele sein.

17.1.2 Maria als Knotenpunktpersönlichkeit und spirituelle Verbindung

Im katholischen Glauben hat Maria, die Mutter von Jesus, eine besondere Bedeutung. Sie wird als Helferin zur Beziehung mit Gott oder auch Vermittlerin zwischen den Menschen und Gott bezeichnet. Sie ist nach Gott, dem Vater, Jesus, seinem Sohn und dem Heiligen Geist die wichtigste weibliche Figur der Bibel. Nicht umsonst haben insbesondere Frauen eine besondere Beziehung zu ihr, sie fühlen sich Maria manchmal näher als dem, was unter Gott verstanden wird, und von ihr in allem Weiblichen verstanden und angenommen. Es gibt weltweit viele Wallfahrtsorte, an denen vor allem Kinder Maria gesehen haben wollen. Aber nicht nur Frauen pilgern dorthin, sondern auch viele Männer, die sich zu Maria als Mutter hingezogen fühlen.

In den Innensystemen von Betroffenen aus der organisierten Rituellen Gewalt findet sich meistens auch eine Persönlichkeit namens Maria oder mit einem ähnlichen Namen. Die innere Maria ist nach meiner bisherigen Erfahrung immer eine wesentliche Knotenpunktpersönlichkeit. Sie gehört in den Bereich der christlichen Persönlichkeiten und ist vom Wesen sanft, warm und verständnisvoll. In der Regel zeigt sie einen deutlichen Bezug zur spirituellen Dimension an.

Die innere Maria hat ihren Namen vermutlich ebenso wie alle anderen Persönlichkeiten von den Tätern erhalten. Es mag aber sein, dass sie einen Bereich des Menschseins beinhaltet, der eine derart wesentliche spirituelle Komponente beinhaltet, dass die Täter dies ebenso wie mit einigen anderen Seiten des Menschseins hinnehmen müssen, weil sie es nicht verhindern können. Möglicherweise verkörpert immer eine Knotenpunktpersönlichkeit eines Innensystems diese spirituelle Dimension besonders ausgeprägt. Und da die Täter die christlichen Persönlichkeiten für ihre satanistischen Handlungen gezielt ausprägen, mag es sein, dass sie für diese Knotenpunktpersönlichkeit diese biblische Figur wählen und ihr deren Namen geben, die im Christentum die Vermittlerrolle zu Gott darstellt.

Die Täter aus satanischen Kulten brauchen das Gute im Menschen, um in ihren schwarzen Messen das Böse im selben oder in einem anderen Menschen darüber siegen zu lassen. Damit soll scheinbar symbolisch der Sieg Satans über Gott dargestellt werden. Ob diese von den Tätern gewünschte Unterwerfung alles Guten durch das Böse im Inneren einer Betroffenen aber tatsächlich wie gewünscht stattfindet, kann von ihnen letztendlich nicht festgelegt werden. Wenn Täter sich sicher sein wären, dass ihre Spaltung zwischen Gut und Böse in den Kindern immer diesen gewünschten Effekt hätte, müssten sie meiner Meinung nach nicht so viele Kontrollmöglichkeiten über jede Betroffene ins Innensystem installieren. Täter brauchen also die nachhaltig im Inneren installierte Kontrolle durch innere Programmierer_innen, um sicher zu stellen, dass der innere Ablauf zwischen Gut und Böse ihrer zerstörerischen Ideologie auch folgen muss.

Den eigenen menschlichen Willen können Täter aber nicht unter ihre absolute Kontrolle bringen. Sie können Menschen aufgrund ihrer Übermacht und ihres Wissens über die Innensysteme unterwerfen und manipulieren, ihnen aber nicht den eigenen Willen nehmen. Dieser eigene Wille bietet jeder einzelnen Persönlichkeit einer Betroffenen immer die Möglichkeit, über Gelerntes nachzudenken, nach Alternativen zu suchen und sich anders zu entscheiden, auch wenn dies infolge der Mind Control Effekte der Täter in der Regel sehr schwer umzusetzen ist.

Die innere Maria kann nach meiner Erfahrung bei einem Ausstieg aus dem Täterkreis und bei der Traumabearbeitung eine wesentliche Rolle spielen. Diese Persönlichkeit verkörpert die weibliche Spiritualität, hat mindestens eine Nahtoderfahrung erlebt, meistens aber mehrere, und damit die Ewigkeit gesehen, sie kann in Persona in einem Innensystem die Dreieckverbindung zwischen einer gequälten Persönlichkeit und Gott herstellen. Die innere Maria scheint auch immer bei sexueller Gewalt präsent zu sein. Sie kann anwesend sein, wenn eine andere Persönlichkeit sexuell gequält wird, sie kann nahe sein und mit ihrer Sanftheit tröstend wirken. Sie kann eine stille und von den Tätern wenig beeinflussbare innere Zeugin sein, so dass gequälte Persönlichkeiten sich nicht immer endlos allein und verloren in ihrer körperlichen und seelischen Not fühlen müssen. Die innere Maria kann ihren Blick in die Ewigkeit mit einer gequälten Persönlichkeit teilen und ihr im Moment extremer Belastungen einen Blick über den aktuellen Moment hinaus ermöglichen.

Und manche Betroffene, die vom christlichen Glauben auch im Alltagsleben geprägt sind, erleben oft Maria in einer äußeren Präsenz in extrem belastenden Situationen.

Sie sehen und erleben Maria so, wie im obigen Beispiel eine Betroffene die Präsenz des toten Kindes sichtbar und spürbar erlebte. In solchen Momenten kann möglicherweise mehr als eine Dreieckverbindung entstehen: eine oder mehrere Persönlichkeiten einer Betroffenen und unter ihnen die innere Maria, die äußerlich präsente Maria als Muttergottes und die Therapeut_in oder eine andere Helfer_in. Dass in einer solchen Situation eine ungewöhnliche spirituelle Kraft wirksam werden kann, lässt sich wahrscheinlich nachvollziehen. Diese Kombination ist von den Tätern recht sicher nicht erwünscht, von ihnen aber auch nicht zu verhindern, wenn eine Betroffene sich ihren eigenen spirituellen Möglichkeiten öffnet.

Die Personifizierung intensiver spiritueller Kraft in der Person der Maria mag nur für Betroffene gelten, die in Kulten aufgewachsen sind, die den Glauben an Satan kultivieren und tatsächlich an die Übermacht des Bösen auf der Welt und darüber hinaus in Person des Satans glauben. In anderen Gruppierungen, in denen es primär um den sadistischen Teil der Taten geht, mag es bei Betroffenen nicht diese innere Maria geben. Ich nehme aber an, dass es auch in solchen Innensystemen eine oder mehrere Persönlichkeiten gibt, die auf eine besondere Weise den spirituellen Aspekt des Menschseins in sich tragen und helfen können, das Unerträgliche zu tragen und zu verarbeiten.

17.1.3 Spiritueller Missbrauch

Über den ohnehin in den Täterkreisen wiederkehrend stattfindenden körperlichen, emotionalen und sexuellen Missbrauch an ihren Mitgliedern hinaus sehe ich die gezielte Spaltung des Inneren einer menschlichen Persönlichkeit in „gute" und „böse" Persönlichkeiten als spirituellen Missbrauch an. Die Selbstregulierung des Menschen ist nicht nur auf emotionaler und kognitiver Ebene derart zerstört und der Einfluss darüber liegt infolge der Mind Control bei den Tätern, sondern auch auf spiritueller Ebene. Allein einen Menschen zu zerspalten und den Splittern der ursprünglichen Gesamtheit der Persönlichkeit eine eigene Bedeutung von Gut und Böse zuzuordnen, gehört aus meiner Sicht zum spirituellen Missbrauch. Der Mensch kann positive und negative Impulse in sich selbst nicht regulieren und bleibt ihnen in hohem Maße ausgesetzt, so wie die inneren Programmierer_innen dies im Auftrag der Täter steuern. Es erscheint extrem schwer bis fast unmöglich, in dieser inneren Konstellation eine eigene Entscheidungsfreiheit für jede Persönlichkeit zwischen Gut und Böse zu bewahren. Wie wesentlich dies für das Gelingen eines Ausstiegs ist, ist mir erst im Laufe der vielen Jahre therapeutischer Arbeit mit Betroffenen bewusst geworden. Die dazu passende Aussage einer Betroffenen dazu, wie wichtig genau diese Entscheidung für das Gute in sich selbst und damit in jeder einzelnen Persönlichkeit unter diesen Umständen der Täterwelt ist, habe ich weiter oben zitiert.

Die jeweiligen Persönlichkeiten werden durch die Täter auch in Bezug auf ihre spirituelle Orientierung mit einer entsprechenden Ideologie versehen. Auch auf dieser Ebene findet nach Berichten Betroffener eine gezielte Indoktrination statt. Die Sicht- und Glaubensformen des Christentums finden sich bei den christlich erzogenen Persönlichkeiten, die Ideologie des Satanismus bei den Kultpersönlichkeiten. Kultpersönlichkeiten müssen nach Berichten Betroffener nicht nur die „satanische Bibel" kennen und anwenden können, sondern auch die christlichen Lehren, gegen die sie sich „im Namen Satans" wenden sollen. Eine Freiheit der eigenen Spiritualität existiert nicht. Kultpersönlichkeiten sind nach meiner Erfahrung häufig von der Schlüssigkeit der satanischen Ideologie überzeugt. Manchmal entstehen Diskussionen mit ihnen darüber, wie sich nach ihrer Meinung die Richtigkeit ihrer Ideologie in der Welt und in ihren Machtverhältnissen beweise. Wenn Kultpersönlichkeiten von ihrem Wissen über die Beteiligung hochrangiger Personen in der Politik und Wirtschaft sowie aus allen Kirchen an der organisierten Rituellen Gewalt berichten, scheint dies vordergründig sogar schlüssig zu sein. Manchmal dienen philosophische und Glaubensdebatten mit den Kultpersönlichkeiten dazu, welcher Glaube sich am Ende bewähren mag.

Letztendlich geht es aus meiner Sicht darum, die Unfreiwilligkeit des von den Tätern indoktrinierten Glaubens deutlich und für die jeweiligen Persönlichkeiten bewusst werden zu lassen. Wesentlich erscheint mir auch im spirituellen Bereich die eigene persönliche und freie Wahl eines Glaubenssystems, das human und ohne eine Bedrohung für andere Menschen und auch für Tiere ist. Manche Betroffene entscheidet sich letztlich nicht für eine Ideologie oder Religion und bezeichnet sich als atheistisch. In einem anderen System von Persönlichkeiten mögen sich insbesondere die Persönlichkeiten mit der Grundemotion Liebe für eine Glaubensform entscheiden, die Freiheit und Frieden beinhaltet. Ich habe noch nie erlebt, dass der satanische Glaube bei einer Betroffenen bestehen geblieben wäre, die aus dem Täterkreis ausgestiegen ist. Dazu widerspricht diese Ideologie zu sehr dem, was wir unter Menschlichkeit und Freiheit verstehen.

Besonders zerstörerisch auf der spirituellen Ebene habe ich es erlebt, wenn auch der christliche Glaube von den Tätern nur mit Schuld besetzt worden war. Betroffene sind dann in einem Umfeld aufgewachsen, das sich zwar christlich nannte, aber meinem Verständnis von einem liebenden und verzeihenden Gott nicht entsprach. In solchen Fällen waren auch die christlich geprägten Persönlichkeiten eines Innensystems vorwiegend von Schuldgefühlen belastet und eine positive Beziehung zu einem liebenden und verzeihenden Gott hatte nie entstehen können. Diese Kombination aus angstmachender christlicher Ideologie und satanischer Ideologie, die ohnehin nur von Gewalt und Macht geprägt ist, habe ich in spiritueller Hinsicht für die Betroffenen als besonders quälend erlebt. Es war in diesen Fällen nicht möglich, auf eine positive Spiritualität zu verweisen, die es im Innensystem bereits gab, sondern die Betroffenen mussten neu für sich entdecken und definieren, was eine Spiritualität für sie sein könnte, die zu einem neuen Leben in Freiheit passen könnte.

17.1.4 Hilfe für die Kultpersönlichkeiten

Wie wesentlich es für die Kultpersönlichkeiten ist, in ihrem So Sein und dem aus der Täterwelt erzwungenen Hintergrund verstanden und erst einmal angenommen zu werden, geht vermutlich aus den bisherigen Kapiteln bereits hervor. Sie benötigen besonders viel Wärme und Mitgefühl für die Deformierung, die die Täter ihnen zugemutet haben. In ihnen findet sich am wenigsten von dem Freundlichen, das im Kern des Menschen anfänglich vorhanden war, sie wurden am weitesten von der sogenannten Kernqualität entfremdet. In ihnen sind die Schuldgefühle des Menschen aus seiner Lebensgeschichte in der Täterwelt am meisten vertreten und wirken extrem quälend. Nach meinem Eindruck tragen sie den größten Anteil aller Schuldgefühle, die eine Betroffene durch das Miterleben als Opfer und Zeug_in und über die erzwungene aktive Beteiligung an Folter und Tötung von Mensch und Tier entwickelt hat.

Wenn wir sie ablehnen und nicht auf sie zugehen, bleiben sie im Inneren verborgen, verstecken sich im Innensystem und suchen nach großem Abstand insbesondere von den Persönlichkeiten mit der Grundemotion Liebe. Die Kultpersönlichkeiten haben von allen Persönlichkeiten in der Regel am wenigsten Liebe und menschliche Zuwendung erfahren und es bereitet ihnen große seelische Schmerzen, zum ersten Mal in ihrer Existenz von Freundlichkeit und Mitgefühl berührt zu werden. Für sie bedeutet es großen Mut und eine tiefgreifende Entscheidung gegen die Täterwelt, wenn sie es wagen, sich einem Menschen im Außen zuzuwenden und mit ihm zu sprechen. Auch eine Zuwendung durch die eigenen Knotenpunktpersönlichkeiten im Inneren fällt ihnen in der Regel sehr schwer. Hilfreich sind in solchen Momenten in der Regel eher die kleinen Knotenpunktpersönlichkeiten, die von den Kultpersönlichkeiten weniger abgeschreckt und vertrieben werden als ältere Knotenpunkte. Sie können sich ihnen am ehesten vorsichtig nähern.

Ohne die Kultpersönlichkeiten gibt es nach meiner Erfahrung keinen endgültigen äußeren und inneren Ausstieg aus der Täterwelt. Diese Persönlichkeiten haben ihr gesamtes Leben vorwiegend oder vollständig in der Täterwelt zugebracht und kennen sich mit dem gesellschaftlichen Alltag nicht aus. Sie fühlen sich absolut fremd in unserer Alltagswelt, können sich aber für eine Unterstützung des gesamten Systems von Persönlichkeiten entscheiden, um ihnen ein Leben in Freiheit in der Gesellschaft zu ermöglichen. Nach meiner Erfahrung sind auch bei dieser Entscheidung insbesondere Knotenpunktpersönlichkeiten wichtig, denen zuliebe die Kultpersönlichkeiten dies möglicherweise tun wollen.

Tief beeindruckend und bewegend war für mich die Erfahrung mit Kultpersönlichkeiten, wenn sie bereit waren, sich unter großen emotionalen und seelischen Schmerzen in einen eigenen Kontakt zu einem Menschen wie einer Therapeut_in zu wagen: die christlich geprägten Persönlichkeiten zeigten sich spontan und von allein und unterstützten die Kultpersönlichkeiten sofort. In der Körperpräsenz wurde in solchen Fällen ausgeprägte Schwankungen in Gesichtsausdruck und Körperhaltung sichtbar. Da zwischen diesen beiden Gruppen in der satanistischen Täterwelt immer wieder ein symbolischer Kampf zwischen Gut und Böse stattfindet, erscheint es mir inzwischen logisch nachvollziehbar, dass sich diese beiden Gruppen von Persönlichkeiten möglicherweise am häufigsten begegnen, auch wenn sie völlig unterschiedlich geprägt sind. Wenn in einem Ritual eine Personifizierung des Satans eines Innensystems eine christliche Persönlichkeit eines anderen Menschen und dessen Innensystems quälen soll, begegnet die satanische Persönlichkeit einer christlichen Persönlichkeit direkt in der Außenwelt, wenn auch in einem anderen Menschen. Eine Anna, Sarah, Magdalena oder Rahel in einem anderen Menschen wird der im eigenen Innensystem befindlichen Anna, Sarah, Magdalena oder Rahel zumindest in einiger Hinsicht ähnlich sein. Vergleichbar damit sind sich die Lucifers, Mephistos oder Baphomets der Innensysteme Betroffener ähnlich.

Wenn eine Satansverkörperung irgendwann einer christlichen Persönlichkeit im eigenen Innensystem begegnet und zu überlegen beginnt, ob sie auch in diesem Fall dem Auftrag der Täter, christliche Persönlichkeiten immer zu quälen, folgen will, kennt sie ihr Gegenüber zumindest in etwa schon einmal aus Begegnungen. Im Rahmen dieser nicht von den Tätern gesteuerten Begegnung in einer Traumatherapie kann die Kultpersönlichkeit selbst abwägen, ob sie das von den Tätern gelernte verletzende Verhalten zeigen oder eine andere Kontaktform versuchen möchte.

Ein weiterer Kontakt zwischen diesen inneren beiden Gruppen von Persönlichkeiten kann über die parallel gelernte Ideologie des christlichen Glaubens erfolgen. Auch die Kultpersönlichkeiten kennen sich mit der christlichen Ideologie aus.

Insbesondere die innere Verkörperung der Maria verfügt offenbar über großes Verständnis für die Kultpersönlichkeiten und kann den Aufbau einer Verbindung zwischen den beiden durch gegensätzliche Ideologien geformten Gruppen von Persönlichkeiten unterstützen. Auf den Wunsch einer Klient_in kann ein Gebet auch im therapeutischen Kontakt in solchen Momenten sehr wirksam sein. Dies sollte aus meiner Sicht aber nur auf ihren ausdrücklichen Wunsch erfolgen, da sie sich in besonders spirituell geprägten Momenten unbedingt endlich frei und nach ihrem eigenen Gefühl für das, was für sie richtig und wichtig ist, entscheiden können sollte. Würden wir in solchen Momenten einen Einfluss nehmen wollen, könnten wir im Erleben der Klient_in in die alte Rolle der Täter geraten, über sie zu bestimmen. Dies würde jeglicher eigenen freien Entscheidung der Betroffenen widersprechen.

17.1.5 Die Sinnfrage

In der Begleitung eines Ausstiegs und im Rahmen einer Traumatherapie mit einer Betroffenen aus der organisierten Rituellen Gewalt sind wir immer wieder und sehr nachhaltig mit existentiellen Situationen im Erleben der Klient_in konfrontiert. Immer wieder einmal hat mich in der therapeutischen Arbeit mit Betroffenen die Frage bewegt: Will ich das wirklich? Will ich immer noch mit Betroffenen therapeutisch arbeiten? Kann ich das wirklich immer wieder aushalten, auf allen meinen eigenen Wahrnehmungsebenen mittragen und wie lange kann ich das leisten? Worin liegt für mich der persönliche Sinn all dessen?

Hier stoßen wir auf die Frage nach dem Sinn des Lebens, der sich einer Betroffenen ständig stellt und in jeder einzelnen ihrer vielen Persönlichkeiten auftaucht. Welchen Sinn sollte es machen, dass eine Betroffene ihr bisheriges Leben mit ständiger Folter an sich und an anderen Menschen und in Sklaverei verbringen musste? Ein Sinn erscheint schwer vorstellbar. Jeder Mensch ist wohl mehr oder weniger immer wieder im Laufe seines Lebens mit der persönlichen Sinnfrage konfrontiert. So geht es auch jeder Betroffenen. Mit einer Sinnlosigkeit wiederum können wir Menschen schlecht leben. Mancher Betroffenen gelingt es im Laufe der Zeit, einen persönlichen Sinn in ihrer extremen Lebensgeschichte zu finden. Es gibt wenig Spezifisches, das sie an Gutem aus dieser Lebensgeschichte mitnehmen kann.

Allerdings: sie hat im Verlauf des Ausstiegs aus dem Täterkreis und in der der Traumabearbeitung besser als andere Menschen lernen müssen, konstruktiv mit Konflikten in einer großen Gruppe umzugehen. In Kontakt und Kommunikation unter den größten Extremen hat sie wesentliche Erfahrungen gesammelt und spezielle Lösungen entwickelt. Sie hat einen besonderen Bezug zu dem entwickelt, was Freiheit und eigene Entscheidungen bedeuten. Sie verfügt oft über ein extrem ausgebildetes Innensystem mit besonderen Begabungen und Fähigkeiten, von denen einige von den Tätern besonders gefördert wurden – wenn auch unter brutalen Bedingungen. Eine Betroffene kennt die Abgründe alles Menschlichen, sie weiß um den Lauf der Welt und um die

Ewigkeit. Sie hat ein ausgeprägtes Bewusstsein zu Vielem entwickeln müssen und entsprechend zur Verfügung, das über ein übliches menschliches Bewusstsein hinausgeht. Alles, was die Täter ihr abverlangt und wozu sie sie gezwungen haben, sollte sie zu deren Gewinn ausprägen und entwickeln. Und all dies steht ihr persönlich und allein zur Verfügung, wenn sie die Täterwelt erfolgreich hinter sich lassen konnte.

Welchen Sinn eine Betroffene für ihr eigenes Leben auch finden mag, uns Therapeut_innen steht allenfalls zu, sie darin zu begleiten und zu unterstützen. Da das Leben und Erleben einer Betroffenen über unser eigenes hinausgeht, können wir dies nicht wirklich nachvollziehen, geschweige uns eine Meinung dazu anmaßen.

Auch mir hat sich der Sinn meines beruflichen Lebens in vielen Momenten der Begleitung und Unterstützung Betroffener – natürlich auf andere Weise – immer wieder gestellt. Auf dem Hintergrund meines persönlichen christlichen Glaubens habe ich es immer wieder als meine Aufgabe empfunden, Betroffenen mit klarem Ausstiegswunsch meine therapeutische Unterstützung anzubieten. Ich habe diese Aufgabe im Laufe der Jahre zunehmend ruhiger und entspannter akzeptieren gelernt. Einige Male habe ich versucht, diesem belastenden Thema beruflich auszuweichen, mich auf andere Aufgabenfelder zu konzentrieren, und immer wieder zeigte sich in manchen Therapieprozessen, dass hinter einer traumatischen Lebensgeschichte auch ein organisierter Ritueller Hintergrund stand. Ich habe es mit der Zeit so empfunden, dass das Thema und damit die Betroffenen mich suchten und immer wieder fanden.

Da ich letztlich mit den damit auch für mich persönlich verbundenen Belastungen zurechtgekommen bin und die Belastungen der Klient_innen in vielen Fällen ausreichend gut mit tragen konnte, dachte ich manchmal an den Satz „Der liebe Gott lädt einem nicht mehr auf, als man tragen kann." So habe ich es für mich erlebt, und damit ist nun fast mein gesamtes Berufsleben mehr oder weniger intensiv von diesem Thema geprägt gewesen. Dies fühlt sich für mich persönlich sinnvoll an, mit meinen individuellen Möglichkeiten und Fähigkeiten dazu beizutragen, dass einige Betroffene endlich selbst über ihr Leben entscheiden und es unabhängig von dieser extremen Gewalt der Täterwelt gestalten können. Parallel zu manchen Belastungen habe ich mich immer behütet, getragen und beschützt gefühlt, von vielen verschiedenen Menschen und immer wieder auch grundlegend getragen von meinem Glauben an Gott. In Psalm 91 lesen wir: „Denn er hat seinen Engeln befohlen, dass sie dich behüten auf allen deinen Wegen, dass sie dich auf den Händen tragen und du deinen Fuß nicht an einem Stein stoßest."

Letztlich erschließt sich der Sinn eines eigenen Lebensweges wohl eher am Ende des Weges. So oft habe ich erst wesentlich später einen positiven Sinn in belastenden Erfahrungen erkannt und als Schritte eines eigenen Lernprozesses ansehen und einen inneren Frieden damit finden können.

Der Beginn des Schreibens und der Fortbildungen und Vorträge zum Thema der organisierten Rituellen Gewalt war anfänglich eine Möglichkeit, mich selbst zu entlasten, meine Erfahrungen mitzuteilen und damit auch mit anderen Menschen in Form von Kolleg_innen zu teilen. Es erschien mir außerdem kognitiv und emotional unmöglich, immer wieder über viele Jahre mit einigen wenigen Betroffenen an ihrem Ausstieg aus dem Täterkreis therapeutisch zu arbeiten, während die Täter in der jeweils zur selben Zeit aufwachsenden Kindergeneration ihr zerstörerisches Werk fortsetzten. Ich empfand es als unbedingt notwendig, Erfahrungen und das von den Betroffenen gelernte Wissen zu verbreiten und damit meinen eigenen Beitrag dazu zu leisten, dass die Öffentlichkeit sich vielleicht im Laufe der Jahrzehnte etwas mehr mit der Existenz dieser unmenschlichen Gewaltformen mitten unter uns auseinandersetzt. Sinnvoll erscheint mir auch, Kolleg_innen an meinen beruflichen und menschlichen Erfahrungen teilhaben zu lassen und sie damit möglicherweise zu ermutigen, einen eigenen Beitrag dazu zu leisten.

Eine persönliche Entwicklung habe ich im Bereich der Selbstfürsorge erlebt. Dieses Thema der organisierten Rituellen Gewalt hat mich extrem gefordert und darüber eindrücklich aufgefordert, aus einer anfänglichen kompletten Selbstüberforderung in der Auseinandersetzung mit diesem grausamen Thema und der Not der Betroffenen hinaus zu treten und allmählich ein für mich gut tragbares Maß für meinen aktiven Anteil an ihren Ausstiegsbemühungen zu entwickeln. Das „richtige" Maß für mich selbst wird in der therapeutischen Arbeit mit einer Betroffenen erkennbar, wenn sie benennen kann, welchen Anteil sie selbst daran zu übernehmen bereit ist, wozu sie sich in der Lage sieht und was sie an Erwartungen an die therapeutische Unterstützung hat. Mein eigenes Gespür für das, was mir möglich ist und wozu ich persönlich bereit bin, entsteht über einen sorgsamen Austausch mit der Betroffenen. In der Regel werden für einen gelingenden Ausstieg weitere HelferInnen benötigt. Dazu verweise ich auf das Kapitel 14 zur Netzwerkarbeit.

Das ist meine stärkste Motivation: die Freiheit des Menschen und seine Entscheidung über sich und sein eigenes Leben gemeinsam mit einer Betroffenen zu erreichen. Das Ziel ist ein Leben in Freiheit. Die Freiheit der eigenen Entscheidung ist für mich nicht nur in meinem eigenen Menschsein der höchste Wert, sondern auch auf der spirituellen Ebene, auf der mein Bild von Gott das eines liebenden und verzeihenden Gottes ist.

Dies ist nun mein persönliches spirituelles Erleben. Ich habe von vielen anderen Therapeut_innen immer wieder gehört, dass auch sie einen eigenen Bezug zu einer Form von Spiritualität benötigt haben und benötigen, wenn sie mit Betroffenen aus der organisierten Rituellen Gewalt arbeiten. Auch sie haben von intensiven Erfahrungen von und mit Betroffenen berichtet. Der persönliche Bezug zur Spiritualität unterscheidet sich auch unter uns drei Autorinnen dieses Buches. Daher haben wir uns gemeinsam dafür entschieden, dass jede ihre eigene Sicht- und Erlebensweise darstellt, um zum einen zu verdeutlichen, dass es keine Festlegung und kein Richtig und Falsch darin geben kann, und zum anderen, um anderen Therapeut_innen verschiedene Ansätze anzubieten und sie anzuregen, bei Bedarf ihre eigenen hilfreiche spirituelle Orientierung für sich zu finden und zu entwickeln.

17.2 Mein spirituelles Selbstverständnis (Schramm)

Dieses Kapitel war ein echtes Ringen für mich. Ein Ringen um Worte und Sprache für ein mir so selbstverständliches Erleben. Ich spreche mit einzelnen lebensbegleitenden Menschen darüber und zur Selbstreflexion habe ich für mich in den letzten Jahren viel darüber geschrieben. Aber noch nie habe ich vor diesem Buch in Erwägung gezogen, mein spirituelles Selbstverständnis als Konzept für mir unbekannte Leser_innen zu formulieren. Mir ist bei diesem Ringen noch einmal sehr bewusst geworden, wie intim eine persönliche Spiritualität ist.

Schon als Kind hatte ich die tiefe innere Gewissheit, dass die menschliche Seele unsterblich ist. Sie existiert bereits vor der Geburt eines jeden Menschen und sie existiert weiter nach dem Tod eines jeden Menschen. Diese spirituelle Grundhaltung ist mit den großen Religionen der Gegenwart kompatibel. Ich habe über meine Kindheit und Jugend hinweg unterschiedlichste Erfahrungen in katholischen, evangelischen und freikirchlichen Gemeinden gemacht und habe mich aus diesen Bezügen wieder ganz gelöst. Meine Vorstellungen von Spiritualität und den seelischen Welten haben sich über die Jahrzehnte entwickelt und verfeinert, aber dem Grundprinzip der unsterblichen Seele eines jeden Menschen hänge ich bis heute an. Folgerichtig differenziere ich für meine Weltsicht und mein Menschenbild den Begriff der „Seele“ als Teil des Selbst und zudem als transpersonale Instanz, die mit der göttlichen Kraft verbunden ist, von dem Begriff der „Psyche“ als dem Erfahrungs- und Emotionsverarbeitungssystem des Menschen. Die Psyche des Menschen trägt und speichert die Ängste, Verletzungen und das Leiden. Sie kann genau wie der Körper psychotherapeutische Hilfe zum Verarbeiten des Erlebten gut gebrauchen. Die Seele des Menschen als transpersonale Instanz ist angstfrei und unverletzbar. Sie braucht auch keine Psychotherapie und entwickelt sich selbsttätig über das Leben hinweg, aber sie kann bei psychotherapeutischen Prozessen helfen.

In meinem Leben habe ich mich schon von klein an auf eine neutral-wohlwollende Art von einer transpersonalen Instanz begleitet gefühlt. Ich könnte heute auch im Rückblick sagen: meine Seele hat mich wie eine gute alte Vertraute schon immer begleitet – und hin und wieder habe ich sie dabei wahrgenommen. Als Kind hatte ich den Eindruck, mir schauen lichte, freundliche Augen aus einer gewissen Ferne beim Leben zu. Ich bin schon lange keiner Religionsgemeinschaft mehr zugehörig, aber die Religio, die Rückbindung ans Göttliche, gehört basal zu meinem Leben und zu meinem Selbstverständnis. Diese begleitende Instanz von einer anderen Ebene des Seins gab und gibt mir bis heute gedankliche Hinweise oder klärende Bilder in den Kopf, setzt Handlungsimpulse und bringt mich nicht zuletzt zur rechten Zeit mit den passenden Menschen in Kontakt. Vor allem für die Menschen, die mein Leben bisher bereichert haben, bin ich tief dankbar. Manche waren für eine Lebensphase wichtig, manche sind es für den ganzen bisherigen Weg und manche werden noch dazu kommen.

Ich muss nicht auf die seelische Instanz hören, das Angebot ist freiwillig und ich kann es jederzeit ablehnen. Das habe ich auch schon getan. Sie nimmt mir auch keinerlei Verantwortung für meine Lebensentscheidungen ab. Das würde ich mir auch verbitten. Über das bisherige Erwachsenenleben hinweg habe ich mich viel mit der Führung meiner Seele, der mit ihr verbundenen seelischen Welt und ihrer Verbindung zur göttlichen Kraft, wie auch immer diese gestaltet sein mag, auseinandergesetzt. Ich kann manches mittlerweile differenzierter verstehen, vieles allerdings noch gar nicht. Da ist noch Luft nach oben. Meistens gibt es eine ruhige Gewissheit in mir, dass mein Lebensweg sich sinnhaft gestaltet, auch wenn ich den Sinn nicht zu jedem Zeitpunkt sofort verstehen kann. Und manchmal quält mich meine Ungeduld, die alles schneller begreifen möchte. Aber das Leben lebt sich von hier aus in Richtung Zukunft und erklärt sich erst im Rückblick. Ich glaube an die richtigen Zeitpunkte in jedem Leben, an denen relevante Entwicklungsschritte mit einem ihnen innewohnenden Schwung geschehen können.

Auf meinem Lebensweg nutze ich seit Jahren zwei der für alle Menschen vorhandenen Wissensquellen aktiv und bewusst: die Quelle der Intuition, also das „nach innen Hören" und aus der eigenen inneren Tiefe hilfreiche Impulse oder Ideen wahrnehmen, und die Quelle der Inspiration. Unter Inspiration verstehe ich das in Ruhe „nach oben Hören" und Empfangen von Impulsen oder Ideen aus der transpersonalen, der spirituellen Ebene. Ich kann keine Stimmen im Inneren laut sprechen hören. Manche würden diese Zugangsmethode wohl Gebet oder Meditation nennen. Persönlich kann ich diese beiden wegweisenden Quellen mittlerweile am leichtesten über die Verortung der Zugangswege unterscheiden: der intuitive Weg kommt aus meiner inneren Mitte und landet von unten, vom Solar Plexus aus, in meinem Gehirn, während die Quelle der Inspiration deutlich außerhalb und oberhalb von mir liegt und von dort oben durch die Schädeldecke in meinem Gehirn landet. Mir ist bewusst, dass die räumliche Verortung eine Konstruktion meines Verstandes ist. Sie entspricht in Teilen der Vorstellung der

Chakren oder der Meridiane. In meiner psychotherapeutischen Arbeit nutze ich diese beiden hilfreichen Quellen ebenfalls hin und wieder. Vor allem dann, wenn mir mein psycho- und traumatherapeutisches Handwerkszeug nicht ausreichend weiterhelfen konnte.

Vom Grund her habe ich ein gutes Vertrauen in meinen Lebensweg, aber manchmal gerate ich in Angst und Panik. Daher kenne ich die Erfahrung, dass meine Kontaktaufnahme, das heißt das ruhige Innehalten und mich für die unterstützende seelische Ebene öffnen, blockiert ist, wenn ich mich in starker Angstspannung befinde. Je höher die Angst, desto stärker die Blockade. Und die Stimme und die Stimmung der Angst, die vermutlich jeder Mensch kennt, sind dann dominant und erlauben kein echtes Innehalten und zur Ruhe kommen. Um wieder in die Entspannung und ins Vertrauen, also den angstfreieren Raum zu kommen, braucht es dann eine bewusste und aktive kurze Selbstregulation.

17.2.1 Spirituelle Erfahrungen in der Komplextrauma-Therapie

Ohne den Einbezug der spirituellen Dimension kann traumatherapeutische Arbeit vielen Menschen nur unvollständig bei der Bearbeitung von komplexen, chronischen Traumafolgestörungen helfen, denke ich heute. Das habe ich aus der Praxistätigkeit für mich gelernt. Und vor zehn Jahren hätte ich mir diesen unwissenschaftlichen Gedanken noch gar nicht zu denken erlaubt.

Wer häufiger in Kindheit und Jugend an die Grenze zwischen Leben und Tod gebracht wurde oder auch für kurze Zeit über diese Grenze hinaus, hat außerkörperliche (Out-of-Body-) Erfahrungen gemacht, die oft spirituelle Erfahrungen mit einschließen. Berichte von Nahtoderfahrungen und den damit verbundenen Erlebnissen sind heutzutage in Form von autobiografischen Büchern für Interessierte zugänglich. Claudia Fliß beruft sich zum Beispiel auf E. Alexander (2013). Die Wahrscheinlichkeit, dass hoch dissoziative Menschen mit langjährigen schweren Gewalterfahrungen Nahtoderfahrungen gemacht haben, ist also hoch und die Wahrscheinlichkeit damit einhergehender spiritueller Erfahrungen ebenso. Womit ich nicht sagen will, dass spirituelle Erfahrungen zwangsläufig Traumatisierungen als Auslöser brauchen, denn in meinem Leben hat der Zusammenhang keine Rolle gespielt. Aber in diesem Kapitel geht es genau um diese Verbindung. Ich schildere die folgenden Beispiele in veränderter Form zum Schutz der früheren Patient_innen. Aber ich schildere sie, weil ich Kolleg_innen ermutigen möchte, diese Ebene bewusster mit in Behandlungen einzubeziehen, wenn sich der Bedarf ergibt.

Während der Phasen von Durcharbeitungen einzelner Erinnerungen aus der Kindheit von komplex traumatisierten PatientInnen per EMDR oder über die Bildschirmtechnik habe ich einige erstaunliche und berührende spirituelle Erlebnisse mitgehört und mitgefühlt, die ganz unterschiedlicher Natur waren. Manche kann ich leider nicht in Worten fassen, da sich diese Wahrnehmungen meiner sprachlichen Ausdrucksmöglichkeit entziehen. Ich versuche im Folgenden zwei Beispiele zu beschreiben.

Eine junge Patientin litt in ihrem Alltag unter den Folgen einer sexualisierten Gewalttat als Kleinkind im Kindergarten, an der sie fast verstorben wäre. Während der Durcharbeitung dieser Erinnerung mit EMDR über mehrere Termine hinweg sank nach und nach ihr Belastungslevel und die somatischen Symptome ließen nach. Sie erinnerte in Bruchstücken eine Nahtoderfahrung, die sie im OP-Saal gemacht hatte und die sie nicht einordnen konnte, die ihr aber für ihr weiteres Leben bedeutsam erschien. Wir begannen die Durcharbeitung dieser Erinnerungsbruchstücke. Der Patientin wurde deutlich, dass sie sich damals im Krankenhaus aus ihrem Körper gelöst hatte und mit einer anderen Daseinsebene in Kontakt gekommen war. Sie war damals in eine andere Welt eingetaucht, in der sie von einer Art Großfamilie liebevoll begrüßt und herzlich willkommen geheißen wurde. Einzelne Mitglieder dieser anderen Familie hatten ihr kindgemäß die andere Welt gezeigt, waren mit ihr über die Lande geflogen und hatten ihr ein Gefühl von Sicherheit und Zugehörigkeit gegeben. Sie vermittelten ihr das Wissen, dass sie neben ihrer irdischen Familie auch zu einer seelischen Familie gehöre. Sie trösteten das kleine Mädchen und beruhigten ihre Angst. Sie verdeutlichten ihr, dass ihre Zeit zum Sterben noch lange nicht gekommen sei und dass sie noch viele Erfahrungen auf der Erde machen wolle und werde. Dann schickten sie sie liebevoll und bestimmt wieder zurück in ihren Körper. Sie rutschte wieder in ihren Körper zurück und kam im OP-Saal wieder ins Wachbewusstsein. Die junge Frau verstand nach dieser intensiven therapeutischen Sequenz ihre alten irritierenden inneren Bilder besser und konnte sich dem Lebensalltag getröstet zuwenden. Z. B. berichtete sie, dass sie damals nach der Wiederbelebung im Krankenhaus beängstigt war, weil ihre leiblichen Eltern „falsch" aussahen mit ihren rotblonden Locken und der hellen Haut. Ihr sei klar geworden, dass sie ihre seelische Familie dunkelhaarig und -häutig gesehen hatte. Als kleines Mädchen konnte sie diese beiden Ebenen nicht voneinander trennen oder damals darüber berichten. Sie nahm die tiefe anhaltende spirituelle Verbundenheit bewusst mit in ihre Zukunft und begann sich mit Meditation zu befassen. Bei einem Nachgespräch schilderte sie mir, dass sie ihren leiblichen Eltern davon erzählt hatte und wie heilsam sich dieser Austausch auf ihre Beziehung zur Herkunftsfamilie ausgewirkt hatte.

Ein Patient mittleren Alters schilderte zu Beginn der Behandlung seine Sorge, seine Aggressionen nicht länger im Griff zu haben und sie an seine Frau oder sein Kind weitergeben zu müssen. Er spürte in Folge eines lebensbedrohlichen Unfalls das väterliche Täterintrojekt in sich an Kraft gewinnen und seine Selbstkontrolle sinken. Wir bearbeiteten nach der Stabilisierungsphase die Erinnerungen an die regelmäßigen Prügel durch seinen verstorbenen Vater, um diese transgenerationale Weitergabe der Gewalt zu verhindern. Während einiger EMDR-Sitzungen rutschte der Patient nach eigenem Bericht in Szenen aus einem alten Leben im vorletzten Jahrhundert und berichtete mir während der Sitzungen detailgenau, wie er in diesem Leben ein Gewalttäter gewesen und einem Mann aus Rachsucht in kleinen Schritten das Leben genommen habe. Er konnte die Szene aus der Vogelperspektive betrachten und auch seine Gefühle von Machtlust und Verachtung der Schwäche des Opfers spüren. Er nahm die Parallelität der Taten aus beiden Rollen, der des Opfers und der des Täters, genau wahr und stellte sie in seiner Selbstbetrachtung gleichwertig nebeneinander. Dadurch gelangte er zu einer schützenden inneren Distanz zu seinen vergangenen Gewalterfahrungen. Er ließ den verinnerlichten Hass auf den Vater leichter los, befreite sich von seinem zwanghaften Wunsch, immer der Gute zu sein. Als Folge nahm er den verletzten kleinen Jungen in sich besser an, um ihn zu trösten. Nach dieser Behandlungsphase war er zuversichtlicher, selbstbewusster und wurde sich seiner schon langjährig existierenden spirituellen Verbundenheit klarer.

17.2.2 Spirituelle Erfahrungen bei Betroffenen von organisierter Ritueller Gewalt

Die unsterbliche Seele eines jeden Menschen entzieht sich meiner Ansicht und Erfahrung nach auch dem Zugriff von organisiert rituellen Tätergruppen, wie früh und komplex sie auch Spaltungen in Kindergehirnen erzeugen. Diese Qualen müssen Körper und Psyche über sich ergehen lassen. Die individuelle Seele begleitet durchgängig das Leben jedes Menschen, schwingt mit, nimmt wahr und kann hilfreich als klärende Instanz in psychotherapeutische Prozesse mit eingebunden werden.

Im Verlauf von Ausstiegsprozessen kam es auch hin und wieder zu Erfahrungen, die ich als spirituell gefärbt wahrnahm. Meine persönliche Sichtweise habe ich in diesen Therapien nicht explizit formuliert, denn ich wollte keine alternative ideologische Indoktrinierung aufbauen. Die Wahl der eigenen spirituellen, historischen und politischen Weltsicht ist in meinen Augen ein hohes Gut, das sich gerade Betroffene aus organisiert rituellen Kontexten für die Zeit nach dem Ausstieg in Ruhe vorbehalten sollten. Hier ist die freie, gemeinsam verhandelte Entscheidung ein Lohn der ganzen vorangegangenen Mühe. Aber meine innere Überzeugung, dass es nie gelingen kann, einen Menschen komplett zu manipulieren oder zu zerbrechen, scheint auch unausgesprochen spürbar gewesen zu sein.

Einige Innenpersönlichkeiten verschiedener Patient_innen haben mich über die Jahre darauf angesprochen, ob auch andere Aussteiger_innen eine Art transpersonalen Anteil haben, der irgendwie zur Persönlichkeit und andererseits doch nicht zum aufgespaltenen System gehört. Es gab ab und zu intensive Gespräche über den in Teilen des Systems spürbaren spirituellen Anteil, der manchen im System sehr unheimlich war und von anderen hoffnungsvoll wahrgenommen wurde. Er war schon immer da, war nicht abgespalten worden und den Tätern nicht bekannt. Er war aber irgendwie „ganz“ oder „heil“ geblieben, da ihn auch niemand hätte angreifen können. Die Innenpersönlichkeiten, die sich damit befassten, differenzierten diese Instanz noch einmal ganz klar vom Kern der Persönlichkeit, wie Betroffene häufiger das Innen-Baby nennen, das nach der ersten Abspaltung nicht weiter aufgespalten wird und im Inneren an einem gesicherten Ort zum Überlebensschutz des Körpers dient. Diese Instanz war kein Baby und auch kein Kind. Sie schien kein Mensch zu sein. Und sie residierte nach den Schilderungen auch nicht direkt im Körper, sondern eher oberhalb. Aussteiger_innen nutzten Umschreibungen wie der „göttliche Funken“, das „wahre Selbst“ oder die „helle Seele“, um dieses transpersonale Erleben zu erfassen. Knotenpunktkinder nannten sie den „Schutzengel ihres Lebens“.

Ein System beschrieb mir, wie sie als Kinder in besonders lebensbedrohlichen Foltersituationen von einem sanften liebevollen Licht aus dem Körper gehoben wurden. Dort ruhten sie wie in „einer großen Hand aus weicher Watte“. Erst in dem Bericht an mich wurde den Innenpersönlichkeiten klar, dass viele von ihnen im Vorschulalter ähnliche Folterpausen erlebt hatten, während sie vorne im Körper waren und Quälerei aushalten mussten. Folter bleibt trotzdem Folter und bleibt grauenhaft – nicht dass ich mit diesem Text missverstanden werde. Doch dieses Erleben scheint einen nachhaltigen Unterschied im Selbstbild gemacht zu haben. Auch in der dunkelsten Nacht gab es vorübergehend etwas Helles. Ich kann mich noch gut erinnern, wie berührt ich war, als ich solch eine Beschreibung zum ersten Mal gehört habe.

Eine Patientin hatte im Verlauf der Traumadurcharbeitung der ersten Spaltungen erlebt, wie ein spirituelles transparentes Wesen zu ihr Kontakt aufnahm und sie bei der schmerzvollen Bearbeitung begleitete. „Das ist einfach so passiert“, habe ich von mehreren Innenpersönlichkeiten gehört, die zwischen Verblüffung und Besorgnis schwankten. Und ich habe geantwortet „Wunderbar. Tut es allen gut? Dann wird es seinen Sinn haben“. Diese Beziehung blieb nach der Bearbeitung wie die zu einer alten Freundin bestehen. Einzelne Patient_innen kannten solch eine Kontaktebene schon lange vor der Therapie bei mir, hatten aber bisher noch nie mit einem anderen Menschen darüber gesprochen. Ich habe in diesen vorsichtigen Schilderungen noch besser verstehen gelernt, wie intim solche persönlichen spirituellen Erfahrungen sind und wie viel Angst vor Beschämung sich mit ihrer Wahrnehmung verbindet. Vor allem bei Menschen, denen jede Eigenständigkeit ausgetrieben werden sollte und die gerade auch in spiritueller Hinsicht dauerhaft manipuliert und indoktriniert wurden, halte ich diese Wahrnehmungen für mutige Schritte in Richtung Selbstermächtigung und Autonomie.

Eine Frau wurde mit der Diagnose Mutismus zu mir in die Praxis gebracht. Es gab den Verdacht einer Betreuerin, dass eine DIS der Hintergrund sein könnte und diese Vermutung bestätigte sich. Sie konnte jahrelang aufgrund von Störprogrammen gar nicht über ihre Erlebnisse und anhaltende Gewalt sprechen, sehnte sich aber danach, ihr Leiden mitzuteilen, um sich in ihrer Not verständlich zu machen und das Erlebte nicht mehr alleine tragen zu müssen. Im Rahmen eines Behandlungsraumes konnte sie lange kein Wort sprechen, ohne im inneren dissoziativen Chaos zu versinken. Als einige Programmierungen aufgelöst waren, begann sie zu sprechen. Sie berichtete von ihrem Halt in Jesus Christus in diesen langen Warte-Jahren. Sie glaubte fest daran, dass der Sohn Gottes um all das wusste, was sie durchlitten hatte, wer die Täter waren und dass er ihr alles glaubte, was sie erlebt hatte. Ihr hatte ihr persönlicher christlicher Glaube geholfen, die notwendige Geduld und Ausdauer aufzubringen, auf Menschen zu warten, die sie endlich verstehen und unterstützen konnten. Jetzt konnte der Ausstieg beginnen. Was mich besonders beeindruckt hat war, dass ihr spiritueller Halt im christlichen Glauben für sie tragfähig blieb, obwohl sie auch rituelle Gewalthandlungen durch in unserer Welt bekannte Christen erinnerte.

An einer intensiven spirituellen Erfahrung nahm ich vor einigen Jahren als schweigende Beobachterin teil: an einem Heilungsritual zur Ablösung aus der spirituell missbräuchlichen satanischen Verstrickung. Die ehemalige Patientin hatte sich recht jung dem Kult entziehen können. In der Therapie hatten wir die meisten Programme gelöscht, viele traumatische Situationen durchgearbeitet und einige innere Gruppen waren bereits miteinander verschmolzen. Die Innenkooperation der Ebenen und Schichten war recht gut, aber die lebenslange Kultzugehörigkeit blieb ein stark belastendes Thema. So entstand in inneren Diskussionen die Idee, dass die ehemals kultloyalen Innenpriesterinnen ein Ablösungsritual aus der satanischen Verstrickung entwickeln sollten. Sie kreierten ein mehrschrittiges Heilungsritual als Möglichkeit für die anderen Innenpersönlichkeiten, sich von Schwüren und Versprechen zu entbinden, die Selbstverantwortung zu sich zu nehmen und das hohe Bedrohungsgefühl zu senken. Es war der Wunsch des Systems, dass alle Innenpersönlichkeiten teilnehmen, aber keiner wurde gezwungen. Mir erschien es stimmig, die Verantwortung für die Gestaltung dieses bedeutsamen Schrittes ganz dem System zu überlassen, aber ich war auch besorgt, denn ich wusste als Therapeutin wenig vom genauen Ablauf. Wichtig war der Patientin, dass ich im Behandlungsraum in der Nähe war, um im Bedarfsfall unterstützend eingreifen zu können. Für alle Innenpersönlichkeiten gab es Kärtchen mit den im Jahr davor selbstgewählten neuen Namen. Diese wurden alle auf dem Boden ausgelegt. Alles fand schweigend statt. Innen versammelten sich auch alle. Die Atmosphäre war hochkonzentriert und erwartungsvoll. Die Innenpriesterinnen legten ein Symbol in die Mitte, die für die alte Bindung an den Kult steht und sprachen im inneren Worte zur Trennung und Ablösung von diesem alten Symbol. Alle Innenpersönlichkeiten konnten die Worte leise nachsprechen und so eine bewusste Trennung von den alten Gesetzen vornehmen. Die Außenpersönlichkeit legte danach ein gemeinsam selbstgewähltes neues Symbol in die Mitte und die Innenpriesterinnen sprachen einige Worte zu seiner Bedeutung. Es ging sinngemäß um Freiheit, Helligkeit und Ermutigung, wurde mir danach berichtet. Alle Innenpersönlichkeiten konnten sich dann nacheinander diesem Symbol freiwillig und bewusst zuwenden, ohne ein Versprechen abgeben zu müssen. Die Atmosphäre war am Ende des Rituals energetisch aufgeladen, die Stimmung war erleichtert und freudig-entspannt. Mein Raum schien mir lichter als vorher und eine friedliche, zugleich kraftvolle Energie breitete sich auch in mir aus. Ich war verblüfft über die wohltuende Wirkung auf mich selbst als schweigende Beobachterin. Erst später habe ich verstanden, dass ich ganz nebenbei mit in das Heilungsritual eingebunden und auch zu mir heilsame Energie geflossen war. Ich war zu der Zeit belastet, da ich im Verlauf dieser langen Behandlung viel Extremes gehört und in Teilen mitgefühlt hatte. Dem ganzen Innensystem tat die Nachwirkung dieses lichten Rituales gut und es bewirkte eine deutliche Selbstermächtigung für die nächsten wichtigen Schritte.

Ein DIS-Betroffener, den ich nur kurz begleiten konnte, berichtete mir von seiner allmorgendlichen Meditation, die ihm das eingeschränkte Alltagsleben erleichterte. Er war seit langen Jahren gequält von kontrollierenden Zwangshandlungen. Obwohl er sich vor den Tätern in Sicherheit gebracht und gute Unterstützung durch engagierte Menschen hatte, gelang ihm nur selten ein Kontakt zum tieferen Innensystem, um hierauf Einfluss zu nehmen. Auch langjährige Therapien hatten an dieser Stelle wenig helfen können. Was der Außenpersönlichkeit allerdings durch eine konsequente Meditationspraxis gut gelang, war eine morgendliche meditative Körperübung, bei der sie für eine halbe Stunde die oberen Chakren öffnete und in Kontakt mit der seelischen Parallelwelt kam. Er konnte dann genau spüren, wie er eigentlich gedacht war und geworden wäre, wenn die Aufspaltungen nicht geschehen wären. Er fühlte sich beheimatet auf dieser leidensfreien Ebene und tat sich dann schwer, sich auf den „schnöden Alltag" mit seinen Belangen einzulassen. Die spirituelle Ebene konnte von ihm in emotionalen Krisen zu Hilfe gerufen werden. Sie existierte für ihn wie in einer Parallelwelt genauso wahrhaftig wie er selbst und seine ganzen Persönlichkeiten. In den Gesprächen wurde ihm deutlicher, dass er aufgrund seiner alten Erfahrungen die reale und die spirituelle Ebene in seinem Leben auch wie dissoziativ voneinander getrennt hielt und dass er sich zukünftig mehr um die Verbindung seiner Lebenshälften bemühen wollte, um sie verzahnter und beweglicher miteinander wirken zu lassen.

Spirituelle Instanzen haben Betroffenen auf dem Ausstiegsweg und mir als Therapeutin bei der Begleitung des Weges mit klugen Ideen und vorsichtigen Warnungen bei der Auswahl der nächsten Schritte im Dschungel der Konditionierungen und Programmierungen geholfen. Mein Vertrauen in diese hilfreiche Ebene ist daher parallel zu meinem Vertrauen in das Expert-Innen-Wissen der Persönlichkeitssysteme Jahr für Jahr gewachsen. Ich wünsche mir für die Zukunft eine größere Selbstverständlichkeit der psychotherapeutischen Kolleg_innen und der Fachgesellschaften im Umgang mit Spiritualität in all ihren möglichen Facetten – auch im Kontext von Traumatherapien und Ausstiegsprozessen. Eine eigene spirituelle Basis, wie auch immer sie sich gestalten mag, ist ein Schatz, was die Sinnhaftigkeit von Leben und das Eingebunden sein in die Welt angeht.

17.3 Spiritualität (Prins)

17.3.1 Was ist Spiritualität für mich?

Über Spiritualität zu schreiben, erlebe ich als fast unmöglich. Wie kann man in Worten ausdrücken, was so viel weiter reicht, als Worte fassen können? Was ich hier schreibe, ist eine Wiedergabe meines Versuchs, Worte zu finden für Erkenntnisse zu einem Erleben von Spiritualität, so wie ich es jetzt empfinde.

Es ist eine Momentaufnahme; Spritualität ist ein dynamisches Geschehen. Dabei wird immer ein wesentlicher Teil unbeschreibbar bleiben. Gleichzeitig gibt es die Magie der Worte: Worte können bei einem anderen etwas auslösen, das weiter reicht als die Worte selbst, und damit das Bewusstsein inspirieren. Ich hoffe, dass mein Text für Sie als Leser_innen etwas dazu beitragen kann.

Meine tiefste Erinnerung ist ein unbefangener und selbstverständlicher Glaube ans Gute, an mein eigenes Gutsein und die Verbundenheit mit einem größeren Guten, das Gott, Jesus und der Heilige Geist genannt würde. Von meinem dritten Lebensjahr an erinnere ich mich daran, wie dies durch meine Calvinistische Erziehung systematisch in eine Zweiteilung hin verändert wurde: Gott, Jesus und der Heilige Geist waren gut.

Ich als Mensch war per definitionem schlecht als Folge der Erbsünde. Es war Gott, der bestimmte, ob ich auserwählt war für das Ewige Leben. Das bedeutete, dass man nach dem Tod in den Himmel kam und ewig vor Gottes Thron würde singen dürfen und das wunderbar finden würde. Wenn man nicht auserwählt war, dann konnte man sein Bestes geben, aber nichts würde helfen. Du würdest ewig in der Hölle brennen, ausgeliefert an Satans Macht.

Der Grund, wonach Gott Menschen auserwählte, war völlig undurchsichtig. Das Bild von Jakob und Esau berührte mich dabei tief: „Jakob habe ich geliebt, und Esau habe ich gehasst." (Buch Maleachi 1, Vers 2b). Für mich war unbegreiflich, warum. Der sture, impulsive Esau war mir viel sympathischer als der berechnende, hinterhältige Jakob. Ich begriff nichts von dieser Willkür. Aber solche Gedanken lösten sofort Angst aus. Denn jede_r, der/die an Gottes Gerechtigkeit und großer Liebe für die Menschheit zweifelte, war wahrscheinlich nicht auserwählt.

Die niederländische Psychologin Aleid Schilder, die auch in einem Calvinistischen Milieu aufwuchs, hat die destruktiven Folgen dieser Erziehung in ihrem Buch „Hulpeloos, maar schuldig" (2014) (Hilflos, aber schuldig) treffend beschrieben. Es gibt dabei viele Übereinstimmungen mit den Folgen der pietistischen Erziehung, wie Alice Miller sie in ihrem Buch „Am Anfang war Erziehung" (1983) auf eindringliche Weise beschrieb.

Die Systematik dessen, klein, minderwertig und abhängig (von Gottes Willkür) gemacht zu werden, sehe ich nun als Umkehrung dessen, was der Kern christlicher Werte beinhaltet, und diese Umkehrung weist Übereinstimmungen mit der Ideologie organisierter Ritueller Gewalt auf. Ich habe mich mit viel Angst und Schmerz von der Calvinistischen Glaubensrichtung frei gemacht.

Den Kontakt zu meinem ursprünglichen spirituellen Glauben hatte ich lange Zeit verloren. Zu dieser Zeit lehnte ich auch auf bewusster Ebene fast alles ab, was mit Religion und Spiritualität zu tun hatte.

Ein Seminar bei Virginia Satir im Jahre 1979 brachte eine Veränderung in Gang. Sie zeigte eine spirituelle Lebenshaltung, die mit einem positiven Selbstwertgefühl und dem Glauben verbunden war, ein Teil eines größeren Ganzen zu sein, in dem der göttlichen Funken in allem vorhanden ist, was lebt. Dies war nicht an ein neues Dogma geknüpft, sondern völlig frei. Ich spürte mit allen Fasern meines Seins, wie sich der Kontakt mit meiner spirituellen Verbindung neu formte.

Im Laufe der Jahre habe ich eine Vielfalt spiritueller Traditionen kennengelernt: Christliche Religionen, Buddhistische, Hinduistische, New Age, verschiedene Indianische Traditionen, die Jüdische Mystik. Als Essenz fand ich in allen diesen Traditionen den Glauben von Göttlichkeit in allem, was lebt.

Spiritualität bedeutet für mich die Erfahrung einer Verbindung mit einer Kraft, die weiter reicht als das, was mit den Sinnen wahrnehmbar ist. Sie ist verbunden mit unserer Seele. Seele betrachte ich als den Teil von uns, der unsterblich ist und mit der Unendlichkeit in Verbindung steht. Die Seele ist nicht an unseren Körper gebunden, wohl damit in unserem jetzigen Leben verbunden. In uns befindet sich ein Kern, der unsere Lebenskraft beinhaltet. Dieser Kern ist unzerstörbar und hat eine direkte Linie mit unserer Seele. Die Seele ist gleichzeitig persönlich und mehr: transpersonal, wie Sylvia Schramm es nennt.

Und so bin ich gleichzeitig als Person einzigartig – es gibt in der ganzen Ewigkeit nur ein lebendiges Wesen wie mich – *und* ich bin ein minusculer Teil von einer unendlichen Größe. In diesem Bewusstsein erlebe ich meine spirituelle Verbindung.

Spiritualität an sich ist weder gut noch schlecht; es ist eine Energie, die neutral ist und uns eine Wahl ermöglicht, wie wir uns spirituell verbinden wollen. In der jüdischen Mystik wird eine Urenergie, „ejn Sof", benannt, die neutral und alles umfassend ist, auch bezogen auf die Dualität von Gut und Böse. Auf diese Weise kann sich diese Urenergie auf verschiedene Gegenpole auswirken.

Gott ist für mich die Auswirkung dieser Urenergie, die eine bedingungslose Liebe repräsentiert. Indem wir hier in unserem Leben danach streben, geben wir dem Göttlichen mit eine Form.

Ein jüdischer mystischer Rabbi dieser Zeit, David Cooper, spricht von „God is een werkwoord" (1998, Gott ist ein Verbum; ursprünglich im Englischen: „God is a verb"). Wenn ich mich auf das Gute ausrichte und ihm eine Form in meinem Leben gebe, bin ich „gottend". Damit beeinflusse ich mit das große Ganze der Schöpfung, liefere einen Beitrag dazu; jeder Gedanke, jedes Wort, jede Handlung macht einen Teil davon aus.

„Gottend" bedeutet, dass ich als Mensch das Göttliche in mir in meinem Leben, in meinem Denken, Fühlen, Handeln zum Ausdruck bringe. Das Göttliche in mir bewegt sich, macht Kontakt mit dem Göttlichen in meinem Umwelt, es entsteht eine Wechselwirkung, und so wird es zu einem gemeinsamen „Gottend".

Meiner Meinung nach gibt es auch die Kehrseite davon: die Ausrichtung auf das Böse. Wenn ich die Terminologie des „Gottenden" beibehalte, könnte man von „satannend" sprechen. Auch damit wird das große Ganze der Schöpfung beeinflusst.

Die Begriffe „gottend" und „satannend" sind Worte, die es in der offiziellen Sprache nicht gibt. David Cooper hat in der englischen Sprache dem Begriff „godding" in seinem Buch „God is a verb" als neu entstandenes Wort eingeführt. Damit wird gemeint, dass wir als Menschen Mitschöpfer sind. In der Jüdischen Mystik ist die Schöpfung nicht etwas, was vollendet ist, sondern noch immer weiter geht in einer ständigen Wechselwirkung. So gestalten wir als Mensch die Schöpfung mit.

Das Wort „satannend" ist in diesem Zusammenhang meine „Erfindung".

Wenn ich darauf schaue, was sich alles auf der Erde abgespielt hat, durch die Jahrhunderte hindurch und noch immer, sehe ich darin eine fortdauernde Manifestation von beiden Polen. Ich stelle mir vor, dass sich die Auswirkungen der Urenergie hin zu den Gegenpolen auch im Universum als Ganzem manifestiert und dass sich darin Lebensformen befinden, die beide Pole repräsentieren. Auf diese Weise kann ich mir die Existenz eines Himmels und einer Hölle vorstellen. Dieses Kräftespiel, wie man es nennen könnte, spielt sich auch in jede_r von uns ab und so ist „gottend" nicht eine dauerhafte stabile Aktivität, sondern vor allem ein Streben danach, unserem Leben eine gute Form zu geben, auch in Wechselwirkung mit der Umgebung, in der wir leben.

Religionen und Lebensüberzeugungen sind Vehikel, die uns dabei helfen können, mit dem Gottenden in Verbindung zu sein und dadurch unsere spirituelle Verbindung mit der Göttlichen Kraft zu beleben.

Für Menschen, die mit einem ausreichenden Maß an Liebe aufwachsen, wird das Streben nach „Gottend" auf eine Art selbstverständlich sein. Das bedeutet nicht, dass im umgekehrten Fall jemand, die/der in einer Atmosphäre von Lieblosigkeit aufwächst, selbstverständlich nach „Satannend" streben wird.

Ich bin immer wieder aufs Neue beeindruckt, wenn ich merke, wie Menschen, die in einer Atmosphäre von Misshandlung und Missbrauch aufgewachsen sind, sich das „Gottende" in sich selbst haben bewahren können und damit im Kontakt geblieben sind. Sie haben sich dann auf einer seelischen Ebene die Verbindung mit einem größeren Ganzen von „gottenden" und hilfreichen Kraftquellen bewahren können.

Manchen ist dies bewusst, bei anderen ist es eher verborgen. Das Wiederherstellen des Kontakts mit dem Potenzial vom „Gottenden" in sich selbst, sehe ich als den wichtigsten heilsamen Faktor für schwer traumatisierte Menschen an. Er beeinflusst auch direkt auf positive Weise das Gefühl des eigenen Wertes. So wie im Ying und Yang in beiden das Potenzial des Gegenpols vorhanden ist, sehe ich auch im „Gottenden" das Potenzial, es zur bösen Seite umzukehren. Wir sehen dies zum Beispiel darin, wie Religionen dazu eingesetzt werden, Krieg zu führen. Gleichzeitig bleibt auch im „satannenden" Streben das Potenzial immer vorhanden, es zur guten Seite umzukehren.

David Cooper erzählt in seinem schon zitierten Buch eine chassidische Geschichte, in der ein junger Mann namens Israel die Möglichkeit hat, das Herz des Bösen zu vernichten. In diesem Moment sah er das Leid in diesem Herzen und das Sehnen nach Erlösung. Die Lehre aus dieser Geschichte ist die folgende: „...es lehrt uns, dass wir keinen Beitrag dazu leisten sollen, das Böse auszurotten, sondern das wir in ihm den Heiligen Funken finden müssen. Es ist unsere Aufgabe, nicht zu vernichten, sondern zu bauen, nicht zu hassen, sondern Raum zu geben, nicht zu polarisieren, sondern Übereinstimmungen zu finden, um zusammenarbeiten zu können" (1998, 159). Für mich ist dies die Inspiration, aus der heraus ich leben und arbeiten will.

17.3.2 Spiritualität in der Arbeit mit Betroffenen

17.3.2.1 Keinen Kampf eingehen

In der Arbeit mit Betroffenen aus organisierter Ritueller Gewalt gilt das Vorhergehende in besonderem Maße. Beide Pole sind hier sehr ausgeprägt vorhanden, und es ist wichtig, als Therapeut_in nicht selbst in die Rolle der Retter_in zu gehen und in diese Polarität verstrickt zu werden. Dann orientieren wir uns am Bekämpfen des Bösen und schießen am Ziel vorbei.

Es gibt besonders in christlichen Kreisen Therapeut_innen, die Betroffene von Dämonen befreien wollen, die durch die Tätergruppe verursacht wurden. Damit wird meiner Meinung nach verfehlt, was diese „Dämonen" in Wirklichkeit sind. Wie ich Alison Miller (2014) im Kapitel 12 zitierte, in dem es um innere Programmierer_innen ging, gilt auch hier: Innere Dämonen sind für dumm verkaufte kindliche Persönlichkeiten, denen die Überzeugung vermittelt wurde, dass sie die Personifizierung des Bösen seien. Es geht darum, dass diese Persönlichkeiten wieder einen Teil des Menschen als Ganzem ausmachen können, und dass das Trauma, in dem sie entstanden sind, verarbeitet werden kann. Hier ist das Bild des Göttlichen Funken, der vorhanden bleibt, sehr passend.

17.3.2.2 Spirituelle Irreführung

Ich erinnere mich an den Eindruck, den es auf mich machte, als ich auf der weiterführenden Schule Goethes Faust las. Die verführerische Annäherung von Mephisto, der Faust genau da zu erreichen wusste, so dass er zu einem Pakt mit dem Teufel bereit war. Ich konnte es gleichsam fühlen, wie es wirkte. Spirituelle Energie ist von ihrem Wesen her neutral. In der Welt der organisierten Rituellen Gewalt wird Spiritualität so, wie Mephisto bei Faust tat, zugunsten der eigenen destruktiven Ziele gezielt eingesetzt.

Ich habe ein paar Male die Erfahrung gemacht, bei denen ich die Vermutung hatte, dass dies so geschehen war. Auf einem Kongress geriet ich mit einem Kollegen ins Gespräch. Wir tauschten Erfahrungen aus, und an einem bestimmten Punkt benannte ich etwas zu meiner Aktivität zum Thema organisierter Ritueller Gewalt. Er zeigte sich auf eine angenehme Weise interessiert (was keineswegs immer der Fall ist, wenn dieses Thema zur Sprache kommt). Ich spürte, wie eine andere Atmosphäre entstand, bei der ich mich verführt fühlte, mehr zu sagen, als ich verantworten konnte. Glücklicherweise habe ich das nicht getan. Später erfuhr ich, dass dieser Kollege ein Mitglied einer Tätergruppe war.

Das folgende Beispiel (Fakten sind verändert, um eine Identifikation zu verhindern) hängt zusammen mit einem vierjährigen Mädchen, das bei mir für eine Untersuchung und für einen Bericht angemeldet wurde: Es gab Konflikte zwischen den Eltern zum

Umgang. Das Mädchen wohnte bei der Mutter – die das Sorgerecht für das Kind hatte – und ihrem neuen Partner und besuchte den Vater und dessen Freundin regelmäßig für ein paar Tage. Die Mutter hatte die Vermutung, dass dort in der Situation beim Vater sexueller Missbrauch stattfand, und benannte ernstzunehmende Äußerungen des Mädchens und Signale. Die Äußerungen des Kindes während der Untersuchung und bei der Beobachtung ihres Spiels stimmten mit dem, was die Mutter signalisierte, überein, und ich fand Hinweise darauf, dass es sich um einen zielgerichteten Missbrauch und um zielgerichtete Misshandlung in einer Tätergruppe handelte. Im Zusammenhang mit der Untersuchung hatte ich auch ein Gespräch mit dem Vater und seiner Partnerin. Sie wirkten sehr wohlwollend und beteiligt und zeichneten ein Bild dazu, wie schön es das Mädchen bei ihnen hatte. Sie benannten dabei Beispiele von Situationen, die dazu passten, was das Kind mir gegenüber als traumatisch beschrieben hatte, wie beim Vater zu Hause in sein Badezimmer zu gehen. Es war, als ob es sich um eine ideale Situation handelte, bei der die Atmosphäre, die dazu gehörte, auch bei mir in meinem Raum hervorgerufen wurde, auf eine Art euphorisch anmutend. Später zeigten sich Ereignisse, die meine Vermutungen bestätigten. Die Atmosphäre, die in solchen Situationen entsteht, lässt an eine hypnotische Trance-Atmosphäre denken, die den Raum füllt. Ich habe gelernt, wie wichtig es ist, auf kleine, subtile Wahrnehmungen zu lauschen und aufmerksam zu sein.

Insbesondere im Geschäftsleben sind Beeinflussungsmethoden zugunsten des eigenen Ziels bekannt. Im Buch „Mindhacking" (Van Aggelen, 2016) wird auf der Basis wissenschaftlicher Erkenntnisse über Beeinflussung und Neuropsychologie beschrieben, wie man einen anderen für das Erreichen eines bestimmten eigenen Ziels einsetzen kann. Dort wird direkt und offen von Manipulation gesprochen. Innerhalb der Welt der organisierten Rituellen Gewalt ist dieses Wissen längst bekannt und wird auf subtilere Weise, auch auf der spirituellen Ebene, eingesetzt, wie „Uns gibt es gar nicht", wie Requardt (2015) beschreibt.

17.3.2.3 Spirituelle Erfahrungen innerhalb der Therapie

Ohne meine spirituelle Verbundenheit, die eng zusammenhängt mit dem Sinn meiner Existenz, würde ich diese Arbeit nicht tun können. Und ohne die innere Sicherheit, dass der „gottende" Aspekt auch im anderen präsent und erreichbar ist, hätte ich diese Arbeit nicht angehen können.

Wie dies eine Form bekommt – es liegt nicht an mir, darauf Einfluss auszuüben. Gerade wo Betroffene auf spiritueller Ebene so weitreichend misshandelt und indoktriniert sind, ist die Klarheit essentiell, dass ihre persönliche Freiheit darin respektiert wird.

Die Intensität des spirituellen Bewusstseins erlebe ich im Kontakt mit Betroffenen sehr stark. Claudia Fliß und Sylvia Schramm haben dazu eindrückliche Beispiele beschrieben. Ich selbst möchte mit einem Beispiel schließen, „wie es gehen kann", und wobei auch der Aspekt von Humor, der auch als spirituell erhellend wirken kann, eine Rolle spielt.

Mit einer Betroffenen hatte ich für einen Tag geplant, intensiv an einer Traumaverarbeitung zu einer Anzahl Themen zu arbeiten. Diese Themen hatten eine Form bekommen durch verschiedene Gegenstände, die symbolisch für traumatische Situationen standen. Als der Verarbeitungsprozess abgeschlossen war, existierten diese Gegenstände noch, und es war deutlich, dass damit noch etwas passieren musste, um den Prozess abzurunden. Die Idee von Verbrennung tauchte auf. Nun habe ich im kleinen Garten bei meinem Therapieraum einen indianischen Feuertopf stehen, der öfter gebraucht wird, beispielsweise um Briefe zu verbrennen, aber für die Materialien, um die es nun ging, war er absolut nicht geeignet. Ich hatte die Eingebung „Müllverbrennungsbetrieb", der sich am Stadtrand befindet, und sprach dies an. Meine Klientin fand diese Idee gut. Spontan rief ich den Betrieb an und erklärte (ohne meinen Beruf zu erwähnen), dass ich jemanden bei mir hatte, die gern einige Dinge verbrennen wollte, die eine bestimmte Bedeutung hätten, und ob dies möglich wäre. Ich wurde direkt durchverbunden mit dem verantwortlichen Leiter, der – was so in einem Namen enthalten sein kann – Engelmann zu heißen schien (den echten Namen habe ich zum Schutz der Privatsphäre verändert, aber der Effekt ist derselbe). Er sagte, dass wir gegen ein Uhr willkommen wären. Wir machten uns auf den Weg, die zu verbrennenden Gegenstände in einer Tasche dabei. Als wir ankamen, wurden wir freundlich von ihm begrüßt und bekamen eine Führung durch das Erdgeschoss des Gebäudes. Anschließend fuhren wir mit einem Fahrstuhl hoch und kamen in einen Raum, der wie in einem futuristischen Film die Atmosphäre eines Raumschiffs hatte. Männer in weißen Overalls saßen hinter Bildschirmen und bedienten Apparate. Sie grüßten freundlich und setzten ihre Arbeit fort. Eine Tür wurde zu einem großen Raum hin geöffnet, in den eine viereckige Ballustrade auf großer Höhe um den enormen Verbrennungsofen gebaut worden war. Wir durften auf die Ballustrade hinauf und blickten in eine gewaltige Tiefe, in der ein gigantisches Feuer brannte. Mit einer entschlossenen Bewegung warf meine Klientin die Tasche mit dem Inhalt in die Tiefe und sagte „Plumps". Die Tasche verschwand in dem eindrucksvollen Feuermeer unter uns. Dieses Ereignis hat sehr stark und heilend gewirkt.

Ich hatte das Gefühl, dass hier eine helfende Kraft mitgearbeitet hat, um dies möglich zu machen.

Das Erleben der Verbindung mit diesem „Größeren Guten" ist der wesentlichste Aspekt in meinem Leben und in meiner Arbeit.

18. Wohin geht der Weg? (Fliß)

Ein Weg hat ein Ziel, und die Hoffnung hält und trägt als wesentlicher und manchmal einziger Grundstein über lange Zeit über die besonderen Hindernisse auf dem Weg einer Betroffenen aus der organisierten Rituellen Gewalt. Die Hoffnung ist nach meinem Empfinden das Wesentliche auch für uns Unterstützer_innen, denn wir haben ebenso wenig wie die Betroffenen einen Einfluss auf die Aktionen der Täter. Auch wir brauchen die Hoffnung, dass unsere Arbeit aktuell und auch für die Zukunft sinnvoll ist.

Das Ziel für die Betroffenen ist das Ende der Sklaverei und der Beginn der freien Entscheidung über das eigene Leben. Wie schwer der Weg der Befreiung aus dieser jahrhundertealten und immer wieder aktuellen Sklaverei ist, hat unser Buch hoffentlich klar und deutlich aufgezeigt. Die Methoden der Sklaverei, in die die Täter aus der organisierten Rituellen Gewalt ihre Mitglieder inklusive ihrer eigenen Kinder hineinzwingen, haben sich über alle Jahrhunderte hinweg den aktuellen wissenschaftlichen Erkenntnissen angepasst, und sie waren dementsprechend zu den jeweilige Zeitpunkten immer auf dem modernsten Stand. Täter haben sich nach den Berichten Betroffener immer den jeweiligen politischen Verhältnissen angepasst und sie für ihre Interessen genutzt. Und so ist es auch in der heutigen Zeit. Bisher ist es ihnen gelungen, Strafverfahren wegen ihrer strafbaren Handlungen, die über extreme körperliche, sexuelle und emotionale Gewalt hin bis zu Folter und Mord reichen, zu verhindern. Es stellt sich die Frage, wie lange ihnen dies noch gelingen kann. Ich erinnere an die Aussage einer Betroffenen, dass aus diesem Bereich irgendwann handfeste Beweise für diese Taten kommen könnten. Dann hängt eine Strafverfolgung nicht mehr ausschließlich an den Aussagen der Betroffenen. Auch hier gibt es Hoffnung auf die Zukunft.

Seit Beginn der Menschheit hat es Grausamkeiten und Machtinteressen gegeben, das werden wir Menschen nicht ändern. Aber es hat auch schon immer Menschen gegeben, die sich für die Freiheit und für Menschlichkeit eingesetzt haben, besonders in unfreien Gesellschaften hat es immer Rebellionen und Revolutionen gegeben. Je härter die Unterdrückung von Menschen ist, desto stärker regt sich der Widerstand. Menschen schließen sich zusammen und wehren sich. Diese Zeit scheint nun unter den ausstiegswilligen Betroffenen aus der organisierten Rituellen Gewalt angebrochen zu sein: die Sehnsucht nach Freiheit wirkt stärker als die Angst vor Strafen oder dem Tod.

Heute kann ich mir nicht vorstellen, wie sich diese infame Sklaverei der organisierten Rituellen Gewalt in einer demokratischen Gesellschaft noch weiter entwickeln könnte. Ich bin mir aber recht sicher, dass die Täter von heute schon jetzt an Weiterentwicklungen für die Zukunft arbeiten. In der Rolle der Unterstützer_innen werden wir immer wieder vor Veränderungen in den Vorgehensweisen der Täter stehen, es werden sich neue Fragen auftun, mit denen wir uns gemeinsam mit ausstiegswilligen Betroffenen auseinandersetzen müssen. Ich glaube aber, dass wesentliche Grundstrukturen dissoziativer Innensysteme bestehen bleiben werden, weil der Mensch nicht beliebig manipuliert werden kann. Ich kann mir aber gut vorstellen, dass der Aufbau und die Funktionalität der Innensysteme verändert werden können. Ich erlebe es bereits jetzt, dass Täter andere Varianten einsetzen, um ausstiegswillige Betroffene am Ausstieg zu hindern. Sie scheinen daran zu arbeiten, mit den vorhandenen Innensystemen neue Hindernisse einzubauen, nachdem aus ihrer Sicht inzwischen zu viele Ausstiege mit dem aktuell vorhandenen Wissen von Unterstützer_innen gelingen. Und diese Erkenntnisse werden sie recht sicher auf den Aufbau neuer Innensysteme übertragen, wieder beginnend bei den Säuglingen.

Trotz alledem glaube ich, dass die Manipulationsmöglichkeiten der Täter nicht unendlich sein können. Wenn eine Betroffene immer weiter ins Innensystem blickt und Kontakt und Kommunikation zwischen den Persönlichkeiten entstehen und wenn sie ihre wesentlichen Traumata bearbeitet, wird sie mit der Zeit das vorhandene Wissen im Inneren zusammenfügen und für einen Ausstieg nutzen können. Sylvia Schramm nennt dies das Expert-Innen-Wissen (siehe Kapitel 11 und 15). Dieser Begriff trifft in meinen Augen genau diese Möglichkeit betroffener Menschen, zunehmend selbst auf ihr vorhandenes inneres Wissen und auf die durchaus tätergemachten Kompetenzen zuzugreifen und sich auf den Weg in die Freiheit zu machen.

Entwicklungen hat es in der Geschichte der Menschheit immer gegeben und Entwicklungen konnten und können letztendlich nicht rückgängig gemacht werden. Ich vertraue darauf, dass dies auch für das wachsende Wissen um die organisierte Rituelle Gewalt innerhalb der Gesellschaft gilt. Das beste Vorbild dafür ist das heute völlig verbreitete und normal gewordene Wissen um die Sexuelle Gewalt in unserer Gesellschaft. Betroffene haben gewagt, ihr Schweigen zu brechen und zu reden, und sie haben Menschen gefunden, die ihnen geglaubt haben. Dieselbe Entwicklung erhoffe ich für das gesellschaftliche Bewusstsein um die Existenz der organisierten Rituellen Gewalt.

Dazu tragen nicht nur wir Unterstützer_innen bei, die wir die Betroffenen auf ihrem Weg begleiten, Vorträge halten und Fortbildungen anbieten, sondern vor allem die Betroffenen selbst. Einige von ihnen wagen sich selbst in die Öffentlichkeit wie zwei junge Frauen, die sachlich und kompakt über ihre Erfahrungen berichten (https://www.youtube.com/watch?v=DAdcULvO690). An diesem kleinen Film haben mehrere ihrer Persönlichkeiten mitgearbeitet, auch einige kindliche.

Nicht alle Veröffentlichungen scheinen wirklich hilfreich zu sein. Betroffene sagen, dass einige davon tätergesteuert seien und falsche Eindrücke verbreiten sollen. Dies mag sein, doch auch das zeigt mir, dass es für die Täter nun offenbar erforderlich wird – vergleichbar mit anderen Vorgehensweisen der False Memory Bewegung – gezielt falsche Informationen in die Öffentlichkeit zu befördern. Das haben sie jahrhundertelang nicht nötig gehabt. Ich vertraue auf den gesunden Menschenverstand in vielen Menschen und auf kluge und sorgsame Blicke unserer Fachwelt auf die Logik und Nachvollziehbarkeit der jeweiligen Informationen. Ebenso wie zum Thema Sexueller Gewalt wird sich Wissen verbreiten, diskutiert und geprüft werden.

Ich vertraue und hoffe weiter darauf, dass die Entwicklung weiter gehen wird, dass die Erkenntnisse über die Vorgehensweisen der organisierten Rituellen Gewalt inklusive ihrer strafbaren Handlungen in unserer Gesellschaft zunehmen und dass immer mehr Menschen daran mitarbeiten werden, insbesondere die Betroffenen selbst. Wenn sie uns Unterstützer_innen ihr Wissen nicht anvertraut hätten, wüssten wir nicht das, was Sie in diesem Buch lesen konnten. Betroffene haben ihr lebenslanges Misstrauen in Menschen so weit überwunden, sie haben eigene Entscheidungen getroffen und nach Hilfe gesucht, obwohl die Täter ein Leben lang drastisch dafür gesorgt haben, dass ihnen dies eigentlich nicht möglich ist. Betroffene haben in einem Ausstieg drastische Strafen der Täter immer wieder hingenommen und ausgehalten und dabei den Blick auf ihr Ziel – die Freiheit – nicht verloren. Und während wir dieses Buch geschrieben haben, waren und sind wieder viele Betroffene unterwegs auf ihrem Weg. Und sie werden es auch weiterhin sein, unabhängig davon, was die Täter ihnen antun.

Eine Betroffene sagte einmal: „Was sollen sie denn noch tun außer dem, was sie ohnehin schon mein ganzes Leben lang tun? Ich weiß, was körperliche und seelische Schmerzen sind, ich kenne Angst und Not schon immer, um mich selbst und um andere Menschen – was mehr haben die Täter denn in der Hand als das, was sie mir ohnehin immer schon antun? Es kann nur besser werden!“

Mit diesem Satz, der alle Hoffnung in sich trägt, die ein Mensch unter diesen grausamen Bedingungen in der Welt der organisierten Rituellen Gewalt haben kann, möchte ich nun meinen Teil dieses Kapitels beenden. Das Schlusswort soll eine Betroffene haben, die einen Text geschrieben hat in Anlehnung an einen Text von Paolo Coelho. Der Text wurde bereits im „Buch der Hoffnung“ (2015, 161) von Melina veröffentlicht, und auch wir Unterstützer_innen können in schwierigen Zeiten erneut Hoffnung und Vertrauen daraus schöpfen.

„Danke

Wir danken allen, die unsere Träume belächelt haben;
Sie haben unsere Fantasien beflügelt.
Wir danken allen, die uns in ein Schema pressen wollten;
Sie haben uns den Wert der Freiheit gelehrt.

Wir danken allen, die uns belogen haben;
Sie haben uns die Kraft der Wahrheit gezeigt.
Wir danken allen, die uns nicht geglaubt haben;
Sie haben uns zugemutet, Berge zu versetzen.

Wir danken allen, die uns verletzt haben;
Sie haben uns gelehrt, im Schmerz zu wachsen.
Wir danken allen, die unseren Frieden gestört haben;
Sie haben uns stark gemacht, dafür einzutreten.

Vor allem danken wir allen, die uns annehmen und respektieren,
wie wir sind;
Sie geben uns die Kraft zum Leben.
Wir danken dir für diese Kraft.“

Epilog

Unser letztes Buchtreffen haben wir mit russischem Champagner begonnen. Der Champagner hat eine lange Reise aus Weissrussland hinter sich gebracht, und wir haben eine lange Reise durch unser Arbeitsleben gemacht, um dieses Buch zu schreiben.

Für unsere Buch-Treffen sind wir zueinander und miteinander gereist und bewegten uns zwischen Bergen (NL), Bödldorf (Landshut), Kassel und Bremen. Unser Buch ist zweisprachig entstanden, und der Übersetzungsprozess hat den sprachlichen Ausdruck für Vieles, was schwer in Worte zu fassen ist, erst ermöglicht.

Wir bewegten uns und es bewegte uns. Mit uns bewegten sich unsere Partner_innen. Für ihre liebevolle, kluge Begleitung und mittragende Kraft möchten wir uns sehr herzlich bedanken. So wertschätzend und entspannt wir uns als Schreiberinnen zusammengefunden haben, so haben sich unsere Begleiter_innen um uns eingefunden.

Mit beeindruckender Selbstverständlichkeit und Vertrauen hat unser Verleger die Veröffentlichung unseres Buches ermöglicht. Mit lebendiger Frische, Herzlichkeit und Feingefühl hat er im richtigen Moment seinen klugen Verlegerblick auf unser Buch geworfen und für die richtige Form gesorgt. Wir sind ihm für all das dankbar.

Bedanken möchten wir uns auch bei Natalija Cubareva für die sorgsamen und schönen Zeichnungen und ihre spontane Bereitschaft, uns zu unterstützen.

Dank gebührt auch Stephanie Grafe, die mit ihrer liebevoll freundlichen und entspannten Art den holperigen Prozess der Entwicklung des Modells zu Innensystemstrukturen leichter und flüssiger gemacht hat.

Wir danken all denen, die wir hier nicht alle nennen können, die uns kollegial und freundschaftlich unterstützt haben.

Wir bedanken uns besonders bei den betroffenen Menschen, die zu uns gekommen sind und uns Vertrauen und Hoffnung entgegengebracht haben. Sie haben uns gefordert, uns mit unserem Welt- und Menschenbild auseinanderzusetzen. Auf langen Wegen haben wir in gemeinsamen Schritten über viele Jahre hinweg therapeutische Mittel erprobt und weiterentwickelt, die sie für die Befreiung ihres Selbst nutzen konnten.

Wir wünschen allen zukünftigen Aussteiger_innen Mut und Kraft für ihren Weg zur Selbstbefreiung!

Ein grundlegender Dank gilt der spirituellen Kraft, die uns bei der Entstehung dieses Buches spürbar begleitet und getragen hat. Sie hat eine Verbundenheit miteinander wachsen lassen, aus der etwas Stabiles und Wärmendes entstanden ist, das uns auch in Zukunft begleiten und tragen kann.

Literatur

Alexander, Eben (2013). Blick in die Ewigkeit. Die faszinierende Nahtoderfahrung eines Neurochirurgen. Ansata Verlag, München.

Aggelen, Ronald van (2016). Mind hacking, de praktijk van beïnvloeden. Futura Uitgevers, Amsterdam.

Becker, Thorsten (2011). Rituelle Gewalt: Was wir über Gewalt ausübende, ideologische Kulte, Täter und Täterstrukturen wissen. In Fliß, Claudia & Igney, Claudia (Hrsg.), Rituelle Gewalt: Welche spezifischen Folgen hat diese Form der Gewalt für die Betroffenen? (S. 105-134). Pabst Science Publishers, Lengerich.

Boadella, David (1981). Wilhelm Reich. Leben und Werk des Mannes, der in der Sexualität das Problem der modernen Gesellschaft erkannte und der Psychologie neue Wege wies. Scherz Verlag, München.

Boadella, David (1991). Befreite Lebensenergie. Kösel Verlag, München.

Boon, Suzette, Hart, Onno van der & Heijtmajer Jansen, Olga (1997). Ritual abuse in European Countries: a Clinician's Perspective. In Fraser, George A. (Ed.),The Dilemma of Ritual Abuse; Cautions and Guides for Therapists (pp 137-166). American Psychiatric Press, Washington DC.

Boos, Anne (2005). Kognitive Verhaltenstherapie nach chronischer Traumatisierung. Ein Therapiemanual. Hogrefe, Göttingen.

Bowlby, John (2005). Frühe Bindung und kindliche Entwicklung. Reinhardt Verlag. München.

Boyesen, Gerda (2004). Über den Körper die Seele heilen. Kösel Verlag, München.

Breitenbach, Gaby (2013). Validitätsanalyse traumabezogener Berichte und berichteter Symptome bei hoch-dissoziativen Patienten. In Breitenbach, Gaby & Requardt, Harald (Hrsg.), Komplexsystemische Traumatherapie und Traumapädagogik (S. 237-265). Asanger Verlag, Kröning.

Cooper, David (1998) God is een werkwoord. Uitgeverij Ankh-Hermes, Deventer.

Eden, Donna & Feinstein, David (2012). Werken met energetische geneeskunde. Übersetzung aus dem Englischen (Energy Medicine, Balancing your Body's Energies for Optimal Health, Joy and Vitality). Uitgeverij Altamira, Haarlem (NL).

Eimuth, Kurt-Helmut (1996). Die Sekten-Kinder. Missbraucht und betrogen – Erfahrungen und Ratschläge. Herder Spektrum, Freiburg im Breisgau.

Fliß, Claudia & Konstantin, Katharina (2008), Berührungen in der Traumatherapie. Trauma und Gewalt, Jahrgang 2, Heft 2.

Fliß, Claudia (2012). Konditionierung und Programmierung der Nachfolgegenerationen in Kulten. Trauma & Gewalt, 6. Jahrgang, Heft 4.

Fliß, Claudia (2013). Psychotherapie bei noch bestehendem Täterkontakt. In Sack, Martin, Sachsse, Ulrich & Schellong, Julia (Hrsg.), Komplexe Traumafolgestörungen. Schattauer, Stuttgart.

Fliß, Claudia (2016). Therapie mit Persönlichkeitsanteilen bei dissoziativen Störungen. In Vogt, Ralf (Hrsg.). Täterbindung. Asanger Verlag, Kröning.

Fliß, Claudia (2016). Therapiekonzept bei Dissoziativen Identitätsstörungen nach Erfahrungen in der organisierten Rituellen Gewalt. In Netzwerk Alternatief: Organisierte Rituelle Gewalt und Mind-Control – Standortbestimmung 2015. Dokumentation des Fachtages am 14.11.2015 in Stuttgart (S. 27-58).

Geuter, Ulf (2006). Körperpsychotherapie – Der körperbezogene Ansatz im neueren wissenschaftlichen Diskurs der Psychotherapie. Teil 1. Psychotherapeutenjournal, 5. Jahrgang, Heft 2, S. 116-122.

Geuter, Ulf (2006). Körperpsychotherapie – Der körperbezogene Ansatz im neueren wissenschaftlichen Diskurs der Psychotherapie. Teil 2. Psychotherapeutenjournal, 5. Jahrgang, Heft 3, S. 258-264.

Grandt, Guido & Grandt, Michael (1995). Schwarzbuch Satanismus. Pattloch Verlag, München.

Goethe, Johann Wolfgang von (1982). Faust. Wereldbibliotheek, Amsterdam.

Grandt, Guido & Grandt, Michael (2000). Satanismus. Die unterschätzte Gefahr. Patmos Verlag, Düsseldorf.

Houtman, Maarten (2006). De andere oever; Asoka, Rotterdam, 2006

http://www.nur-zitate.com/zitate/kategorie/Feinde/seite-3

https://www.youtube.com/watch?v=DAdcULvO690

https://de.wikipedia.org/wiki/Meditationes_de_prima_philosophia

https://www.hilfeportal-missbrauch.de/informationen/uebersicht-sexueller-missbrauch/zahlen-und-fakten.html

International Society for The Study of Trauma and Dissociation (ISSTD) (2006). Richtlinien zur Behandlung der Dissoziativen Identitätsstörung bei Erwachsenen. Deutsche Bearbeitung. Download unter http://www.vielfalt-info.de

Juhan, Deane (1992). Körperarbeit. Knaur Verlag, München.

Katz, Stella (2014). Eine ausgestiegene Kabbala Trainerin packt aus. In Miller, Alison. Jenseits des Vorstellbaren. Therapie bei Ritueller Gewalt und Mind Control (S. 141-176). Asanger Verlag, Kröning.

Kohnstamm, Philip (1963). Persoonlijkheid in wording; Tjeenk Willink, Haarlem, 1963.

Knorz, Barbara (2010). Die Wurzeln und das Wachstum der Gewalt und welches Kraut dagegen hilft. Ein Plädoyer für mehr Raum für Verletzlichkeit. In Fliß, Claudia & Igney, Claudia (Hrsg.), Rituelle Gewalt. Vom Erkennen zum Handeln (S. 466-504). Pabst Science Publishers, Lengerich.

Langlotz-Weis, Maren (2006). Der Körper in der Verhaltenstherapie. Psychotherapie im Dialog, Jahrgang 7, Heft 2, S. 127-132.

Lowen, Alexander (1987). Bio-Energetik. Scherz Verlag, München.

Maslow, Alexander (1981). Motivation und Persönlichkeit. Rowohlt Verlag, Berlin.

Marinkelle, Anton (2012). Rituelle Gewalt in den Niederlanden – Ergebnisse und Schlussfolgerungen einer Untersuchung. ZPPM, 10. Jahrgang, Heft 4, S. 37-47.

Melina (2010). Aussteigen – eine Innensicht. In Fliß, Claudia & Igney, Claudia (Hrsg.), Rituelle Gewalt. Vom Erkennen zum Handeln (S. 187-194). Pabst Science Publishers, Lengerich,

Melina (2010). Hoffnung. In Fliß, Claudia & Prins, Riki (Hrsg.). Buch der Hoffnung (S. 19-21). Asanger Verlag, Kröning.

Merwe, Amelia van der & Sinason, Valerie (Hrsg) (2016). Introduction in: Shattered but unbroken. Voices of Triumph and Testimony. Karnac, London, S. XXI–XXIX.

Miller, Alice (1983). Am Anfang war Erziehung. Suhrkamp Taschenbuch, Frankfurt am Main.

Miller, Alison (2014). Jenseits des Vorstellbaren. Therapie bei Ritueller Gewalt und Mind Control. Asanger Verlag, Kröning.

Miller, Alison (2014). Persönliche Notizen von Riki Prins vom 5-tägigen Workshop: Mind Control und Rituelle Gewalt wirkungsvoll und effektiv behandeln. Stuttgart.

Moser, Tilman (2006). Körperpsychotherapie und die therapeutische Beziehung. Psychotherapie im Dialog, Jahrgang 7, Heft 2, S. 140-143.

Oerter, Rolf (2002). Kindheit als Erzeugnis der Kultur und Geschichte. In Oerter, Rolf & Montada, Leo (Hrsg.), Entwicklungspsychologie. Lehrbuch. Beltz, Weinheim.

Paula & Co (2015). Weitergehen oder Weiterträumen? In Fliß, Claudia & Prins, Riki (Hrsg.). Buch der Hoffnung (S. 55-56). Asanger Verlag, Kröning.

Requardt, Harald (2014). Unglaublich, aber wahr – über die Schwierigkeit, Verrat zu realisieren. In Vogt, Ralf (Hrsg.), Verleumdung und Verrat. Dissoziative Störungen bei schwer traumatisierten Menschen als Folge von Vertrauensbrüchen (S. 13-28). Asanger Verlag, Kröning.

Requardt, Harald (2015). Arbeit mit Opfern organisierter Gewalt in einer Welt des Verrats; in Netzwerk Alternatief: Organisierte Rituelle Gewalt und Mind-Control – Standortbestimmung 2015. Dokumentation des Fachtages am 14.11.2015 in Stuttgart.

Rothbart, Mary K. & Bates, John E. (1998). Temperament. In Eisenberg, N. (Ed.), Handbook of Child Psychology (Vol. 3, S. 105-176). Wiley & Sons, New York.

Satir, Virginia (1970). Gezinstherapie. Deventer NL. (Ursprünglicher Titel: Conjount Family Therapy, 1967, Palo Alto CA.).

Schilder, Aleid (2014). Hulpeloos maar schuldig, het verband tussen een gereformeerde opvoeding en depressie. Kok, Kampen.

Schramm, Sylvia (2015). Von der Diktatur zur Demokratie – der Demokratisierungsprozess in Innensystemen. In Netzwerk Alternatief: Organisierte Rituelle Gewalt und Mind-Control – Standortbestimmung 2015. Dokumentation des Fachtages am 14.11.2015 in Stuttgart, S. 113-121.

Seidler, Günter (2008). Editorial. Trauma und Kultur. Trauma und Gewalt, Jahrgang 2, Heft 2, S. 81.

Sinason, Valerie & Van der Merwe, Amelia (Hrsg) (2016). Shattered but unbroken, Voices of Triumph and Testimony. Karnac, London.

Smith, Margaret (1994). Gewalt und sexueller Missbrauch in Sekten. Kreuz Verlag, Zürich.

Stamm, Hugo (1995). Sekten. Im Bann von Sucht und Macht. Ausstiegshilfen für Betroffene und Angehörige. Kreuz Verlag, Zürich.

Thomas, A. & Chess, S. (1991). Temperament and The Concept of Goodness of Fit. In Strelau, Jan & Angleitner, Alois (Eds.), Explorations in Temperament (pp. 15-28). Plenum Press, New York.

Van der Kolk, Bessel u. a. (2008). Trauma and Dissociation in Children; a three Part Video Series. International Society for the Study of Trauma and Dissociation.

Vincken, Rob (en anderen) (2008), Mindfulness Training Werkboek; See True Mindfulness Trainingen; Noorbeek (NL).

W., Lilly (2015). Hoffnungsschimmer. In Fliß, Claudia & Prins, Riki (Hrsg.), Buch der Hoffnung (S. 150-153). Asanger Verlag, Kröning.

Watzlawick, Paul, Beavin, Janet H. & Jackson, Don D. (2001). De pragmatische aspecten van de menselijke communicatie. Houten NL. (Ursprünglicher Titel: Pragmatics of Human Communications, 1967, New York).

Wirtz, Ursula (2001). Seelenmord. Inzest und Therapie. Kreuz Verlag, Zürich.

Wolf, G. & Meyer, E. (2017). Sexuelle Orientierung und Geschlechtsidentität – (k)ein Thema in der Psychotherapie? Psychotherapeutenjournal. 16. Jahrgang, 14. Juni. Vogel Druck und Medienservice GmbH, Höchberg. S. 130-139.

Young, Jeffrey, Klosko, Janet & Weishaar, Marjorie E. (2005). Schematherapie. Ein praxisorientiertes Handbuch. Junfermann Verlag, Paderborn.

Über die Autorinnen

Claudia Maria Fliß, geboren am 23.09.1955, Diplom-Psychologin, Psychologische Psychotherapeutin. Supervisorin BDP, DVT und DGVT, Ausbildungen in Verhaltenstherapie und Körperpsychotherapie. Schwerpunkte: Arbeit mit Menschen, die von Gewalt betroffen sind, und mit geistig behinderten Menschen, Menschen mit Essstörungen und ADHS; Fortbildungs- und Vortragsarbeit zu diesen Themen. Spezialisierung auf komplexe Traumatisierungen, auch Dissoziative Störungen, auch mit dem Hintergrund organisierter Ritueller Gewalt. Mitarbeit in der Ausbildung von Psychologischen Psychotherapeut_innen und Kinder- und Jugendlichenpsychotherapeut_innen. Veröffentlichungen zu den Themen Trauma und Dissoziation, Körperpsychotherapie und Essstörungen.

Claudia Fliß, Kirchhuchtinger Landstaße 172, 28259 Bremen, Tel. 04 21/959 69 00
Claudia.Fliss@nord-com.net; www.claudia-fliss.de

Riki Prins-Booij, geboren am 25.08.1947, Diplom-Psychologin. Arbeit mit Kindern, Jugendlichen und Erwachsenen. Aus- und Weiterbildungen in Systemischer Psychotherapie, Körperorientierter Psychotherapie und Traumatherapie. Lehrtherapeutin der DGSF. Seit 1975 im therapeutischen Bereich tätig, seit 1988 in eigener Praxis. Arbeitsschwerpunkte: traumatisierte Kinder, Jugendliche und Erwachsene. Von 2007 bis 2013 aktiv innerhalb einer Arbeitsgruppe in den Niederlanden, die sich mit Forschung und Beratung bei Fragen zum Thema organisierter Ritueller Gewalt befasste. Weiterbildungsarbeit und Workshops im Bereich Systemischer Therapie sowie Trauma und Dissoziation.

eyelevel@planet.nl; www.eyelevel.info

Sylvia Schramm, geboren am 10.08.1968, Diplom-Psychologin, Psychologische Psychotherapeutin, Aus- und Weiterbildungen in Tiefenpsychologie, Psychodrama, EMDR. Seit 1994 als Psychotherapeutin tätig, zuerst in psychosomatischen Kliniken, danach bis 2015 in eigener Praxis in Kassel mit Schwerpunkt Komplextraumafolgen, in dieser Zeit auch Ausstiegsbegleitung und Fallsupervision von Ausstiegsprozessen; Mitaufbau des Zentrum für Psychotraumatologie e.V. Kassel, dort von 2002 bis 2016 Vorstandsfrau, Vortrags- und Seminartätigkeit zu Traumafolgestörungen, Dissoziativen Störungen, Traumatherapie und dem Ausstieg aus organisierter Ritueller Gewalt. Aktuell in der stationären Kinder- und Jugendpsychosomatik tätig.

sylvia.schramm@klinikum-kassel.de

ASANGER www.asanger.de

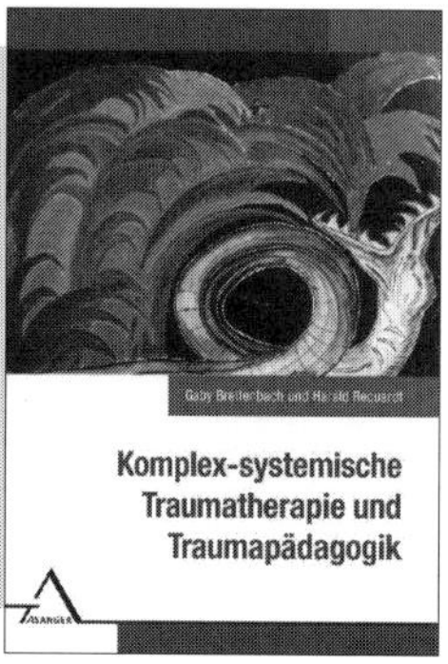

Gaby Breitenbach,
Harald Requardt

Komplex-systemische Traumatherapie und Traumapädagogik

2. Aufl., 308 S., Festeinband, 39,- €
ISBN 978-3-89334-547-2

In diesem Buch steht „Dissoziation" als Traumafolge im Mittelpunkt. Bei komplexen Traumatisierungen haben Betroffene lange Zeit keinen Zugriff auf ihre Erinnerungen und Erfahrungen. Vielfältige Symptome und Folgen der Traumatisierung lassen sich dann nur unzureichend zuordnen.

„Kapitel für Kapitel fasziniert und regt zum Nachdenken und Nachfühlen an – und dazu, sich zum Thema Gewalt gegen Menschen zu positionieren. Ein politisches und wegweisendes Buch, das ich jedem empfehlen möchte, der sich mit dem Thema Traumatisierung von Menschen durch Menschen auseinandersetzen will." (Claudia Fliß, Trauma und Gewalt)

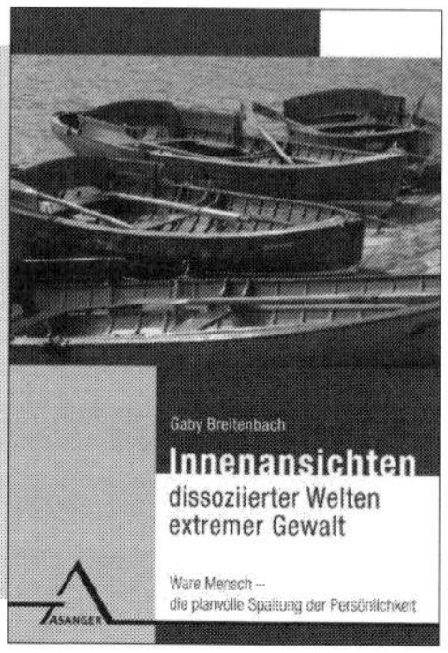

Gaby Breitenbach

Innenansichten dissoziierter Welten extremer Gewalt

Ware Mensch – die planvolle Spaltung der Persönlichkeit. Erkennen – Verstehen – Behandeln. 5. Aufl., 260 S., 29,50 €
ISBN 978-3-89334-546-5

„Breitenbach gelingt es, fundierte Wissensvermittlung über komplexe Sachverhalte mit anschaulichen Bildern zu verbinden. Diesen Spagat schaffen nur wenige psychotherapeutisch tätige Autoren." (Psychotherapeutenjournal)

„Gaby Breitenbachs Buch lebt von den sehr ehrlichen und damit auch glaubwürdigen Beschreibungen aus der eigenen therapeutischen Praxis. Wer einen realistischen Einblick in die Arbeit mit Opfern extremer Gewalterfahrungen bekommen möchte, sollte auf dieses Buch nicht verzichten." (Melanie Hohlbach, socialnet)

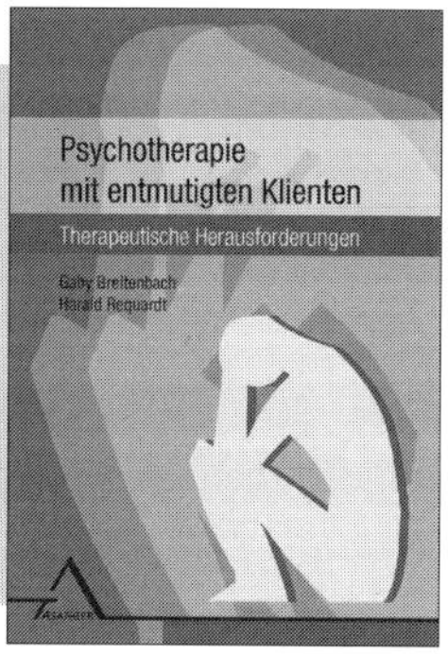

Gaby Breitenbach,
Harald Requardt

Psychotherapie mit entmutigten Klienten – therapeutische Herausforderungen

5. Aufl., 250 S., 29,- €
ISBN 978-3-89334-438-1

„Ein engagiertes und fachkompetentes Plädoyer für die Arbeit mit einem Klientel, das durch die Maschen des psychotherapeutischen Netzes fällt." (Zeitschrift für Systemische Therapie)

„Empfehlenswert auch für den ganz normalen Alltag der Beratung." (Beratung aktuell)

„Durch beispielhafte Schilderungen aus der Praxis gut lesbar ... insgesamt sehr praxisbezogen ... nicht nur eine Herausforderung an die notwendigen therapeutischen Kompetenzen, sondern auch an Kreativität und Humor (Barbara Stosiek-ter Braak,Sozialnet)

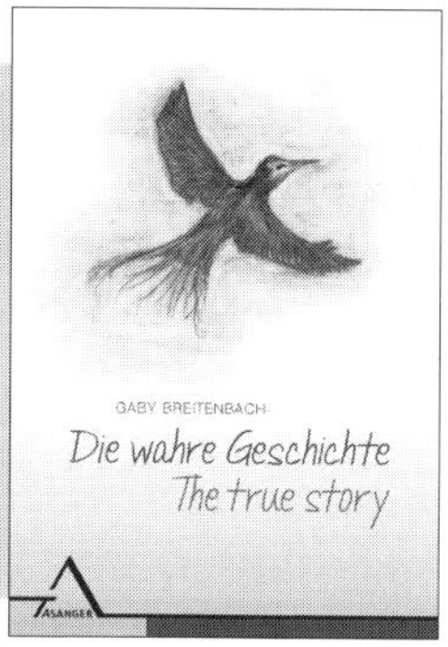

Gaby Breitenbach

Die wahre Geschichte/ The true story

Übersetzung ins Englische von Mary Jo Rabe. Zweisprachige Ausgabe, deutsch und englisch. 100 S., 14,90 €
ISBN 978-3-89334-620-2

Die Autorin arbeitet als Psychotherapeutin seit vielen Jahren auch mit Menschen, die durch die erlebte Gewalt gezielt in ihrem Selbst aufgespalten worden sind. Auf der Suche nach einer Möglichkeit, kleinen Innenpersonen zu erklären, wie solche Gewalt funktioniert und wie die Gewaltfolgen auch heilen können, ist diese Geschichte entstanden.

Es ist eine Geschichte von kleinen Leuten für kleine Leute über das mit der Zersplitterung des Selbst verbundene Leid und soll dabei helfen, die Folgen von früher Gewalt auch für kleine innere Anteile verständlich zu machen.

Asanger Verlag GmbH • Bödldorf 3 • 84178 Kröning
Tel. 08744-7262 • Fax 08744-967755 • e-mail: verlag@asanger.de

ASANGER

www.asanger.de

Angelika Birck

Traumatisierte Flüchtlinge

Wie glaubhaft sind ihre Aussagen? 4. Aufl., 164 S., 17,- €
ISBN 978-3-89334-376-8

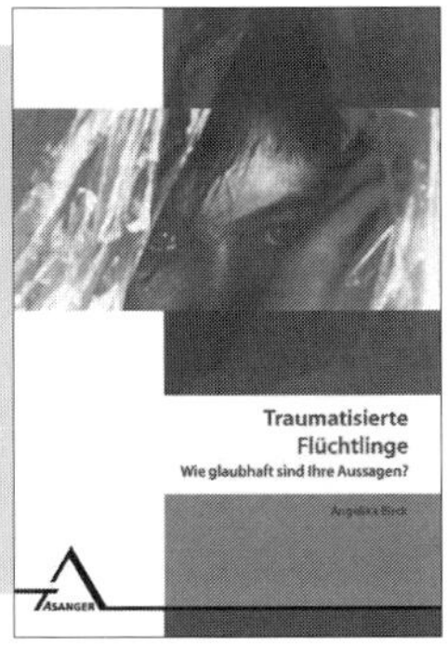

„Eine bedeutsame Hilfe für Juristen, die im Ausländerrecht tätig sind, sowie für alle Organisationen, in denen Psychologen und Mediziner mit Flüchtlingen arbeiten." (Horst E. Theis, ZAR-Rezensionen)

„Wichtig für Beratungsstellen, Rechtsanwältinnen, Richterinnen und AnhörerInnen sowie alle, die mit traumatisierten Flüchtlingen zu tun haben." (Der Schlepper)

„Verhilft zu einem besseren Verständnis der Probleme und Missverständnisse, die immer wieder zwischen Unterstützern und Betreuten auftreten."(Flüchtlingsrat Schleswig-Holstein)

Monika Reif-Huelser (Hg.)

Traumatisierte Flüchtlinge: Diagnostik und Therapie

Trauma – Zeitschrift für Psychotraumatologie und ihre Anwendungen
14. Jg., H. 1, 19,- €

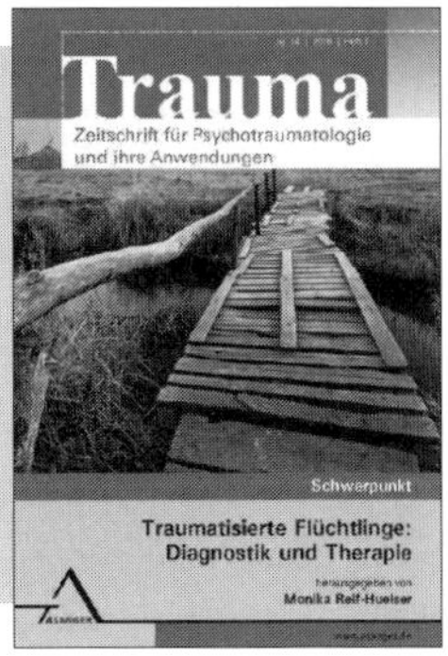

Mit Beiträgen u.a. von

Hubertus Adam: Krieg, Terror, Flucht – die seelische Belastung der Kinder

Elisabeth Schloffer: Traumatische Prozesse bei Flüchtlingskindern – eine Sensibilisierung

Hanne Shah: Kinder, die fliehen mussten – in Schulen und Kindergärten

Beatrix Weber Bertschi: Migrationsprozess und Psychotherapie bei Kindern und Jugendlichen

Beatrix Weber Bertschi, Graciela Greco

Psychotherapie nach Migration und Flucht

Bilder, Geschichten und Symbole in der Therapie mit Kindern und Erwachsenen.
120 S., 30 Abb., 29,50 €
ISBN 978-3-89334-600-4

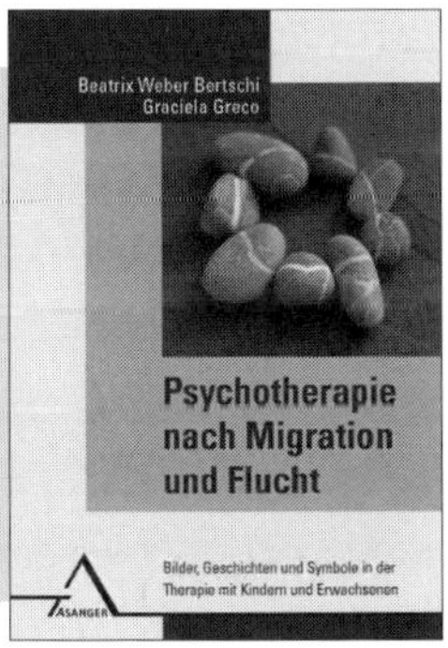

Besonders wertvoll ist dieses Buch, weil im Vordergrund die Besonderheiten der therapeutischen Beziehung bei unterschiedlichem kulturellem Hintergrund von Therapeutinnen und Patient stehen.

„Insgesamt ein sehr anregend-informatives Buch, das allen Psychotherapeuten empfohlen werden kann, die mit Migranten arbeiten und die besondere Lebenssituation von Menschen zwischen verschiedenen Welten und Kulturen besser verstehen und dabei auch über sich selbst etwas lernen wollen." (Trauma – Zeitschrift für Psychotraumatologie)

Katrin Boege, Rolf Manz (Hg.)

Traumatische Ereignisse in einer globalisierten Welt

Interkulturelle Bewältigungsstrategien, psychologische Erstbetreuung und Therapie.
172 S., 15,- €
ISBN 978-3-89334-483-3

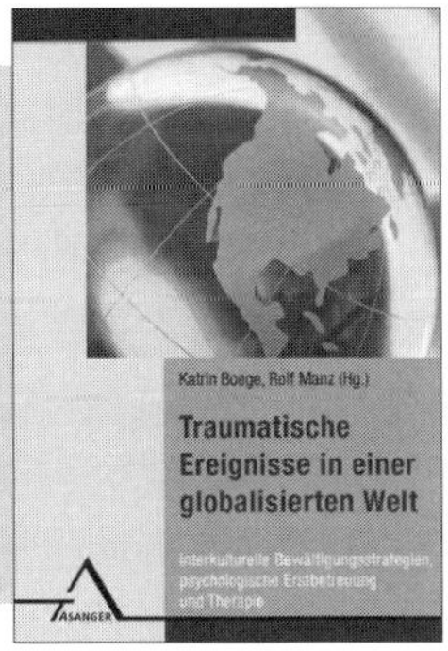

Für Betroffene und Helfer stellen die interkulturellen Besonderheiten traumatischer Ereignisse eine hohe Zusatzbelastung dar. In diesem Band werden von erfahrenen Praktikern Handlungsmöglichkeiten im Bereich der Prävention, der Diagnostik und der Therapie vorgestellt

„Ein hilfreicher Denk- und Handlungsanlass für alle, die mit Menschen anderskultureller Herkunft beruflich umgehen; ein Schlüssel für eine Tür, die nicht offen steht, sondern geöffnet werden muss, mit Empathie und der Fähigkeit zum interkulturellen Dialog und zur interkulturellen Kompetenz, weil wir alle in einer multikulturellen Gesellschaft leben." (Jos Schnurer, socialnet)

Asanger Verlag GmbH • Bödldorf 3 • 84178 Kröning
Tel. 08744-7262 • Fax 08744-967755 • e-mail: verlag@asanger.de

www.asanger.de

Silke Birgitta Gahleitner,
Connie Lee Gunderson (Hg.)

Gender – Trauma – Sucht

Neues aus Forschung, Diagnostik und Praxis. Mit einem Geleitwort von Michaela Huber.
2. Aufl., 340 S., 19,- €
ISBN 978-3-89334-542-7

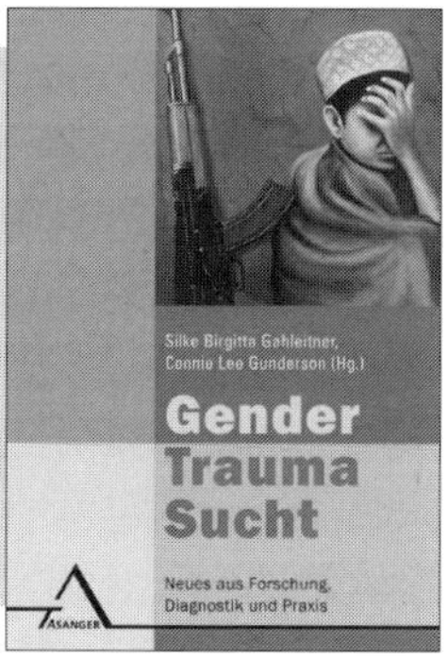

Dieser Band entstand aus mehrjähriger Zusammenarbeit von WissenschaftlerInnen und PraktikerInnen in Deutschland und in den USA. Sie suchten Antworten auf die Frage, wie Frauen und Männer optimal bei der Bewältigung von Traumata unterstützt werden können.

In den Beiträgen finden sich differenzierte Antworten auf die Fragen, • wie und warum Mädchen und Frauen anders auf erlittene Traumata als Jungen und Männer reagieren, • wie sich die unterschiedlichen Verarbeitungsmechanismen auf das Suchtverhalten auswirken und • wie optimal bei der Bewältigung von Traumata unterstützt werden kann.

Haja Molter,
Gisela Osterhold (Hg.)

Systemische Suchttherapie

Entstehung und Behandlung von Sucht und Abhängigkeit im sozialen Kontext.
5. Aufl., 340 S., 29,50 €
ISBN 978-3-89334-399-7

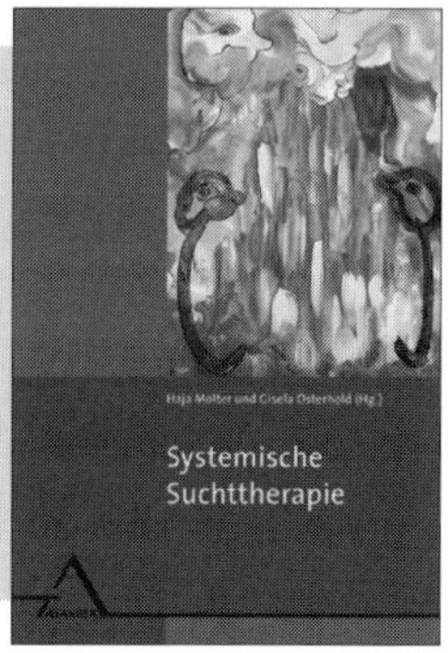

„Ich würde jedem fachlich interessierten Menschen die Lektüre empfehlen, weil das Thema Sucht sehr umfassend und dadurch auch spannend dargestellt wird.... Für mich ist dieses Buch über das Thema hinaus ein Modell, wie man etwas sehr rund und dennoch offen darstellen kann." (Systhema)

„Wer Sucht derart systemisch versteht, der wird auch in der Therapie anders ansetzen, d.h. nicht nur beim Individuum (z.B. bei der Abstinenz), sondern besonders auch im Umfeld des Sucht-Abhängigen. Auch hierfür werden zahlreiche Ansätze und Beispiele in diesem Buch geboten." (Lehrerbibliothek)

Silke Birgitta Gahleitner,
Connie L. Gunderson (Hg.)

Frauen – Trauma – Sucht

Neue Forschungsergebnisse und Praxiserfahrungen.
200 S., 15,- €
ISBN 978-3-89334-493-2

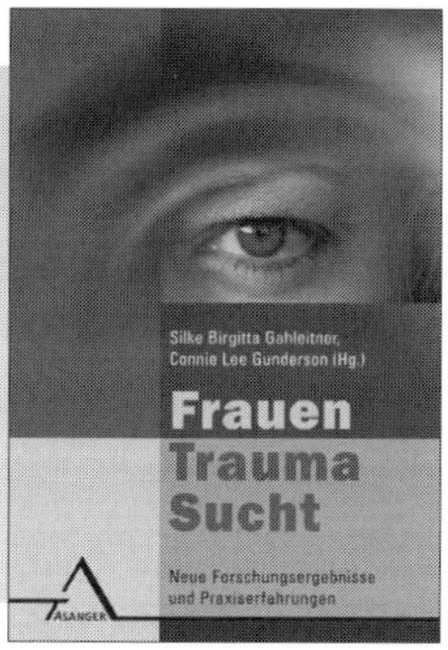

Das Buch präsentiert ein internationales Gremium von ExpertInnen, die sich in Lehre, Forschung und Praxis dafür engagieren, wie Frauen von Trauma und Sucht genesen und dabei unterstützt werden können. Mit Konzepten und Forschungsergebnissen, die in Privatpraxis, Therapiegemeinschaft oder in der Strafjustiz, in Gruppen- oder Familientherapie bzw. -beratung anwendbar sind.

„Ein Reader, der Fachkräften in Hilfebereichen empfohlen werden kann, in denen drogenkonsumierende und zugleich traumatisierte Frauen um Unterstützung nachfragen." (Gundula Barsch, Socialnet)

Ruthard Stachowske (Hg.)

Drogen, Schwangerschaft und Lebensentwicklung der Kinder

Das Leiden der Kinder in drogenkranken Familien.
5. Aufl., 410 S., 39,50 €
ISBN 978-3-89334-489-6

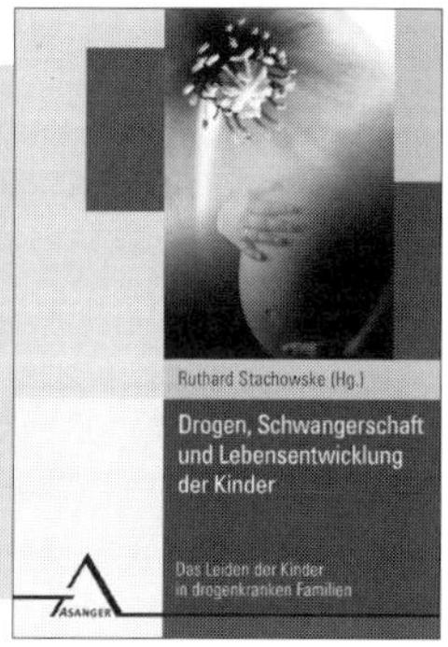

„Wegen der umfassenden und praxisnahen Darstellung ist das Buch somatisch tätigen Ärzten, ärztlichen und psychologischen Psychotherapeuten, Sozialarbeitern und Pädagogen und auch politischen Entscheidungsträgern zu empfehlen." Deutsches Ärzteblatt

„Dem Buch ist eine breite Leserschaft zu wünschen. Abgesehen von Professionellen aus dem Bereich der Drogenhilfe möchte ich dieses Buch besonders allen denjenigen als Pflichtlektüre empfehlen, die im Pflegekinderwesen arbeiten." (Systhema)

Asanger Verlag GmbH • Bödldorf 3 • 84178 Kröning
Tel. 08744-7262 • Fax 08744-967755 • e-mail: verlag@asanger.de